消化内科学理论与治疗实践

主编 周庆勇 杨 健 时路路 刘晓慧
王海娟 李 慧 姜文杰 赵 静

上海科学技术文献出版社
Shanghai Scientific and Technological Literature Press

图书在版编目（CIP）数据

消化内科学理论与治疗实践 / 周庆勇等主编.
上海：上海科学技术文献出版社，2024. -- ISBN 978-7-5439-9126-2
Ⅰ. R57
中国国家版本馆CIP数据核字第2024LL9698号

组稿编辑：张　树
责任编辑：苏密娅
封面设计：宗　宁

消化内科学理论与治疗实践
XIAOHUA NEIKEXUE LILUN YU ZHILIAO SHIJIAN
主　　编：周庆勇　杨　健　时路路　刘晓慧
　　　　　王海娟　李　慧　姜文杰　赵　静
出版发行：上海科学技术文献出版社
地　　址：上海市长乐路746号
邮政编码：200040
经　　销：全国新华书店
印　　刷：山东麦德森文化传媒有限公司
开　　本：787mm×1092mm 1/16
印　　张：22.25
字　　数：570 千字
版　　次：2024年7月第1版　2024年7月第1次印刷
书　　号：ISBN 978-7-5439-9126-2
定　　价：200.00 元

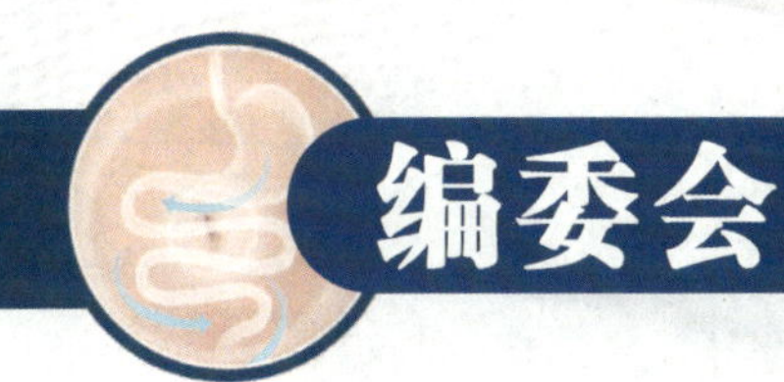

编委会

主　编

周庆勇　杨　健　时路路　刘晓慧

王海娟　李　慧　姜文杰　赵　静

副主编

宫少杰　陈　静　王　勇　文　峰

塔　娜　钱冲香　魏　宁　唐丙喜

编　委（按姓氏笔画排序）

王　勇（山东省军区济南第一退休干部休养所）

王海娟（山东省临朐县寺头镇卫生院）

文　峰（中国人民解放军中部战区总医院）

刘晓慧（山东省安丘市凌河街道卫生院）

孙雨萌（枣庄市立医院）

李　慧（山东省安丘市凌河街道卫生院）

杨　健（淄博市中心医院）

时路路（单县海吉亚医院）

陈　静（鄂州市中医医院）

周庆勇（宁阳县第一人民医院）

赵　静（山东省庆云县人民医院）

姜文杰（青州市人民医院）

宫少杰（乳山市银滩医院）

钱冲香（云南省滇南中心医院/红河州第一人民医院）

唐丙喜（淄博市中心医院）

塔　娜（内蒙古自治区人民医院）

魏　宁（淄博市中心医院）

前　言

消化系统是人体八大系统之一，其基本功能是负责食物的消化和吸收，提供机体所需的物质和能量。人体的健康与否跟自身的消化系统功能是否健全有着直接的关系。消化系统疾病是一类常见病、多发病，涉及食管、胃、小肠、大肠、肝脏、胆囊等器官，主要的疾病包括消化性溃疡、炎症和感染性疾病、营养障碍、遗传和代谢性疾病、自身免疫性疾病与功能紊乱性疾病等，是内科临床最常见的疾病之一。

近年来，随着医学新技术的不断创新、新药物的不断研发以及治疗方法的不断开拓，尤其是消化内镜微创诊疗的蓬勃发展，使得消化系统疾病的诊断治疗技术取得了突飞猛进的发展，对消化系统疾病的致病因素、发病机制、临床诊断、规范治疗方面的研究也不断深入。为了更新临床消化内科工作者的知识，提高消化系统疾病的救治成功率，我们特组织相关专家编写了这本《消化内科学理论与治疗实践》，希望能为消化内科学的发展与进步贡献一份力量。

本书以消化内科临床需要为内容取舍标准，对消化内科疾病的主要知识做了较为全面和深入的阐述。本书先简要介绍了消化系统的生理功能、消化系统疾病的常见症状与体征；然后详细介绍了消化系统的临床常见病和多发病，包括食管疾病、胃肠疾病、肝脏疾病等，针对这些疾病简明扼要地介绍了疾病的病因和发病机制，重点阐述了临床上对消化内科疾病切实可行的诊断技术与治疗方法。本书语言简洁明了，内容通俗易懂，充分体现了其先进性、科学性和可操作性，有助于临床医师对疾病迅速做出正确的诊断和恰当的处理，可以供临床消化内科工作者借鉴与参考。

由于编写时间仓促，本书难免有不足与疏漏之处，恳请广大读者见谅，并给予批评指正，以便更好地总结经验、共同进步。

《消化内科学理论与治疗实践》编委会

2024 年 4 月

目　录

第一章

消化系统的生理功能

第一节　食　　管

食管的主要功能是主动地将吞咽下去的食团和喝进去的流质或水运送到胃。它是由口腔至胃的通道。食管的上端有食管上括约肌，下端是食管下括约肌。在静息情况下括约肌使食管分别与咽和胃隔开。食管内压略低于大气压而呈负压。除进食时外，上括约肌处关闭状态，既阻碍空气由咽进入，也避免了胃内容物的反流。

一、静息食管

(一)压力特点

静息时食管体肌肉松弛，质感柔软，其中压力与胸腔压力是一致的。测量同一水平位置的胸膜腔内压和食管内压表明，食管内压较胸膜腔内压略高，食管内压亦随呼吸运动而有改变。仰卧位平和吸气时压力为－1.18～－1.47 kPa(－12～－15 cmH_2O)，呼气时为－0.098～－0.196 kPa(－1～－2 cmH_2O)。咳嗽能使食管内压变动于－6.37～14.71 kPa(－65～＋150 cmH_2O)。经放射、测压肌电研究发现，静息时食管体有表浅的运动，其运动力量与呼吸、心脏搏动和主动脉搏动等因素有关。在食管中、下部利用食管超声可探查到降主动脉引起的主动脉搏动及左心房、左心室的搏动。静息时食管常缺乏肌电活动，但有时可发生伴随吸气的节律性肌电活动。食管的两端压力比食管内压高一些，如口腔和咽的压力接近大气压，胃内压常比大气压高 1.3 kPa (10 mmHg)。由于食管有以下括约肌，该区域为高压区，静息期呈关闭状态，因而避免了空气从口腔进入食管和胃内容物反流入食管。解剖学家认为环咽肌组成了食管上括约肌，放射线观察括约肌电位发现，该狭窄区较环咽肌所在部位略低，另外环咽肌有很大变异。利用测压法和放射线技术相结合证明，静息时括约肌产生一高压区，位于环状软骨的下缘，能有效地将咽与食管分隔开。括约肌距门齿 15～20 cm。食管上括约肌压力测得值受许多因素影响，如导管的直径和硬度、导管头的轴向位置、压力感受孔大小和径向方位、呼吸时相、括约肌功能状态与受试对象的个体差异等。老年人上括约肌压力明显降低，可能由于上括约肌弹性松弛所致。

(二)食管上括约肌的调节

食管上括约肌的关闭是肌肉主动收缩和周围结构被动的弹性回缩共同完成的。支配的神经属躯体运动神经。它由舌咽神经组成,有部分纤维包含在迷走神经中。静息时这些神经不断放电,引起括约肌收缩而关闭,吞咽时运动神经放电而引起括约肌舒张。有许多刺激因素如食管扩张、胃内容物反流等刺激喉上神经、声门关闭并用力呼气等均能引起上括约肌压力增高;相反,在吞咽、呕吐、打嗝时则压力下降而开放。当环咽肌、咽下缩肌连续峰电活动停止则括约肌被动舒张;若舌骨上肌主动收缩,喉及环状软骨向前向上位移,消除了括约肌内残余压力则括约肌开放。因此,舒张与开放是两个不同的机制而又相互联系的动作。

(三)食管下括约肌的调节

食管下段括约肌的调节仍然是交感神经及副交感神经。交感神经来自胸交感神经节后纤维,副交感神经来自迷走神经。因此,临床发现,食管手术后,食管下括约肌功能失调,容易引起反流,需经过较长时期使用胃动力药,头部垫高睡觉,才能控制反流症状。

二、食管运动

食管的运动形式主要是蠕动。它是由食团经过软腭和咽部及通过食管时,刺激了各部位感受器产生传入冲动,经过延髓中枢整合,再向食管发出冲动而引起的反射活动。蠕动是由食管肌肉按顺序引起的舒张波在前、收缩波在后的移行性波状运动。吞咽时蠕动波始于食管上括约肌下方与上括约肌舒张后的紧缩同时发生,并沿食管向尾端移行将食团向前推进。连续吞咽在食管引起重复而相似的蠕动波。但快速连续吞咽时,食管则维持舒张状态,而仅在最后一次吞咽才有蠕动波发生。人类的食管上 1/3 段由横纹肌组成,中段由横纹肌和平滑肌混合组成,近胃的 1/3 段则由平滑肌组成。食管的蠕动有下述几种形式。

(一)原发性蠕动

1.一期吞咽(咽期)蠕动

它是由吞咽引起的典型食管蠕动。它起源于咽,有学者称为咽期或第一期,是由口腔刺激所引起的一系列反射性肌肉活动,肌肉活动准确及协调,能保证食物沿着正确方向传送,然后穿过咽食管接合处继续下行,抵达食管推动食团前进和维持压力梯度。压力曲线初呈一负波,继而跟随着正波。吞咽时立刻产生,食管上段较食管下段常见,可能由于喉高举突然牵拉关闭的食管所引起。负波之后食管内压的急骤升高认为是食团或流质突然注入食管所形成。该波在食管不同部位上同时出现。原发性蠕动波移行速度平均 4 cm/s,食管上段略短约3 cm/s,至食管下中段加速至 5 cm/s,食管下括约肌上方重新减慢为2.5 cm/s,于吞咽后5～6 秒到达下括约肌,并在括约肌以下再减慢为 2.2 cm/s。用食管内换能器系统观察食管上段压力波峰值为(7.1±1.2)kPa[(53.4±9.0)mmHg],中段为(4.7±0.9)kPa[(35.0±6.4)mmHg],下段为(8.6±1.6)kPa[(64.5±12.1)mmHg]。压力波幅值最低部位在横纹肌与平滑肌的连接处。压力波幅值受个体差异、食团大小、食物的性状及温度、腹腔内压及测量方法等因素的影响。有学者证明,食管肌峰电位与食管收缩运动有密切关系。人直立姿势,流质经过食管的速度较原发性蠕动波快,其原因是吞咽时咽部肌肉收缩产生的推力和流质的重力作用。

2.二期吞咽(含管期)蠕动

它是指由咽至食管上端这一段时间,待该期结束,由于咽缩窄性收缩,压力上升,环咽肌突然舒张,食管上端突然开放,此时食管腔又呈负压,则流质或多或少地喷射到食管腔。直立姿势流质经过食管仅有1～2 秒。荧光透视显示,咽下的流质常阻滞在食管末端,等到蠕动波到达才允许入胃。

(二)继发性蠕动

继发性蠕动是没有口和咽部过程的食管反应，不是随意吞咽动作所诱发的。它是在吞咽及原发性蠕动之后，由于食管内残留下的食物未完全排空或胃内容物反复逆流食管时，这些食物对食管扩张刺激，经传入冲动到达中枢反射而实现的。继发性蠕动开始是食管上括约肌强力关闭，然后沿食管向下移行产生蠕动波，其呈简单的单相正压波急剧上升达峰值，而后迅速返回基线。此波较原发性蠕动波幅度低，它是整个吞咽反射的组成部分。当原发性蠕动波不能推送咽下的食物时，可用继发性蠕动来完成此项工作，出现继发性蠕动时不伴有口和咽部的任何运动。

(三)缩短运动

食管在吞咽时除蠕动外尚有一种缩短运动，缩短长度约为食管全长的10%，在下段食管缩短最明显。一般认为这是外层纵形肌收缩的结果。此外，部分食管环形肌呈斜行，其收缩亦可引起转移性轴向运动。人的食管不存在逆蠕动，只有反刍动物才有逆蠕动。

三、食管体运动的调节

(一)食管横纹肌段

支配食管横纹肌段的神经胞体位于延髓疑核，传出纤维(有髓鞘)经迷走神经沿食管两侧下行，其分支到达食管。支配咽食管横纹肌的迷走神经纤维、舌咽神经纤维实属躯体运动性纤维。因其通路不含次级神经元，故仅以运动终板与肌纤维直接联系，递质乙酰胆碱通过烟碱受体起作用，箭毒和琥珀酰胆碱可阻断该部神经——肌肉传递。食管横纹肌收缩与平滑肌相仿，即收缩缓慢，延迟1～2秒而后舒张。食管横纹肌在静息时处于舒张状态，吞咽时发生蠕动收缩。支配食管不同水平横纹肌的运动神经元具有特定的兴奋程序，导致食管横纹肌蠕动性收缩。在颈部水平切断双侧迷走神经后，食管蠕动消失，食管被动扩张所诱发的食管横纹肌蠕动亦在迷走神经切断后消失。食管中含有机械感受器与温度感受器，当气囊扩张食管时，口端的食管横纹肌发生反射性收缩，其收缩强度与扩张强度直接相关。食管横纹肌的运动还受食团大小和温度的影响。

(二)食管平滑肌段

食管平滑肌段的运动神经来自迷走食管丛。副交感神经节前纤维在肌间神经丛同节后神经元构成突触，然后由其节后纤维到达平滑肌细胞。食管平滑肌收缩运动具有移行特性。平滑肌反应的潜伏期梯度造成了食管蠕动。牵拉或刺激离体食管平滑肌段，可在刺激部位诱发收缩运动并向食管尾端移行，因而离体食管平滑肌段不仅对刺激发生收缩反应的能力，而且收缩运动还具有向尾端移行的特性。

食管环形肌的机械收缩都伴随峰电活动。当平滑肌段某点受电刺激时，其动作电位通常是向尾端而不是向口端传播，即表现选择性传播极性。此特性为神经性的，可能是壁内神经环路。支配纵形肌层的神经属胆碱能兴奋性神经，而支配环形肌层的神经则是非胆碱能肾上腺素能，具有抑制性和兴奋性两类。电刺激这些神经对食管平滑肌抑制，刺激结束后发生肌肉收缩。肾上腺素能神经的递质——去甲肾上腺素，作用于食管平滑肌受体，使食管平滑肌收缩。其对受体的作用则是抑制效应。刺激肾上腺素能神经总的结果将取决于受体的数量、分布和敏感性。学术上对消化道各部位看法上有混乱和意见分歧的是位于食管下端数厘米处。近年来，解剖学家、生理学家、放射线和内镜专家已经达到一致的意见，认为食管末端2～5 cm部分有功能特点。食管上部因吞咽所引起的压力变化不扩布到食管前庭。吞咽时，食管胃接合处舒张，高压区压力降低。收缩波通过下括约肌的速度是逐步通过，之前该屏障持续保持于低水平，待蠕动波消失，压力开始升高。括约肌与环咽肌一样，是由于吞咽反射而造成舒张。依靠食管下部和括约肌区的允许食团排空进入括约肌区，括约肌的缓慢收缩再把食团由膈食管裂孔入胃。

（杨　健）

第二节　胃

一、胃液的成分、性质、作用

纯净的胃液是一种无色且呈酸性反应的液体，pH 为 0.9～1.5。正常人每天分泌胃液量为1.5～2.5 L。胃液的成分包括无机物如盐酸、钠和钾的氯化物等，以及有机物如黏蛋白、消化酶等。

（一）盐酸

胃液中的盐酸也称胃酸，其含量通常以单位时间内分泌的盐酸表示，称为盐酸排出量。正常人空腹时盐酸排出量为 0～5 mmol/h。一般认为，盐酸排出量反映胃的分泌能力，它主要取决于壁细胞的数量及功能状态。胃内盐酸有许多作用，可杀死随食物进入胃内的细菌，因而对维持胃和小肠内的无菌状态有重要意义；还能激活胃蛋白酶原，使之转变为活性的胃蛋白酶，并为胃蛋白酶作用提供必要的酸性环境。盐酸进入小肠后，可以引起促胰液素的释放，从而促进胆汁、胰液和小肠液的分泌。盐酸造成的酸性环境有利于小肠对铁和钙的吸收。但是盐酸分泌过多也会对人体产生不利的影响。一般认为，过高的胃酸对胃和十二指肠黏膜有侵蚀作用。

（二）胃蛋白酶原

胃蛋白酶原主要是由主细胞合成的，另外，黏液颈细胞、贲门腺和幽门腺的黏液细胞及十二指肠近端的腺体也能产生胃蛋白酶原。它以不具有活性的酶原颗粒形式储存于细胞内。分泌入胃腔内的胃蛋白酶原在胃酸的作用下，转变为具有活性的胃蛋白酶。已激活的胃蛋白酶对胃蛋白酶原也有激活作用。胃蛋白酶能水解食物中的蛋白质，主要作用于含苯丙氨酸或酪氨酸的肽键上，主要分解产物是胨，产生多肽或氨基酸较少。胃蛋白酶只有在酸性环境中才能发挥作用，其最适 pH 为 2.0～3.5，当 pH＞5 时便失活。

（三）黏液和碳酸氢盐

胃的黏液是由表面上皮细胞、泌酸腺的黏液细胞、贲门腺和幽门腺共同分泌的，其主要成分为糖蛋白。在正常人中，黏液覆盖在胃黏膜的表面，形成一个厚约 500 nm 的凝胶层，具有润滑和保护作用。胃内 HCO_3^- 主要是由胃黏膜的非泌酸细胞分泌的，仅有少量的 HCO_3^- 是从组织间液渗入胃内。基础状态下，胃 HCO_3^- 分泌速率与 H^+ 速率变化平行，故分泌的 HCO_3^- 对胃内 pH 不会有太大影响。黏液-碳酸氢盐屏障，能有效阻止 H^+ 的逆向弥散，保护了胃黏膜免受 H^+ 的侵蚀；黏液深层的中性 pH 环境可使胃蛋白酶丧失分解蛋白质的作用。

（四）内因子

泌酸腺的壁细胞除分泌盐酸外，还分泌一种相对分子质量为 50 000～60 000 的糖蛋白，称为内因子。内因子可与进入胃内的维生素 B_1 结合而促进其吸收。

二、胃液分泌的调节

胃液分泌受许多因素的影响，其中有的起兴奋作用，有的则起抑制作用。进食是胃液分泌的自然刺激物,它通过水解和体液因素调节胃液的分泌。

(一)影响胃酸分泌的内源性物质

1.乙酰胆碱

大部分支配胃的副交感神经节后纤维末梢释放乙酰胆碱。乙酰胆碱直接作用于壁细胞膜上的胆碱能(M_3 型)受体,引起盐酸分泌增加,其作用可被胆碱能受体阻滞药(如阿托品)阻断。

2.促胃液素

主要由胃窦黏膜内的 G 细胞分泌,促胃液素分泌后主要通过血液循环作用于壁细胞,刺激其分泌。促胃液素以多种形式存在于体内,其主要分子形式有 G-34(大促胃液素)和 G-17(小促胃液素)两种,胃窦黏膜内主要是 G-17,十二指肠黏膜内 G-17 和 G-34 约各占一半。从生物效应来看,G-17刺激胃分泌的作用要比 G-34 强 5～6 倍,但 G-34 的清除较慢。

3.组胺

胃的末梢区黏膜内含有组胺。产生组胺的细胞是存在胃泌酸区黏膜中的肠嗜铬样细胞(ECL)。壁细胞上的组胺受体为Ⅱ型受体(H_2 受体),用西咪替丁及其类似的药物可阻断组胺与壁细胞的结合,从而减少胃酸分泌。

以上 3 种内源性刺激物,除独立发挥作用外,还有协同作用,表现为当以上 3 个因素中的 2 个因素同时作用时,胃酸的分泌反应往往比 2 个因素单独作用的总和要大,这种现象生理上称为协同作用。

4.生长抑素

生长抑素是由胃体和胃窦黏膜内的 D 细胞释放的一种 14 肽激素,它对胃酸分泌有很强的抑制作用。促胃液素可刺激 D 细胞释放生长抑素,乙酰胆碱则抑制其释放。目前认为生长抑素至少可通过 3 种途径来抑制胃的分泌:①抑制胃窦 G 细胞释放促胃液素。②抑制 ECL 细胞释放组胺。③直接抑制壁细胞的功能。

(二)消化期胃液分泌

进食后胃液分泌机制一般分为头期、胃期和肠期来分析。但是 3 个时期的划分是人为的,实际上,这 3 个时期几乎是同时发生、相互重叠的。

1.头期胃液分泌

头期胃液分泌是由进食动作引起的。传入冲动均来自头部感受器(眼、耳、鼻、口等),反射中枢包括延髓下丘脑、边缘叶和大脑皮质等。迷走神经是这些反射共同的传出神经。迷走神经兴奋后,除通过末梢释放乙酰胆碱直接引起腺体细胞分泌外,迷走神经冲动还可引起胃窦黏膜内的 G 细胞释放促胃液素,促胃液素通过血液循环刺激胃液分泌,头期的胃液分泌也是一种神经-体液性的调节。头期胃液分泌的量和酸度都很高,且胃蛋白酶的含量尤其高。

2.胃期胃液分泌

食物进入胃后,对胃产生机械性和化学性刺激,继续引起胃液分泌,其主要途径:①扩张刺激胃底、胃体的感受器,通过迷走神经-迷走神经长反射和壁内神经丛的短反射,引起胃腺分泌。②扩张刺激胃幽门部,通过壁内神经丛作用于 G 细胞,引起促胃液素的释放。③食物的化学成分直接作用于 G 细胞引起促胃液素的释放。刺激 G 细胞释放促胃液素的主要食物化学成分是蛋白质的消化产物,包括肽类和氨基酸。胃期胃液分泌的酸度也很高,但胃蛋白酶含量却比头期分泌的胃液有所减少。

3.肠期胃液分泌

具体机制不清，进食后可引起十二指肠释放促胃液素，它可能是肠期胃液分泌的体液因素之一。目前认为肠期胃液分泌的机制中，神经反射的作用不大，它主要通过体液调节机制。肠期胃液分泌的量不大，大约占进食后胃液分泌总量的1/10，这可能与食物在小肠内同时还产生许多对胃液分泌起抑制性作用的调节机制有关。

(三)胃液分泌的抑制性调节

在消化期内抑制胃液分泌的因素除精神、情绪因素外，主要有盐酸、脂肪和高张溶液3种。

1.盐酸

盐酸对胃腺活动具有抑制性作用，因此是胃酸分泌的一种负反馈调节机制。当胃窦pH降至1.2～1.5时，便可对胃液分泌产生抑制作用。机制可能是盐酸直接抑制了胃窦黏膜中的G细胞，减少促胃液素释放的结果。近年来，一些实验资料还表明，胃内盐酸还可能通过胃黏膜释放一种抑制性因子(即生长抑素)，转而抑制促胃液素和胃液的分泌。当十二指肠内pH降到2.5以下时，对胃酸分泌也有抑制作用。

2.脂肪

脂肪是抑制胃液分泌的另一个主要因素。脂肪及消化产物抑制胃分泌的作用发生在脂肪进入十二指肠后，而不是在胃中。

3.高张溶液

十二指肠内高张溶液对胃分泌后抑制作用可能通过两种途径来实现，即激活小肠内的渗透压感受器，通过肠-胃反射引起胃酸分泌的抑制，及通过刺激小肠黏膜释放一种或几种抑制性激素而抑制胃液分泌。

三、胃的运动及胃排空

胃既有储存食物的功能，又具有泵的功能。胃底和胃体的前部(头区)运动较弱，胃体远端和胃窦(尾区)运动较强。尾区的主要功能是磨碎食物，形成食糜，逐步推入十二指肠。

(一)胃的容受性舒张

当咀嚼和吞咽时，食物对咽等处感受器的刺激，可通过迷走神经反射性地引起胃的容受性舒张。容受性舒张使胃的容量由空腹时的50 mL增加到进食后的1.5 L，从而使胃更好地完成容受和储存食物的功能。胃的容受性舒张是通过迷走神经的传入和传出通路反射而实现的，在此反射中，迷走神经的传出通路是抑制性纤维，其末梢释放的递质既非乙酰胆碱，也非去甲肾上腺素，而可能是某种肽类物质。

(二)胃的蠕动

蠕动是从胃的中部开始，有节律地向幽门方向进行。胃蠕动波的频率约为3次/分，并需1分钟左右到达幽门。一般在进食后5分钟即开始。胃蠕动的生理意义：一方面，使食物与胃液充分地混合，以利于胃液发挥消化作用；另一方面，可搅拌和粉碎食物，并推进胃内容物通过幽门向十二指肠移行。

胃的蠕动受胃平滑肌的基本电节律控制。神经和体液因素可通过影响胃的基本电节律和动作电位而影响胃的蠕动。迷走神经冲动、促胃液素和胃动素可使胃的收缩频率和强度增加；交感神经兴奋、促胰液素和抑胃肽则作用相反。

(三)胃的排空及调控

食物由胃排入十二指肠的过程称为胃的排空。一般在食物入胃后 5 分钟即有部分食物被排入十二指肠。不同食物排空速度不同,这和食物的物理性状和化学组成都有关系。在 3 种主要食物中,糖类食物排空较蛋白质为短,脂肪类食物排空最慢。对于混合食物,胃完全排空通常需要 4～6 小时。

胃的排空率受来自胃和来自十二指肠两方面因素的控制。①胃内因素促进排空:胃内食物和促胃液素释放均可促进胃排空。一般来说,食物由胃排空的速率和留在胃内食物量的平方根成正比。扩张刺激及食物的某些成分,主要是蛋白质消化产物,可引起胃窦黏膜释放促胃液素,促胃液素除了引起胃酸分泌外,对胃的运动有中等程度的刺激作用,它提高幽门泵的活动,使幽门舒张,促进胃排空。②十二指肠因素抑制胃排空:肠胃反射对胃运动的抑制,在十二指肠壁上存在多种感受器。酸、脂肪、渗透压及机械扩张,都可刺激这些感受器,反射性地抑制胃运动,引起胃排空减慢。这个反射称为肠-胃反射。其传出冲动通过迷走神经、壁内神经,甚至还可通过交感神经传到胃。肠-胃反射对酸的刺激特别敏感,当 pH 降到2.5～4.0时,即可引起反射,从而阻止酸性食糜进入十二指肠。当过量食糜,特别是酸或脂肪由胃进入十二指肠时,可引起黏膜释放几种不同的激素,抑制胃的运动、延缓胃窦排空。促胰液素、抑胃肽等具有这种作用,统称为肠抑胃素。

(四)消化间期胃的运动

大量观测表明,人在空腹时,胃运动表现为以间歇性强力收缩伴有较长静息期为特征的周期性运动,并向肠道方向扩布。胃肠道在消化间期的这种运动称为移行性复合运动(MMC),MMC 的每一周期持续90～120 分钟,可分为 4 个时相。①Ⅰ相:静止相,持续 45～60 分钟;②Ⅱ相:胃肠开始有散发的蠕动,持续时间30～45 分钟;③Ⅲ相:胃肠出现规则的高振幅收缩,持续 5～10 分钟;④Ⅳ相:是从Ⅲ相转至下一个周期Ⅰ相之间的短暂过渡期,持续约 5 分钟。近年来研究显示,MMC 的发生和移行主要受肠道神经系统和胃肠激素的调节。

胃的 MMC 起始于胃体上 1/3 部位,其Ⅲ相的收缩波以 5～10 cm/min 的速度向远端扩布,约 90 分钟达肠末端。MMC 使整个胃肠道在消化间期仍有断断续续的运动,可将胃肠内容物(包括食物残渣、脱落的细胞碎片和细菌等)清除干净,起到“清道夫”的作用。若消化间期的胃肠运动发生减退,可引起功能性消化不良及肠道内细菌过度繁殖等病症。

(赵 静)

第三节 肠 道

肠道是消化系统重要器官,它与食物的消化、吸收、容纳及排泄密切相关,在机体生长发育、内环境稳定中起着重要作用。它与外界相通,直接收纳食物,易受自然界多种致病因素如病毒、细菌、寄生虫及毒物等的直接攻击,加之肠腔存在大量机体所需的正常菌群及条件致病菌群,而且肠道路径较长,一旦损伤因素进入肠道,作用时间较长,某一环节受损则引起连锁效应,因此肠道易发生疾病。腹泻是最常见的肠道疾病之一。本节重点叙述肠道的解剖学及生理学。

一、小肠的生理

小肠是食物消化、吸收的重要部位。在这里，食物受到胰液、胆汁和小肠上皮细胞内酶的化学作用及小肠蠕动和绒毛运动的机械作用，加之小肠巨大的吸收面积，食物在小肠内停留时间较长使营养物质得以与黏膜面保持密切接触，使得在小肠内已被消化且适于吸收的小分子物质被充分消化、吸收，同时水、无机盐和维生素等也主要在小肠被吸收。因此，食物通过小肠后，消化吸收过程便已基本结束，只留下不能消化的和未被消化吸收的食物残渣进入大肠。人类每天有6～10 L未完全消化的食糜和分泌液由胃排至十二指肠，仅有0.5～1.5 L的内容物进入结肠。食物在小肠的消化吸收需要两个基本因素，即消化酶和将食物运送到最佳吸收部位的小肠运动，两者缺一不可，相辅相成。

(一)消化酶

肠壁内有多种消化酶，起主要作用的酶是由胰腺分泌的。小肠液中的其他消化酶除能激活胰蛋白酶原的肠激酶外，都不是由肠源所分泌，其来源是由肠上皮吸收细胞表面刷状缘内或是与脱落的肠黏膜细胞一起脱落到肠腔中而释放出的消化酶。小肠黏膜上皮细胞内存在几种不同的肽酶，可以分解寡肽和氨基酸，还有4种分解双糖的单糖酶即蔗糖酶、麦芽糖酶、异麦芽糖酶和乳糖酶。这些酶大部分存在于刷状缘内，一部分存在于细胞质中。现将小肠中主要消化酶列于表1-1中。

表1-1　小肠中主要消化酶及作用

消化液	消化酶	底物	分解产物	最适pH
胰液	胰蛋白酶	蛋白质、多肽	多肽、小肽	8.0
	糜蛋白酶	蛋白质、多肽	小肽	8.0
	羧基肽酶	多肽	自C端分解，氨基酸	—
	胰淀粉酶	淀粉	双糖类	6.7～7.0
	胰脂酶	脂肪	脂肪酸、甘油酯	8.0
	核酸酶	核酸	核苷酸	—
	核糖核酸酶	核酸	多核苷酸	—
肠液	肠激酶	胰蛋白酶原	胰蛋白酶	—
	氨基肽酶	多肽	自N端分解，氨基酸	8.0
	二肽酶	二肽	氨基酸	—
	麦芽糖酶	麦芽糖	葡萄糖	5.0～7.0
	乳糖酶	乳糖	葡萄糖、半乳糖	5.8～6.2
	蔗糖酶	蔗糖	葡萄糖、果糖	5.0～7.0
	肠脂酶	脂肪	脂肪酸、甘油酸	8.0
	核苷酸酶	核苷酸	核苷、磷酸	—
	核苷酶	核苷	嘌呤碱、戊糖	8.0

(二)小肠运动

小肠的运动是靠肠壁平滑肌收缩来完成，肠腔内食物的混合、消化、吸收和传输都有赖于小肠平滑肌的运动。小肠特有的电活动是其运动的基础。

1.小肠的电活动

(1)慢波:由纵行肌肌细胞膜电位的节律性波动所造成,这种电活动被称为基本电节律,其起步点位于十二指肠近胆管入口处的纵行肌细胞。从十二指肠到回肠末端,基本电节律的频率逐渐下降。慢波不引起平滑肌收缩,但可控制平滑肌细胞收缩的频率。环行肌没有自发的慢波电变化,而是纵行肌产生的慢波,通过电紧张的形式扩布入环行肌。

(2)动作电位:在各种刺激下,慢波的电位如果提高到临界水平时,在慢波的顶端就发生动作电位,常称峰电位,动作电位能够传播到整个肌细胞,引起平滑肌收缩。

2.小肠运动方式

(1)分节运动:是以环行肌为主的规律性收缩与舒展交替进行的一种收缩运动,在数厘米的一段小肠上,环行肌许多点同时收缩,将肠腔内食糜分割为许多节段,随后原来收缩部位舒张,而舒张的部位收缩,于是肠腔内的食糜又被分为新的节段。如此反复进行,使食糜不断分割混合,充分与消化酶和肠壁接触,利于消化吸收。另外,此种对肠壁的挤压作用促进已吸收物质从肠壁转运入血液及淋巴液中。分节运动仅有微小的食糜推进作用,这是因为小肠上段分节运动收缩频率为11～12 次/分,略高于回肠段8 次/分所致。分节运动在空腹时几乎不存在,进食后逐渐转强。

(2)蠕动:小肠纵行肌和环行肌协调地收缩和舒张,是一种推进性运动,将食糜向小肠方向推送,速度大约为 2 cm/s,在小肠上端略快于小肠下端。每一次蠕动收缩使食糜推进距离一般均小于 5 cm,因此这种蠕动也称为短距离推进运动。蠕动的意义在于使经过分节运动的食糜向前推进一步,到达新的肠段开始新的分节运动以进一步消化。食糜从胃进入十二指肠后,经过小肠运动的推动到达回盲瓣再进入结肠需 3～4 小时。

(3)蠕动冲:在小肠中有一种行进速度很快的,达 2～25 cm/s,且传播较远的蠕动,被称为蠕动冲。要由进食时的吞咽动作及食糜进入十二指肠而引起,它可把食糜从小肠始端一直推送到小肠末端,有时还可至大肠。

(4)移行性复合运动(migrating motor complex,MMC):空腹状态下,小肠并不因为肠腔无食糜、没有消化过程而完全休息,此时,小肠环行肌反复发生周期性的强烈收缩,这种收缩从小肠上端开始,并以缓慢的速度向回肠末端移行,其周期约为 90 分钟,从小肠上端移行到回肠末端约需 120 分钟。因此前一个 MMC 还在进行,尚未到达回肠末端时,下一个 MMC 又在小肠上端发生。空腹状态下,小肠 MMC 就这样周而复始地进行。进食后很快终止这一运动形式转为蠕动和分节运动等进食后运动型。这一运动的生理意义在于强烈的 MMC 收缩带缓慢向小肠尾端移行,如同小肠清道夫,能完全清扫小肠中的残余食物、分泌物和脱落上皮细胞,将其排空到结肠,为后来的进食和消化做好准备,这也限制了有害细菌在小肠的繁殖,保持了肠道的清洁。

3.小肠运动的调节

(1)基本电节律控制:小肠平滑肌的收缩最显著的特征是环肌的节律性收缩,表明肠道存在着一个时钟控制系统,这就是小肠的慢波电位。小肠的慢波电位是由平滑肌内在特性所产生,是由小肠纵肌和环肌间的 Cajal 间质细胞所产生的,它起着对小肠运动节律性的调节作用。

(2)外来神经的控制:小肠受迷走神经和交感神经的支配。迷走神经的影响是弥漫性的,它对空肠的影响较对回肠的影响大。迷走胆碱能神经兴奋使小肠运动加强,交感肾上腺素能神经则抑制小肠运动。

(3)内在神经的控制:肠道壁内存在一个庞大的肠神经系统(enteric nervous system,ENS),它所含的神经细胞数目多如整个脊髓所含数量,与肾上腺能、胆碱能神经一起参与对小肠运动的调节作用,由于它不受中枢神经控制,被称为“肠脑”。ENS 的胞体主要存在于黏膜下和环纵肌之间,即黏膜下神经丛和肌间神经丛,前者主要抑制肠的分泌和吸收,后者主要与肠运动控制有关。

(4)体液因素的作用:一般来说,促胃液素和缩胆囊素可以兴奋小肠运动,而促胰液素、胰高血糖素则起抑制作用,肠神经系统的多数神经元是一种肽能神经,现已知这些肽能神经所释放的 P 物质和甘丙素可兴奋小肠运动,而血管活性肠肽、生长抑素、神经降压素和脑啡肽则使肠环行肌舒张,抑制肠运动。近来发现,一氧化氮在外周肠肌间神经丛合成和释放,它作为非胆碱能、非肾上腺能神经递质,作用于平滑肌靶细胞,使平滑肌松弛。有较多资料研究表明胃动素在启动消化间期小肠 MMC 活动中起重要作用,具有特别重要的意义,但其在进食阶段则似乎没有意义。

(三)小肠消化吸收时相

1.腔内期

营养物质经肠腔内消化酶的水解作用,使肠内容物的理化性状转变为可被小肠黏膜细胞吸收的状态。

2.黏膜期

被部分消化的营养物经小肠柱状吸收细胞吸收,在刷状缘经细胞内的肽酶进一步水解而吸收并准备运送出固有膜。

3.运送期

被充分水解的营养物质从上皮固有膜经淋巴或门静脉运送到体循环,再输送到身体其他脏器贮存和代谢。

(四)各种物质的吸收部位

许多营养物可在小肠全程吸收,有些营养物质则在小肠某段吸收较多。小肠近段主要吸收甘油一酯、脂肪酸、部分单糖,故小肠的上 1/3～1/2 部分是机体吸收营养物质的主要部位,小肠远端则主要吸收胆酸和维生素 B_{12}。

(五)小肠吸收转运的类型

主动转运是一种物质逆着电或化学梯度而运入细胞内,此过程需要能量,它是由 Na^+,K^+-ATP 酶在进行 Na^+、K^+ 交换的同时分解 ATP 产生能量来供转运所需。主动转运也可由载体传递完成,可受竞争抑制。单纯扩散是顺电或化学梯度转运,它不需能量,不用载体,也不受竞争抑制。易化扩散由载体传递,常受竞争抑制,余同单纯扩散。单纯扩散和易化扩散及滤过、渗透统称为被动转运;胞吞作用是在细胞外的某些大分子物质及团块如细胞、病毒、脂蛋白颗粒或大分子蛋白等进入细胞的过程。进入物为固体称吞噬作用,进入物为液体称吞饮作用。在这 4 种转运机制中以主动转运和单纯扩散为最主要的吸收转运方式。

(六)营养物质的消化吸收过程

1.糖类的吸收

食物中含有最多的糖类是大分子的淀粉,需经消化才被吸收。尽管唾液中有 α-淀粉酶,但在胃液中很快失活。故淀粉的吸收主要是在小肠上部的肠腔内和肠黏膜上皮细胞表面进行。在肠壁内存在着胰腺分泌的 α-淀粉酶,它是水解淀粉的最主要酶,可将淀粉水解为寡糖——α-糊精、麦芽寡糖及麦芽糖,然后再经小肠黏膜上皮细胞刷状缘中的 α-糊精酶、麦芽糖酶、蔗糖酶、乳糖酶，将 α-糊精、麦芽糖、蔗糖和乳糖最终分解成葡萄糖，少许为半乳糖和果糖。在肠黏膜上皮细胞刷状缘有一种能选择性地将葡萄糖和半乳糖等从刷状缘的肠腔面转入细胞内的载体，在细胞膜上形成 Na^+-载体葡萄糖复合物，由载体转运进入细胞内，此过程需要能量，钠泵抑制剂毒毛花苷、根皮苷及能与 Na^+ 竞争载体蛋白的 K^+ 都能抑制糖的主动转运。

在各种单糖中，己糖吸收较快，而戊糖吸收很慢。在己糖中半乳糖和葡萄糖吸收最快，果糖次之，甘露糖最慢。

2.蛋白质的消化、吸收

蛋白质的消化主要在小肠内进行，首先由肠腔内的胰蛋白酶、糜蛋白酶、弹性蛋白酶及羧基肽酶 A 和羧基肽酶 B 对长肽链进行分解，其产物 1/3 为氨基酸，2/3 为寡肽。寡肽在肠黏膜上皮细胞刷状缘及肠腔液中的寡肽酶作用下，从肽链的氨基酸逐步水解肽链，最后分解为氨基酸。氨基酸的转运也需要钠的参与，并与载体形成复合物，属于主动转运。小肠壁上有 4 种转运氨基酸的特殊载体即中性氨基酸转运载体（甲硫氨酸、亮氨酸等）、碱性氨基酸转运载体（精氨酸、赖氨酸）、酸性氨基酸转运载体（门冬氨酸、谷氨酸）、亚氨基酶及甘氨酸载体（脯氨酶、羟脯氨酸及甘氨酸）。氨基酸的吸收主要在十二指肠和空肠进行，极少数至回肠才被吸收，然后通过血管进入肝脏和全身血液。

3.脂肪的消化、吸收

脂肪在小肠内经乳化和脂肪酶的作用，分解成脂肪酸和甘油酯，并与胆固醇和胆盐形成直径 0.4～1 nm的脂肪混合微胶粒。此微胶粒中的胆盐有亲水性，能携带脂肪的消化产物通过覆盖在小肠微绒毛表面的非流动水层，当到达绒毛表面时，一部分微胶粒以吞饮的方式被吸收，另一部分微胶粒中的成分相互分离，甘油酯、脂肪酸和胆固醇通过被动扩散透过微绒毛的脂蛋白膜，进入黏膜细胞。胆盐因不溶于脂蛋白膜而被留于肠腔，可再次用于脂肪微胶粒的形成或在回肠末端以主动转运的方式被吸收。短中链脂肪酸和甘油在肠上皮细胞内不经过再合成阶段直接进入门静脉，但长链脂肪酸需重新合成为甘油三酯，并在其外表面包裹一层卵磷脂和蛋白质组成的膜，形成乳糜微粒，经高尔基复合体由上皮细胞的质膜分泌出去并进入中央乳糜管，再经淋巴管而入血液循环。因食物中含 12 碳以上的长链脂肪酸很多，所以脂肪的吸收主要是按上述过程取道淋巴途径而进入血液循环中。

4.水分和电解质的吸收

详见“肠道内水和电解质转运”部分。

（七）小肠消化吸收的调节

1.局部因素

肠腔内的胆酸和脂肪酸能抑制小肠对水分的吸收。某些细菌毒素，如霍乱毒素和大肠埃希菌内毒素，能刺激上皮细胞的腺苷环化酶，使细胞内 cAMP 含量明显增加，后者能抑制水和盐的吸收，促进 Na^+ 和水向肠腔内移动，从而引起严重的水泻。

2.神经因素

刺激内脏神经可减弱小肠对水和胨的吸收，反之，阻断内脏神经可使水、胨、葡萄糖、脂肪、氯化钠的吸收加强。

3.体液因素

很多激素能影响小肠的吸收活动。甲状腺素能增加小肠对糖类、氯化钠和水的吸收；肾上腺皮质激素也能促进小肠对半乳糖、葡萄糖的吸收；生长抑素和甲状腺素释放激素则抑制小肠对葡萄糖及木糖的吸收;缩肠绒毛素(vilikinin)可加强肠黏膜上皮细胞绒毛运动,促进绒毛内血液和淋巴液的流动,有利于营养物质的吸收。

二、大肠的生理

大肠的主要功能是:①吸收肠内容物的水分和电解质,参与机体对水、电解质平衡的调节;②完成对食物残渣的加工,形成粪便,暂时储存,或将其推进至肛门;③吸收结肠内细菌产生的B族维生素和维生素K复合物。

(一)大肠内的消化吸收

结肠黏膜无绒毛,对食物无明显的消化吸收作用。大肠壁有较多的杯状细胞,能分泌保持肠黏膜及粪便润滑的黏液,以防止粪便的细菌及刺激物质的损害。结肠对维持机体水和电解质平衡仍然起一定作用。据估计,正常人结肠每天能吸收460 mmol的钠和2 000 mL的水。

结肠内有大量的细菌,主要是厌氧和兼性厌氧细菌如厌氧类杆菌、厌氧乳酶菌和梭状芽孢杆菌属。粪便中死的和活的细菌占粪便固体总量的20%~30%,结肠内这些细菌对人体是有益的。它们能抑制某些病原菌如沙门菌和霍乱弧菌的生长,对机体有保护作用。这些细菌还能合成B族维生素及维生素K,成为机体该种维生素的来源。细胞中含有的酶能够分解食物残渣和植物纤维,这些分解产物绝大部分不被吸收而作为粪便排出。

(二)大肠的运动

大肠的运动主要是指结肠的运动。非推进性节段性收缩使结肠出现一连串的结肠袋,结肠内容物被揉挤而向相反方向往返运动,可促进肠内容物的水分和盐类被结肠黏膜吸收。

推进性转运性收缩使肠内容物从结肠近端向远端推送。结肠有时出现一种进行很快、前进很远的集团运动,通常开始于横结肠,可推进一部分内容物快速移动直达乙状结肠或直肠,刺激直肠壁的机械感受而产生便意。这种蠕动每天发生3~4次,常在饭后或胃内充满食物时发生,称为“胃-结肠反射”。当人每天由肛门排出的气体增多时,并不一定表示肠内气体过多,而很可能是由于大肠运动增加所致。

三、肠道内水和电解质转运

水、电解质平衡在维持人体正常生命活动中起着重要作用,肠道内水、电解质转运是人体水、电解质平衡的重要部分。

(一)肠道水和电解质的吸收

1.水的吸收

水在人体具有十分重要的生理意义,它是构成体液的主要部分,也是体内各种物质的溶剂。体内各种物质都以水溶液形式存在,水还参与许多生物化学反应,并起细胞内外和血管内外物质交换的媒介作用。总之,水为正常的生命活动提供了良好的内环境,其正常的吸收和排泄是保证内环境相对恒定的重要条件。

正常成人每天对水的最低需要量为1 500 mL,而消化道每天除接受来自饮料和食物的水分外,还有来自消化液的分泌,共约9 L,包括2 L摄入水、1.5 L唾液、2.5 L胃液、0.5 L胆汁、1.5 L胰液和1 L肠液。这些消化道内的水只有少量,约150 mL随粪便排出,其余绝大部分都被消化道吸收。因此,消化道每天对水的吸收能力远远超过机体的需要量。水的吸收部位主要在肠道,胃只能吸收少量的水。

(1)小肠对水的吸收:小肠黏膜对水的通透性很高,水可以很容易地依渗透梯度通过小肠黏膜。一方面水分从小肠被吸收到血液和淋巴液中,另一方面又可从血液透过肠黏膜进入肠腔。每天5 000~10 000 mL水分进入小肠,其中仅1 000 mL左右进入结肠,因此,水分主要是在小肠中吸收。

在研究小肠对水分吸收机制中人们发现水的吸收是伴随溶质吸收而进行的,上皮所吸收的液体和肠腔内液始终等渗,上皮细胞间的紧密连接可以使水和小分子通过,上皮的顶膜和底侧膜对水有较大的通透性,于是提出了水在小肠吸收的"稳定渗透梯度模型",其内容为:溶质(主要为Na^+和Cl^-)首先经过上皮细胞和进入细胞间隙,导致细胞间隙渗透压升高,水在渗透压差的作用下进入细胞间隙,此处的流体静水压将会不断升高,这便能够驱使液体缓慢地通过上皮下的基膜流向组织液和附近的毛细血管。目前,细胞旁路和跨细胞通路在水吸收中的相对重要性尚有争议。

(2)水在大肠内的吸收:人结肠每天可从回肠接受500~1 000 mL水,其中80%被吸收,而结肠每天至少可以吸收2 500 mL水,因此结肠对水的吸收有巨大的潜力,其对水的吸收量随机体的需要而变化。

尽管结肠对水的吸收机制不甚明确,但学者们发现水通过结肠黏膜的净移量与Na^+和K^+的净移量呈直线关系,因此提出水在结肠吸收伴随溶质的吸收。而且结肠可以逆着渗透压梯度吸收高渗液,这可能与上皮细胞连接相对紧密有关。这与小肠上皮细胞吸收等渗液的特性形成明显区别。

2.钠和氯的吸收

Na^+和Cl^-构成机体细胞外液的主要电解质,在体内的主要功能是维持细胞外液的晶体渗透压,进而影响水在细胞内外之间的流动方向,在维持正常血容量中起着重要作用。体重60 kg的人约含钠60 g。Na^+和Cl^-主要来自调味品NaCl,其每天摄取量随饮食习惯、食物性质和生活情况不同而异,成人一般每天摄入食盐6~15 g。

钠和氯均以离子形式被吸收。小肠是钠和氯吸收的重要部位,大肠也可根据机体的需要吸收一定量的钠和氯。

(1)小肠对钠和氯的吸收:Na^+和Cl^-虽然在小肠可以通过细胞旁路途径吸收,但主要还是通过跨细胞途径吸收。这是一种主动吸收过程,主要有3种方式即Na^+的非耦联吸收、Na^+的耦联吸收及中性NaCl的吸收。

Na^+的非耦联吸收:Na^+从黏液进入上皮细胞是顺着电化学梯度的易化扩散过程,在细胞内Na^+从细胞底侧膜进入组织液或血浆是逆着电化学梯度的耗能的主动转运过程。该能量是来自ATP的水解。Cl^-的吸收途径主要是细胞旁路。但也不能排除跨细胞途径。

Na^+的耦联吸收:小肠内多种有机溶质的吸收依赖于Na^+的吸收,并且与Na^+的吸收相耦联,这些溶质包括D-已糖、L-氨基酸、甘油三酯、某些维生素和胆盐。至今尚无证据证明水溶性有机物是以非Na^+依赖机制被主动吸收的,Na^+与有机溶质耦联吸收机制的要点是:小肠黏膜上皮细胞的顶膜存在一种"载体",它能使Na^+和有机溶质耦联入上皮细胞。进入上皮细胞的Na^+借助于Na^+,K^+-ATP酶而从细胞底侧膜排出,而与Na^+耦联进入肠上皮细胞的有机溶质则顺着浓度梯度在上皮细胞底侧膜被排出。与此同时Cl^-则是从细胞旁路途径被动吸收。

中性NaCl的吸收:中性NaCl的吸收是指Na^+和Cl^-以1∶1的比例从肠道转运到组织或血液的过程。此种吸收方式在各种动物的上皮细胞得到证实。是Na^+和Cl^-转运的主要形式之一。关于中性NaCl吸收的机制,有两种解释。一种观点认为肠上皮细胞顶膜存在中介Na^+和

Cl^-以1∶1的比例吸收的机制。Na^+的进入为Cl^-的进入提供能量，然后Na^+在底膜由Na^+泵泵出，Cl^-则依赖电化学梯度排出。另一种观点认为Na^+和Cl^-的吸收不是中性同向转运，而是两个中性反向转运过程，一个是Na^+-H^+交换，另一个是Cl^--HCO_3^-交换。一般认为，细胞内的H^+和HCO_3^-是通过内源性或外源性的CO_2的水合作用产生的。然后，HCO_3^-与Cl^-、H^+与Na^+分别进行反向转运，使Na^+和Cl^-以1∶1的比例被吸收，而H^+和HCO_3^-以1∶1的比例被分泌到肠腔，形成H_2O和CO_2。上述3种NaCl的吸收方式在小肠NaCl吸收的总量中所占的比例不同，Na^+的非耦联吸收的比例很少，而主要的吸收方式是中性NaCl的吸收。

(2)大肠对钠和氯的吸收：研究表明，大肠粪便液体中Na^+和Cl^-的浓度低于血浆，且肠腔中的电位比参考点(皮下组织)低10～50 mV，提示Na^+和Cl^-在大肠均是主动吸收。

Na^+的非耦联吸收：Na^+可以顺着电化学梯度进入结肠黏膜上皮细胞，然后借助底膜的Na^+，K^+-ATP从细胞排出。Na^+的吸收使上皮细胞两侧建立了一个20 mV的电位差(肠腔为负)，该电位差有利于Cl^-的被动吸收。Na^+进入上皮细胞，除受Na^+浓度的影响外，还受哌嗪类利尿药阿米洛利和醛固酮及有机和无机阳离子的影响。

中性NaCl的吸收：有学者认为Na^+和Cl^-的吸收基本不影响跨上皮电位差，是中性的吸收过程；Na^+和Cl^-的吸收是密切联系的，因此认为，结肠NaCl的吸收与小肠中性Nacl吸收模式基本一致。

Na^+和Cl^-在小肠的吸收与它们在大肠的吸收有着明显的不同：①Na^+和Cl^-在小肠的吸收是不受限制的，其吸收量只随食物中NaCl的含量而变化。但它们在大肠的吸收量则随机体的需要而变化。②Na^+和Cl^-在小肠可以通过跨细胞途径和细胞旁路途径被吸收。但在大肠，由于其上皮的紧密连接对离子的通透性很小，且肠腔中Na^+和Cl^-的浓度显著低于血浆，故很难经细胞旁路途径被吸收。③在小肠，由于上皮的漏流性，Na^+和Cl^-不但能被吸收入血，而且还可以从血浆逆流到肠腔，净吸收量等于两者之差，但大肠的紧密上皮使Na^+和Cl^-的回漏量极少。

3.碳酸氢盐的吸收

胃肠道的碳酸氢盐($NaHCO_3$)来自胰腺、胆囊和胃肠道的分泌。常态下胃肠同时存在HCO_3^-的分泌和吸收，净吸收量等于两者之差。HCO_3^-的吸收与肠腔中HCO_3^-的浓度有关。在空肠，当HCO_3^-的浓度大于6 mmol/L时，可以被迅速吸收。在回肠或结肠，如果HCO_3^-的浓度低于40～50 mmol/L则被分泌到肠腔。研究表明，当H^+从上皮细胞顶膜排出时，有同等量的HCO_3^-从底膜排出。H^+的分泌可以促进HCO_3^-的重吸收。目前尚难肯定HCO_3^-是以分子形式被吸收还是以与H^+交换的形式被吸收，或者两者兼有。

4.钾的吸收

钾主要来自食物，每人每天需2～3 g，钾盐以离子形式极易被吸收，故一般食物中可以提供足够的钾盐。钾在糖原合成、肌肉兴奋性的维持及酸碱平衡的调节等多方面都具有重要作用。

K^+主要在小肠吸收，大肠也可吸收一部分，和Na^+及HCO_3^-一样，K^+的净吸收量等于吸收量和分泌量之差。绝大多数K^+都是经过细胞旁路被吸收的。过去认为，在整个小肠和结肠，K^+的净流量都是顺着电化学梯度进行的。但现在认为，K^+在结肠的吸收是耗能的主动转运过程。

5.钙和磷酸盐的吸收

钙和磷都是机体不可缺少的物质。钙在机体的主要作用是维持肌肉的正常工作和神经的兴奋性，参与调节细胞活动及作为骨和牙的重要组成部分。无机磷酸盐也是骨和牙的重要组成部分。

肠道中的钙主要来自食物，此外还有一部分来自机体本身。钙的吸收受到肠道内pH、脂肪食物、某些钙沉淀剂(草酸盐、植酸)及某些激素的影响。婴儿对食物钙的吸收率在50%以上,儿童为40%,成人约20%,60岁以上的老年人对钙的吸收率明显下降。钙在小肠和结肠全段均可吸收,但主要在回肠吸收。一般是以跨细胞进行的饱和吸收方式,另一种是经由细胞旁路的非饱和吸收方式。具体机制不甚明确。

食物中的磷大部分以磷酸盐的形式存在,它可在小肠各段吸收。食物中的钙、镁、铁离子及肠腔内pH都可影响磷的吸收。其吸收方式主要包括被动扩散和主动转运两种方式。

(二)肠道水、电解质的调节

肠道水、电解质转运的调节十分复杂,影响因素较多,许多调控机制不够明确,争论较多。多数学者认为肠道水、电解质转运主要受下列三大因素影响。

1.神经系统的调节

在水、电解质调节中,肠内源性神经系统起着十分重要的作用。其包括肠内源性神经系统的肌间神经丛和黏膜下神经丛,及来源于迷走神经及一部分交感神经和盆神经的外源性神经系统。它们之间存在广泛的联系,直接或间接地支配着肠上皮细胞。正常情况下,肠上皮细胞每天吸收大量的电解质,在某些情况下,通过神经反射,黏膜下神经可持续抑制肠上皮细胞对电解质的吸收。特异性的神经末梢能感觉肠腔内化学、渗透压、热能等方面的改变及肠壁机械活动状态,将这些信息整合后以动作电位形式传递至神经节。运动神经细胞释放神经递质直接或间接作用于肠细胞上的受体,进而改变肠细胞的吸收分泌功能,以影响水、电解质转运。

2.内分泌系统的调节

肾素-醛固酮系统对肠道水电解质转运有重要的调节作用。肠上皮细胞膜上存在醛固酮受体,尤其是在结肠最多。当机体水、电解质紊乱时,可通过肾素-醛固酮系统来调节对水钠的吸收以维持机体水、电解质平衡。近年来,对肠道内分泌研究较多,肠道内分泌细胞散在分布于肠上皮的隐窝中,肠腔面的绒毛具有感觉受体的功能,能感觉来自肠腔的刺激。这些肠内分泌细胞通过旁分泌、神经分泌和内分泌素机制调节肠道水、电解质的转运。

3.免疫系统的调节

神经内分泌系统对肠道水电解质转运的调节是经典的调节方式。近年来,通过对肠道免疫的研究发现,肠道内免疫效应细胞(如有膜的浆细胞、巨噬细胞、上皮下的成纤维细胞及肌成纤维细胞及上皮内的淋巴细胞和浆细胞,这些细胞受到刺激后,会释放出一些介质成分作用丁基质细胞使其合成和释放前列腺素或直接作用于肠上皮细胞)及神经作用于肠上皮,使肠上皮细胞增加对Cl^-的分泌,减少Na^+、Cl^-的吸收,以调节肠道对水、电解质的转运,进而使机体保持水、电解质平衡。

(陈　静)

第四节　肝　　脏

一、肝脏的主要细胞及其功能

(一)肝实质细胞

肝实质细胞是肝脏的主要功能细胞,约占肝脏细胞的80%。肝实质细胞的主要功能包括:

①参与糖类、蛋白质、脂肪和维生素等营养物质的摄取、存储和释放入血；②合成血浆蛋白、脂蛋白、脂肪酸、胆汁和磷脂；③分泌胆汁；④降解内源性和外源性化合物，发挥生物转化作用。

（二）非实质细胞

1.内皮细胞

肝血窦位于肝板之间，有两大特征即独特的内皮细胞和缺乏基膜。内皮细胞呈扁平梭形，胞核部分膨大，有较多胞质，胞质内仅含少量细胞器，有丰富吞饮泡。内皮细胞有许多受体，有助于糖蛋白、脂蛋白的摄取。它还能合成释放介质，如白细胞介素-1、白细胞介素-6 及干扰素等，调节肝细胞的活动。

2.库普弗(Kupffer)细胞

库普弗细胞是一种单核-吞噬细胞（网状内皮细胞）。库普弗细胞的主要功能在于其强大的吞噬作用，是肝脏抵抗细菌、病毒的重要屏障。它还有其他一些重要功能：①吞噬血液中的碎屑（如凝血酶、纤维蛋白等），防止弥散性血管内凝血；②清除和降解免疫复合物；③合成释放干扰素；④合成补体和其他细胞毒物质，具有抗肿瘤作用；⑤参与红细胞降解质、铁质及胆红素代谢；⑥调控肝细胞蛋白合成及肝细胞增殖。

3.储脂细胞

储脂细胞又称 Ito 细胞或卫星细胞，位于 Disse 腔内肝细胞和内皮细胞间，有储存维生素 A 和合成胶原蛋白的功能。它可能是肝内成纤维细胞的前身，在肝组织修复过程中起重要作用。

4.Pit 细胞

Pit 细胞位于肝窦内皮质上，有自然杀伤活性，对肿瘤细胞有自发性细胞毒作用。

5.胆管内皮细胞

胆管内皮细胞分泌水和电解质，重吸收液体、胆汁酸和氨基酸来调节胆汁的成分。

二、肝脏的生理功能

肝脏是维持生命必不可少的一个器官。肝脏的功能十分复杂，主要包括以下几点。

（一）分泌胆汁

肝脏每天持续分泌胆汁 600～1 000 mL，经胆管流入十二指肠，帮助脂肪消化和脂溶性维生素 A、维生素 D、维生素 E、维生素 K 的吸收。胆汁中的成分包括胆汁酸、胆固醇、脂肪酸、磷脂、结合胆红素、少量蛋白质及其他一些无机离子和水分。胆汁的生成和分泌依赖于整个肝细胞内微器的高度协调。肝细胞生成和分泌胆汁依赖胆汁酸、钠离子及碳酸氢根离子；小胆管和胆管分泌胆汁主要依赖促胰液素。胆汁分泌受神经、体液及食物等因素影响。副交感神经兴奋能促进胆汁分泌，交感神经兴奋可抑制胆汁分泌。口服胆盐引起胆汁分泌的作用最强。胆汁酸是胆汁的主要成分，有形成微胶粒增加胆固醇的溶解度、激活胰酶和抗菌作用。

（二）代谢作用

肝脏是糖、脂肪和蛋白质代谢中心，多种激素和维生素的代谢也在肝内。

1.糖代谢

肝脏能将从消化道吸收的大部分葡萄糖转变为糖原，其余葡萄糖转化为脂肪酸。肝糖原的主要作用在于维持血糖水平。在饥饿、创伤等应激情况下，肝糖原又分解为葡萄糖供组织利用。但肝脏储存的肝糖原相当有限，正常成年人的肝糖原储存量为 70～75 g，饥饿24～48 小时后储存的肝糖原就会耗尽。在肝糖原耗尽后，肝脏能将非糖类（如甘油、乳酸、丙酮酸等）转变成葡萄糖，这是肝脏的糖异生作用。这些非能源底物包括成糖氨基酸、甘油、丙酮酸和乳酸。在饥饿、创伤或手术等应激情况时，若无外源性能源供给，体内就分解蛋白质和脂肪以提供能量。此时，如果每天供给 100 g 葡萄糖，就可明显减少蛋白质的分解，起到节氮作用。

2.蛋白质代谢

在蛋白质代谢过程中，肝脏主要起合成、脱氨和转氨作用。食物中的蛋白质分解为氨基酸后被吸收，肝脏利用氨基酸再合成机体所需要的各种蛋白质，如清蛋白、纤维蛋白、球蛋白和凝血因子Ⅱ等。90%的血浆蛋白由肝脏合成和分泌，清蛋白占血浆总蛋白的 55%～66%。肝脏是合成清蛋白的唯一器官，正常情况下只有 15%的肝细胞合成和分泌清蛋白，大多数肝细胞处于储备状态。球蛋白除肝脏外其他组织如肺、肠及骨髓等亦可合成。只有在肝细胞大量损害时(如肝硬化)，才会出现低清蛋白血症表现，同时伴清蛋白与球蛋白之比例倒置。因此，清蛋白可作为评定机体营养状态的重要指标。多种酶蛋白由肝脏合成，如丙氨酸氨基转移酶(ALT)和门冬氨酸氨基转移酶(AST)，肝细胞受损时转氨酶释放入血，检测血中酶蛋白的变化可评价肝细胞受损程度。多种凝血因子也由肝脏合成，如凝血因子Ⅰ、凝血因子Ⅱ和凝血因子Ⅴ、Ⅶ、Ⅷ、Ⅸ、Ⅹ等。此外，多种运载蛋白，如结合珠蛋白、转铁蛋白、血浆铜蓝蛋白、激素运载蛋白、α-球蛋白、β-球蛋白等，后两者的变化与肝炎的严重程度相关。体内代谢所产生的氨是对机体有毒的物质，肝脏能将大部分的氨合成尿素，并经肾排出；肝细胞受损时，脱氨作用减弱，血氨升高。

3.脂肪代谢

肝脏能维持体内磷脂、胆固醇等各种脂质的稳定，使其保持一定的浓度和比例。肝脏是合成脂肪酸的主要器官，可以把多余的糖合成为脂肪酸，酯化后形成胆固醇酯和磷脂，并储存于脂肪细胞。饥饿时脂肪酸的合成被抑制，饱食时则有利于脂肪酸的合成和酯化，禁食时脂肪酸发生脂肪动员以供能。脂肪酸代谢受干扰可引起肝脏功能异常，肝功能异常也可干扰脂肪酸的代谢。肝功能异常时，由于糖代谢障碍致脂肪酸合成过多并超过肝脏分解代谢能力，同时脂蛋白合成和运输发生障碍，导致甘油三酯形成过多而发生脂肪肝。此外，肝功能异常时对胆固醇酯化作用减弱从而引起胆固醇酯浓度下降。

4.维生素代谢

肝脏能将胡萝卜色素转化成维生素 A 并加以储存，它还储存 B 族维生素、维生素 C、维生素 D、维生素 E、维生素 K。

5.激素代谢

肝脏对体内多种激素(雌激素、血管升压素和醛固酮等)有灭能作用。肝硬化时灭能作用减弱，导致体内雌激素增多而引起蜘蛛痣、肝掌和男性乳房发育，血管升压素和醛固酮增多会引起体内水、钠潴留。

(三)生物转化功能

代谢过程中产生的毒性物质和外来的毒性物质，在肝内经过第 1 和第 2 相两个阶段而进行生物转化，通过分解、氧化、还原和结合的方式使其毒性降低或转化为无毒物质。葡萄糖醛酸、甘氨酸等小分子以结合方式与毒物结合后排出体外。

(四)凝血功能

肝脏能合成大部分凝血因子、凝血因子Ⅰ、凝血因子Ⅱ、激肽释放酶原和高分子激肽原。肝脏还能清除促凝因子，如Ⅸa、Ⅹo、Ⅺa 及纤溶酶原激活物。库普弗细胞可清除凝血因子Ⅰ降解产物。肝脏在人体凝血和抗凝两个系统的动态平衡中起着重要的调节作用。肝功能异常时，凝血因子生成减少、纤溶系统亢进,导致出血。

(五)吞噬、免疫功能

库普弗细胞具有滤过和清除异源性物质和调节免疫反应的功能。它可吞噬微生物、内毒素、异种抗原和免疫复合体,将细菌、色素和其他碎屑从血液中清除。肝实质细胞可产生抗体,合成和分泌胆汁 sIgA;后者可清除循环内的有害或外来抗原及 IgA 免疫复合体,并加强胆管和肠道的免疫防御机制,对防御肠内致病性病原体有重要作用。

(六)造血功能

胎儿期 9～24 周及成人骨髓纤维化时,肝脏可髓外造血。肝脏还能储存维生素 B_{12}、叶酸和铁,从而间接参加造血。

(文　峰)

第五节　胆　管

胆管的生理比较复杂,包括肝脏的分泌、胆囊的储存及肝外胆管的运输,直至排到肠道。在这个过程中,有众多神经和体液因素参与。

一、胆汁的分泌

肝细胞分泌的胆汁是通过主动转运的方式分泌胆汁和钠离子至胆管,与由于渗透压差而被动地流入胆管内的水结合而成;但也有部分胆汁是不依赖于胆汁酸的胆汁分泌。

肝脏胆汁由水、电解质、脂质、蛋白和胆红素组成。正常人胆汁含有初级胆汁酸和次级胆汁酸。初级胆汁酸的两种主要成分是胆酸和鹅脱氧胆酸,在肠道细菌的作用下,分别转化为脱氧胆酸和石胆酸(次级胆酸),胆汁酸也与甘氨酸和牛磺酸结合,因此每一种胆汁酸有两种存在形式。

胆汁酸在一定浓度下形成微粒;在微粒中,胆汁酸呈极性排列,水溶性部分在分子外侧,脂溶性部分在其内侧,使分子呈放射性排列,内部形成一脂溶性环境,使非水溶性脂质如胆固醇能溶于其中。因此,在正常胆汁中,胆酸、磷脂和胆固醇形成混合微团而溶于水中。胆汁中 98%的磷脂为卵磷脂,其余为脑磷脂、鞘磷脂和溶血卵磷脂。胆汁中的蛋白为血浆蛋白、胆汁糖蛋白、免疫球蛋白及一些酶类,如碱性磷酸酶、ALT、AST 等。肝脏胆汁中的糖蛋白与胆囊分泌的糖蛋白可能不同。

在胆囊,通过吸收水分,胆汁被浓缩了 10 倍以上。胆囊胆汁 pH 小于 7.0,可能与胆囊黏膜分泌氢离子有关,它有利于钙盐的溶解,不利于形成结晶。胆汁中的卵磷脂和胆盐能使胆固醇保持溶解状态,若三者比例失调,则可产生过饱和的胆汁,使胆固醇发生沉淀。体外实验表明,溶解在胆汁中的胆固醇有 1/3 是由胆汁酸溶解的;而卵磷脂具有促进胆汁酸溶解胆固醇的能力,大约 3 mmol的卵磷脂能使胆固醇多溶解1 mmol。胆石症患者的胆囊胆汁中的糖蛋白浓度高于正常人,而肝脏胆汁却无变化,说明胆囊分泌的糖蛋白对结石的形成起了一定的作用。

一些因素可影响胆汁的成分。在女性,其胆囊胆汁中总胆汁酸、鹅脱氧胆酸和结合型胆酸明显高于男性;给男性服用炔雌醇可使胆汁中胆固醇和磷脂增加,胆汁酸减少。饥饿及高脂饮食均可使肝胆汁和胆囊胆汁的胆固醇增加;维生素 C 缺乏可导致胆汁酸合成减少。

二、胆汁的排泄

(一)胆管

胆管具有分泌黏液和输送胆汁的作用。胆管黏膜具有分泌黏液的隐窝,黏液能保护黏膜免受胆汁的侵蚀,并有润滑作用,有助于胆汁在胆管内的流通。

(二)胆囊

胆囊具有储存、浓缩、排胆和分泌功能。胆囊将肝脏来的胆汁浓缩了 10 倍以上。胆囊的排空并不是完全的,在消化间期,胆囊的部分排空和充盈与移行性运动综合波(migrating myoelectric complex,MMC)一致,似潮水涨落。胆囊的张力由胆囊壁肌层和弹性组织组成,一般情况下,胆囊需 12～16 小时才调整其容量,而在较短的时间内(2～4 小时),即使容量较大,也保持较好的顺从性,有利于胆囊收缩后胆汁分泌增加时对胆囊进行充盈。胆汁不但在饥饿时流入胆囊,在饭后也进行,该过程与排泄胆汁交替进行,有利于胆汁与食物充分混合。胆囊收缩不良可引起胆汁淤积,易形成结石。

(三)Oddi 括约肌

Oddi 括约肌是一独立的结构,调节胆汁流入十二指肠、分流胆汁进入胆囊、防止十二指肠内容物反流。一些研究表明,Oddi 括约肌有自发性的收缩,大约每 4 分钟 1 次,每次持续 4～5 秒。其收缩是相性收缩,由慢波控制,分为 3 期:Ⅰ期为静止期,Ⅱ期为不规律的收缩,Ⅲ期为强烈的收缩,收缩波向十二指肠进行。在 Oddi 括约肌收缩时,将括约肌段的胆汁推向十二指肠,而胆管的胆汁不能进入括约肌段;在舒张期,括约肌放松,胆管的胆汁流向括约肌段。该过程循环往复,使胆汁不断流向十二指肠。吗啡能强烈刺激 Oddi 括约肌,完全阻断胆汁流入十二指肠;在尸检时切除 Oddi 括约肌,向胆管内注水模拟胆汁流动,发现水流不能进入胆囊,提示 Oddi 括约肌的主要作用是调节胆汁在十二指肠与胆囊的分流。摄入食物可使括约肌的基础压降低,并减小其收缩幅度,有利于胆汁流向十二指肠。如括约肌收缩超过一定限度,舒张间期消失,胆汁流动则停止。

三、胆汁分泌和排泄的调节

胆汁的分泌和排泄受很多因素影响,除神经体液因素外,一些药物和物理因素也参与了该过程。

(一)体液因素

缩胆囊素(CCK)具有 CCK-58、CCK-39、CCK-33 和 CCK-8 等分子形式,半衰期约2.5 分钟,肾脏是其主要代谢部位;它可自胃肠道内分泌细胞(Ⅰ细胞)和神经末梢细胞释放,同时脑组织也存在着大量的 CCK-8,因此它既是经典的胃肠激素,又是经典的神经递质。CCK 有广泛的生物学作用,它最重要的作用是促进胰液分泌和胆囊收缩,并能具有加强促胰液素刺激胰腺分泌和碳酸根分泌的作用,松弛 Oddi 括约肌,使胆汁从胆总管流入十二指肠。CCK 主要由脂肪及蛋白的消化产物刺激所释放。此外,肠腔内盐酸及二价离子对 CCK 的释放也有促进作用,迷走神经不起重要作用。

促胰液素可增强 CCK 对胆囊的收缩作用,但在生理剂量下仅能抑制胰管括约肌。促胃液素的羧基末端有与 CCK 相似的结构,因此具有 CCK 的作用,抑制括约肌的活动,但促胃液素的抑制 Oddi 括约肌的作用低于 CCK。生长抑素能抑制胆囊的收缩。

(二)神经因素

在胆囊及 Oddi 括约肌有神经分布,包括胆碱能神经及肾上腺素能神经。在胆囊以 β 肾上腺素能神经占优势,而 Oddi 括约肌 α 与 β 均匀分布,刺激肾上腺素能神经能引起胆囊舒张、Oddi 括约肌收缩。胆碱能神经能引起胆汁分泌增加,可能与迷走神经兴奋引起有关激素释放有关,同时还可引起胆囊和 Oddi 括约肌收缩。

(三)其他

阿片类药物可强烈收缩 Oddi 括约肌。在人类,小剂量吗啡即可增加 Oddi 括约肌的收缩频率,并使静态压和收缩压升高。钙通道阻滞剂尼夫地平(nifedipine)可降低 Oddi 括约肌的静态压和收缩频率。动物实验发现,低温可抑制 Oddi 括约肌,而温度升高则可使其兴奋。胆囊壁张力升高时,可使 Oddi 括约肌的兴奋性降低,有助于胆汁流入十二指肠;胆囊排空后,胆囊壁张力降低,Oddi 括约肌收缩,使胆汁流入胆囊,提示两者存在着某种反射。

(塔　娜)

第六节　胰　　腺

胰腺在生理上具有内分泌和外分泌的功能。胰腺外分泌部的腺泡细胞和小的导管管壁细胞所分泌的胰液,在食物的消化中起着十分重要的作用。而胰腺的内分泌部所分泌的胰岛素、胰高血糖素、生长抑素主要参与糖代谢的调节。

一、胰液的成分和作用

胰液是无色无臭,略带黏稠性之碱性液体,pH 8.0～8.5。正常人每天分泌的胰液量为 1～2 L。

胰液中含有无机物和有机物。无机物主要是水和电解质,水约占胰液总量的 97%,电解质有 K^+、Na^+、Ca^{2+}、Mg^{2+}、HCO_3^-、Cl^- 等离子,以胰腺内小的导管细胞分泌的碳酸氢盐含量为主要成分。导管细胞内含有碳酸酐酶,它催化 CO_2 与 H_2O 产生碳酸,后者经离解而产生 HCO_3^-。HCO_3^- 作用是中和进入十二指肠腔内的胃酸,同时也提供了小肠内多种消化酶活动的最适宜的 pH 环境。在胰液分泌旺盛时,HCO_3^- 与 Cl^- 浓度呈负相关。

胰液中的有机物主要是蛋白质和少量黏液。蛋白质是由腺泡细胞分泌的多种消化酶,主要有以下几类。

(一)糖消化酶类

(1)胰淀粉酶:分解淀粉为麦芽糖。

(2)胰麦芽糖酶:分解麦芽糖为葡萄糖。

(3)胰蔗糖酶:分解蔗糖为葡萄糖和果糖。

(4)胰乳糖酶:分解乳糖为葡萄糖和半乳糖。

(二)蛋白消化酶类

1.胰蛋白酶原

胰蛋白酶原在肠液中的肠致活酶、胃酸的作用下可激活为胰蛋白酶,胰蛋白酶本身及组织液可激活胰蛋白酶原为胰蛋白酶。胰蛋白酶可分解蛋白为眎和胨。

2.糜蛋白酶原

此酶在胰蛋白酶作用下转化为糜蛋白酶,糜蛋白酶分解蛋白质为眎和胨。若和胰蛋白酶同时作用于蛋白质时,可分解蛋白质为小分子的多肽和氨基酸。

3.弹性蛋白酶原

此酶在胰蛋白酶作用下被激活。弹力蛋白酶可分解结缔组织中的蛋白纤维为眎和胨。

4.氨基肽酶原和羧基肽酶原

两者均被胰蛋白酶激活,作用于多肽末端的肽键,使其分解为氨基酸。

5.RNA 酶和 DNA 酶

此两种酶可使相应的核酸部分分解为单核苷酸。

(三)脂肪消化酶类

脂肪消化酶类有胰脂肪酶、胆固醇酯酶和磷脂酶 A。胰脂肪酶可分解为甘油、甘油一酯和脂肪酸。胆固醇酯酶和磷脂酶 A 分别水解胆固醇酯和卵磷脂。

二、胰液的分泌调节

在非消化期,胰很少分泌胰液,食物是胰液分泌的最重要刺激物。胰液的分泌受神经和体液的双重调节,而以体液调节为主。其分泌过程可分为 3 个时相。

(一)头相

头相是对食物的视、嗅、咀嚼等刺激进行,产生条件或非条件的神经反射。其传出神经纤维为迷走神经,迷走神经末梢释放乙酰胆碱直接作用于胰腺的腺泡细胞分泌增多,对导管细胞的作用较少。因此,头相分泌以胰酶为多,而水盐含量少。

(二)胃相

食物入胃后,一方面扩张刺激胃底、胃体部引起迷走神经兴奋,另一方面扩张刺激胃窦部,作用于G 细胞释放促胃液素,两者均可引起胰液的分泌。胃相分泌以胰酶为主。

(三)肠相

肠相是胰液的主要分泌相,它靠激素的刺激。当酸性食糜进入小肠后,刺激小肠黏膜中的 S 细胞分泌促胰液素,促胰液素作用于胰腺的导管上皮细胞分泌大量水分和碳酸氢盐,但酶的含量很低。食糜中的蛋白分解产物、脂酸钠、盐酸、脂肪进入小肠后,刺激小肠黏膜中的Ⅰ细胞释放缩胆囊素/促胰酶素(CCK/PZ),缩胆囊素/促胰酶素作用于胰腺的腺泡细胞分泌胰液中的各种酶并促进胆囊的收缩。此外,VIP、胰岛素、胆碱能药物(如毛果芸香碱)、组胺、乙醇和高淀粉、高蛋白饮食有促进胰液的分泌作用。而交感神经兴奋,胆碱能阻断剂(如阿托品)、高血糖素、胰多肽、生长抑素和碳酸酐酶抑制药物(如乙酰唑胺)等有抑制胰液的分泌作用。

(钱冲香)

第二章

消化系统疾病的常见症状与体征

第一节 恶心与呕吐

一、概述

恶心与呕吐是临床常见症状。恶心为上腹部不适和紧迫欲吐的感觉。可伴有迷走神经兴奋的症状,如皮肤苍白、出汗、流涎、血压降低及心动过缓等,常为呕吐的前奏。呕吐是通过胃的强烈收缩迫使胃或部分小肠的内容物经食管、口腔而排出体外的现象。一般恶心后随之呕吐,但也可仅有恶心而无呕吐,或仅有呕吐而无恶心。

二、常见疾病

(一)反射性呕吐

1.咽部受到刺激

如吸烟、剧咳、鼻咽部炎症或溢脓等。

2.胃、十二指肠疾病

急慢性胃肠炎、消化性溃疡、功能性消化不良、急性胃扩张或幽门梗阻、十二指肠壅积症等。

3.肠道疾病

急性阑尾炎、各型肠梗阻、急性出血坏死性肠炎、腹型过敏性紫癜等。

4.肝、胆、胰疾病

急性肝炎、肝硬化、肝淤血、急慢性胆囊炎或胰腺炎等。

5.腹膜及肠系膜疾病

如急性腹膜炎。

6.其他疾病

如肾输尿管结石、急性肾盂肾炎、急性盆腔炎、异位妊娠破裂等。急性心肌梗死早期、心力衰竭、青光眼、屈光不正等亦可出现恶心、呕吐。

(二)中枢性呕吐

1.神经系统疾病

(1)颅内感染,如各种脑炎、脑膜炎、脑脓肿。

(2)脑血管疾病,如脑出血、脑栓塞、脑血栓形成、高血压脑病及偏头痛等。

(3)颅脑损伤,如脑挫裂伤或颅内血肿。

(4)癫痫,特别是持续状态。

2.全身性疾病

尿毒症、肝性脑病、糖尿病酮症酸中毒、甲亢危象、甲状旁腺危象、肾上腺皮质功能不全、低血糖、低钠血症及早孕等。

3.药物

如某些抗生素、抗癌药、洋地黄、吗啡等。

4.中毒

酒精、重金属、一氧化碳、有机磷农药、鼠药等中毒。

5.精神因素

胃神经症、癔症、神经性厌食等。

(三)前庭障碍性呕吐

常见疾病有迷路炎、梅尼埃病、晕动病。

(四)精神性呕吐

如神经性厌食、癔症等。

三、症状诊断要点

(一)呕吐的时间

晨起见于尿毒症、慢性酒精中毒或功能性消化不良;鼻窦炎患者亦可出现晨起恶心、干呕;育龄妇女晨起呕吐见于早期妊娠(妊娠反应)。晚上或夜间呕吐见于幽门梗阻。

(二)呕吐与进食的关系

进食过程中或餐后即刻呕吐,可能为幽门管溃疡或精神性呕吐;餐后 1 小时以上呕吐称延迟性呕吐,提示胃张力下降或胃排空延迟;餐后较久或数餐后呕吐,见于幽门梗阻,呕吐物可有隔夜宿食;餐后近期呕吐,特别是集体发病者,多由食物中毒所致。

(三)呕吐的特点

中枢性呕吐特点是喷射状,胃内容物常急剧而有力地喷出,呈顽固性,吐后不感轻松,常无恶心的先兆;反射性呕吐特点是有恶心的先兆,吐出后不感轻松,胃已排空仍干呕。前庭功能障碍的呕吐特点是呕吐与头部位置改变有密切的关系,常伴有头晕、视物旋转、眼球震颤以及恶心、血压下降、皮色苍白、出汗、心悸等自主神经功能紊乱症状。精神性呕吐的特点是呕吐与精神因素有关,无恶心,进食后立即发生。

(四)呕吐物的性质

带发酵、腐败气味提示胃潴留;带粪臭味提示低位小肠梗阻;不含胆汁说明梗阻平面多在十二指肠大乳头以上,含多量胆汁则提示在此平面以下;含有大量酸性液体者多有胃泌素瘤或十二指肠溃疡,无酸味者可能为贲门狭窄或贲门失弛缓症所致。上消化道出血常呈咖啡色样呕吐物。

(五)根据伴随症状分析

(1)伴腹痛、腹泻:多见于急性胃肠炎或细菌性食物中毒、霍乱、副霍乱及各种原因的急性中毒。

(2)伴右上腹痛及发热、寒战或有黄疸:应考虑胆囊炎或胆石症。

(3)伴头痛及喷射性呕吐:常见于颅内压增高或青光眼。

(4)伴眩晕、眼球震颤、听力障碍:见于前庭器官疾病。

(5)应用某些药物如抗生素与抗癌药物等,则呕吐可能与药物不良反应有关。

(6)已婚育龄妇女早晨呕吐者应注意早孕。

四、临床诊断思路

(一)确定是否呕吐

须与食管性反流和反食鉴别。食管性反流多发生在进食一段时间后,潴留于食管狭窄近端扩张部的食物反流经口吐出,见于贲门失弛缓症、食管憩室;反食指无恶心与呕吐的协调动作,而胃内容物经食管、口腔溢出体外,见于部分正常人。

(二)根据呕吐的特点和伴随症状分析

区分中枢性呕吐、反射性呕吐、前庭障碍性呕吐、精神性呕吐。

五、相关辅助检查

根据患者情况,一般选择胃镜、X 线钡餐、腹部超声、CT、血糖、尿素氮等检查。多人集中集体发病应及时上报。

(周庆勇)

第二节 腹 胀

本节主要介绍因胃肠胀气导致的腹胀。正常人肠道内可容纳约 200 mL 气体,平均每天肠道内排出约 600 mL 气体。胃肠道内的气体主要来自吞咽的空气(占 70%),由血液弥散入肠道的二氧化碳(占 20%),食物残渣经细菌发酵分解产生气占 10%。生理状况下食管上括约肌一般处于关闭状态,以防止空气进入食管。当进行吞咽时,食管上括约肌开放,空气进入食管,经食管蠕动将空气推入胃腔,每次可吞咽空气 2～3 mL;仰卧较侧卧位吞咽的空气多;进食液体食物较进食固体食物可多吞咽 2～3 倍的空气。当进入胃肠道和其产生的气体总量超过其吸收与排出的气体总量时,患者即可感觉胃肠胀气。

一、胃肠胀气的临床表现

嗳气、肛门排气增多、肛门排臭气、气体排出困难、腹胀。

二、病因

(一)二氧化碳释放过多

消化性溃疡或胃酸分泌多的人,餐后常产生大量二氧化碳。幽门螺杆菌的尿素酶,分解尿素产生二氧化碳;肠道内碳水化合物经细菌发酵形成乳酸等,也可与碳酸氢盐作用产生二氧化碳。

(二)食物发酵

碳水化合物消化后进入结肠,经大肠埃希菌族细菌及厌氧菌作用产生二氧化碳、氢、甲烷;不易吸收的蛋白质，也可在结肠被细菌发酵，产生气体。

(三)药物

长期应用广谱抗生素导致肠道正常菌群失调，厌氧菌过度生长，增强了细菌的发酵作用；如难辨梭状芽孢杆菌滋生繁殖，可致伪膜性肠炎和中毒性结肠扩张及腹胀。服用过多抗酸剂(碳酸氢钠、碳酸钙)，肠道二氧化碳增加。

(四)肠壁气体吸收障碍

正常情况下，肠道内二氧化碳分压(PCO_2)往往高出静脉血 1 倍以上，因此二氧化碳多自肠腔较快地弥散入血液。但多种肠道病变，由于黏液分泌过多，均可导致二氧化碳弥散入血减少，导致胃肠胀气。

(五)气体排泄障碍

各种原因导致支配胃肠道运动的神经损伤或功能障碍引起肠麻痹。弥漫性或局限性的腹腔内炎症，甚至是腹腔外炎症，都可能抑制肠蠕动而发生肠胀气。此外，支气管哮喘、肺气肿、肺炎等疾病影响肺的排气功能时，因血中氮含量接近饱和，故肠腔内的氮不易被吸收，必须由肛门排出，也可导致胃肠胀气。

(六)从血液弥散进入肠道的二氧化碳增多

当胃肠壁淤血或肠系膜血液循环障碍，如肠系膜血栓形成、充血性心力衰竭、肝硬化门静脉高压等，二氧化碳即自血液弥散进入胃肠道，导致胃肠胀气。

三、诊断

(一)确定胃肠胀气

患者诉说腹胀时，应注意与腹水、腹部肿块、肠梗阻及气腹等鉴别，腹部超声、CT 检查有助于明确腹胀的原因。

(二)区分器质性疾病抑或功能性障碍

1.器质性疾病

胃、肠、肝、胆、胰、腹膜、心、血管、肺、脊髓等脏器疾病；感染，低钾血症，药物不良反应，营养不良及腹部外科手术后等。应注意体重下降、乏力、贫血等报警症状。血、尿、粪常规，肝、肾功能，血糖、脂、电解质，消化内镜、立位腹部 X 线片、疑诊脏器的超声、CT 及 MRI 等检查都是必要的辅助检查。

2.功能性障碍

(1)饮食因素：进食过快、饮用大量流质食物或产气多的饮料如汽水、啤酒等；经常咀嚼口香糖，因吞咽频繁而吞气增多；进食过多易产气食物，如豆类、麦麸、坚果、地瓜、马铃薯等。

(2)胃肠神经官能症：吞气症最为常见，患者频繁嗳气试图减轻症状，但随之伴有吞气增多。这些患者常伴有焦虑、过度通气。

四、导致胃肠胀气常见疾病的临床特征

(一)急性胃扩张

多发生在大量快速进餐后，常为突发的持续性腹胀痛，上腹明显膨隆，叩诊鼓音，常有振水音。X 线检查胃腔扩大，常有胃内容物潴留。应与胃十二指肠溃疡穿孔相鉴别。

（二）幽门梗阻

患者常有慢性中上腹不适史或明确的消化性溃疡史，近期腹胀、腹痛加重，呕吐大量胃内容物，可有隔夜食物。病情重者可见上腹部胃蠕动波，有振水音。

（三）肠梗阻

手术后、重症胰腺炎、腹腔感染、脊髓病变等常发生麻痹性肠梗阻，表现为全腹胀、钝痛，严重者可呕吐，肠鸣音减弱或消失。X线检查可见小肠、结肠甚至直肠普遍扩张和广泛气液平面。机械性肠梗阻可由多种原因引起，常伴有阵发性肠绞痛伴肠鸣音亢进。X线检查在梗阻4～6小时可见梗阻近端肠管扩张及气液平面。

（四）吸收不良综合征

由多种营养物质吸收障碍所引起，约半数有明显胃肠胀气、恶心、呕吐、腹泻等。典型脂肪泻的粪便色淡，量多，有脂状或泡沫状，浮于水面，多有恶臭；粪便脂肪滴用苏丹Ⅲ染色阳性，粪便脂肪含量测定增加。

（五）胃肠道淤血

主要见于充血性心力衰竭、缩窄性心包炎、肝硬化、肝静脉阻塞综合征等。持续肠道淤血，患者多有胃肠胀气、食欲缺乏、恶心、呕吐等症状，如有低血钾或腹水，将加重腹胀的症状。

（六）功能性胃肠病

有典型的消化不良症状，如嗳气、腹部胀气、餐后加重、恶心、胃灼热、反酸、肛门排气增多、肛门排臭气及腹痛部位不固定等特点。全面检查无器质性疾病证据，多数患者可有胃肠运动功能障碍、焦虑或抑郁等。

（周庆勇）

第三节　急性腹痛

一、概述

急性腹痛是指急性发作，表现为骨盆和胸部之间的疼痛，可由胸壁、胸腔脏器疾病、腹壁、腹腔脏器疾病、代谢、血液、内分泌系统疾病以及毒瘾戒断、铅、铊、番木鳖等中毒引起。其中，腹痛明显且起病急骤的称为急腹症，有起病急、变化快、病因复杂的特点，需要尽快明确诊断并予处理。外科及妇科急腹症可能需要手术探查或治疗。

二、问诊要点

（1）询问疼痛发作的时间、起始部位及发生变化的部位和时间、性质、频率、持续时间、诱因，有无牵涉痛和放射痛等；有无不洁饮食，有无柿子、异物、坚硬的食物（如枣核）等进食史。

（2）注意腹痛与呼吸、咳嗽、运动、体位、情绪有无关系，呕吐、便后、按摩、热敷能否改善。

（3）有无恶心、呕吐、呕吐物的性状和量、腹泻、血便、血尿、发热、畏寒、寒战、黄疸等，注意其与腹痛发生的先后关系。

（4）以往有无类似发作，治疗经过，既往特殊的疾病、手术、外伤、过敏史、疫区疫水接触史等。

女性患者必须询问妇科疾病、月经、生育史。

三、体检要点

(1)首先要注意患者的生命体征、神志,有无面色苍白、大汗、低血压、黄疸、烦躁、昏迷、心慌、胸闷等危重情况。

(2)腹部检查应全面暴露,凡上腹疼痛必须认真检查心肺并排除外伤史;凡怀疑肠梗阻的患者应常规检查腹股沟区和会阴部,明确是否存在嵌顿疝。

(3)腹部先听诊再行叩、触诊,注意动作轻柔,由无痛区开始,检查压痛的部位、范围、程度,有无腹膜刺激征,可否触及包块,包块的性质和大小、边界、活动度。咳嗽及腹部活动后腹痛加重、腹部叩痛阳性亦为腹膜刺激征表现。由于紧张引起腹肌抵抗可左手按压患者胸骨下端,右手行腹部触诊。

(4)观察期间可反复多次的查体和问诊,可以观察到有鉴别意义的病情变化。

(5)所有急腹症应常规直肠指诊。

(6)反复多次检查存在的固定性压痛是诊断外科和妇科急腹症的关键,是主要手术指征之一。

四、辅助检查

(一)一般检查

1.血常规

血红蛋白和血细胞比容下降多提示内出血;白细胞和中性粒细胞比例升高提示感染,但应注意病变早期可正常,感染严重有时不升或反而下降。

2.尿常规

尿道感染、泌尿系统肿瘤或结石等潜血试验可阳性,注意女性月经期间亦可出现潜血阳性;尿道感染时细菌计数增多,甚至出现脓尿;育龄女性要常规做妊娠试验。

3.大便潜血试验

阳性提示存在消化道出血,注意排除痔、肛裂等病变出血。

4.心电图

急性腹痛常规行心电图检查,对心肌梗死、心绞痛等有鉴别诊断价值。

5.腹部超声

可发现肝胆系统、泌尿系统、生殖系统及腹腔间隙、隐窝的器质性病变,或排除腹、盆部器质性病变、积液。

6.腹部立卧位片

发现扩张肠管和液气平面对肠梗阻有诊断意义。

(二)选择性检查

(1)凝血功能:了解有无凝血功能异常。

(2)血、尿淀粉酶:胰腺炎时可明显升高。

(3)其他如电解质、肝肾功能、血糖、心肌酶、血气分析等检查视病情需要选择。

(4)立位胸部X线检查:可同时发现气腹征和肺部病变。

(5)腹部CT检查:可发现肝胆系统、泌尿系统、生殖系统及腹腔间隙、隐窝的器质性病变、积液、积气，或排除腹、盆部器质性病变。

(6)胃镜、肠镜、肛镜检查：可观察胃肠道、肛管，明确胃、肠腔、肛管内有无器质性病变。

五、诊断要点

(一)急性胃肠炎

多于不洁饮食后发生，腹痛广泛而无局限性压痛点，伴呕吐、腹泻或发热，腹部X线片可因肠功能紊乱出现气液平面。

(二)急性阑尾炎

转移性右下腹痛，查体右下腹压痛、腹膜刺激征阳性，彩超显示阑尾肿大，白细胞计数升高。

(三)急性肠梗阻

腹痛、腹胀、恶心呕吐，肛门停止排气排便(早期仍可有少量排气排便)，腹平片显示梗阻以上肠管扩张且有气液平面。患者多有手术史或腹部外伤史，肠道肿瘤多有排便习惯的改变。

(四)急性胆囊炎、胆管炎

疼痛常位于中上腹或右上腹，常伴黄疸及发热，可伴有恶心、呕吐等消化道症状，右上腹压痛、反跳痛，墨菲征阳性。

(五)上消化道穿孔

突发上腹部剧烈疼痛，有迅速向全腹弥散的趋势。蔓延至全腹者，腹膜刺激征明显，呈板状腹，全腹压痛、反跳痛，肝浊音界消失。立位胸部X线片(或立位腹部X线片)可见膈下游离气体。空腹小穿孔也可表现为转移性右下腹疼痛及右侧腹部压痛、反跳痛，与阑尾炎鉴别困难，但前者腹部压痛最明显部位在右上腹，而后者压痛最明显部位在右下腹。

(六)泌尿系统结石

泌尿系统结石多表现在后腰部痛伴尿路刺激征，可有肉眼血尿。查体有肾区叩痛，超声检查患侧肾盂积水、肾结石或输尿管结石，X线检查可发现阳性结石。直径在5 mm以下的小结石诱发的肾绞痛，有些诊断困难，常常需要借助输尿管镜检查或全泌尿系统薄层CT扫描方可确诊。

(七)妇科急腹症

突发下腹部疼痛，育龄妇女停经≥30天，伴突发阴道出血，应考虑异位妊娠。血人绒毛膜促性腺激素(β-HCG)升高是“金标准”。超声宫外附件可见包块，停经30～35天者诊断异位妊娠困难，易与月经期混淆，原因：①孕囊不大，超声不易发现。②尿HCG假阴性。超过35天者尿HCG阳性，超声可发现包块，诊断不难。动态检查血、尿HCG和妇科超声是诊断本病的关键。现在经阴道超声检查的普及，早期(30天以上)即可发现附件包块，提高了早期诊断率。卵巢黄体破裂多发生于已婚月经后2周和性生活后，超声诊断可发现盆腔积液；急性盆腔炎多为性活跃期女性，月经后1周内，下腹痛且白带较多，常伴有发热，超声诊断盆腔有积液，血常规显示白细胞计数升高；卵巢囊肿蒂扭转突发下腹部疼痛，下腹部固定性压痛，可触及包块。超声检查附件区有囊性包块，卵巢血供减少或者无血供，盆腔有程度不等的积液。CT检查附件区有包块和盆腔积液。

(八)急性胰腺炎

腹痛多为上腹脐水平处，但腹痛可局限可弥漫，多伴腹胀，可有腹膜炎体征或休克，呕吐后腹痛不能缓解，可有腹痛剧烈而与体征不符，有胰腺肿大、界限模糊、胰周积液的影像学改变。血、尿淀粉酶、血清脂肪酶升高。重症胰腺炎患者可合并麻痹性肠梗阻的表现。上腹部增强CT及明显增高的血尿淀粉酶、血清脂肪酶可确诊。

(九)胸膜炎或大叶性肺炎

均可伴有上腹痛,早期有感冒的前驱症状,多伴有发热、咳嗽、咳痰、胸痛的临床表现。腹部触诊无深压痛,不伴消化道症状,胸部X线检查可发现肺纹理增粗和肺部阴影改变。肺部表现是鉴别本病的关键,患者早期尚未出现肺部体征及胸部X线片无异常时要注意鉴别。

(十)带状疱疹

早期未出现疱疹时皮肤有烧灼样疼痛,典型者见成簇密集水疱沿腹壁皮神经分布,但疱疹不越过体表中线,不难鉴别。

(十一)缺血性肠病

罕见病,病情复杂多变且不典型,表现为程度不等的腹痛,早期无阳性体征,晚期可见腹部压痛、反跳痛,肠鸣音减弱或消失,在基层医院多于术中探查发现,血管造影可确定诊断。

(十二)非特异性腹痛

除详细询问病史、体检及一般化验检查外,应进一步进行各种专科检查。不能明确诊断而有自限性的急性腹痛称为非特异性腹痛,有研究认为其患肿瘤的概率较普通人群高,建议定期复查。

六、诊断提示

(1)剧烈腹痛伴有面色苍白、冷汗、血压低,常见于腹主动脉瘤破裂、异位妊娠、心肌梗死、腹主动脉夹层、肠系膜血管栓塞、重症胰腺炎、重症胆管炎、肝癌破裂、病理性脾破裂,也可见于肾绞痛等。

(2)腹痛伴呼吸急促,常见于大叶性肺炎、渗出性胸膜炎、糖尿病酮症酸中毒等。

(3)腹痛伴弥漫性腹膜炎,最常见于溃疡病穿孔、肠穿孔、阑尾炎穿孔,由初始部位迅速弥散至全腹。也可见于重症胰腺炎、肾上腺危象、糖尿病高渗性昏迷等。

(4)腹痛伴局限性腹膜炎,常见于胆囊炎、阑尾炎、溃疡病、结肠癌穿孔、下腹部的盆腔炎、异位妊娠破裂、囊肿破裂等。

(5)腹痛伴腹胀、恶心呕吐、肛门排气排便减少或停止,常见于肠梗阻,有时肠炎、胰腺炎、腹膜炎致肠淤张时亦可引起。有腹部手术史的多提示粘连性肠梗阻。

(6)阵发性绞痛是管腔梗阻或平滑肌痉挛所致,见于结石、肠梗阻、胆(肠道)蛔虫病、空腔脏器扭转、绞窄致缺血或系膜血管栓塞;少见的有血紫质病、铅中毒、腹型紫癜等。

(7)腹痛伴有进食异物史或坚果、不洁饮食史,要考虑肠梗阻、肠穿孔和胃肠炎。

七、鉴别诊断提示

(1)非外/妇科急腹症者,腹痛多不是首先出现的症状或最主要的症状,如先发热、呕吐、腹泻后腹痛,且多伴有胃肠外系统症状如咳嗽、胸痛、心悸等。反复仔细的腹部物理检查仍无固定性压痛是诊断非外/妇科急腹症的关键。

(2)腹腔器官感染和炎症疾病,病变部位为固定性压痛、程度不同的反跳痛、腹肌紧张甚至板状腹;患者出现持续性腹痛伴发热、畏寒或寒战;腹部有局限性或弥漫性压痛,白细胞总数和中性粒细胞比例升高、核左移。有溃疡或胃炎病史、突然发生的上腹部剧痛、有明显的腹膜刺激征、X线发现气腹征者为典型的上消化道穿孔;既往有胆囊炎病史,进食油腻后出现右上腹或中上腹绞痛，墨菲征阳性，彩超发现胆囊结石、胆囊壁增厚，为急性胆囊炎；腹痛伴黄疸、寒战、高热者、右上腹固定压痛、肝区叩击痛者多考虑重症胆道感染或胆道蛔虫症。

(3)腹腔内出血性疾病，随出血的部位和范围变化而出现轻微的压痛和明显的反跳痛、腹肌轻度紧张。患者有腹痛、腹胀、低血压或面色苍白、烦躁、冷汗、脉细速等休克表现。有上腹部外伤史的要考虑肝、脾挫裂；有溃疡史伴呕血、便血的要考虑上消化道出血；有肝癌、巨脾或腹主动脉瘤病史的要考虑为癌肿、巨脾或动脉瘤破裂；育龄妇女有停经史的要考虑异位妊娠破裂。也有罕见的腹卒中，如自发性大网膜血管破裂。

(4)腹腔和后腹膜腔空腔器官梗阻，阵发性腹痛伴腹胀、恶心、呕吐、排气排便停止或减少为肠梗阻；腰痛伴向下腹部或大腿根部放射痛，血尿、尿痛、尿不出等多为泌尿系统梗阻；右上腹或中上腹绞痛、恶心、呕吐、发热或伴寒战、黄疸等考虑胆道梗阻可能。结合影像学检查可确诊。

(5)腹腔和后腹膜腔器官缺血性疾病，突然发生持续而剧烈的腹痛，可伴有阵发性加剧，病情呈进行性加重趋势，早期有血便、呕血或腹穿见血性液，或伴发热、水、电解质紊乱等。可迅速出现休克、高热、意识障碍甚至死亡。常见于：腹外疝、内疝嵌顿并绞窄，多可于腹股沟等处发现痛性包块；肿瘤或脏器扭转，可能触及腹部包块；急性缺血性肠病，则多症状不符。早期出现肠鸣音减弱或消失，晚期出现弥漫性腹膜刺激征、或消化道出血表现。

(6)妇科急腹症，其腹痛多由下腹部开始，并集中于下腹部，有停经史要考虑异位妊娠；扪及下腹部包块的要考虑妇科肿瘤如卵巢囊肿等；有白带增多的要考虑急性盆腔炎、输卵管积脓等；月经间期突然下腹部疼痛伴超声诊断多少不等的盆腔积液、有性生活史者多考虑黄体破裂。

(7)表现为急腹症的心血管病变，病情严重，腹痛剧烈且一般止痛剂无效，症状与腹部体征不相符合，如急性心肌炎及下壁(或后壁)心肌梗死，可表现为上腹剧痛，胸闷、心悸，且有濒死感。查体时腹部软，压痛不明显且无反跳痛，应立即行心电图及心肌酶、肌钙蛋白等检查明确。腹主动脉夹层、动脉瘤破裂等病情复杂多变且不典型，多有相关心血管病史，进展迅速，动脉夹层多伴有高血压，动脉瘤破裂则表现为休克。高度可疑时，给予血管彩超及腹部 CT 增强、选择性血管造影等以明确诊断。

八、高危患者提示

高危腹痛主要指：伴有休克者，如急性下壁心肌梗死、腹主动脉瘤破裂、异位妊娠、腹主动脉夹层、肠系膜血管栓塞、重症胰腺炎、重症胆管炎等；伴有弥漫性腹膜炎者，如溃疡病穿孔、结肠穿孔、阑尾炎穿孔等；伴有黄疸和高热者如重症胆管炎、坏疽性胆囊炎；伴有脱水、电解质酸碱紊乱、低氧血症者，如绞窄性肠梗阻、腹膜炎、糖尿病酮症酸中毒等。凡高危腹痛早期即可出现休克和脱水、昏迷，病情变化快，病死率高。其特点如下。

(1)存在相关病史如高血压、心脏病病史、停经史、进食油腻、饱食饮酒、腹部手术史等。

(2)疼痛剧烈，一般止痛药难以缓解。

(3)神志较差，往往伴有生命体征不稳定。

(4)有进行性内出血表现或有休克表现，或血压较高不能顺利降压者。

(5)腹痛剧烈而症状与体征不符合。

(6)心肌炎、心肌梗死者多有胸闷、心悸，心电图、心肌酶出现异常。

(7)一些特殊人群的急腹症如婴幼儿、老人、妊娠、腹部手术后、长期慢性消耗性疾病、严重营养不良和低蛋白血症者。其腹痛表现多不典型，有时难以分辨腹膜炎体征，甚至仅有发热或体温不升和(或)呕吐、腹胀等。

九、治疗要点

(一)西医治疗

(1)卧床休息,禁食水、吸氧、监测生命体征,对疑有腹膜炎或腹腔内出血的可行诊断性腹穿或灌洗。外科及妇科急腹症多需住院治疗。

(2)危重患者必须立即建立静脉通路、抢救并予办理住院。

(3)慎用止痛及镇静药物,考虑心肌梗死及泌尿系统结石者除外。

(4)病情简单,患者迅速好转,不需要进一步住院观察、治疗或手术者如痛经、带状疱疹、急性胃肠炎、泌尿系统结石、急性盆腔炎等可在门诊处理。

(5)经紧急处理后疼痛仍未缓解时以及上述特殊人群的急腹症应迅速住院或转院。

(6)维持生命体征,反复细致的床边观察,按系统缜密检验、检查排除相关疾病或确定诊断,正确把握手术指征,掌握手术时机,是避免急腹症漏诊误治,得到及时有效治疗的关键。

(二)中医治疗

急性腹痛属中医学“腹痛”“关格”“肠痈”“妊娠腹痛”“蛇串疮”等范畴。病因复杂,病情多变,故应在专科诊治的基础上,适当选用中医康复治疗。

(周庆勇)

第四节 慢性腹痛

一、概述

慢性腹痛是指反复发作、病程较长、病情相对稳定的腹痛,病因复杂,多由急性病变演变而来,并可有急性发作。

二、问诊要点

(1)询问疼痛的发作时间、部位、性质及频率、持续时间、诱因,有无牵涉痛等。

(2)注意腹痛与呼吸、咳嗽、运动、体位、情绪有无关系,加重和减轻的原因。

(3)有无恶心、呕吐、腹泻、血便、血尿、黄疸、发热、腹部包块以及其他相关系统症状等,注意其与腹痛的关系。

(4)急性发作史、手术史、外伤史、传染病、心血管病史、家族史、精神因素、年龄等;女性患者的月经史和生育史、性生活史等。

三、体检要点

(1)腹部有压痛、包块等阳性体征多提示病变所在(约占80%),注意压痛的部位、范围,包块的部位、大小、质地、活动度、表面是否光滑,必要时结合影像学分析。

(2)查体应全面而仔细,重视某些慢性病的阳性体征。贫血貌、消瘦、黄疸、皮肤斑疹、淋巴结肿大、腹壁静脉曲张、手术瘢痕、肢体麻木等，往往提示相关疾病。

四、辅助检查

（一）一般检查

1.血常规

血红蛋白含量下降多提示慢性消耗或慢性失血，白细胞和中性粒细胞比例升高提示感染。

2.尿常规

尿道感染、泌尿系统肿瘤或结石患者尿潜血试验可阳性，尿道感染时细菌计数增多，育龄女性要常规做妊娠试验。

3.凝血功能

了解有无凝血功能异常。

4.大便潜血试验

了解是否存在消化道出血。

（二）选择性检查

(1)心电图：急性腹痛时应常规行心电图检查，对心肌梗死、心绞痛等有诊断价值；慢性腹痛时可根据病情选择。

(2)胸部 X 线：可同时发现气腹征和肺部病变。

(3)腹部立卧位 X 线：发现扩张肠管和气液平面对肠梗阻有诊断意义。

(4)腹部超声：可发现或排除腹、盆部器质性病变、积液。

(5)视病情需要行血尿淀粉酶、电解质、肝肾功能、血糖、心肌酶、血气分析等检查。

(6)必要时行 CT 或 MRI 检查，针对性的内镜、造影、活检等检查。

五、诊断要点

（一）肠易激综合征

约占慢性腹痛的 50%，特点：常于早上起床时、餐后立即发生，从不发生于夜间，终止进食后腹痛可以消失；表现为轻重不一的间断性腹痛，部位多变，伴有排便习惯的改变。

（二）慢性胃肠炎

多有饮食不洁史，与进食、紧张、劳累相关，多为上腹痛伴有反酸、嗳气、上腹饱胀，腹泻或便秘。祛除诱因、热敷或休息后可缓解。

（三）溃疡病、十二指肠憩室炎

慢性周期性发作的规律性上腹痛。表现为饥饿痛或餐后痛。钡餐或胃镜、十二指肠镜可明确诊断。

（四）食管裂孔疝

表现为胃食管反流和心肺、纵隔的压迫症状如胸闷气急、咳嗽、发绀等。左上腹痛伴胸腹部有相应症状时需考虑此病。钡餐、胃镜或十二指肠镜检查可明确诊断。

（五）腹膜的慢性炎症

局限性或轻度而广泛的持续性腹痛，多位于脐周或下腹，有时仅表现为不适感，腹膜刺激征多不强烈甚至无，可伴腹胀。急性期常有典型的腹腔脏器炎症表现和急性腹痛。可为急性脏器炎症局限化，或为慢性感染性疾病的血行播散，亦可为外界细菌经自然腔道如阴道侵入后腹膜感染。

(六)腹、盆腔的慢性炎症

多伴有低热,腹部持续性隐痛,多有急性发作期和相关病史。在炎症消退或缓解时症状改善。

(七)脏器的梗阻与扩张

空腔脏器表现为阵发性绞痛;实质性脏器包膜扩张表现为持续性胀(钝)痛;多数均可表现为持续性或间歇性隐痛,有时仅为不适感。急性发作时表现同急性腹痛。

(八)良性肿瘤及恶性肿瘤

表现为腹部持续性隐痛、腹部包块、慢性梗阻等。恶性肿瘤晚期或巨大的良性肿瘤发生营养性坏死时可有低热。恶性肿瘤还有进行性消耗症状,严重者表现为恶病质。

(九)血管病变

腹主动脉瘤、主动脉夹层表现为中上腹钝痛或饱胀感,撕裂时腹痛剧烈。约50%患者可闻及血管杂音,有时可触及腹部血管搏动感,髂总动脉血管瘤有时表现为盗血症(即下肢或腹腔脏器缺血症状);肠系膜血管栓塞、血栓形成、缺血坏死性肠炎时可表现为腹痛、血便、腹泻或便秘。

(十)中毒与代谢障碍性疾病

有服毒、毒物接触史如铅、铊中毒、吸毒史等。相关的代谢系统临床表现如糖尿病酮症酸中毒有快而深的呼吸、脱水、血糖和酮体异常。尿毒症有肾炎病史、肾功能异常等。

(十一)风湿免疫与内分泌系统疾病

除腹痛外,多伴有关节痛、皮肤斑疹、结节,急性期伴有发热、乏力等结缔组织病症状。

六、诊断提示

(一)不同伴随症状的诊断提示

(1)腹痛伴消耗性症状,最常见于恶性肿瘤、结核、严重的吸收、消化障碍等。

(2)腹痛伴发热,多为炎性病变,或为脓肿形成如肝脓肿、膈下脓肿、髂窝脓肿等;或结核病,可有典型的潮热、盗汗,亦可不发热或仅有不规则低热;腹痛伴低热有时是恶性肿瘤患者晚期肿瘤坏死表现。

(3)腹痛伴呕吐,呕吐物不含胆汁,主要为食后不久的胃内容物者,常见于幽门部的梗阻性病变,如溃疡病、胃黏膜脱垂症或胃癌以及婴儿的先天性幽门括约肌肥厚等;呕吐物含胆汁,主要为肠内容物,常见于慢性完全性肠梗阻,肠痉挛等,吐后腹痛可缓解。无空腔器官梗阻者有时仅表现为反酸、口苦、胃灼热等反流症状。反射性呕吐则多见于颅内病变或泌尿系统结石及慢性盆腔炎的急性期。

(4)腹痛伴黄疸,常见于肝胆胰的炎症、结石或癌肿、溶血性黄疸等。

(5)腹痛伴腹泻,常见于肠道慢性炎症、肿瘤、功能性消化不良,有时是肝胆胰的慢性病变。

(6)腹痛伴血便,首先需排除肛门病变,然后考虑结直肠肿瘤、局限性肠炎、缺血性肠病。有柏油样便者为上消化道出血,多位于食管、胃、十二指肠或空肠等处;脓血便者多考虑慢性痢疾、慢性结肠炎等;肛裂多为排便时肛门剧痛,鲜红色血液附着于粪便表面或便后滴血。

(7)腹痛伴血尿、尿频、尿痛,提示泌尿系统肿瘤、感染、梗阻等病变。

(8)腹痛伴包块,主要考虑炎症性包块、肿瘤、慢性胃肠扭转、套叠或痉挛性结肠炎等。

(二)不同病变部位的诊断提示

(1)左上腹的慢性腹痛,多见于慢性脾周炎、脾肿瘤、胰尾肿瘤、慢性胰腺炎、结肠脾曲综合征、结肠脾曲癌等。

(2)右上腹的慢性腹痛,多见于慢性肝炎、原发性肝癌、慢性肝脓肿、慢性胆囊炎、胆囊术后综合征、胆石症、先天性胆总管囊肿、胆囊管综合征、胆囊癌、胆管癌、结肠肝曲综合征、结肠肝曲癌等。

(3)上腹(中上腹为主)的慢性腹痛,多见于食管炎、食管裂孔疝、胃贲门癌、贲门失弛缓、溃疡病、慢性胃炎、胃癌、胃黏膜脱垂症、胃下垂、胃结核、胃柿石症、胃憩室及憩室炎、胃血吸虫病、胃黏膜巨大肥厚症、慢性胃扭转、十二指肠炎、十二指肠憩室及憩室炎、十二指肠瘀滞症、十二指肠癌、慢性胰腺炎、胰腺癌、壶腹周围癌、胰腺假性囊肿、胰管结石、消化不良综合征、腹直肌纤维炎等。

(4)脐周的慢性腹痛,多见于慢性结核性腹膜炎、慢性肠粘连、肠系膜淋巴结核或淋巴瘤、腹膜癌、小肠憩室炎、小肠肿瘤、腹主动脉瘤等。

(5)左下腹的慢性腹痛,多见于溃疡性结肠炎、乙状结肠憩室炎、直肠、乙状结肠癌、结肠激惹综合征、慢性细菌性痢疾、慢性左侧输卵管炎或卵巢病变、左侧泌尿系统结石等。

(6)右下腹的慢性腹痛,多见于慢性阑尾炎、肠或肠系膜淋巴结核、克罗恩病、盲肠癌、盲肠移动症、慢性右侧输卵管炎或卵巢病变、右侧泌尿系统结石等。

(7)下腹、盆腔的慢性腹痛,多见于慢性膀胱炎、慢性前列腺炎、慢性精囊炎、慢性盆腔炎等。

(8)广泛地与不定性的慢性腹痛,多见于结核性腹膜炎、肠系膜淋巴结核、大网膜粘连综合征、结肠肠脂垂病、继发性腹膜癌、腹部恶性淋巴瘤、慢性假性肠梗阻、神经症腹痛、腹型癫痫、腹型紫癜、风湿、免疫及内分泌系统疾病等。

(9)腰部的慢性疼痛,多见于肾下垂、游走肾、肾结核、慢性肾盂肾炎、肾、输尿管结石等。

七、鉴别诊断提示

(1)有某种疾病典型急性病史且已明确诊断的,考虑为该病的慢性病变,先排除器质性病变再考虑功能性病变。功能性腹痛多与精神因素密切相关,疼痛无规律性,部位不定,病程多较长,一般情况良好,反复检查无器质性病变存在。对发作不典型、无明确诊断依据的,应综合病史、症状、体征分析,进行针对性检查,力求明确诊断。对病因不能确定的腹痛患者就诊断为腹痛原因待查,而不要轻易诊断为病史、体检及化验均不支持的某种疾病,为下次进一步明确诊断造成误导。

(2)伴有多系统症状的,应考虑全身性病变,如血液病、风湿及免疫病、内分泌病、特异性感染(如结核、梅毒、艾滋病)等。有手术史的,要考虑术后并发症,最常见为粘连性肠梗阻。对于有腹部盆部外伤史的要考虑腹盆部损伤。伴有休克的要考虑肝脾等实质性脏器破裂或心血管疾病如心肌梗死、主动脉夹层、主动瘤破裂等。对于有停经史,妊娠试验阳性的要考虑异位妊娠。

八、高危患者提示

某些慢性腹痛者,如腹主动脉瘤、主动脉夹层、缺血性肠病、恶性肿瘤早期尚未出现撕裂、无明显缺血、梗阻及坏死;或进展缓慢、症状不典型的心肌缺血梗死,可表现为慢性轻度腹痛或仅诉为腹部不适感，存在极高风险。

九、治疗要点

(一)西医治疗

(1)治疗原则包括维持患者生命功能、治疗原发病、适当镇痛、防治并发症。

(2)危重患者立即抢救、开通静脉通道并护送住院或转院。

(3)慎用止痛药，必须明确诊断方可使用，如泌尿系统结石、慢性胰腺炎等可选用曲马多、哌替啶止痛。

(4)门诊治疗效果不佳者，均应住院或转院进一步诊治。

(二)中医治疗

慢性腹痛见于中医学“腹痛”“胁痛”“胆胀”“肠癖”“痛经”“妊娠腹痛”“癥瘕”“癃闭”等范畴。临床上应先明确诊断，除有外科指征者、肿瘤、结核等患者外，对于功能性腹痛、某些慢性炎症疾病或不明原因者，均可使用中医康复辨证论治。

(周庆勇)

第五节 黄　疸

一、概述

黄疸是因肝内外各种疾病引起胆红素代谢障碍，血清胆红素升高致使皮肤、黏膜和巩膜发黄的症状和体征。按病因学分类可分为肝细胞性黄疸、溶血性黄疸、胆汁淤积性黄疸和先天性非溶血性黄疸。

二、问诊要点

(1)注意患者性别，重点询问年龄、接触史(包括血液制品输注史、疫区和疫水接触史、传染病接触史、服用及接触药物史)，以往有无类似病史，如何治疗，曾用何种药物，效果如何。

(2)黄疸的发生与发展、持续时间、诱发因素、大小便颜色、近期有无进食引起皮肤黄染的食物。

(3)有无发热、头晕、头痛、呕吐、腹痛、皮疹、皮肤瘙痒、昏迷、体重变化等。

三、体检要点

(1)应注意皮肤黏膜、巩膜黄染程度，有无贫血表现、皮疹。

(2)腹部查体是重点。①视诊：腹部的外形、有无胃肠型及胃肠蠕动波，有无皮疹、静脉曲张；②触诊：腹肌紧张度，腹部有无压痛及反跳痛、有无腹部异常包块，肝脾、胆囊有无肿大，墨菲征；③叩诊：有无移动性浊音，肝肾区有无叩痛；④听诊：肠鸣音。

四、辅助检查

(一)一般检查

1.血常规

溶血性黄疸时红细胞计数及血红蛋白含量下降,网织红细胞计数升高。

2.尿常规

溶血性黄疸时尿胆红素阴性,尿胆原明显增加;肝细胞性黄疸时尿胆红素阳性,尿胆原正常或轻度增加;阻塞性黄疸时尿胆红素强阳性,尿胆原减少或缺如。

3.肝功能

肝细胞性黄疸血清胆红素中等度升高,转氨酶明显升高;阻塞性黄疸时血清胆红素明显升高,碱性磷酸酶及 γ-谷氨酰转移酶升高明显,转氨酶轻度升高;急性溶血性黄疸肝功能可无异常。

4.腹部 B 超

对了解肝、胆囊大小、形态、肝内有无占位病变及胆道有无结石、扩张,脾脏及胰腺疾病有重要意义。

5.腹部 X 线及胆道造影

腹部平片能发现胆道结石、胰腺钙化。胆道造影可发现胆管结石、狭窄及肿瘤等。

(二)选择性检查

1.经内镜逆行胆胰管成像(ERCP)

可直接观察胰腺壶腹区及乳头部有无病变,可区别肝外或肝内胆管阻塞部位。

2.上腹部 CT 检查

对发现肝胆胰病变有重要意义。

五、诊断要点

(一)溶血性黄疸

一般为轻度黄疸,为浅柠檬色,无皮肤瘙痒感,并伴有不同程度的贫血及血红蛋白尿。实验室检查可发现非结合胆红素(UCB)升高为主,结合胆红素(CB)基本正常;血红蛋白降低、网织红细胞增加、骨髓红系统增生活跃;尿胆原明显增加,尿胆红素阴性。

(二)肝细胞性黄疸

实验室检查血清中 CB 与 UCB 均增加、尿胆红素定性试验阳性、尿胆原正常或轻度升高需考虑本病。

1.病毒性肝炎

主要表现为乏力、食欲减退、恶心等,查体可见黄疸、肝大且压痛、肝区叩痛,肝功能检查异常、病原学检测阳性结合流行病学史可作出诊断,必要时可行肝活检。

2.传染性单核细胞增多症

多表现为发热、黄疸、肝脾大、食欲减退,常伴有淋巴结肿大,化验可见肝功能异常、血中出现异型淋巴细胞、嗜异性凝集反应效价升高,且异型淋巴细胞出现常持续 2 周以上。

3.巨细胞病毒感染

隐性感染相当普遍,仅在免疫功能下降时病毒才激活致病,确诊有赖于病毒分离。

4.钩端螺旋体病

一般有疫区接触史,以寒战、高热急骤起病,伴有球结膜充血、腓肠肌痛、出血倾向、黄疸、淋巴结肿大及肝功能损害等,病原学或血清学阳性可确诊。

5.妊娠急性脂肪肝

妊娠晚期少见的严重产科急症,常以恶心、呕吐、腹泻、乏力、烦渴多尿为首发症状,约持续1周后出现黄疸且迅速加深并快速进展为暴发性肝衰竭。肝功能、尿常规、凝血功能、肝脏B超及CT有助于诊断。确诊有赖于肝脏病理组织学检查。

6.药物和毒物性肝损害

一般有服用或接触引起肝损害的药物或毒物病史,症状可轻可重、可急可慢,一般停药后逐渐好转,也有发展为急性肝衰竭而死亡者。

7.酒精性肝炎

长期嗜酒者,出现食欲缺乏、乏力、恶心呕吐、黄疸、腹痛、发热。检查发现肝功能异常及肝大,须考虑本病,确诊有赖于肝活检。

(三)胆汁淤积性黄疸

皮肤黄染,伴有皮肤瘙痒及心动过缓,尿色深,粪便颜色变浅或呈白陶土色。血清胆红素以CB增加为主,尿胆红素试验阳性,尿胆原及粪胆原减少或缺如,血清碱性磷酸酶及总胆固醇增高,需考虑本病。本病可分为肝内胆汁淤积和肝外胆汁淤积性黄疸两类。两者鉴别首先是确定是否存在肝外胆管阻塞。肝外胆汁淤积性黄疸常见病因为结石、寄生虫、肿瘤及胆管狭窄(炎症、发育缺陷、外来压迫或术后并发症等引起),大部分肝外胆汁淤积都有胆管扩张,常规B超检查可发现。

(四)先天性非溶血性黄疸

临床上少见,一般黄疸较轻,如出现慢性波动性黄疸、临床症状轻微且全身状况良好者,肝功能检查仅有胆红素代谢障碍,病程经过不符合病毒性肝炎的一般转归规律,应注意本病可能。

六、诊断提示

(1)黄疸伴发热,常见于急性胆管炎、肝脓肿、败血症、大叶性肺炎、病毒性肝炎及钩端螺旋体病。急性溶血是可先出现发热再有黄疸。

(2)黄疸伴有上腹剧痛,需考虑胆道结石、胆道蛔虫病、肝脓肿及重症肝炎患者;右上腹剧痛、寒战高热和黄疸是夏科三联症,提示急性化脓性胆管炎;持续性右上腹胀痛或钝痛常见于病毒性肝炎、肝脓肿、原发性肝癌。

(3)黄疸伴肝脏大,常见于病毒性肝炎、急性胆道感染或胆道阻塞、肝癌、肝硬化等。

(4)黄疸伴脾脏大,常见于病毒性肝炎、疟疾、钩端螺旋体病、败血症、肝硬化、溶血性贫血及淋巴瘤等。

(5)黄疸伴胆囊肿大,多见于胰头癌、胆总管癌、胆总管结石、壶腹癌等。

(6)黄疸伴腹水,常见于肝癌、失代偿期肝硬化、重症肝炎等。

七、鉴别诊断提示

(1)首先需确定是生理性黄疸还是病理性黄疸。如进食含大量胡萝卜素的食物(胡萝卜、南瓜等)、新生儿生理性黄疸均为生理性黄疸,故仔细询问病史很重要。

(2)按胆红素的性质可分为以UCB增高为主的黄疸和以CB增高为主的黄疸。以UCB增高为主的黄疸主要为溶血性黄疸及旁路高胆红素血症。如黄疸起因于CB增高，则可能为肝细胞性或胆汁淤积性黄疸。根据血生化及尿常规检查可对肝细胞性黄疸、胆汁淤积性黄疸及溶血性黄疸作出初步分类，再根据临床表现及辅助检查确定病因及性质。

八、高危患者提示

黄疸伴有右上腹剧痛、寒战高热提示为急性化脓性胆管炎；或伴有烦躁不安、谵妄、抽搐等累及神经系统表现；或出现面色苍白、四肢厥冷、神志不清、血压下降、无尿等循环衰竭的表现，病情危重。

九、治疗要点

(一)西医治疗

(1)治疗原则包括治疗原发病、对症治疗、防治并发症、维持患者生命体征平稳。

(2)若疑为急性重型肝炎、妊娠急性脂肪肝、急性梗阻性化脓性胆管炎、急性胰腺炎等疾病时，应立即住院治疗。

(二)中医治疗

黄疸属中医学“黄疸”范畴，祖国医学在“黄疸”的治疗上积累了丰富的经验。但临床上宜先辨病，在专科诊治的基础上，配合中医康复治疗可有效改善症状。

(时路路)

第六节　腹部包块

腹部包块为腹部常见体征之一，多数来源于腹腔内病变，少数来源于腹膜后器官，仅极少数来源于腹壁结构。

一、病因

腹内包块可分为炎症性、肿瘤性、梗阻性、先天性或其他类型，常见病因列于表2-1。

表2-1　腹部包块的常见病因

部位	炎症性	肿瘤性	梗阻性	先天性
肝脏	肝炎、肝脓肿、肝囊肿	肝癌	肝淤血	多囊肝、肝血管瘤
胆道	胆囊积液、积脓	胆囊癌	胆道梗阻	胆总管囊肿
胃十二直肠	穿通性溃疡	胃癌、肉瘤	幽门梗阻	
脾	疟疾、血吸虫病、伤寒、黑热病	造血系统恶性增生、白血病等	门静脉高压	游走脾
小肠	克罗恩病	小肠肿瘤	肠套叠、肠蛔虫症	
阑尾	阑尾周围脓肿	阑尾肿瘤、类癌		阑尾黏液囊肿

二、临床表现

(一)症状

通常可有腹痛、腹胀、腹泻、呕吐、消瘦、消化道出血、贫血等症状，部分患者可无症状，在体检时发现。对腹部包块应了解起病时间、过程等特点和包块的形成及变化。如历时1年以上，包块无改变多为良性，包块进行性增大多为恶性肿瘤。

(二)体征

1.全身检查

应注意全身一般情况改变、发育营养情况，有无贫血、黄疸、出血倾向等。包括检查左锁骨上窝、腋窝淋巴结等浅表淋巴结。

2.腹部检查

注意观察腹部的轮廓，是否有局限性隆起，对腹部包块的描述应包括位置、大小、数量、轮廓、质地、压痛、搏动及活动度等、边缘及是否有震颤等特征。应特别注意正常情况下充盈的膀胱、乙状结肠、妊娠的子宫或右肾与内脏下垂，可能被触及。

对任何腹部包块的检查，尤其是下腹部包块，都应在膀胱排空的情况下进行，重视直肠指检及腹股沟的检查。

(三)实验室及其他检查

1.实验室检查

炎性包块时白细胞计数可升高；大便隐血试验阳性，包块可能为消化道肿瘤；尿中见蛋白、管型及红、白细胞常提示泌尿系统疾病；肝功能异常可提示肝炎、肝硬化或肝肿瘤；血尿胆红素增高提示肝胆胰病变；尿5-羟吲哚乙酸升高提示消化道类癌；寄生虫抗原的免疫试验有助于棘球蚴病及血吸虫病等的诊断。

2.内镜检查

可发现来源于胃肠道的腹部包块，同时行活组织检查，从而鉴别包块的性质，对胃肠道肿瘤的分型也有帮助。

3.影像学检查

(1)X线检查：腹部平片可发现包块中有无钙化、结石及气液平面等。

胃肠钡剂造影或钡剂灌肠造影，除能区别包块是位于胃肠腔内还是胃肠腔外，尚可发现胃肠受压、移位或浸润等征象，还有助于推测包块的部位和性质。

排泄性或逆行性尿路造影可帮助了解包块与肾脏、输尿管和膀胱的关系。

经皮穿刺肝胆道成像(PTC)或经内镜逆行胆胰管成像(ERCP)，有助于了解包块的来源及与胆管、胰、十二指肠乳头间的关系。

选择性血管造影或数字减影血管造影(DSA)可明确腹部包块的位置、来源、性质、血管受侵情况等，并有助于腹部包块的定位。

(2)超声检查：超声检查对肝、胆、胰、脾、肾、盆腔包块和卵巢肿瘤、子宫肌瘤有较大价值。对诊断和区分均质和非均质的包块如囊肿、脓肿、肿瘤、血管瘤等有重要意义。彩色多普勒血流测定尚可以了解包块的血供，有助于对部位做出判断。

(3)超声内镜检查：有助于判断腹部肿瘤的大小、部位，特别对判定胃肠道恶性肿瘤的浸润深度、有无淋巴结转移等有较高价值，有助于肿瘤的临床分期、对手术切除的可能性及手术方式的选择有较大的帮助。

(4)CT扫描：特别是增强CT扫描可以详细、清晰地显示肝、胆、胰、脾、肾脏的形态和实质结构，可检出大部分原发性或转移性、良性或恶性肿瘤，诊断准确率可达到90%。对囊性与实质性病变的鉴别、积液和钙化病灶的诊断均有重要意义。对胰腺肿瘤，CT扫描不仅可以直接检出胰腺的肿瘤大小，还可借胆管、胰管梗阻的间接征象予以诊断。CT 扫描因不受含气脏器的干扰，故对胰腺、胆总管下端等病变的诊断较超声检查更优越。CT 扫描对腹膜后肿瘤的定位和定性较普通 X 线摄片和超声有更高的准确性。但 CT 扫描对囊肿、血肿、脓肿有时不易区分。

螺旋 CT 扫描可进行图像的三维重建，质量高，能清楚显示包块和重要血管间的关系，有助于提高腹部包块的检出率、判断肿瘤的检出率及判断肿瘤的可切除性。

(5)MRI 扫描：特别是增强 MRI 扫描，可清楚显示包块的立体结构与周围脏器的空间关系。通过测量 T_1 值可区分恶性肿瘤与良性囊性包块和血管瘤。磁共振胰胆管造影(MRCP)可以显示胆胰管梗阻的部位、范围及原因。MRCP 在大多数情况下可代替 PTC、ERCP 或 PTC 与 ERCP 相结合的检查。

4.细针穿刺细胞学检查

可及时获得包块的组织学来源，判断良恶性。

5.腹腔镜检查

可直接观察腹腔内病变情况，能发现腹膜、肝表面 1～2 mm 的转移灶。

6.肿瘤标志物

常见的肿瘤标志物及其临床意义见表 2-2。

表 2-2 常见的肿瘤标志物及其临床意义

项目	肿瘤标志物	临床意义
肿瘤胚胎性抗原	甲胎蛋白(AFP)	肝癌、生殖细胞肿瘤
	癌胚抗原(CEA)	消化道肿瘤
	癌抗原 125(CA125)	卵巢上皮癌
	糖链抗原 19-9(19-9)	消化道肿瘤、胰腺癌
	胰腺肿瘤胎儿抗原(POA)	胰腺癌
激素	促肾上腺皮质激素(ACTH)	消化道肿瘤、肺癌
	绒毛膜促性腺激素(β-HCG)	恶性葡萄胎、睾丸癌
	甲状旁腺素(PHT)	肾腺瘤、肺鳞癌

三、诊断思路

诊断思路如图 2-1 所示。

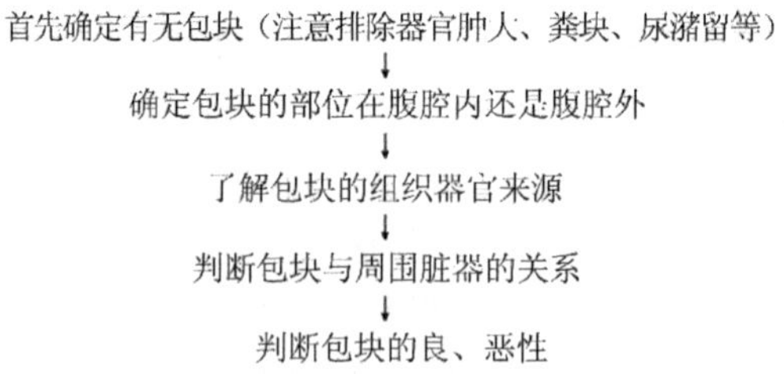

首先确定有无包块（注意排除器官肿大、粪块、尿潴留等）

↓

确定包块的部位在腹腔内还是腹腔外

↓

了解包块的组织器官来源

↓

判断包块与周围脏器的关系

↓

判断包块的良、恶性

图 2-1 腹部包块的诊断思路

(时路路)

第七节 便 秘

健康人排便习惯多为1天1～2次或1～2天1次，粪便多为成形或为软便，少数健康人的排便次数可达每天3次，或3天1次，粪便可呈半成形或呈腊肠样硬便。便秘是指排大便困难、粪便干结、次数减少或便不尽感。便秘是临床上常见的症状，发病率为3.6%～12.9%，女性多于男性，男女之比为1∶(1.77～4.59)，随着年龄的增长，发病率明显增高。便秘多长期存在，严重时影响患者的生活质量。由于排便的机制极其复杂，从产生便意到排便的过程中任何一个环节的障碍均可引起便秘，因此便秘的病因多种多样，但临床上以肠道疾病最常见，同时应慎重排除其他病因。

一、病因和发病机制

(一)排便生理

排便生理包括产生便意和排便动作2个过程。随着结肠的运动，粪便被逐渐推向结肠远端，到达直肠。直肠被充盈时，肛门内括约肌松弛，肛门外括约肌收缩，称为直肠肛门抑制反射。直肠壁受压力刺激并超过阈值时产生便意。睡醒及餐后，结肠的动作电位活动增强，更容易引发便意。这种神经冲动沿盆神经传至腰骶部脊髓的排便中枢，再上传到丘脑达大脑皮质。若条件允许排便，则耻骨直肠肌、肛门内括约肌和肛门外括约肌均松弛，两侧肛提肌收缩，盆底下降，腹肌和膈肌也协调收缩，腹压增高，促使粪便排出。

(二)便秘的病因

以上排便生理过程中任何一个环节的障碍均可引起便秘，病因主要包括肠道病变、全身性疾病和神经系统病变(表2-3)。此外，还有些患者便秘原因不清，治疗困难，又称为原发性便秘、慢性特发性或难治性便秘。

表2-3 便秘的病因

部位	病因
肠道	结肠梗阻：腔外(肿瘤、扭转、疝、直肠脱垂)、腔内(肿瘤、狭窄)
	结肠肌肉功能障碍：肠易激综合征、憩室病
	肛门狭窄/功能障碍
	其他：溃疡病、结肠冗长、纤维摄入及饮水不足
全身性	代谢性：糖尿病酮症、卟啉病、淀粉样变性、尿毒症、低钾血症
	内分泌：全垂体功能减退症、甲状腺功能减退症、甲状腺功能亢进症合并高钙血症、肠源性高血糖素过多、嗜铬细胞瘤
	肌肉：进行性系统性硬化病、皮肌炎、肌强直性营养不良
	药物：止痛剂、麻醉剂、抗胆碱能药、抗抑郁药、降压药等
神经系统	周围神经：Hirschsprung病、肠壁神经节细胞减少或缺如、神经节瘤病、自主神经病
	中枢神经：肠易激综合征、脑血管意外、大脑肿瘤、帕金森病、脊髓创伤、多发性硬化、马尾肿瘤、脑脊膜膨出、精神/人为性因素

二、诊断

首先明确有无便秘，其次明确便秘的原因。便秘的原因多种多样，首先应排除有无器质性疾病，尤其是有报警症状时，如便血、消瘦、贫血等。因此，采集病史时应详细询问，包括病程的长短，发生的缓急，饮食习惯，食物的质和量，排便习惯，是否服用引起便秘的药物，有无腹部手术史，工作是否过度紧张，个性及情绪，有无腹痛、便血、贫血等伴随症状。体格检查时，常可触及存留在乙状结肠内的粪块，需与结肠肿瘤、结肠痉挛相鉴别。肛门指检可为诊断提供重要线索，如发现直肠肿瘤、肛门狭窄、内痔、肛裂等，根据病史及查体的结果，确定是否需要进行其他诊断性检查。

(一)结肠、直肠的结构检查

1.内镜

内镜可直观地检查直肠、结肠有无肿瘤、憩室、炎症、狭窄等，必要时取活组织病理检查，可帮助确诊。

2.钡剂灌肠

钡剂灌肠可了解直肠、结肠的结构，发现巨结肠和巨直肠。

3.腹部X线

腹部X线片能显示肠腔扩张、粪便存留和气液平面。

(二)结肠、直肠的功能检查

对肠道解剖结构无异常，病程达6个月以上，一般治疗无效的严重便秘患者，可进一步做运动功能检查。

1.胃肠通过时间(GITT)测定

口服不同形态的不透X线标志物，定时摄片，可测算胃肠通过时间和结肠通过时间，有助于判断便秘的部位和机制，将便秘区分为慢通过便秘、排出道阻滞性便秘和通过正常的便秘，对后2种情况，可安排有关直肠肛门功能检查。

2.肛门直肠测压检查

采用灌注或气囊法进行测定，可测定肛门内括约肌和肛门外括约肌的功能。痉挛性盆底综合征患者在排便时，肛门外括约肌、耻骨直肠肌及肛提肌不松弛。先天性巨结肠时，肛门直肠抑制反射明显减弱或消失。

3.其他

包括肛门括约肌、直肠壁的感觉检查，肌电记录及直肠排便摄片检查等。

(三)其他相关检查

在询问病史及查体时，还应注意有无可引起便秘的全身性疾病或神经病变的线索，如发现异常，则安排相应的检查以明确诊断。

三、治疗

应采取主动的综合措施和整体治疗，注意引起便秘的病理生理及其可能的环节，合理应用通便药。治疗措施包括以下几点。

(1)治疗原发病和伴随疾病。

(2)改变生活方式，使其符合胃肠道通过和排便生理。膳食纤维本身不被吸收，能使粪便膨胀，刺激结肠运动，因此对膳食纤维摄取少的便秘患者，通过增加膳食纤维可能有效缓解便秘。含膳食纤维多的食物有麦麸、水果、蔬菜、大豆等。对有粪便嵌塞的患者，应先排出粪便，再补充膳食纤维。

(3)定时排便，建立正常排便反射：定时排便能防止粪便堆积，这对于有粪便嵌塞的患者尤其重要，需注意训练前先清肠。另外，要及时抓住排便的最佳时机，清晨醒来和餐后，结肠推进性收缩增加，有助于排便。因此，应鼓励、训练患者醒来和餐后排便，使患者逐渐恢复正常的排便习惯。

(4)适当选用通便药，避免滥用造成药物依赖甚至加重便秘：容积性泻剂能起到膳食纤维的作用，使粪便膨胀，刺激结肠运动，以利于排便。高渗性泻剂包括聚乙烯乙二醇、乳果糖、山梨醇及高渗电解质液等，由于高渗透性，使肠腔内保留足够的水分，软化粪便，并刺激直肠产生便意，以利于排便。刺激性泻剂，如蓖麻油、蒽醌类药物、酚酞等，能刺激肠蠕动，增加肠动力，减少吸收，这些药物多在肝脏代谢，长期服用可引起结肠黑便病，反而加重便秘。润滑性泻剂，如液状石蜡能软化粪便，可口服或灌肠。

(5)尽可能避免药物因素，减少药物引起便秘。

(6)手术治疗：对先天性巨结肠者，手术治疗可取得显著疗效。对顽固性慢通过性便秘，可考虑手术切除无动力的结肠，但应严格掌握手术适应证，必须具备以下几点：①有明确的结肠无张力的证据。②无出口梗阻的表现，不能以单项检查确诊出口梗阻性便秘。③肛管收缩有足够的张力。④患者无明显焦虑、抑郁及其他精神异常。⑤无肠易激综合征等弥漫性肠道运动的证据。⑥发病时间足够长，对发病时间短的或轻型患者，首选保守治疗，长期保守治疗无效才考虑手术治疗。

(时路路)

第八节 便　　血

一、概述

便血是各种原因所致的消化道出血经由肛门排出，常由消化道疾病引起，也可能是全身性疾病所致出血的局部表现。一般来说，仅有便血多提示下消化道(特别是结肠与直肠)出血，伴有呕血多提示上消化道出血，但下消化道出血量较大时亦可同时出现呕血。上消化道出血所排出的多是暗红色的血便或黑便，呈柏油样；而下消化道出血所排出的多是鲜红色的血便或暗红色便。

二、问诊要点

(1)发生便血的时间，量次、性状，大便与血液的混合情况、排便习惯改变等。

(2)有无腹痛、腹胀、腹泻、便秘、恶心、呕吐、发热、肛门疼痛及便后肿物脱出。

(3)有无贫血、消瘦、乏力、潮热、盗汗等。

(4)以往有无类似发作，如何治疗，效果如何，有无相关饮食、药物影响，有无消化道病变、外伤、手术史、肿瘤家族史等。

三、体检要点

(1)检查腹部有无压痛、腹膜刺激征,听诊肠鸣音是否亢进或减弱、可否触及腹部包块,有无黄疸、皮肤黏膜出血、斑疹等,亲自观察血便的情况。

(2)必须进行肛门指诊及肛镜检查,必要时行肠镜检查。

四、辅助检查

(一)一般检查

1.血常规

可表现为红细胞计数和血红蛋白含量下降、血细胞比容下降等,血小板异常时应注意血小板相关性病变。

2.凝血功能

了解是否存在凝血功能异常。

3.大便潜血试验

阳性者提示存在消化道出血,常见于痔、消化道溃疡出血、恶性肿瘤等。阴性者仔细排除某些口服中草药、铁剂、铋剂、食物所致的黑便。

(二)选择性检查

(1)腹部X线检查、钡餐造影(在完全性肠梗阻时忌用):对憩室、肿瘤等病变有诊断价值。

(2)腹部CT、超声检查:可发现或排除腹部器质性病变。

(3)胃镜、肠镜、肛镜检查:可直视下观察胃、肠道,明确出血病灶。

五、诊断要点

(一)结直肠癌

早期可有消化不良、大便潜血试验阳性;晚期有消瘦、腹痛、大便习惯改变或急、慢性肠梗阻等。腹部可扪及包块,肠镜肿物活检送病理检查可证实。

(二)内痔、肛裂

肛门检查见痔块、肛裂三联症等。

(三)结肠息肉

间歇性血便,或大便表面带血,腹部症状不典型,少数表现为腹部隐痛。肠镜及钡餐检查可明确。

(四)溃疡性结肠炎

特点为腹痛、腹泻、黏液及脓血便、里急后重,肠镜检查可证实。

(五)出血性憩室炎

无特异性表现,可有腹痛、间歇性大便潜血试验阳性等。除肿瘤外,小肠不明原因的出血多为此病。

(六)肠套叠

多见于3岁以内小儿,右下腹可扪及腊肠样肿块,伴腹痛、果酱样便。

(七)出血性肠炎

有不洁饮食史,腹痛、腹泻、呕吐、血便与发热等。

六、诊断提示

(1)便血伴有里急后重,常见于直肠疾病如直肠炎、直肠癌、痢疾等。

(2)便血伴腹痛,消化性溃疡表现为周期性上腹痛;肝胆胰疾病表现为绞痛,多伴黄疸、发热;阵发性腹痛、脓血便、便后腹痛减轻见于菌痢、阿米巴痢疾、溃疡性结肠炎等;还可见于急性出血性肠炎、肠套叠、缺血性肠病、绞窄疝、膈疝等。

(3)便血伴发热,常见于某些传染病、消化道炎症性疾病和恶性肿瘤,如败血症、出血热、钩端螺旋体病、急性出血性肠炎、白血病、肠道淋巴瘤、结直肠癌晚期等。

(4)便血伴皮肤黏膜出血,常见于各种原因引起的凝血机制障碍,如出血热、重症肝炎、白血病、再生障碍性贫血、血友病、腹型紫癜等。

(5)便血伴特征性皮肤改变,如蜘蛛痣、肝掌提示肝硬化;皮肤黏膜毛细血管扩张提示遗传性毛细血管扩张症可能等。

(6)便血伴腹部包块,婴幼儿多见于肠套叠、坏死性肠炎等;成人见于各种消化道肿瘤、肠结核及克罗恩病等。

七、鉴别诊断提示

(一)鲜血便

血色鲜红不与粪便混合,或附于粪便表面、大便前后滴血或喷射提示肛管直肠疾病。血便、黏液脓血便提示细菌性痢疾;暗红色果酱样便见于阿米巴痢疾;脓血或黏液血便见于结直肠炎或结直肠癌;洗肉水样血便提示急性坏死性小肠炎;暗红色与粪便相混合见于右半结肠癌。

(二)柏油样便

柏油样便见于上消化道、小肠疾病的出血,由于在肠内停留时间较长,红细胞破坏后血红蛋白与硫化物结合形成硫化亚铁,使大便变黑,黏液附着于表面而发亮。

(三)潜血便

潜血便见于结直肠癌、结直肠息肉、溃疡病、出血性憩室炎等。

(四)黑便但潜血试验阴性

黑便但潜血试验阴性见于口服某些中草药、铋剂、铁剂、炭粉等。

八、高危患者提示

患者出现面色苍白、冷汗、脉速、低血压等休克表现,或者呈进行性活动性出血表现,或表现为剧烈腹痛如肠系膜血栓、急性坏死性肠炎、肠绞窄、肠套叠等疾病均为高危,需紧急住院治疗。急性出血时病情危重和出血量相关,重视对出血量的判断及病因分析及早进行适宜检查和处理,及时补充血容量是改善预后和生存的有效方法。

九、治疗要点

(一)西医治疗

(1)出现休克或活动性出血表现应立即住院治疗,补液并做好输血或手术准备。

(2)症状轻微,诊断明确的应根据病因进行相应治疗。

(3)诊断未明确的应积极寻找病因。

(二)中医治疗

便血属中医学“血证-便血”范畴,可见于中医多种疾病,如“呕血”“臌胀”“痢疾”“痔”“肠蕈”“肠痈”等。临床上应在专科诊治的基础上,对于以便血为主要症状的,除高危患者外,可参考中医康复治疗。

(时路路)

第九节 腹 泻

一、概述

排便次数增加,粪质稀薄,伴或不伴有黏液、脓血及未消化的食物称为腹泻。腹泻可分为急性腹泻和慢性腹泻。病程持续超过 2 个月的为慢性腹泻。急性腹泻常见于肠道疾病、急性中毒、全身性感染等;慢性腹泻常见于消化系统疾病及全身性疾病。

二、问诊要点

(1)排便的次数、发生时间、诱发因素;粪便的量和性质;接触者是否发病。

(2)伴随症状中有无发热、里急后重、明显消瘦、皮疹及皮下出血、关节痛或关节肿胀等。

三、体检要点

(1)要注意患者生命体征、营养状况、脱水表现、甲状腺及淋巴结是否肿大、腹痛部位及腹部包块,必要时行直肠指诊。

(2)观察粪便的量、性质和颜色。

四、辅助检查

(一)一般检查

1.大便常规

细菌感染性腹泻粪便外观性质为黏液脓性,可见大量白细胞及脓球;非细菌感染性腹泻粪便检查偶见少量白细胞或无白细胞。

2.血清电解质

对怀疑有水电解质平衡紊乱患者应行此项检查,可出现低钾血症等。

(二)选择性检查

1.大便培养

有助于确定病原体。

2.其他

食物变应原筛查及食物回避激发试验,对怀疑食物过敏性腹泻可行此项检查;对怀疑双糖酶缺乏或不能耐受时可行粪便酸度检查及还原糖检查。

五、诊断要点

(一)急性细菌性食物中毒

急性细菌性食物中毒是临床上最常见的一种急性胃肠炎。有集体爆发或同餐多人先后发病史。急性呕吐和腹泻是本病的主要症状。

(二)轮状病毒肠炎

常见于 3 岁以下的婴儿,是婴幼儿秋季腹泻的主要病因。一般病程在 1 周内,少数可达 2 周。大便为水样便或黄绿色稀便,无黏液、脓血。免疫电子显微镜检查大便中有轮状病毒颗粒即可确诊。

(三)急性细菌性菌痢

多在夏、秋季发病,多有发热、头痛、腹泻、腹痛、呕吐表现,粪便初为水样便,继而为脓血样或黏液血样便,伴里急后重感,可出现左下腹压痛。粪便培养出痢疾杆菌可明确诊断。

(四)急性有机磷农药中毒

接触或服用有机磷农药后出现腹泻、流涎、多汗、瞳孔缩小等毒蕈碱样中毒症状。血清胆碱酯酶活性测定有助于诊断。

(五)过敏性紫癜

本病多见于儿童和青年。首发症状以皮肤紫癜最为常见,常伴有腹痛、腹泻、关节肿痛等。血中嗜酸性粒细胞比例增多、束臂试验阳性及多发性对称性关节肿痛等均提示本病。

(六)抗菌药物相关性腹泻

多发生在应用抗菌药物治疗后 10 天内,临床上以水样或糊状便为主,粪便中或可见片状的黄白色膜状物,常伴有发热、腹痛、腹胀、毒血症等,严重时可出现肠梗阻、肠穿孔、中毒性巨结肠等并发症。如患者在应用抗菌药物过程中出现腹泻需警惕。

(七)结直肠癌

早期症状不明显,以肠功能紊乱或肠梗阻为主要表现。对中青年及老年人出现血便、便中带血或出现排便习惯改变应考虑本病可能。可常规行直肠指诊、钡灌肠、结肠镜及活组织检查可明确诊断。

(八)肠结核

好发于中青年,表现为腹泻、腹痛,腹痛以右下腹为主,多伴有午后低热、盗汗等结核毒血症状。大便潜血试验多呈阳性。结核菌素试验、X 线钡餐检查、结肠镜检查及组织活检可协助诊断,如活检发现干酪样坏死性肉芽肿或结核分枝杆菌具确诊意义。

(九)炎症性肠炎

临床上普遍使用此名称来表示溃疡性结肠炎和克罗恩病。起病多数缓慢,慢性病程多呈活动期与缓解期交替。溃疡性结肠炎最常见和最突出的症状是腹泻和便血,常伴有腹痛、里急后重感、发热等表现。克罗恩病临床主要表现为腹痛、腹泻和体重下降。X 线全胃肠钡餐检查、结肠镜及组织活检是本病诊断与鉴别诊断的重要手段。

(十)肠易激综合征

好发于中青年,病程漫长。慢性腹泻、便秘,或两者交替进行,可有里急后重。粪便常为黏液稀便,但无脓血。该病的诊断必须要排除器质性疾病。

六、诊断提示

(1)腹泻伴发热,需考虑急性细菌性痢疾、伤寒或副伤寒、肠结核、结肠癌、克罗恩病、溃疡性结肠炎急性发作期、败血症等。

(2)腹泻伴里急后重,常提示病变以直肠乙状结肠为主,如急性细菌性痢疾、直肠癌等。

(3)腹泻伴明显消瘦,多提示为小肠病变,如胃肠道恶性肿瘤、肠结核及吸收不良综合征。

(4)腹泻伴皮疹或皮下出血,常见于败血症、伤寒或副伤寒、麻疹、过敏性紫癜等。

(5)腹泻伴腹部包块,常见于胃肠恶性肿瘤、肠结核、克罗恩病及血吸虫性肉芽肿。

(6)腹泻伴重度失水,多见于分泌性腹泻,如霍乱、细菌性食物中毒或尿毒症等。

(7)腹泻伴哮喘,多见于类癌综合征、食物过敏等。

(8)腹泻伴肝脏大,多见于肠阿米巴病、肠道肿瘤肝内转移等。

(9)腹泻伴关节痛或肿胀,可见于克罗恩病、溃疡性结肠炎、系统性红斑狼疮、肠结核等。

(10)腹泻与便秘交替常见于肠结核、结肠癌、炎症性肠炎、肠易激综合征和滥用泻剂等。

七、鉴别诊断提示

(1)急性腹泻与慢性腹泻主要是根据病程鉴别,病程持续超过 2 个月的为慢性腹泻。

(2)小肠源性腹泻粪便量多,黏液少,常伴有脐周疼痛及体重减轻,无里急后重感;大肠源性腹泻粪便量少,次数频繁,常伴有里急后重、黏液或脓血便、下腹部或左下腹疼痛,一般无体重减轻。结肠镜检查可以确定或排除大肠的病变。

八、高危患者提示

(1)腹泻伴中重度脱水,伴或不伴有神经系统症状,特别是发生在新生儿、老年人、免疫抑制患者时可能会出现严重的并发症,病情危重。

(2)反复多次大量便血,患者出现面色口唇苍白、四肢厥冷、神志不清、血压下降、无尿等循环衰竭的表现,病情危重。

九、治疗要点

(一)西医治疗

(1)治疗原则包括治疗原发病、保护胃肠黏膜、防治并发症、维持患者生命体征平稳。

(2)腹泻伴休克处理:保持呼吸道畅通、监测生命体征、快速补液、收住院治疗。

(3)若疑为急性中毒、甲状腺危象、急性出血性坏死性肠炎等疾病时,应立即住院治疗。

(二)中医治疗

腹泻属中医学“泄泻”“痢疾”等范畴,亦可见于中医学多种病症,如湿温、霍乱、瘿病、肠癌等。在明确及积极治疗原发病的基础上,可适当配合中医康复对症治疗,尤其对功能性腹泻、慢性腹泻应积极发挥中医的优势。

(王海娟)

第三章

食管疾病

第一节　食管动力性疾病

食管是一个有独立运动形式及神经支配的器官。吞咽是由下咽部、上食管括约肌、食管体部、下食管括约肌松弛或收缩产生的协调运动。食管动力紊乱患者常有吞咽困难、胸骨后疼痛等表现。

食管动力性疾病首先要明确是原发性还是继发性运动紊乱。继发性食管动力障碍可源于胃食管反流病、肿瘤(如食管、贲门癌)、炎症感染(如食管念珠菌病、北美锥虫病)、结缔组织疾病(如系统性硬化症)、神经肌肉病变(如糖尿病神经病变、肌萎缩侧索硬化、特发性假性小肠梗阻)、代谢紊乱(系统性淀粉样变、酒精中毒)等。原发性食管动力障碍包括贲门失弛缓症、胡桃夹食管、弥漫性食管痉挛、下食管括约肌高压症及非特异性食管动力障碍等。食管动力障碍可表现为动力过强、动力减弱或紊乱。

弥漫性食管痉挛以高压型食管蠕动异常为动力学特征的原发性食管运动障碍疾病,病变主要在食管中下段,表现为高幅的、为时甚长的、非推进性的重复性收缩,致使食管呈串珠状或螺旋状狭窄,而上食管及下食管括约肌常不受累。

胡桃夹食管以心绞痛样胸痛发作和吞咽困难为特征。胡桃夹食管的特点为食管具有高振幅,可达20.0～26.7 kPa(150～200 mmHg),长时间(>60 秒)的蠕动性收缩,但食管 LES 功能正常,进餐时可松弛。

贲门失弛缓症的主要特征是食管缺乏蠕动,下食管括约肌高压和对吞咽动作的松弛反应减弱。临床表现为咽下困难、食物反流和胸骨后不适或疼痛。

在有吞咽困难、胸骨后疼痛的患者中,若排除了继发于器质性疾病的可能,同时食管测压显示紊乱的运动波形且这种波形又不是典型的贲门失弛缓症、弥漫性食管痉挛或胡桃夹食管时,就用非特异性食管动力障碍来描述。

一、辅助检查

(一)食管高分辨率测压

芝加哥标准根据 LES 和膈脚的相对位置关系将胃食管连接部分为 3 型,同时还可发现双高压力带的存在，从而明确裂孔疝的诊断。食管高分辨率测压将贲门失弛缓症分为3型。

(二)多导腔内电阻抗

将阻抗电极置于食管中，由于不同的物质(气体、液体、固体)具有不同的阻抗值，可据此了解食管内容物的物理性质、走行状态。阻抗技术目前多与pH监测或食管高分辨率测压联用，分别称为24小时pH多导腔内电阻抗技术和高分辨率阻抗测压技术。24小时pH多导腔内电阻抗技术：可以明确有无反流，反流物的理化性质，区分酸和非酸反流，气体反流与混合反流，对于明确胃食管反流病的病因有重要意义。高分辨率阻抗测压技术可以在了解食管各部位压力的同时明确食物团块被推进和通过胃食管连接部进入胃内的全过程，多方位地明确食管动力状况。

(三)食管X线钡剂检查

贲门失弛缓症时可见食管的推进性收缩波消失，其收缩具有紊乱及非蠕动性质；LES不随吞咽松弛，而呈间断开放，可见少许造影剂从食管漏入胃内。钡剂充盈时，食管体部明显扩张，末端变细呈鸟嘴状。胡桃夹食管时钡餐可见食管蠕动波仅达主动脉弓水平，食管下2/3为一种异常强烈的、不协调的、非推进性收缩所取代，因而食管腔出现一系列同轴性狭窄，致使食管呈螺旋状或串珠状。

(四)食管传输时间测定

测定固体、半固态或液体从咽部至胃时通过食管全长的时间。可采用核素法、钡剂法或吞水音图检查等。主要用于估计食管动力障碍的程度，也可评判治疗疗效。核素法还能测算节段性食管传输时间。

二、发病机制

贲门失弛缓症、弥漫性食管痉挛、胡桃夹食管和其他非特异性原发动力紊乱是食管肌肉抑制性和兴奋性失衡所致。贲门失弛缓症属神经源性疾病，病变可见食管壁内迷走神经及其背核和食管壁肌间神经丛中神经节细胞减少，甚至完全缺如，但LES内的减少比食管体部要轻。尸检证明食管痉挛患者食管肌有过度肥厚。

三、临床表现

(一)胸痛

其表现为胸骨后或剑突下挤压性绞痛或烧灼样疼痛，也可为钝痛。疼痛可向下颌、颈部、上肢或背部放射，部分患者疼痛发作与进食、体力活动和体位(如卧位和弯腰)有关。部分患者口服抗酸剂或硝酸甘油疼痛可缓解。疼痛可能与食管平滑肌强烈收缩或食物潴留性食管炎有关。

(二)食管综合征

食管综合征包括胃灼热、反酸、上腹部灼烧感、吞咽困难或吞咽痛等。症状的轻重与原发病有关：例如弥漫性食管痉挛，患者多有进食疼痛、哽噎感，进食刺激性食物可诱发；贲门失迟缓时反流物因未进入胃腔，故无呕吐物酸臭的特点；并发食管炎、食管溃疡时反流物可含有血液。

(三)食管外综合征

食管外综合征见于继发于胃食管反流，当夜间反流严重时，吸入导致慢性肺支气管病变，患者有咳嗽、咳痰和呼吸困难或哮喘等主诉。

四、诊断程序

食管动力性疾病必须结合临床表现和各种检查方法，才能作出正确的病因学诊断。对反复发作的胸骨后疼痛患者，首先应进行心血管方面的排查，然后进行食管钡剂造影、上消化道内镜检查，以明确食管是否有功能或结构的异常。必要时进行食管动力学特殊监测。部分患者胸痛与食管异常的因果关系不易确立，尚需进行激发试验。为了提高阳性检出率，可进行联合检查。

五、治疗

对于继发性食管动力疾病，必须首先治疗其原发病。

（一）贲门失弛缓症的治疗

尚无有效方法恢复已损害的肌间神经丛功能。对本病的治疗目的在于解除 LES 的松弛障碍，降低 LES 的压力，预防并发症。治疗手段主要有药物治疗（硝酸甘油类和钙通道阻滞剂）、肉毒杆菌毒素注射、球囊扩张和 LES 切开。药物治疗疗效最差，维持时间最短；其次是肉毒素注射治疗和球囊扩张，经口内镜下肌切开术微创手术疗效最持久。根据食管高分辨率测压的检测结果，贲门失弛缓症可分为 3 种亚型：Ⅰ型（食管体部无蠕动）对肌切开术效果较好；Ⅱ型（食管体部同步增压）对各种治疗效果均较好；Ⅲ型（食管体部弥漫性痉挛）对各种治疗效果均较差。

（二）食管蠕动失调和高张性食管动力紊乱的治疗

药物治疗可改善弥漫性食管痉挛、胡桃夹食管、高压性 LES 和非特异性食管运动障碍的症状，常用药物有硝酸甘油类、抗胆碱能药物、钙通道阻滞剂等。整个食管远端的纵行肌切开术可作为缓解症状的最后手段，但罕有施行。

（三）食管动力紊乱者躯体症状的治疗

该治疗使患者充分了解这是良性病变，解除了思想顾虑。有焦虑、抑郁明显者可进行心理暗示治疗，同时可给予镇静安眠类药物，如地西泮、曲唑酮、多塞平、5-羟色胺重摄取抑制剂等治疗。

（李　慧）

第二节　食管感染性疾病

食管感染性疾病在普通人群中比较少见，多见于免疫缺陷人群中。Ⅰ型单纯疱疹病毒（HSV-1）、巨细胞病毒（CMV）、白念珠菌是最常见的 3 种病原体。主要表现为不同程度的吞咽痛，常可伴吞咽困难、体重下降、消化道出血等，部分患者可无明显症状。一般预后良好，如治疗不及时，可引发并发症。

一、危险因素与病原体

（一）常见危险因素

食管感染的常见危险因素包括：①恶性肿瘤，接受放射治疗（简称放疗）或抗肿瘤药物治疗者；②器官移植、接受免疫抑制剂治疗；③人类免疫缺陷病毒（HIV）感染或先天性免疫功能缺陷患者；④某些慢性病，如糖尿病或再生障碍性贫血；⑤长期广谱抗生素或类固醇激素使用；⑥反流性食管炎，食管黏膜有明显糜烂或溃疡者；⑦酗酒；⑧年龄。

(二)常见病原体

1.真菌性食管炎

最常见的真菌是白念珠菌。白念珠菌是咽喉部的共生菌,在某些诱发因素下,如免疫抑制、糖尿病、大量使用抗生素等,可成为致病菌引发食管炎。患者通常没有明显症状。

2.病毒性食管炎

Ⅰ型单纯疱疹病毒、水痘-带状疱疹病毒(HZV)、巨细胞病毒、人乳头瘤病毒(HPV)和EB病毒等均可引发,以HSV-1及CMV最常见,在食管感染性疾病中仅次于白念珠菌。HSV-1及CMV感染主要见于免疫缺陷患者,其中HSV-1感染亦可见于部分免疫功能正常的患者中,如胃食管反流或食管医疗器械操作损伤食管黏膜。HPV感染可无明显症状,是食管鳞状细胞癌的危险因素之一。

3.细菌性食管炎

通常发生于免疫抑制宿主,常见病原体有乳酸菌和β-溶血性链球菌。在严重的粒细胞缺乏和肿瘤患者中,因患者可合并其他病原体如病毒和真菌感染,细菌感染经常会被忽视。

4.其他病原体

梅毒性食管炎又称食管梅毒,由梅毒螺旋体感染引起,极为罕见。

二、临床表现

(一)食管表现

吞咽痛或吞咽困难、咽喉部异物感、自发性胸骨后疼痛或烧灼感、舌或咽喉部白斑或溃疡。

(二)口腔损害

口腔损害通常也能为食管炎诊断提供依据,特别是在AIDS患者中,鹅口疮可见于大部分患有食管念珠菌病的AIDS患者;口咽部疱疹或溃疡很可能提示伴随食管HSV感染或阿弗他溃疡。

(三)全身表现

全身表现表现为体重下降和胃肠道出血等,也有表现为发热、恶心、呕吐或腹痛,经内镜检查证实有食管炎症。

(四)并发症表现

并发症表现如食管狭窄、食管支气管瘘道形成、食管穿孔等。

三、辅助检查

(一)影像学检查

影像学检查有助于感染性食管炎的诊断,但诊断价值有限。

部分患者X线吞钡检查可为正常表现,或为非特异的异常,如斑块、溃疡、瘘或肿块等。不同病原体引起的食管感染在X线中的表现可相对特异,如黏膜呈长绒毛状提示念珠菌感染;无数小火山形小溃疡可提示HSV感染;线性深溃疡则提示CMV或HIV感染。

CT扫描可以反映食管炎患者的食管壁厚度。放射学检查主要可以作为不适用内镜检查患者的协助诊断。

(二)内镜检查

内镜检查对于感染性食管炎的诊断非常重要。

1.念珠菌性食管炎

该病可见充血和散在的黏附紧密的黄白色斑，内含微生物、炎症细胞与黏膜坏死组织，周围可有红斑水肿表现。损伤多位于远端1/3食管，可进展至线性融合、大片融合斑块、溃疡、管腔狭窄和坏死、食管穿孔。确诊依赖内镜下直接刷取和活检。

2.HSV食管炎

该病起初表现为无数疱疹，以后表现为很多小的火山样浅溃疡（通常<2 cm），由疱疹破溃形成。病变主要累及食管下半部分，亦可累及全食管甚至胃。确诊应在内镜检查时做刷拭、活检和病毒培养或PCR技术检测病毒核酸。

3.CMV食管炎

该病出现大而深的线性溃疡（通常>2 cm），单独或多发，位于食管中远端，溃疡边缘清晰，溃疡之间的黏膜相对正常。组织病理学是最可信的诊断方法，从溃疡边缘和基底部取黏膜和黏膜下标本行常规HE染色，可发现肿大内皮细胞和成纤维细胞含有大的、致密的核内包涵体。

4.EB病毒性食管炎

该病见于广泛性溃疡，累及食管上中1/3，在食管组织中行PCR可检出EB病毒DNA。

5.HPV感染

HPV感染相关病变常位于中下端食管，表现为红色斑点、白色斑点、结节状或分叶状隆起。活检后组织病理学检测及免疫组织化学染色可帮助诊断。

四、诊断与鉴别诊断

(1)详细的病史询问、体格检查及咽拭子检查等可基本诊断疾病。确诊需要内镜检查和相应的刷拭、活检和病原体培养等。

(2)诊断需与以下疾病鉴别：胃食管反流病、贲门失弛缓症、食管白斑、食管癌、裂孔疝、食管良性肿瘤、食管内异物等。

五、药物治疗

(一)针对病原体的特定治疗

1.抗真菌药物

氟康唑是治疗念珠菌属感染的首选药物，但耐药现象普遍，也可选择伊曲康唑、伏立康唑、泊沙康唑、两性霉素B、卡泊芬净等。

2.抗病毒药物

可选择阿昔洛韦、更昔洛韦、万乃洛韦和伐昔洛韦等，其中阿昔洛韦和更昔洛韦是具有高度活性的广谱抗病毒药物，对病毒性食管炎，尤其是CMV食管炎疗效明显。

3.激素和免疫调节剂

泼尼松和沙利度胺对HIV患者的口腔和食管阿弗他溃疡治疗有效。

(二)根据基础疾病及免疫抑制程度给予个体化治疗

1.HSV食管炎

轻型无须抗病毒药物治疗，若症状持久，可试用阿糖腺苷静脉注射，如存在HSV口腔炎或唇炎或食管症状很严重时，需要使用阿昔洛韦静脉滴注，每8小时1次，每次5 mg/kg；或口服阿昔洛韦，每天4次，每次800 mg，多在1周内起效，但大的溃疡愈合及被覆上皮修复则需要较长时间，疗程可延长至2～3周或更长时间。

2.伴有免疫缺陷的CMV食管感染

静脉滴注更昔洛韦，每天1次或2次，每次5 mg/kg，疗程10～14天；或静脉注射膦甲酸钠，每8小时或12小时1次，每次90 mg/kg，疗程持续至溃疡愈合。

3.非AIDS患者的食管念珠菌病

可口服制霉菌素或克霉唑片剂口内融化，如患者发热且中性粒细胞减少（＜1 000个/μL），经验性抗真菌药应足量全身用药。

4.同种异体骨髓移植受体

如果移植前存在中性粒细胞减少，需预防性应用抗病毒治疗直到移植物移入。食管感染通常发生于移植完成约6周后，此时如果中性粒细胞计数尚处于正常范围，该类人群中CMV和HSV感染几乎和念珠菌属一样常见，治疗药物依据病原诊断结果选择。

5.实体器官移植受体

食管炎的治疗应取决于内镜下表现和病原。真菌感染比较常见，治疗药物可选唑类、棘白菌素类，或两性霉素B类，必要时可以联合用药。需注意抗真菌药物与免疫抑制剂的药物间相互作用，如氟康唑或伊曲康唑可能导致他克莫司和环孢素血药浓度升高，故需监测后者的血药水平。

6.HPV感染

小病灶无须特殊治疗，较大的病变可行内镜下切除。

六、预后

尽早诊断，积极治疗原发病，及时合理使用抗生素治疗，食管感染一般预后良好。但如果患者得不到及时有效的治疗，可能引发并发症，如食管运动功能障碍、贲门失弛缓症、食管瘢痕形成及狭窄、食管憩室、食管-支气管窦道等。

（李　慧）

第三节　腐蚀性食管炎

腐蚀性食管炎为摄入化学腐蚀物而引起的食管损伤，早期发生管壁组织水肿、溃疡、坏死甚至穿孔，晚期可形成管腔狭窄。致病的化学腐蚀剂品种繁多，一般可分为碱和酸两大类。腐蚀性食管炎多为意外事故，常发生于3岁以下小儿，各种化学腐蚀剂易被小儿误服。在成人多为企图自杀，往往吞服强酸或强碱等化学腐蚀剂而造成食管严重损伤而引起，用盛饮料或酒类的容器存放强酸、碱而不慎被误服的病例也屡见不鲜。另外，临床药物所引起的食管炎亦越来越受到关注。常见的引起腐蚀性食管炎的药物有四环素及其衍生物、抗胆碱能药、氯化钾、奎尼丁、阿司匹林及非甾体抗炎药（NSAID）等，其发病机制各异。四环素及其衍生物的水溶液可直接损伤黏膜；氯化钾具有高渗性，可使与之接触的黏膜脱水；抗胆碱能药可加重胃食管的反流；阿司匹林和NSAID破坏黏膜屏障及内源性黏膜保护机制。

腐蚀性食管炎的严重程度与腐蚀剂的种类、浓度和数量等密切相关。强碱能与脂肪起皂化作用并使蛋白质溶解，引起黏膜肿胀、坏死和溃疡，导致食管壁深层甚至食管周围组织和器官的损害。强酸引起食管黏膜的凝固性坏死，即刻在黏膜浅表发生凝固坏死并形成焦痂，限制了病损向深层进展，故不易损害食管壁的深层，但较易引起胃、十二指肠的损害。另外，化学腐蚀剂与食管壁接触的时间及患者的年龄、食管的功能状态也影响着病变的程度。

一、临床表现

服入化学腐蚀物后立即会出现口腔、咽喉及胸骨后、上腹剧烈烧灼痛，可伴吞咽疼痛、吞咽困难、流涎、恶心、呕吐等，如发生剧烈胸痛、皮下气肿、感染症状或休克，提示食管穿孔；出现上腹痛、呕血表明胃可能被涉及；剧烈腹痛可能因胃穿孔所致。损伤呼吸道者可有呼吸困难、咳嗽。严重者还可有高热、大量呕血、休克、昏迷等表现。生存者约 1 周后临床症状可渐缓解。起病后 4～6 周，因食管瘢痕形成而致吞咽困难常持续或更趋明显，也有部分患者延迟至数月后才出现吞咽困难。

急性期口咽部黏膜损伤的体征，可因吞服的腐蚀剂不同而有差别，如吞服硫酸可见黑色痂，硝酸为黄色痂，盐酸为灰棕色痂，醋酸呈白色痂，强碱造成黏膜明显水肿，呈红或棕色并有溃疡。但口腔的烧伤程度与食管损失程度不一定平行。药物引起的食管炎也可有急性症状，如胃灼热、吞咽困难和吞咽痛等。停药或换用剂型，经一般处理后症状可在 1 周内缓解。少数患者发生呕血、黑粪。

二、实验室检查

当腐蚀性食管炎合并食管穿孔、出血或呼吸道感染时可见血白细胞计数升高，血红蛋白降低。

三、辅助检查

（一）放射学检查

X 线检查应在急性炎症消退后，能吞服流食后方可行食管造影检查，急性期不宜做 X 线钡剂检查，此时食管壁水肿、痉挛，难以判断结果。如有食管瘘或穿孔，造影剂可流入呼吸道，必要时采用碘油造影。如怀疑食管穿孔，应摄立位 X 线胸、腹片。依据病变发展的不同阶段及损伤程度不同，X 线检查可分为三度。

1.轻度

早期为食管下段继发性痉挛，黏膜纹理尚正常，也可轻度增粗、扭曲、后期瘢痕、狭窄不明显。

2.中度

食管受累长度增加，继发性痉挛显著，黏膜纹理不规则呈锯齿状或串珠状。

3.重度

管腔明显缩小，甚至呈鼠尾状。CT 扫描对估计灼伤程度及深度的价值尚待评价。

（二）内镜检查

内镜检查是评估食管壁损伤范围及严重程度的最准确、可靠的方法，除休克或穿孔者外，应争取在发病后 24 小时内应尽早施行，以判断病变范围，防止因狭窄而形成梗阻。但操作需倍加小心。应注意下列事项：①临床表现提示已经发生或可能发生穿孔者应禁忌检查；②检查过程中应尽量少注气；③在条件许可下，力争检查到十二指肠；④如黏膜有明显黑色、棕色、灰色溃疡，且视野不清时，避免勉强通过；⑤尽量避免翻转镜身；⑥检查过程中保证气道通畅。

根据内镜所见，可对腐蚀性食管炎的严重程度进行分级。

(1)0 级：黏膜外观正常。

(2)1 级：黏膜充血，血管扩张，上皮脱落，轻度水肿，可形成小溃疡。

(3)2a 级：黏膜发白，脆性增加，出血、糜烂、渗出、水疱，可见浅表溃疡形成。

(4)2b 级：2a 所见伴散在或环壁深溃疡。

(5)3 级：外观呈棕黑色或灰色，多发性深溃疡和坏死组织。

0 级、1 级和 2a 级黏膜可完全无痂愈合，炎症消散后不留任何后遗症。2b 级和 3 级的患者中，约3/4 因管壁很快形成肉芽组织、纤维细胞浸润、新生血管生成，在 3 周内即可有胶原纤维形成，收缩后引起食管狭窄。6 周内重新生成上皮，长出致密纤维膜，导致管腔进一步狭窄，甚至完全阻塞或形成瘘管。3 级损伤常为穿壁性，内镜下难以估计其深度，管壁发黑提示组织坏疽、即将穿孔，患者有死亡的危险，这些重度患者应在 6 周时复查内镜。以后则根据需要，继续定期复查，直至病变完全愈合或证实狭窄已形成为止。

药物所致食管炎在内镜下偶见特征性的不连续的黏膜溃疡，有时位于相对的管壁上，形成“对吻”溃疡，以食管生理狭窄处最为好发。

由于食管癌的发病率比正常食管要高，尤其是强碱所致而形成的食管狭窄，内镜定期的复查很有必要，并能定期扩张狭窄的食管。

四、诊断与鉴别诊断

腐蚀性食管炎一般根据其病史、症状及体征不难诊断，且常与腐蚀性胃炎并存。但在临床中应注意是否合并食管的其他病变。对于中老年男性患者而言，还需注意与食管癌的鉴别，食管癌以吞咽困难、消瘦等为主要表现，病情呈进行性加重，X 线及胃镜结合活组织检查可明确诊断。

五、治疗

(一)早期处理

立即终止与致病物质接触，停用可疑药物，并促进已吸收的毒物排出。根据毒物的性质，可考虑选择应用相应的解毒药，如强酸中毒时可采用弱碱、肥皂水、氢氧化铝凝胶、蛋清及牛奶等中和。强碱可用弱酸中和，常用稀醋、果汁等。但也有研究结果表明，采用中和疗法其疗效并不可靠，因为腐蚀性食管炎常发生于食管壁与强酸、强碱接触之瞬间，使用中和疗法或解毒药多已为时过晚。

除以上治疗外，补充血容量、预防感染及其他支持疗法亦很必要。另外，要注意避免洗胃或催吐，以防已进入胃内的化学腐蚀物再次与食管、气管接触而加重损伤。抗酸药、H_2 受体阻滞剂、硫糖铝、质子泵抑制剂等可能有助于控制化学品引起的食管炎，但确切效果有待进一步研究证实。亦有学者主张在急性期置入鼻胃管，既可以给予鼻饲营养支持，并为日后的扩张食管起到引导作用。

(二)晚期食管狭窄的治疗

多采用探条扩张，其目的是防治食管腔狭窄，一般在 4～6 周进行扩张。亦可采用激光、微波等方法。如若上述治疗仍不满意，则应行外科手术治疗，行食管切除和食管胃吻合，或用结肠代食管以恢复消化道的功能。

六、并发症

吞服腐蚀物质后的并发症可以分为局部和全身两类。

(一)全身并发症

服毒量较多,则有全身中毒现象,重者在数小时内或1～2天内死亡。

(二)局部并发症

(1)出血:在服毒后数天内可出现少量呕血,但大量出血则多为坏死组织脱落所致,常出现于1～2周内,严重者可致死亡。

(2)食管穿孔:一般碱性腐蚀物较酸性者更易发生食管穿孔,多在食管下端破裂至左侧胸腔,有时穿至气管,形成气管食管瘘。

(3)腐蚀性胃炎、胃穿孔和腹膜炎:以酸性腐蚀物者为多,可呈急腹症表现,病情危重。

(4)呼吸系统并发症:喉水肿、吸入性肺炎、肺脓肿等可以并发于腐蚀性食管炎急性期和瘢痕狭窄时期,尤易发于儿童患者。

(5)食管瘢痕狭窄:常为难以避免的晚期并发症,胃瘢痕狭窄也常并发于吞咽酸性腐蚀物的患者中。

七、预后

轻度腐蚀性食管炎损伤的患者可无并发症。重度患者易出现食管穿孔、出血、气管食管瘘等急性并发症,病死率高。2级或3级腐蚀性食管炎患者70%以上可发生食管狭窄。碱类腐蚀损伤所致食管狭窄患者发生食管鳞癌的危险性是对照人群的1 000倍,所以先前有腐蚀性食管炎病史的患者其症状发生变化时,应注意合并食管癌的可能。

(李　慧)

第四节　食管自发性破裂

食管自发性破裂是指完全正常的食管因腔内压力骤然增加而发生全层撕裂,Boerhaave首先描述此病,因此又称为Boerhaave综合征。

一、病因和发病机制

任何原因引起的剧烈呕吐都可引起食管破裂,好发部位多在食管下段的后内侧壁,在贲门上方2.5～7.5 cm,裂口常呈纵行或线状,长度1～4 cm,多发生于大量饮酒后,剧咳、顽固性呃逆、早孕剧吐、分娩时用力憋气等。其发病机制是在上述各种病因导致腹肌、膈肌强烈收缩使胃内压力骤然增加,导致食物和其他胃内物流入食管腔内,此时如果食管完全通畅和开放,其内容物即经口呕吐;如果呕吐动作发生共济失调,上食管括约肌不松弛或食管痉挛,则胃内容物不能吐出,致使食管内压力升高,从而引起破裂。

二、临床表现

症状与穿孔的部位、大小及距离穿孔的时间有关，疼痛是最突出的症状，多发生在干呕或呕吐之后，颈段食管穿孔常诉胸痛，中段穿孔主诉腹痛，胸腹段穿孔发生腹痛和背痛，疼痛极为剧烈甚至吗啡也不能止痛。吞咽或呼吸时疼痛加重，伴吞咽困难，呼吸困难和口渴感，由于剧烈疼痛，缺氧和失血，患者迅速陷入休克，表现为躁动不安，面色苍白，皮肤湿冷，脉搏细速，血压下降.由于破裂处出血，可呕出少量鲜血。腹部检查可发现上腹部压痛伴腹肌紧张，肝浊音界不缩小。食管破裂后导致纵隔炎、纵隔气肿、气胸、水胸和脓胸(后三者常在左侧，亦可累及双侧)，呼吸困难加剧伴有发绀。由于气体和液体积存于纵隔软组织内，随着心跳和呼吸运动牵引纵隔软组织而产生的摩擦音(Hamman 杂音)，在心前区可听到一种与心跳同步的嘎吱声。由于纵隔气肿，气体自纵隔进入颈部的皮下组织，按之有典型的捻发音，部分患者可能无典型症状和体征，极少数病例首先表现为因继发性中枢性感染而致的脑膜炎。

三、诊断

(一)年龄

以 50～60 岁中年居多，婴幼儿及青年较少见，男性明显多于女性，约为 1∶5。

(二)病史

详细询问病史非常重要。凡大量饮酒或饱食后突然出现胸痛或上腹部剧痛，均应疑有本病的可能。Barrett 三联症：呼吸急促、腹部压痛、颈部皮下气肿，对诊断具有重要的价值。

(三)X 线检查

最重要的检查手段，不仅可以确定有无穿孔，而且可以对穿孔进行定位。X 线检查发现纵隔气肿、左侧气胸、胸腔积液、液气胸时可能确诊，在胸部平片未能确诊有无穿孔时，可予吞服小量水溶性造影剂，若发现有造影剂外溢，即可确诊并随即定位。

四、鉴别诊断

需要与之相鉴别的疾病有胸膜炎、自发性气胸、主动脉夹层动脉瘤、急性心肌梗死、急性胰腺炎、消化性溃疡穿孔、胆石症、肠梗阻、肺栓塞等，其他原因所致纵隔气肿的胸痛不受吞咽运动的影响。

五、治疗

一般认为迅速确诊并进行手术修补是抢救成功的关键，手术时将食管裂口缝合，进行纵隔和胸腔引流。但是近年来也有应用内科保守治疗获得成功的病例，即在穿孔的早期应用自膨式金属支架进行填塞，如已有胸腔积液或纵隔积液则在 B 超引导下穿刺置管引流，同时应用广谱抗生素尤其是第三代头孢菌素和新型喹诺酮类药物，应用甲硝唑有助于治疗合并厌氧菌感染者，加强支持治疗特别是静脉全营养疗法的适当应用对加快食管穿孔的愈合有着积极的作用。

(李　慧)

第五节 食管穿孔

食管穿孔是指由于创伤或者食管本身病变引起食管壁全层穿破。按其发病部位分为颈段食管穿孔、胸段食管穿孔和下段食管穿孔。

一、病因和发病机制

(一)医源性创伤

各种医源性创伤包括食管扩张治疗、麻醉插管、食管静脉曲张硬化剂治疗、内镜检查(包括胃镜及十二指肠镜)用力粗暴、内镜下取异物以及手术时误伤等,此外纤支镜检查以及插胃管也可能引起食管穿孔意外。食管扩张治疗以气囊扩张治疗贲门失弛缓症时容易发生食管穿孔,而内镜引导下探条扩张治疗器质性狭窄引起食管穿孔也非少见,一般来说,贲门失弛缓症在扩张时要达到治疗目的则必须使气囊内压力能使部分肌层撕裂,从术者的直觉来讲就是镜下见有少量出血,但是其程度则往往不易掌握,如果并发有食管裂孔疝或膈上憩室者在扩张时较易发生穿孔;食管静脉曲张硬化剂治疗出现穿孔常危及生命,曲张血管内大量注射无水乙醇以及乙氧硬化醇等硬化剂使食管穿孔的可能性大大增加,但血管内注射组织黏合剂一般并不会出现穿孔;内镜下取异物特别是较大且锐利的异物较易引起穿孔;三腔二囊管压迫止血引起的穿孔较多见,其与食管囊过度充气及压迫时间过长有关。

(二)食管异物

常见的有鱼骨、鸡骨以及牙签、金属异物的误吞,发生在食管生理性狭窄部位较多见。

(三)食管病变

食管化学性、物理性灼伤,食管癌,食管急性炎症,食管癌慢性穿孔可能并发食管-支气管瘘。

二、临床表现

食管穿孔主要表现为胸骨后痛、腹痛、发热、吞咽困难、皮下气肿、黑便甚至呕血,部分患者可无明显症状,下段穿孔者患者可能表现有腹肌强直,伴有胸腔积液者胸部叩诊呈实音。

三、诊断

食管穿孔的预后与及早采取相应的治疗方法有关,因此早期诊断十分重要。

(一)食管异物穿孔

异物通常较长,早期症状并不典型,部分病例可能并发食管-胸主动脉瘘,胸片检查可能无特异性发现,内镜检查时必须小心轻柔,食管造影对诊断极有帮助。

(二)食管扩张治疗穿孔

内镜下食管气囊扩张后须仔细检查食管下段及贲门处黏膜撕裂状态,一般患者在扩张术中会有胸骨后疼痛等不适症状,如果患者在扩张术后胸痛呈进行性加重,要考虑是否食管已经发生穿孔,此类患者术后严密观察非常重要。

(三)食管静脉曲张硬化治疗

发生率较低,一旦患者术后出现胸痛、发热时要注意警惕食管穿孔。

(四)食管造影检查

食管造影特异性较高,一般以水溶性造影剂较为理想,因其对纵隔刺激性较小,造影剂外泄是确诊的直接依据,但是应警惕有少数食管穿孔者尤其是尖锐异物引起的穿孔常常会出现无造影剂外溢等假阴性现象。

(五)胸部 CT 检查

胸部 CT 检查能证实有否纵隔积气,并能揭示穿孔的部位以及是否有积液或积脓等。

(六)内镜检查

虽可明确食管穿孔特别是异物损伤的部位,但要切记操作勿粗暴,勿过度充气,否则可能会使穿孔加重。

(七)其他检查

出现胸腔积液时可口服亚甲蓝,此时若胸穿抽液发现亚甲蓝染色可立即确诊。

四、治疗

对于易发生医源性穿孔的操作,操作前要严格禁食,常规应用抗生素有助于改善其预后,诊断一经确立,要立即采取措施,根据不同的基本情况采取内科保守治疗、内镜治疗或者手术治疗。

(一)内镜治疗

对于穿孔较小,出血量不大以及周围无明显感染者首选内镜治疗,有学者应用自制自膨式金属支架成功治疗了良性食管狭窄气囊扩张术后穿孔,对食管癌慢性穿孔并发支气管瘘者应当选用带膜金属支架。

(二)内科保守治疗

内科保守治疗适用于症状较轻,继发感染不明显或者单纯性穿孔者,内科治疗时要注意严密观察生命体征、严格禁食,静脉应用抗生素特别是第三代头孢菌素和新型氨基甙类抗生素、应用强效 H_2受体阻滞剂(如法莫替丁、雷尼替丁等)或质子泵抑制剂(奥美拉唑、潘妥拉唑等)、肠道外营养,鼻胃管引流有一定的帮助,要注意适当应用止吐药防止穿孔周围继发感染,对于伴有胸腔积液者应在B超引导下穿刺引流。随着抗生素及全胃肠外营养疗法的进展,可选择保守治疗的条件比以前更宽:①新近发生的穿孔或食管壁外周被包裹者;②食管穿孔被充分地包裹在纵隔内或在纵隔和壁层胸膜之间,没有造影剂漏入邻近的体腔;③穿孔后的液体被充分地引流回食管中,仅伴有轻微的胸膜感染;④在穿孔发生后至就诊时未进食;⑤穿孔部位无外伤,近端无梗阻性病变;⑥患者无明显的临床症状;⑦无明显的败血症症状和明显的生理学改变。

(李　慧)

第六节　食管裂孔疝

食管裂孔疝(hiatal hernia,HH)是指腹腔内脏器(主要是胃)通过膈食管裂孔进入胸腔所致的疾病。食管裂孔疝在膈疝中最常见,达 90%以上。食管裂孔疝与反流性食管炎可同时也可分别存在。该病可发生于任何年龄，但发病率随着年龄的增高而增加，40 岁以下人群发病率不到 9%，而 70 岁以上则可高达 70%。因该病多无症状或症状轻微，故难以得出其确切的发病率。该病在一般人群普查中发病率为0.52%，而在有可疑食管裂孔疝症状者的常规胃肠 X 线钡餐检查中，食管裂孔滑疝的检出率为 11.8%。近年来，在 X 线检查时采用特殊体位加压法，其检出率可达 80%。

一、病因及发病机制

(一)先天性发育异常

先天性发育异常约占 45%。正常情况下，胃和食管周围有较坚韧的结缔组织(膈食管韧带、膈胃韧带、胃悬韧带)使之与周围紧密连接，对贲门起固定作用，食管被锚定在横膈上，胃和食管保持正常位置，腹腔脏器位于横膈以下。如果膈食管韧带、膈胃韧带、胃悬韧带等发育不良，尤其是膈食管韧带与食管周围失去紧密连接，食管腹腔段失去控制和稳定性，当膈肌运动时由于腹腔食管活动性强，易向上进入胸腔形成疝。

(二)后天性因素

后天性因素约占 25%。随着年龄增长，食管裂孔周围组织和膈食管韧带弹力组织萎缩退变而逐渐变薄、变弱，食管周围其他筋膜退变、松弛，逐渐失去其将食管下端和贲门固定于正常位置的功能。随着年龄的增长，食管裂孔疝的发病率逐渐增加。同时，老年人因为更多地合并慢性便秘、慢性咳嗽等情况使腹压增加，更易导致食管裂孔疝的发生。

(三)疾病因素

疾病因素约占 10%。慢性食管炎、食管下段憩室、溃疡、肿瘤浸润、强烈的迷走神经刺激等可引起食管痉挛，在长期向上牵拉的作用下，食管下段和贲门逐渐进入膈上。

(四)物理因素

物理因素约占 5%。严重的胸腹部损伤，手术所致的食管、胃与膈食管裂孔正常位置的改变，或有手术牵引导致的膈食管韧带和膈食管裂孔的松弛，亦能引起食管裂孔疝。

二、分型

食管裂孔疝的分型方法较多，常用的有 Shinner 分型和 Barrett 分型，由于 Barrett 分型更简单、实用，被国内外普遍采用。

(一)Shinner 分型

依据解剖缺陷和临床表现，食管裂孔疝分为四种类型。

1. Ⅰ型(滑动型食管裂孔疝)

食管裂孔肌肉张力减弱，食管裂孔扩大，对贲门起固定作用的韧带松弛，在腹压增高时，贲门和胃底通过食管裂孔进入胸腔，在腹压降低时，疝入胸腔的结构可回纳入腹腔。有不同程度的胃食管反流。

2. Ⅱ型(食管旁疝)

较少见，食管-胃连接部仍位于膈下并保持锐角，一部分胃在食管左前方通过增宽松弛的裂孔进入胸腔。很少发生胃食管反流。

3.Ⅲ型(混合型)

滑动性食管裂孔疝与食管旁疝同时存在,有胃食管反流。

4.Ⅳ型(多器官型)

突破食管裂孔的是其他脏器,如部分结肠、小肠、网膜等。

(二)Barrett 分型

Barrett 根据食管裂孔发育缺损的程度,突入胸腔的内容物的多寡,病理生理及临床改变,将食管裂孔疝分为三型。

1.Ⅰ型(食管裂孔滑动疝)

疝环为开大的食管裂孔,疝内容物为食管腹腔段、贲门和胃底,无真正的疝囊,当卧位或腹压增加时,食管腹腔段、贲门和胃底可由开大的食管裂孔疝入膈上;腹压减低或立位胃空虚时,食管、贲门滑回正常位置,多数食管腹腔段变短,食管胃角(His 角)变钝,由于胃食管连接处及胃底进入后纵隔,下段食管暴露在胸腔内负压之下,其括约肌功能丧失,易发生胃食管反流。

2.Ⅱ型(食管旁疝)

胚胎早期食管两侧各有一隐窝,如在发育过程中未能消失而形成薄弱环节,以及膈肌发育不良导致食管裂孔扩大,胃底可由此缺损或薄弱部位突向膈上、食管后方,形成食管旁疝,此时,贲门仍位于膈下,食管胃角(His 角)不变,食管腹腔段保持一定的长度,下食管括约肌功能无异常并保持良好的防反流机制,因此,本型无胃食管反流现象。当胃大弯与部分胃体或全胃疝入胸腔,也可构成巨大食管旁疝。如全胃沿着贲门及幽门长轴方向翻转疝入胸腔,可导致胃扭转、梗阻,随着全胃进入纵隔后吞咽空气不能排出,胃膨胀加重,可逐渐发生血运障碍,绞窄坏死、穿孔,发生严重胸、腹腔感染和中毒性休克。

3.Ⅲ型(混合性疝)

食管韧带明显松弛不能固定食管、贲门,致使其在食管裂孔上下滑动,同时有胃底疝入胸腔,既有食管胃角(His 角)变钝,下食管括约肌功能丧失,胃食管反流,又可发生胃疝入胸腔,扭转。

三、临床表现

本病临床表现多样,缺乏特异性。概括来说,主要包括以下几点。

(一)胃食管反流症状

典型反流症状如胃灼伤、反流、胸痛和食管外症状如咽喉部异物感、慢性咳嗽、哮喘等。该类症状以滑动型裂孔疝多见。

(二)压迫症状

当疝囊较大时可压迫心肺,产生心悸、咳嗽、胸闷、气短等症状。压迫食管时可发生进食时有哽噎、下咽不顺或有食物停滞在胸骨后方,初为间歇性,久之可呈持续性。

(三)并发症症状

1.疝囊嵌顿

食管裂孔疝患者若突然上腹剧痛伴呕吐,无法吞咽或同时出现大出血,提示发生急性嵌顿。多见于食管旁疝。

2.出血

食管炎和疝囊炎可致出血,多为慢性少量渗血。

3.食管狭窄

伴反流的食管裂孔疝患者中，少数可因反流造成食管的器质性狭窄，从而出现吞咽疼痛、吞咽困难等症状。成年人食管裂孔疝发生反流患者的食管狭窄发生率为 20%，儿童为 35%，尤其是以 60～80 岁的老年患者最高。

有学者曾对 136 例老年性食管裂孔疝患者进行分析，发现这些老年食管裂孔疝患者因为多种多样的症状就诊于多个科室，最常就诊的前五名科室为消化内科（35.29%）、心内科（17.65%）、普外科（14.71%）、胸外科（12.5%）、呼吸科（8.82%）；从具体症状来说，从常见到少见依次为反酸胃灼伤、腹痛、恶心呕吐、腹胀、吞咽困难、呃逆、呕血、胸闷、黑便和胸痛。

四、诊断

本病缺乏特异性症状和体征，诊断有一定的难度。面对多种多样的症状，要善于从一些细节中联想到食管裂孔疝的可能性，如患者年龄较大、肥胖、症状与体位相关、长期便秘史或慢性咳嗽史、伴有胃食管反流症状等，结合病史、症状和体征，最后需要借助一些检测方法来确诊。诊断食管裂孔疝相关的检查有以下几种。

（一）上消化道钡餐检查

上消化道钡餐检查是诊断食管裂孔疝的主要方法，可以全面了解胃的形状、位置、食管裂孔大小及胃蠕动改变等。

1.滑动疝的影像特点

（1）食管末段，胃食管连接处，部分胃经食管裂孔疝至膈上，而其他部位位于左膈下。

（2）疝入膈上的胃及贲门呈伞状，或上方膨大明显，黏膜皱襞增粗。

（3）胃底和贲门在膈肌中央随体位改变而上下移动。

（4）食管腹腔段缩短、变直、His 角变钝。

（5）有食管痉挛，贲门松弛增宽等食管炎 X 线征象，或胃食管反流。

（6）晚期患者可显示食管狭窄。

（7）食管扩张，食管裂孔张大。

（8）一般卧位出现而立位消失，尤其是一些小的食管滑动疝，患者的体位常常是显示疝的决定因素，因小的食管滑动疝在立位时多能还纳，而且吞咽的钡剂在立位时很快通过食管、贲门进入胃内，比较难以显示疝，可采用头高脚低位并在上腹部稍微加压力，多能使食管下段、胃滑入胸腔，一时难以确诊者可反复X 线检查，多能确诊。

2.食管旁疝的影像特点

（1）食管末段位于膈肌下、腹腔内，贲门固定位于膈下正常位置。

（2）胃底多在食管左侧经扩大的裂孔疝入膈肌上方，后纵隔下部，呈现膈上疝囊征（胸内胃），钡餐检查时左侧膈上可见疝囊影，呈圆形或椭圆形，一般直径＞5 cm，疝囊的出现与食管蠕动无关，膈上出现粗大的胃黏膜影，并经增宽的食管裂孔延续至膈下胃底部，而且膈上疝囊与食管影不在一条延长线上。

（3）因疝入的胃压迫，食管内钡剂通过障碍。

（4）可显示疝内胃溃疡龛影。

（5）巨大的食管旁疝可见大部分胃或全胃经食管裂孔突入膈上，胃扭转后可见胃大弯在上，小弯在下，呈倒转状。

3.混合型疝的影像特点

除上述有关征象外，可显示食管旁疝伴贲门口上移，或食管滑动疝的胃底在贲门口之上，钡剂反流入膈上疝囊内。

（二）内镜检查

内镜下食管裂孔疝患者可有如下表现。

（1）食管下段齿状线升高，食管裂孔压迹至齿状线距离增大。

（2）食管腔内有潴留液。

（3）贲门口扩大和（或）松弛。

（4）His 角变钝。

（5）胃底变浅。

（6）食管内可见胃黏膜疝入，或可见食管炎并存。

（三）食管测压检查

近年来，高分辨率食管测压对食管裂孔疝的诊断能力提高，高分辨率食管测压下根据胃食管连接处的形态可诊断滑动型食管裂孔疝。高分辨率食管测压在未吞咽时正常食管可见两条压力带时，上方的压力带为上食管括约肌，下方为下食管括约肌（low esophageal sphincter，LES）压力带，即胃食管连接处。而食管裂孔疝患者在测压时可见三条压力带，在 LES 下方可见一个压力呈一定节律增强和减弱的压力带，其特点是吸气时压力增强，此为膈肌的压力。高分辨率食管测压下 LES 与膈肌分离达到 2 cm，即为Ⅲ型胃食管连接处（滑动型食管裂孔疝）的表现。

（四）CT 扫描

与胸片相比，CT 扫描能准确判断疝的内容物，特别是常规胸片不易发现的网膜或系膜及实质性脏器；能发现食管裂孔的大小及形态，可为制订治疗方案提供依据；能清楚区别充气肠曲与含气囊肿，口服造影剂后可更清晰地显示造影剂充盈的胃肠道，因此，当胸部平片检查发现胸腔内异常阴影并怀疑食管裂孔疝时，除常规 X 线胃肠造影检查外，应行 CT 检查，CT 平扫不但能明确诊断，而且可明确疝入器官，如怀疑疝内容物为大网膜、肝、脾、肾等脏器时，可做增强扫描；如考虑疝内容物为胃肠等器官时，可在增强扫描前口服造影剂。

五、鉴别诊断

食管裂孔疝主要由其并发症引起的临床症状需与其他疾病进行鉴别。这些临床症状主要包括胸痛、胸骨后不适、吞咽困难、反流和（或）反酸、胃灼伤、上腹部疼痛、上腹部不适、心悸、食欲减退等。一些文献陆续报道了老年食管裂孔疝患者误诊的情况，对老年患者而言，主要需与下列疾病鉴别。

（一）冠心病

食管裂孔疝和冠心病均好发于老年人，伴有胸痛或胸部不适的患者其症状特点与冠心病相似，如可放射至左肩和左臂，含服硝酸甘油亦可缓解症状。从机制上来说，食管裂孔疝发作时可刺激迷走神经引起冠状动脉反射性痉挛，导致冠脉血灌注不足，引发症状。因而这两种疾病可以并存。在临床诊治时，需考虑上述情况。从鉴别而言，一般食管源性的胸痛常可伴反酸、胃灼伤、反流等，症状多于饱餐后和平卧时发生。

（二）食管与贲门肿瘤

当裂孔疝过大，压迫食管或者当重度食管炎引发食管狭窄时，患者可出现吞咽困难，需与食管或贲门肿瘤鉴别。

(三)消化性溃疡

消化性溃疡的反酸及上腹部烧灼感与食管裂孔疝引起的反流及相关症状相似，且抑酸治疗效果均明显，但消化性溃疡疼痛多呈规律性，而裂孔疝患者多于体位改变或腹压增高时出现。内镜检查可鉴别。

(四)肺部肿瘤

肺部肿瘤的误诊主要由放射医师或临床医师对食管裂孔疝患者胸片的表现不能良好鉴别所致。

六、治疗

部分食管裂孔疝患者无症状，大多数患者的症状轻微，而且，出现嵌顿和绞窄的可能性很小。所以，主要是采用内科治疗。可通过下列措施来降低腹腔内压力与减少胃液反流。常用的具体措施包括以下几点。①饮食调节：控制饮食量，避免过饱、饮酒及服用刺激胃酸分泌的食物，如辣椒、葱蒜及酸性、油脂或糖含量高的食品。②适当减肥：有利于降低腹腔压力。③避免抬重物或弯腰、扎过紧的宽腰带、穿着紧身衣服等增加腹腔压力的因素。④抬高床头睡眠：睡眠时将床头抬高 20°～30°，以防止胃液反流。⑤应用制酸剂和促进胃动力的药物：常用组胺 H_2受体阻滞剂和多潘立酮等胃动力药，通过减少胃酸和促进胃的排空，可以减少反流，缓解症状。

个别病例症状严重，影响工作和正常生活，或严重的反流性食管炎引起黏膜溃疡出血、反复吸入性肺炎或合并食管下段瘢痕性狭窄，应考虑手术治疗。如果并发疝的嵌顿绞窄，应急诊手术治疗。手术效果多数满意。

(李　慧)

第七节　食管憩室

食管憩室一般病史较长，发展缓慢，属良性病变。不同部位的食管憩室，临床表现各异。通过 X 线钡餐和内镜检查可以发现食管憩室和假性憩室。多不需要手术切除憩室。可以行狭窄扩张术、抗反流治疗及应用钙通道阻滞剂。

一、咽-食管憩室(Zenker 憩室)

在食管憩室中最常见，是由于咽-食管连接区的黏膜在环状软骨近侧的咽后壁肌肉缺陷处膨出而成。当吞咽时下咽部压力增加，局部黏膜自环咽肌薄弱处膨出从而形成 Zenker 憩室。

上消化道钡餐检查时的发现率为 0.1%，其中 70%发生于 70 岁以上者。男性约占 2/3，多位于左颈部咽-食管连接区。患者中食管裂孔疝的发病率明显高于正常人群。

初期憩室很小，可无任何症状，随着憩室逐步增大，临床表现为轻度吞咽困难，潴留在憩室里的食物可反流入口腔。饭后及睡眠时易发生呛咳。晚期表现有喉返神经受压引起的声嘶，饮水时有气过水声及反复发作的吸入性肺炎。体检时可在锁骨上方颈根部发现面团样肿块，按压时发出水过气声。

X线钡餐侧位检查有助诊断。憩室内发生癌肿者,需手术治疗。

二、食管中段憩室

较少见,为牵拉性的真性憩室。憩室一般不大,直径多在1～2 cm,呈锥形,无颈。多数无症状,部分病例出现胸骨后疼痛、胃灼热感,少数有吞咽困难,极少数发生纵隔脓肿或食管气管瘘。无症状者不需要手术治疗。

三、膈上食管憩室

在食管憩室中最少见,男性多见,常发生在贲门食管连接之处上方,食物易潴留,不易排出。常伴食管痉挛、贲门痉挛、反流性食管炎或食管裂孔疝。诊断依赖X线检查,CT扫描可鉴别纵隔肿瘤、脓肿。无症状者不需治疗,有明显症状如吞咽障碍、胸骨后疼痛及癌变者需作手术切除。

四、食管壁内假性憩室

多因黏膜下腺体炎症,炎症细胞浸润压迫腺体造成腺体阻塞,扩张形成吸袋,多继发于食管痉挛、胃食管反流和念珠菌病等。憩室常有规则地分布于整个食管,憩室很小,常为1～3 mm。由于炎症及病情逐渐进展,70%～90%存在食管狭窄。大部分患者表现为间歇性吞咽困难,并伴有胸骨后疼。

(李　慧)

第八节　弥漫性食管痉挛

弥漫性食管痉挛(diffuse esophageal spasm,DES)是食管的一种不协调收缩运动,是食管源性胸痛的病因之一。临床主要表现为吞咽困难、反食和非心源性胸痛。女性多见,小儿罕见,随年龄增加而增加,一般症状较轻,常与胃食管反流性疾病(GERD)混淆。在进行食管测压的患者,DES占5%左右。

一、病因及发病机制

食管由内环、外纵两层肌肉组成。上食管括约肌(DES)、食管体部和下食管括约肌(LES)的协调运动是食管完成食物运输的关键。在DES时食管因内环、外纵两层肌肉和食管体部、LES等不协调运动,可使食管中下段发生强烈的非推进性持续性或者重复性收缩运动。但DES的病因尚不明了,目前认为DES可能与食管神经肌肉变性、精神心理因素、感觉异常、食管黏膜刺激、炎症及衰老等因素有关。

二、临床表现

(一)食管源性胸痛

胸痛可向后背放射,也可以向颈部和左手臂放射。疼痛可从闷痛、隐痛到酷似心绞痛。有时常与冠心病相混淆,但食管源性胸痛与进食生冷、坚硬的食物、吞咽等有关,而与体力活动等无关。

(二)吞咽困难

吞咽困难常与胸痛同时存在,但也可单独发生。DES 的吞咽困难常呈间歇发作,而发作时不论是进食液体或固体食物都会产生吞咽困难,这一点可以与食管癌等器质性病变相鉴别。

(三)反食

当吞咽困难发生时食物反流到口腔和鼻腔称反食。这时反流食物多是刚刚咽下不久的食物,这种食物常无胃内的酸味,可与呕吐相鉴别。

(四)体格检查

常无异常发现。

三、辅助检查

食管钡剂造影和食管压力测定常有一定帮助。

(一)食管钡剂造影检查

对 DES 确诊有很大的帮助,吞钡后可见食管呈多发痉挛性收缩,将冰、酸等加入钡剂中,可刺激食管产生痉挛性收缩。食管下段蠕动性收缩减弱。严重时食管中下段可见食管呈螺旋状、串珠状或卷曲状改变。

(二)CT 检查

食管呈多发痉挛性收缩,食管肌层可增厚。

(三)食管压力测定

典型的 DES 在 10 次吞咽中看见两次以上的不协调收缩波,但收缩幅度可以正常或升高。可有食管中下段的同步收缩波的出现。LES 松弛不完全,LES 压力可升高。而贲门失弛缓症时,虽然有 LES 松弛不完全,LES 压力可升高的存在,但这时食管体部的收缩波是同步低幅或正常收缩。

(四)胃镜检查

胃镜对 DES 的确诊帮助不大,但可除外器质性疾病。

四、诊断与鉴别诊断

由于临床症状没有特异性,所以诊断困难。许多患者虽然在食管测压和食管造影表现异常,但可以没有临床症状。与吞咽有关的胸痛、呈间歇性的吞咽困难和反食是弥漫性食管痉挛的主要症状。通过食管钡剂造影和食管压力检测可确诊。目前认为食管测压是诊断弥漫性食管痉挛最好的方法。

需与胃食管反流病、贲门失弛缓症、冠心病、心包炎、胸膜炎等相鉴别。

五、治疗

(1)钙通道阻滞剂可减低食管的收缩幅度和收缩频度。常用的有:硝苯地平 10 mg,3 次/天,硫氮酮30~90 mg,3 次/天。也可选用高选择性胃肠钙通道阻滞剂,奥替溴铵(斯巴敏)40 mg,3 次/天,匹维溴铵(得舒特)50 mg,3 次/天,马来酸曲美布汀(舒丽启能)100 mg,3 次/天。

(2)硝酸酯类药物可使血管和食管平滑肌舒张,特别是在急性胸痛发作时可明显缓解症状。可口含硝酸甘油 0.6 mg,或硝酸异山梨酯 10 mg,3 次/天。

(3)三环类抗抑郁药,如丙咪嗪 100 mg,3 次/天,阿米替林 150 mg,2 次/天。

(4)用肉毒杆菌毒素封闭受体,可减少神经末梢乙酰胆碱的释放。可通过胃镜在下食管括约肌上方注射,出现症状后可重复注射。

(5)虽然气囊扩张主要用于贲门失弛缓的治疗,但在 DES 时也考虑使用。

(6)在内科治疗效果不佳时,可选择食管肌肉切开术或者食管切除术。

弥漫性食管痉挛多为良性疾病,一般不影响寿命。然而严重的弥漫性食管痉挛可影响患者的生活质量。由于对该病的认识不同,误诊为冠心病或者食管肿瘤等疾病,可对患者的身心造成不必要的压力。所以,要正确地认识弥漫性食管痉挛。在治疗上应首选精神心理治疗和口服药物相结合,必要时再选择介入治疗或者外科手术治疗。

(李　慧)

第九节　胃食管反流病

一、定义与流行病学

胃食管反流病是指过多的胃、十二指肠内容物反流入食管引起胸骨后烧灼感症状,根据是否导致食管黏膜糜烂、溃疡,分为反流性食管炎及非糜烂性反流病。反流物还可导致咽喉、气管等食管以外的组织受损害,出现食管外症状。

胃食管反流病是一种全球性疾病。荟萃分析结果显示:北美人群胃食管反流病发病率为 18.1%～27.8%,欧洲发病率为 8.8%～25.9%,东亚地区为 2.5%～7.8%,中东地区为 8.7%～33.1%,澳大利亚为 11.6%,南美为 23.0%。随着年龄增长,胃食管反流病发病率增加,40～60 岁为发病高峰年龄,且无男女性别差异。与西方国家相比,亚洲地区的胃食管反流病发病率较低,但近年来有上升趋势,且多为非糜烂性反流病,Barrett 食管和食管狭窄较少见。

二、病因与发病机制

胃食管反流病是由多种因素造成的以食管下括约肌(lower esophageal sphincter,LES)功能障碍为主的胃食管动力障碍性疾病,直接损伤因素是胃酸、胃蛋白酶及胆汁(非结合胆盐和胰酶)等反流物。

(一)抗反流屏障结构与功能异常

贲门失弛缓症术后、食管裂孔疝、腹内压增高(如妊娠、肥胖、腹水、呕吐、负重劳动等)及长期胃内压增高(如胃扩张、胃排空延迟等)均可使 LES 结构受损;上述部分原因、某些激素(如胆囊收缩素、胰高血糖素、血管活性肽等)、食物(如高脂餐、巧克力等)、药物(如钙通道阻滞剂、地西泮等)可引起 LES 功能障碍或一过性 LES 松弛;当食管清除能力和黏膜屏障功能不足以抵抗反流物的损伤时,则可致病。

(二)食管清除能力降低

常见于导致食管蠕动和唾液分泌异常的疾病或病理生理过程,如干燥综合征等。食管裂孔疝时,部分胃经膈食管裂孔进入胸腔,除改变 LES 结构外,也可降低食管对反流物的清除,导致胃食管反流病的发生。

(三)食管黏膜屏障功能降低

长期吸烟、饮酒等刺激性食物或药物将使食管黏膜无法抵御反流物的损害。

三、病理表现

反流性食管炎患者食管黏膜镜下可见糜烂及溃疡。组织病理学改变:①复层鳞状上皮细胞层增生;②固有层内中性粒细胞浸润;③食管下段鳞状上皮被化生的柱状上皮替代,称为Barrett食管。部分非糜烂性反流病患者食管鳞状上皮细胞间隙增宽。

四、临床表现与辅助检查

(一)临床表现

胃食管反流病的临床表现多样、轻重不一,主要表现有以下几种。

1.食管症状

(1)典型症状:胃灼热和反流是本病最常见的症状,而且具有特征性,因此被称为典型症状。反流是指胃内容物在无恶心和不用力的情况下涌入咽部或口腔的感觉,含酸味或仅为酸水时称为反酸。胃灼热是指胸骨后或剑突下烧灼感,常由胸骨下段向上延伸。胃灼热和反流常在餐后1小时出现,卧位、弯腰或腹压增高时可加重,部分患者胃灼热和反流症状可在夜间入睡时发生。

(2)非典型症状:指除胃灼热和反流之外的食管症状。胸痛由反流物刺激食管引起,疼痛发生在胸骨后;严重时可为剧烈刺痛,可放射到后背、胸部、肩部、颈部、耳后,有时酷似心绞痛,可伴有或不伴有胃灼热和反流。由胃食管反流病引起的胸痛是非心源性胸痛的常见病因。吞咽困难见于部分患者,可能是由于食管痉挛或功能紊乱,症状呈间歇性,进食固体或液体食物均可发生。少部分患者吞咽困难是由食管狭窄引起的,此时吞咽困难可呈持续性或进行性加重。有严重食管炎或并发食管溃疡者可伴吞咽疼痛。

2.食管外症状

由反流物刺激或损伤食管以外的组织或器官引起,包括无季节性发作性夜间哮喘、咳嗽、醒后声嘶等。对一些病因不明、久治不愈的上述疾病患者,要注意是否存在胃食管反流病,伴有胃灼热和反流症状有提示作用。但与反流有关的哮喘患者近50%并无胃灼热症状。一些患者诉咽部不适,有异物感、棉团感或堵塞感,但无真正的吞咽困难,称为癔球症,近年研究发现部分患者也与胃食管反流病相关。严重者可有反复发作的吸入性肺炎,甚至出现肺间质纤维化。

3.并发症

(1)上消化道出血:反流性食管炎患者因食管黏膜糜烂及溃疡可以导致上消化道出血,临床表现可有呕血和(或)黑便以及不同程度的缺铁性贫血。

(2)食管狭窄:食管炎反复发作致使纤维组织增生,最终导致瘢痕狭窄。

(3)Barrett食管:Barrett食管内镜下的表现为正常呈现均匀粉红带灰白的食管黏膜出现胃黏膜的橘红色,分布可为环形、舌形或岛状。Barrett食管可发生在反流性食管炎的基础上,亦可不伴有反流性食管炎。Barrett食管是食管腺癌的癌前病变,其腺癌的发生率较正常人高30～50倍。

(二)辅助检查

1.内镜检查

内镜检查是诊断反流性食管炎的最准确的方法,发现糜烂性病灶的诊断特异性为90%～

95%,并能判断反流性食管炎的严重程度和有无并发症,结合活检可与其他原因引起的食管炎和其他食管病变(如食管癌等)相鉴别。内镜下无反流性食管炎不能排除胃食管反流病。根据内镜下所见食管黏膜的损害程度进行反流性食管炎的分级,有利于病情判断及指导治疗。目前多采用洛杉矶分级法。正常:食管黏膜没有破损。A级:1个或1个以上食管黏膜破损,长径<5 mm。B级:1个或1个以上黏膜破损,长径>5 mm,但没有融合性病变。C级:黏膜破损有融合,但<75%的食管周径。D级:黏膜破损融合,至少达到75%的食管周径。

2.24小时食管pH监测

24小时食管pH监测是诊断胃食管反流病的重要检查方法。应用便携式pH记录仪在生理状态下对患者进行24小时食管pH连续监测,可提供食管是否存在过度酸反流的客观证据,并了解酸反流的程度及其与症状发生的关系。常用的观察指标包括24小时内pH<4的总百分时间、pH<4的次数、持续5分钟以上的反流次数以及最长反流时间等指标。但要注意在行该项检查前3天应停用抑酸药与促胃肠动力药。

3.食管吞钡X线检查

该检查对诊断反流性食管炎的敏感性不高,对不愿接受或不能耐受内镜检查者行该检查,其目的主要是排除食管癌等其他食管疾病。严重的反流性食管炎可发现阳性X线征。

4.食管滴酸试验

在滴酸过程中,出现胸骨后疼痛或胃灼热的患者为阳性,且多在滴酸的最初15分钟内出现。

5.食管测压

可测定LES的长度和部位、LES压、LES松弛压、食管体部压力及食管上括约肌压力等。LES静息压为1.3~4.0 kPa(10~30 mmHg),如LES压<0.8 kPa(6 mmHg)易导致反流。当胃食管反流病内科治疗效果不好时可作为辅助性诊断方法。

五、诊断与鉴别诊断

(一)诊断

胃食管反流病的诊断是基于:①有反流症状;②内镜下可能有反流性食管炎的表现;③食管过度酸反流的客观证据。

如患者有典型的胃灼热和反酸症状,可作出胃食管反流病的初步临床诊断。内镜检查如发现有反流性食管炎并能排除其他原因引起的食管病变,本病的诊断可成立。对有典型症状而内镜检查阴性者,行24小时食管pH监测,如证实有食管过度酸反流,诊断成立。

(二)鉴别诊断

(1)内镜下食管炎应与真菌性食管炎、药物性食管炎相鉴别。

(2)以胸痛为主要症状的应与冠心病相鉴别。

(3)吞咽困难应考虑是否有食管癌、贲门失弛缓症。

(4)非典型症状患者应排除原发性咽喉及肺部疾病。

六、治疗方案

胃食管反流病治疗的主要目标是缓解症状、改善患者健康相关的生活质量、治愈食管炎、预防症状复发,以及防止或治疗胃食管反流病相关的并发症。

(一)一般治疗

改变生活方式是胃食管反流病治疗的一部分。

(1)超重和肥胖患者应控制体重,少食多餐,避免夜宵,避免触发因素,采用睡眠定位装置。

(2)有 LES 结构受损或功能异常的患者,白天进餐后不宜立即卧床;为了减少卧位及夜间反流,睡前 2 小时内不宜进食,可将床头抬高 15~20 cm。

(3)注意减少引起腹压增高的因素,如肥胖、便秘、紧束腰带等;应避免进食使 LES 压降低的食物,如高脂肪、巧克力、咖啡、浓茶等;避免应用降低 LES 压的药物及引起胃排空延迟的药物,如硝酸甘油、钙通道阻滞剂及抗胆碱药等。

(4)戒烟及禁酒。

(二)内镜下治疗及手术治疗

1.内镜下治疗

目前用于胃食管反流病的内镜下治疗手段主要分为射频治疗、注射或置入技术和内镜腔内胃食管成形术 3 类。其中射频治疗和经口不切开胃底折叠术是近年来研究的热点。射频治疗的长期有效性仍需进一步的研究证实。

2.抗反流手术治疗

抗反流手术是不同术式的胃底折叠术,目的是阻止胃内容反流入食管。抗反流手术的疗效与质子泵抑制剂(proton pump inhibitors,PPI)相当,但术后有一定的并发症。因此,对于那些需要长期使用大剂量 PPI 维持治疗的患者,可以根据患者的意愿来决定抗反流手术。对确诊由反流引起的严重呼吸道疾病的患者,PPI 疗效欠佳者,可考虑抗反流手术。不建议对非酸反流者行手术治疗。

(三)药物治疗

治疗的主要目标是缓解症状、改善患者健康相关的生活质量、治愈食管炎、预防症状复发,以及防止或治疗胃食管反流病相关的并发症。

1.抑酸药

抑酸药可有效降低损伤因素的作用,是目前治疗胃食管反流病的主要措施。

(1)PPI:对初次接受治疗的患者或有食管炎的患者宜以 PPI 治疗,以求迅速控制症状、治愈食管炎。

PPI 能够特异性和非竞争性地作用于 H^+,K^+-ATP 酶,阻断各种原因所致的壁细胞泌酸的共同最终环节,具有强力的抑酸作用,抑制胃酸分泌。通过降低胃酸分泌,提高反流物的 pH,进而降低对食管黏膜的损伤,用于反流性食管炎。PPI 的抑酸作用强,疗效优于组胺 H_2受体拮抗剂(H_2RA),适用于症状重、有严重食管炎的患者。一般按治疗消化性溃疡的常规用量,在餐前 30~60 分钟服用,疗程至少 8 周。对个别疗效不佳者可加倍剂量或与促胃肠动力药联合使用,并适当延长疗程。合并食管裂孔疝的胃食管反流病患者以及重度食管炎(LA C、D 级)患者,PPI 的剂量通常需要加倍。PPI 停药后症状复发、重度食管炎(LA C、D 级)患者通常需要 PPI 长程维持治疗。非糜烂性反流病及轻度食管炎(LA A、B 级)患者可采用按需治疗,PPI 为首选药物,抗酸药也是可选药物。

常用的质子泵抑制剂包括奥美拉唑、兰索拉唑、泮托拉唑、雷贝拉唑、埃索美拉唑。奥美拉唑为一线治疗药物,口服 20~40 mg/d,4~6 周可治愈,并可显著降低食管内酸度。兰索拉唑口服 30 mg/d 与奥美拉唑 20 mg/d 的疗效相同,但在缓解症状方面优于奥美拉唑。泮托拉唑口服

40 mg/d与奥美拉唑20 mg/d的疗效相似。雷贝拉唑口服20 mg/d与奥美拉唑20 mg/d的疗效相似，抑酸作用要比奥美拉唑强，口服20 mg/d对白天或夜间发生的严重(甚至非常严重)胃灼热症状的缓解作用要优于奥美拉唑40 mg/d，能在服药后24小时即有非常显著的持续抑酸效果，已成为国内对胃食管反流病症状控制按需治疗的PPI。埃索美拉唑口服40 mg/d的愈合率要比奥美拉唑高，具有更快、更强、更持久的抑酸能力。

尽管PPI的抑酸能力强，仍有部分患者经标准剂量的PPI治疗后症状不能缓解。可能原因：①患者的依从性差，服药不正规；②个体差异；③存在夜间酸突破(NAB)；④内脏高敏感；⑤有非酸反流。治疗这些难治性胃食管反流病的方法包括调整PPI的用法、规范对患者的教育及提高非酸反流的监测手段，进行食管阻抗-Hp监测及内镜检查等进行评估，若反流监测提示难治性胃食管反流病患者仍存在与症状相关的酸反流，可在权衡利弊后行外科手术治疗或加用抗一过性食管下括约肌松弛治疗。NAB是胃食管反流病治疗中的一个难点，是指在每天早、晚餐前服用PPI治疗的情况下，夜间胃内pH<4的持续时间>1小时。常用的解决方法包括调整PPI的用量、睡前加用H_2RA等。

胃肠道反应为PPI最常见的不良反应，主要表现为腹痛、腹泻、便秘、恶心、呕吐等。长期大剂量使用质子泵抑制剂会导致多种严重的不良反应，如引起低镁血症、骨折、难辨梭菌感染、肺炎、胃癌风险、肌病和横纹肌溶解症等，并影响氯吡格雷等药物的治疗安全性。长期使用质子泵抑制剂会抑制机体对钙的吸收，从而干扰骨代谢，导致骨质疏松症或骨折，对老年患者尤其明显。PPI长期使用可以增加艰难梭状芽孢杆菌感染的风险。

PPI可导致某些药物的吸收减弱，如灰黄霉素、维生素B_{12}、铁盐等。西方国家早期研究认为PPI与抗血小板药联用增加心血管事件发生率，我国尚无高质量研究。

(2)H_2RA：H_2受体拮抗剂能选择性地拮抗壁细胞膜上的H_2受体，减少24小时胃酸分泌的50%～70%，但不能有效抑制进食刺激引起的胃酸分泌，因此适用于轻、中症患者。可按治疗消化性溃疡的常规用量，分次服用，疗程8～12周。增加剂量可提高疗效，同时亦增加不良反应。H_2受体拮抗剂包括西咪替丁、雷尼替丁、法莫替丁、尼扎替丁等。

2.促胃肠动力药

如多潘立酮、莫沙必利、伊托必利等。这类药物可能通过增加LES压力、改善食管蠕动功能、促进胃排空，从而减少胃内容物食管反流及其在食管的暴露时间。由于这类药物的疗效有限且不确定，因此只适用于轻症患者，或作为与抑酸药合用的辅助治疗。

3.抗酸药

仅用于症状轻、间歇发作的患者作为临时缓解症状用。每周少于2次发生的不频繁胃灼热可用OTC药物(抗酸药或藻酸盐与抗酸药合用)暂时缓解症状，每周1次或更少地服用。

(四)维持治疗

胃食管反流病具有慢性复发倾向，为减少症状复发，防止食管炎复发引起的并发症，可给予维持治疗。停药后很快复发且症状持续者往往需要长程维持治疗；有食管炎并发症如食管溃疡、食管狭窄、Barrett食管者需要长程维持治疗。PPI和H_2RA均可用于维持治疗，PPI的效果更优。维持治疗的剂量因患者而异，以调整至患者无症状的最低剂量为适宜剂量；对无食管炎的患者也可考虑采用按需维持治疗，即有症状时用药，症状消失时停药。

七、药学监护要点

PPI是治疗胃食管反流病的首选药物，并将8周常规剂量的PPI作为初始治疗方案。PPI

初始治疗应每天 1 次,早餐前服用。每天 1 次效果欠佳者,尤其对夜间症状者,可改为每天 2 次。对 PPI 反应欠佳者,增加剂量或改为每天 2 次或换用其他种类的 PPI 可改善症状。

H_2受体拮抗剂(H_2RA)适用于轻中度胃食管反流病的治疗。但症状缓解时间短,服药 4～6 周后大部分患者出现药物耐受,导致疗效不佳。

经初始治疗 8 周,通常需采取维持治疗,方法有减量维持、间歇维持、按需治疗三种。关于采用哪种方法,需要根据患者症状及食管炎分级来选择药物及剂量。减量维持:减量使用 PPI,每天 1 次,以维持症状持久缓解,预防食管炎复发。间歇治疗:PPI 剂量不变,通常隔天服药,3 天 1 次或周末疗法,因间隔时间过长,抑酸效果较差,不提倡使用;按需治疗:仅在出现症状时用药症状消失后即停药。

在胃食管反流病治疗中,对 PPI 治疗依从性差的患者并不少见,因此,对所有 PPI 治疗失败的患者在进一步检查前都应做依从性评估,并优化 PPI 使用。在药物的选择方面,抑酸强度高、个体间代谢速率差异小的 PPI 是优选。

胃食管反流病者若单用抑酸药物效果不理想,可考虑联用促胃肠动力药。

在常规剂量 PPI 基础上,加用 H_2受体拮抗剂能改善部分难治性胃食管反流或夜间酸反流的症状。

(王海娟)

第十节 贲门失弛缓症

一、定义与流行病学

贲门失弛缓症是以 LES 松弛异常及食管体部缺乏推进性蠕动为特征的食管运动功能障碍性疾病,是最早为人类所认识和肯定的食管动力性疾病。本病为一种少见病,年发病率约为 1/10 万,可发生于任何年龄,但最常见于 30～40 岁。儿童很少发病,男女发病率大致相等,较多见于欧洲和北美洲。

二、病因与发病机制

本病的病因迄今不明,可能与基因遗传、自身免疫、病毒感染及心理社会因素等有关。一般认为,本病属神经源性疾病。病变可见食管壁内迷走神经及其背核和食管壁肌间神经丛中神经节细胞减少,甚至完全缺如,但 LES 内的减少程度比食管体要轻。动物实验显示,冷冻刺激或切断胸水平以上段的迷走神经(双侧)可引起下端食管缺乏蠕动和 LES 松弛不良;而在切断单侧或下段胸水平以下的迷走神经并不能影响 LES 的功能。由此可见,迷走神经的支配仅止于食管的上段,而食管下端的功能则由食管壁肌间神经丛支配,其神经递质为嘌呤核苷酸和血管活性肠肽(VIP)。有人测得在本病患者 LES 内的 VIP 为 8.5 mol/g±3.6 mol/g,明显低于正常人(95.6 mol/g±28.6 mol/g)。VIP 具有抑制静息状态下 LES 张力的作用。LES 内的 VIP 明显减少,因 LES 失去抑制作用而张力增高,从而引起失弛缓症。

正常吞咽动作开始,LES 即反射性地松弛,其压力下降,以利于食物进入胃腔。当迷走神经功能障碍或食管壁肌内神经丛损害时，LES 压力可上升至 6.7 kPa(50 mmHg)左右。本病患者在吞咽动作后，压力不下降，LES 亦不能松弛，以致食物不能顺利地进入胃内；加上食管的推动性蠕动不能，不能推动食物前进。于是，大量食物和水分淤积在食管内，直至其重为超过 LES 压力时，才得进入胃内。由于食物滞留，初期食管呈梭状扩张，以后逐渐伸长和弯曲。食管扩张的程度远较食管癌或其他食管疾病所致者为著，其容量最大可达 1 L 以上。此外，食管壁尚可有节段性肥厚、炎症、憩室、溃疡或癌变，从而出现相应的临床症状。

三、临床表现与辅助检查

(一)临床表现

1.吞咽困难

这是本病最常见、最早出现的症状，几乎所有患者均有不同程度的吞咽困难。起病多较缓慢，但亦可较急，初起可轻微，仅在餐后有饱胀感觉而已。吞咽困难多呈间歇性发作，常因情绪波动、发怒、忧虑、惊骇或进食过冷和辛辣等刺激性食物而诱发。病初症状时有时无、时轻时重，后期则转为持续性。患者多采取慢食、进食时或食后多饮汤水将食物冲下，或食后伸直胸背部、用力深呼吸或屏气等方法以协助咽下动作，使食物进入胃部，保证营养摄入。

2.胸痛

胸痛是病程早期的常见症状，占 40%～90%，性质不一，可为闷痛、灼痛、针刺痛、割痛或锥痛。疼痛部位多在胸骨后及中上腹，也可在胸背部、右侧胸部、右胸骨缘以及左季肋部。疼痛发作有时酷似心绞痛，甚至舌下含硝酸甘油片后可获缓解。疼痛的发生可能由于食管平滑肌强烈收缩或食物滞留性食管炎所致。

3.反流

食物反流的发生率可达 90%，随着吞咽困难加重，食管进一步扩张，相当量的内容物可潴留在食管内至数小时或数天之久，而在体位改变时反流出来。从食管反流出来的内容物因未进入胃腔，故无胃内呕吐物的特点，但可混有大量黏液和唾液。在并发食管炎、食管溃疡时，反流物可含有血液。

4.体重减轻

体重减轻与吞咽困难程度有关。病程长久者仍可有体重减轻、营养不良和维生素缺乏等表现，而呈恶病质者罕见。

5.其他症状

由于食管下括约肌张力增高，患者很少发生呃逆，为本病的重要特征。在后期病例，极度扩张的食管可压迫胸腔内器官而产生干咳、气急、发绀和声嘶等。

6.并发症

(1)食管并发症：本病可继发食管炎、食管黏膜糜烂、溃疡和出血、压出型憩室、食管-气管瘘、自发性食管破裂和食管癌等。本病的食管癌并发率为 0.3%～20%。综合文献报告的 5 235 例贲门失弛缓症，并发食管癌者 173 例，平均发生率为 3.3%，显著高于一般人群，应予重视。

(2)呼吸道并发症：患者长期反流容易造成吸入性呼吸道感染，食管反流物被呼入气道时可引起支气管和肺部感染，尤其在熟睡时更易发生。约 1/3 的患者可出现夜间阵发性呛咳或反复呼吸道感染。

(二)辅助检查

1.X 线钡餐检查

对本病的诊断与鉴别诊断最为重要。动态造影可见食管的推进性收缩波消失,其收缩呈紊乱及非蠕动性。钡剂常难以通过贲门部而潴留于食管下端,并显示为 1～3 cm 长的、对称的、黏膜纹正常的鸟嘴样狭窄,其上段食管呈现不同程度的扩张与弯曲,无蠕动波。如给予热饮、舌下含服硝酸甘油片或吸入亚硝酸异戊酯,可见食管贲门弛缓;如给予冷饮,则使贲门更难以松弛。潴留的食物残渣可在钡餐造影时呈现充盈缺损。

2.食管压力测定

食管压力测定是一种简便、安全的食管功能检查方法,从病理生理角度反映食管运动,有助于确定贲门失迟缓症的诊断,尤其是对食管吞钡检查阴性患者。其特征表现为 LES 高压、吞咽时 LES 松弛不全、食管体部腔内压升高等。目前,有研究表明使用高分辨率动力测量系统(HRM)可辨别出 3 种截然不同的模式,且不同类型的贲门失弛缓的治疗效果亦不同。3 种子类型分别定义为失弛缓症类型Ⅰ(典型型),在 10 次吞咽测试中有 8 次及 8 次以上没有高于 4.0 kPa(30 mmHg)的食管末端增压;失弛缓症类型Ⅱ(压缩型),至少有 2 次吞咽测试＞4.0 kPa(30 mmHg)的平底食管增压;失弛缓症类型Ⅲ的患者(痉挛型)有 2 次或 2 次以上的痉挛收缩,有或没有周期性的分割增压。3 种失弛缓症子类型之间不同的临床特点说明,应用 HRM 进行再分类可能会增强未来对失弛缓症预期疗效的研究。

3.内镜检查

对本病的诊断帮助不大,主要用于本病与食管、贲门癌等其他导致吞咽困难及食管下段狭窄的疾病之间的鉴别诊断。检查时可见食管体部扩张或扭曲变形,食管腔内有食物潴留,LES 间歇开放,进镜时虽有阻力,但仍能通过。如内镜通过困难或无法通过,要警惕 LES 部位的肿瘤。

四、诊断与鉴别诊断

(一)诊断

有吞咽困难、食物反流和胸骨后疼痛等本病的典型临床表现,有食管 X 线钡餐检查及食管测压特征性表现,就可作出诊断。

(二)鉴别诊断

1.弥漫性食管痉挛

本病同为一种原发性食管动力障碍性疾病,X 线钡餐检查时可见蠕动波,仅达主动脉弓水平,食管下 2/3 为一种异常强烈的、不协调的、非推进性收缩所取代,因而食管腔出现一系列同轴性狭窄,致使食管呈螺旋状或串珠状表现。

2.食管恶性肿瘤

本病与食管癌、贲门癌的鉴别诊断最为重要。癌性食管狭窄的 X 线特征为局部黏膜破坏和紊乱;狭窄处呈中度扩张,而本病则常致极度扩张。

3.食管神经官能症(如癔球症)

大多表现为咽至食管部位有异物阻塞感,但进食并无梗噎症状。

4.硬皮病

本病患者除皮肤表现外,还常有食管平滑肌损害,表现为食管全程蠕动缺失,但 LES 压力一般无增高,明显的免疫学异常及典型的皮肤损害对诊断有帮助。

五、治疗方案

(一)一般治疗

贲门失弛缓症患者生活宜有规律，避免情绪紧张，饮食宜细软、少食多餐、细嚼慢咽，避免过冷或过热的食物。部分患者饭后可采用 Valsalva 动作，以促使食物从食管进入胃内，解除胸骨后不适。食管极度扩张者应睡前做食管引流灌洗，并予禁食、输液，及时纠正水、电解质和酸碱平衡紊乱。

在治疗贲门失弛缓症时，应对患者进行生活质量评测，如采用简明健康状况量表 SF-36 对患者的总体健康、活力、社会功能、情感职能和精神健康进行着重分析，对伴有精神心理异常者应加强心理治疗。

(二)内镜下治疗

贲门失弛缓症的内镜下治疗包括肉毒杆菌毒素注射治疗、球囊扩张术(PD)、腹腔镜下食管括约肌切开术(Heller 术)、经口内镜下食管肌层切开术(POEM)等。其中，球囊扩张治疗是贲门失弛缓症的一线治疗手段，症状缓解率为 70%～90%，穿孔率为 2.5%～4%；Heller 术是贲门失弛缓症的标准外科治疗方法，可明显改善吞咽困难，住院时间短，术后胃食管反流率低，费用高，有术后并发症；肉毒杆菌毒素注射是内镜治疗贲门失弛缓症的首选方法，近 80%的患者症状可缓解，约 50%的患者 6 个月后复发；POEM 是一种新的治疗贲门失弛缓症的切开术式，可应用于各种类型的贲门失弛缓症，短期随访治疗效果好。

1.肉毒杆菌毒素注射治疗

(1)作用机制：BT 是由厌氧杆菌——肉毒杆菌代谢产生的一种产物，能裂解参与含乙酰胆碱突触前囊泡与目标肌肉神经细胞膜接触融合的蛋白(SNAP-25)，阻断 LES 神经肌肉接头处突触前乙酰胆碱的释放，导致可逆性的短期肌麻痹，而使肌肉松弛，以缓解症状。

(2)操作方法：给予患者安定镇静，常规上消化道内镜检查，以食管胃黏膜移行处典型的齿状线结构作为判断 LES 的标志，将 LES 分成 4 或 5 个象限，用一个 5 mm 的硬化剂注射针分别注入 1～2 mL(10～20 U/mL)肉毒杆菌毒素注射液，总计 80～100 U。

(3)优势及局限：作为非手术治疗，BT 治疗自然对高龄身体素质差以及不适合球囊扩张的患者很有吸引力。但是，该疗法局限于其神经毒素的可逆性，约 50%的患者治疗后会再复发，需要每隔 6～24 个月重复治疗。需要注意的是，BT 可能使随后的食管肌层切开术复杂化，因而需要谨慎而有选择性地应用该方法。

2.球囊扩张术

(1)作用机制：AC 确诊后，在胃食管连接处采用强力扩张技术常被作为首选的非手术一线治疗。治疗的目的是对 LES 造成适度的撕裂，以破坏肌纤维来使其不再完整，解除控制症状。PD 是最多采用的最安全可靠的疗法，以术后 LES 压力＜1.3 kPa(10 mmHg)为治疗有效的标准。

(2)操作方法：该装置包括 3 种不同直径(3.0 cm、3.5 cm 和 4.0 cm)的球囊，通常先使用 3.0 cm的球囊，按需逐渐增加球囊的直径进行扩张，即分级 PD。

(3)优势及局限：PD 的效果与性别及年龄有关，男性患者的治疗效果较女性差、年轻患者较老年患者差，可能是由于男性的 LES 收缩能力较女性强、年轻人较老年人强。PD 治疗短期的有效率在 60%～80%，在二次扩张后有效率可达到 90%。需要二次扩张的患者比例在 15%～

65%。尽管 PD 的早期有效性不容置疑,但其远期疗效并不理想,甚至在有些情况下疗效并不确切。虽然 PD 有操作简单和创伤小等优点,但其可带来较高的远期复发率及穿孔、肌层纤维化等并发症。

3.支架置入术

支架置入术是经内镜下在 LES 处置入人工金属支架,通过支架持续扩张使 LES 肌纤维断裂,重新塑型,降低压力,建立通道,以利于食团通过,以此来改善患者的营养状态。支架置入分为永久性和暂时性支架置入术 2 种,目前多使用暂时性支架。一般仅用于 AC 疾病晚期,内科治疗无效且不能或不愿行侵入性手术治疗的老年患者。该术有胸痛、反流等并发症的可能性,偶见支架移位导致治疗失败,因此目前应用较少。

4.经口内镜下食管肌层切开术

(1)适应证:确诊为 AC 并影响生活质量者;食管明显扩张,甚至呈 S 或 U 形的患者;既往外科 Heller 术和 POEM 治疗失败或症状复发者;术前曾接受过其他治疗(如球囊扩张术、肉毒杆菌毒素注射和支架置入等)的患者,均可接受 POEM 治疗,但手术难度可能较大。

(2)禁忌证:合并有严重的凝血功能障碍、严重的器质性疾病等无法耐受手术者;因食管黏膜下层严重纤维化而无法成功建立黏膜下隧道者;食管下段或食管胃接合处有明显炎症或巨大溃疡者。

(3)操作步骤:①食管黏膜层切开。距胃-食管交界处上方 8～10 cm 处行食管黏膜下注射,应用海博刀或 Hook 刀纵行切开黏膜层 2 cm 显露黏膜下层。②分离黏膜下层,建立黏膜下"隧道"。沿食管黏膜下层自上而下分离,建立黏膜下"隧道",直至胃-食管交界处下方胃底约 3 cm,尽量靠近肌层进行黏膜下层分离,分离中反复进行黏膜下注射,避免损伤黏膜层。③环形肌切开。胃镜直视下在隧道口下 1～2 cm 自上向下纵行切开环形肌至贲门下 2 cm,切断环形肌,保留纵形肌。④用金属夹关闭黏膜层切口,胃镜下放置胃肠减压管。

(4)优势及局限:POEM 作为一种新兴的治疗手段,创伤小,治疗窗广泛,具有确切的短期疗效和安全性,已逐渐成为治疗贲门失弛缓症的一线方案。但由于 POEM 技术应用临床不久,治疗的患者数量不多,因此尚无法分析其远期疗效,远期效果如何仍需长期随访以及大样本病例证实。并且不是所有的 AC 患者都可行 POEM 治疗,POEM 的治疗依赖于食管壁的走行情况,什么样的食管壁可以行 POEM 治疗是关注的焦点。另外,和其他治疗方式一样,POEM 术后也存在一定的并发症,其中最常见的是术中出现的黏膜层损伤甚至穿孔,以及术后纵隔及皮下气肿、气胸、气腹、出血及感染等。

5.腹腔镜下食管括约肌切开术

目前的 Heller 术主要有腹腔镜和胸腔镜 2 种术式。操作程序是沿食管纵轴切开食管末端与贲门起始部肌层,并在黏膜外剥离被切开的肌层,剥离范围须超过食管周径的 1/2,使得黏膜充分暴露游离,同时注意勿损伤食管黏膜,以免穿孔发生。常规食管下段肌层打开长度约 4 cm,贲门肌层打开长度约 2 cm。通过对沿食管纵轴环肌的切开并在黏膜外的剥离,以松弛 LES。虽然该术式能明显解除患者的梗阻症状,但术后并发胃食管反流的情况严重,发生率高达 30%～50%。

(三)药物治疗

目前治疗的 AC 药物主要有钙通道阻滞剂、长效硝酸盐类、局部麻醉药、镇静抗焦虑药和促胃肠动力药,以及β受体激动剂、抗胆碱药等。磷酸二酯酶 5-抑制剂西地那非也被证明能降低贲门失弛缓症患者的 LES 压力。最近研究报道的药物治疗前景较大的多是应用舌下含服硝苯地

平和 β_2 受体激动剂，后者可产生延长而有剂量依赖性的 LES 抑制作用。药物治疗的疗效通常变化较大。以上部分药物的作用时间短，会造成一系列不良反应，如头痛、低血压和足部水肿等，并且大多数药理学研究已发现药物治疗的疗效只能达到球囊扩张或食管肌层切开术所实现的 LES 压力最低点的 50%。因此，药物治疗已不是治疗原发性贲门失弛缓症的首选方法，通常只应用于那些不能进行肉毒杆菌毒素注射以及拒绝手术疗法(PD 或手术切开术)的 AC 患者。

1.钙通道阻滞剂

钙通道阻滞剂可干扰细胞膜的钙离子内流，解除平滑肌痉挛，可松弛 LES，有效解除吞咽困难及胸骨后疼痛。最常用的钙通道阻滞剂是硝苯地平，服用后 20～45 分钟达最大效应，作用持续 30～120 分钟。常使用硝苯地平一次 10～30 mg，每天 3 次，于饭前 30～45 分钟舌下含服。

2.硝酸盐类

硝酸盐或亚硝酸盐类药物在体内降解产生 NO，松弛 LES，从而缓解 AC 患者的临床症状。舌下含服硝酸异山梨酯也可有效降低 LES 压力 30%～65%，症状改善率为 53%～87%。实验证明硝酸甘油、亚硝酸异戊二酯应用后 15 分钟起效，LES 可从 12.0 kPa(46 mmHg)下降到 2.0 kPa(15 mmHg)，持续 90 分钟。常用药物为硝酸甘油 0.3～0.6 mg，每天 3 次，于餐前 15 分钟舌下含服；硝酸异山梨酯 5～10 mg，每天 3 次，餐前 10～15 分钟舌下含服，疗程不宜过长，一般为 2 周，以防止产生耐药性。

3.局部麻醉药

1%普鲁卡因 10 mL 于餐前 15～20 分钟口服，有助于 LES 松弛。

4.抗胆碱药

该类药物可拮抗 M 胆碱能受体，使乙酰胆碱不能与受体结合而松弛平滑肌，改善食管排空，可获得疗效。常用丁溴东莨菪碱 10～20 mg，肌内注射或静脉推注。其他药物山莨菪碱、阿托品等的疗效不大，不良反应可见口干、尿潴留、心悸，应用较少。

5.镇静抗焦虑药

AC 患者大多情绪紧张、焦虑，导致病情加重，可酌情使用该类药物，抑制中枢神经兴奋性，降低患者的紧张情绪，缓解症状。常应用阿普唑仑 0.4 mg，每天 3 次；或氟哌噻吨美利曲辛片 1 片，早晨服用 1 次等。

6.促胃肠动力药

AC 患者晚期常继发食管运动明显减弱、排空延迟，故可采用促胃肠动力药甲氧氯普胺片，5～10 mg，每天 3 次，口服，或多潘立酮，10～20 mg，每天 3 次，口服，增加 LES 和食管下端的蠕动，缩短食管与酸性反流物的接触时间。

六、药学监护要点

药物目前在贲门失弛缓治疗中为辅助作用，内镜下治疗已经是贲门失弛缓的标准治疗方法。对于早期症状较轻的患者可使用硝酸酯类药物和钙通道阻滞剂为主。这两种药物均可降低 LES 压力，53%～87%的患者症状可以缓解，但需要注意患者有无头痛、头晕及下肢水肿等不良反应；对于合并高血压患者需要检测血压；而且作用时间较短，一般不作为长期治疗用药。

(王海娟)

第四章

胃肠疾病

第一节　急性胃扩张

急性胃扩张是指无幽门或十二指肠机械性梗阻而突然发生的胃过度扩张。急性胃扩张是一种少见的急腹症，病情发展迅速，过程凶险，病死率较高。如果本病能够早期发现并得到及时处理，则预后良好。因此，临床上应对本病保持高度警觉。由于急性胃扩张的临床表现不典型，不易早期发现，患者常常被延误诊断和治疗。

一、病因

(1)急性胃扩张常见于手术后，尤其是腹膜后的手术后。术后发生胃扩张可能与下列因素有关：外科手术可直接刺激躯体及内脏神经或通过神经反射抑制胃的自主神经功能，导致胃壁平滑肌弛缓进而形成扩张；麻醉过程中口罩加压给氧或吞入大量空气；手术牵拉致持续性幽门痉挛；术中长时间牵拉小肠使肠系膜上动脉和主动脉夹角变小，压迫十二指肠水平段；术后给氧和胃管鼻饲可使大量气体进入胃内及胃管脱出或阻塞影响胃腔减压。近年来由于术前准备和术后处理的改进，特别是在腹部大手术时多放置胃管减压，发生于术后的急性胃扩张已经很少见。

(2)短时间进食过多，可影响胃的张力和胃的排空而诱发急性胃扩张，是急性胃扩张最常见的病因。暴饮暴食引发的急性胃扩张，其严重性较手术后急性胃扩张为大。大量食物吃进胃内，强行打乱神经反馈弧，使食物不能及时排空消化，引起分泌增加。食物不能排空消化而引发发酵，进一步加重胃扩张。大量食物进入胃内，还可使胃壁肌肉突然受到过度牵拉导致反射性麻痹。由于胃体积增加而收缩力下降，重力作用使扩张的胃压迫了十二指肠，胃内容更难排出，形成了恶性循环，对机体造成严重损害。据报道，约80%的急性胃扩张病例是在原发疾病基础上饮食过量或饮食不当而引发的，尤其是衰弱、慢性饥饿和神经性厌食或因肥胖症而节食者，胃的顺应性差，突然大量进食后可以诱发急性胃扩张，女性多见。

(3)洗胃可以引起急性胃扩张。机制是洗胃灌注的液体过多而未能及时完全呕出，使胃内液体短期内积聚过多，在数分钟内即可产生胃内高压状态，胃明显扩张。如果扩张的张力超过了胃壁的弹性限度，可导致浆肌层撕裂，最后胃全层破裂。洗胃引起的急性胃扩张，因缺血时间短，无组织坏死，仅引起胃动力障碍，一般不致引起严重后果。同时大剂量阿托品的应用也抑制了胃运动功能，促进了急性胃扩张的发生。因此，在临床上洗胃时应注意灌入的洗胃液的量应与排出的量大致相等。

(4)任何类型的创伤均可以引发急性胃扩张，尤以腹部损伤或气管切开者多见。各种外伤尤其是上腹部挫伤或严重复合伤，其产生的应激状态及创伤对腹腔神经丛的强烈刺激可诱发急性胃扩张。创伤性急性胃扩张较为罕见，但上腹部外伤后要考虑到急性胃扩张的可能，以免漏诊。

(5)另外，长期卧床者可以发生急性胃扩张。

(6)胃扭转、嵌顿性食管裂孔疝、幽门附近的病变以及躯体部上石膏套后1～2天均可引起急性胃扩张。

(7)其他可引起急性胃扩张的疾病包括糖尿病、急性感染、水电解质紊乱、慢性消耗性疾病、肠扭转、精神性疾病和情绪紧张等。糖尿病神经病变，因其可导致内脏自主神经病变使胃张力改变、运动减弱。情绪紧张、精神抑郁和营养不良均可引起自主神经功能紊乱使胃的张力减低和排空延迟。严重感染如败血症均可影响胃的张力和胃的排空导致胃扩张。

二、病理生理

(1)胃扩张后神经反射作用导致胃迷走神经过度抑制，胃壁运动受抑而迟缓，失却了正常生理功能而使胃壁肌肉麻痹，胃壁肌肉张力减退进而使胃排空障碍，属动力性加机械性梗阻，而以胃壁肌肉麻痹占主导地位。

(2)胃扩张时恶心呕吐造成胃液大量丢失，电解质与酸碱平衡紊乱。胃液的大量丢失是低钾产生的重要原因，因为胃液中的钾离子浓度是血浆的3～5倍。低钾可引起神经肌肉应激性下降出现胃肠麻痹，进一步加重胃扩张。

(3)胃和十二指肠极度膨胀，腔内有大量液体潴留。随着胃腔压力的增高，食管下端受压，使胃管无法置入胃内，易误诊为食管下端或贲门平滑肌痉挛。使用抗胆碱药阿托品用于解除平滑肌痉挛，会加重胃肠平滑肌的麻痹。

(4)当胃扩张到一定程度时胃壁肌肉张力减弱，使食管与贲门和胃与十二指肠交界处形成锐角，进一步阻碍胃内容物的排出。

(5)由于胃麻痹和胀满，一方面使膈肌升高，胸腔容积变小，影响呼吸功能，甚至可致呼吸困难，还可机械性地压迫门静脉引起功能性下腔静脉梗阻，使血液淤滞于腹腔内脏，回心血量减少，心排血量亦减少，最后导致周围循环衰竭，出现休克。

(6)扩张的胃可占据整个腹腔甚至达盆腔，把小肠和横结肠推入腹腔下部甚至盆腔，致小肠系膜紧张，肠系膜上动脉和主动脉夹角变小，持续性压迫十二指肠水平部；或者胀满的胃直接压迫在十二指肠水平部通过脊柱部分，使胃内食物、咽入的空气及胃十二指肠的分泌液和胆汁、胰液大量积存，这些液体的滞留又可以进一步刺激胃十二指肠黏膜，使黏膜分泌和渗出显著增多，加重了胃扩张程度。

(7)胃扩张引起胃壁静脉血液回流障碍，致大量液体和电解质由血浆和组织间液进入胃腔内，迅速引起水和电解质失调。

(8)胃扩张继续发展，胃壁变薄，微循环发生障碍，造成组织缺血缺氧，胃黏膜血管麻痹性扩张，局部渗出增加，吸收功能丧失，又加剧了胃扩张的发展；胃壁血液循环障碍加重，出现血性渗出，胃液呈咖啡色，最后胃壁血供受阻，导致胃壁组织细胞坏死。

(9)若胃扩张得不到解除，坏死将向食管下段及十二指肠发展。胃黏膜受压血管破裂，黏膜形成溃疡、淤血和坏死灶，重者可发生胃破裂穿孔。

(10)大量体液丢失，引起严重脱水，易发生代谢性酸中毒；胃黏膜的大量渗出，丢失钾离子和氢离子，可以继发代谢性碱中毒；胃的膨胀影响呼吸功能使呼吸受限，换气浅快，导致呼吸性碱中毒。

三、临床特点

急性胃扩张原发病过程不典型，临床症状重，临床表现多样化。尽管急性胃扩张发病迅速，但发病初期不易引起患者及家属的注意，多在临床症状急剧加重时就诊。患者多有明显过量进食史、手术史或外伤史。但手术后或上腹部外伤后通常会考虑胃和胰腺的损伤，一般不易联想到急性胃扩张。

高度腹胀，上腹部饱胀及进行性腹部胀痛。呕吐频繁但无力，呈典型的溢出性呕吐，呕吐棕褐色混浊液体，呕后腹胀不减轻。如果属于麻痹性扩张，胃内容物并不易呕出。

呼吸浅短、脉快。高度腹胀，明显的腹部隆起，上腹部明显，常不对称，左侧更为隆起。看不到胃蠕动波。上腹可引出振水音。全腹轻压痛及肌紧张，肠鸣音减弱或消失。短期内出现低血容量性休克、呼吸困难、代谢性碱中毒及少尿。

置入胃管可吸出数千毫升棕绿色液体气体，潜血试验阳性。如果吸出大量液体气体，诊断即可确立。

X线检查：X线透视可见上腹部弥漫性致密影及胃泡水平面增大。如果中上腹饱胀，未见膈下游离气体而胃泡水平面增大应考虑到急性胃扩张可能；腹部X线片可发现胃显著扩张积气及气液平面(胃影可达盆腔)，如果发生穿孔和胃壁坏死可出现腹膜炎表现和膈下游离气体；X线钡餐检查可见胃扩张，胃内积气积液，胃蠕动弱，造影剂长时间滞留胃内。

腹部B超：可见胃明显扩张，胃壁变薄，其内充满内容物，于体表可以测出胃的轮廓。

腹部CT：可以了解胃的扩张程度，以及对周围脏器的压迫情况。

四、诊断及鉴别诊断

(一)诊断

急性胃扩张因其早期临床表现不典型，易于其他急腹症混淆，早期及时明确诊断十分重要。患者如存在上述病因和诱发因素，应想到发生急性胃扩张的可能，应进一步观察，注意本病临床症状和体征的特点。早期可有腹胀、上腹或脐周隐痛，恶心和持续性呕吐，呕吐后症状并不减轻。随着病情的加重，全身情况进行性恶化，可出现脱水、碱中毒，并表现为血压下降和休克。突出的体征为上腹膨胀，可见胃形，叩诊过度回响，有振水声。实验室检查可发现血液浓缩、低钾血症、低氯血症和酸碱平衡紊乱。立位腹部X线检查可见左上腹巨大液平面和充满腹腔的特大胃影及左膈肌抬高，即可做出诊断。

急性胃扩张的患者病情重，病因复杂，临床表现多样，实验室表现复杂，往往因分析病情不全面，容易误诊为其他腹部急症，文献报道此病有较高的误诊率(28.5%)。误诊原因为医师对本病的认识不足。对于高危人群一旦出现腹痛、腹胀、呕吐等消化道症状，均不能排除本病的可能。应仔细查体，反复检查，严密观察病情变化。

(二)鉴别诊断

急性胃扩张主要应与机械性肠梗阻、弥散性腹膜炎和幽门梗阻区别。机械性肠梗阻可有腹胀、呕吐，但常有较明显腹痛，腹部体格检查可见肠型，肠鸣音多亢进，立位腹部X线片可见小肠积气，并可见肠腔内多个液平面，胃管抽吸无大量胃内容物。弥散性腹膜炎常由腹腔内脏器穿孔或急性胰腺炎引起，起病急骤，腹痛剧烈，腹部肌肉紧张，有压痛及反跳痛，肝脏浊音界可消失，肠鸣音消失，患者体温常升高，白细胞计数增多。消化道穿孔者腹部X线检查可发现膈下游离气体；急性胰腺炎患者有血尿淀粉酶升高，腹部CT检查可见胰腺肿大、胰腺周围渗出等改变。消化性溃疡、胃窦部肿瘤引起的幽门梗阻也可导致胃扩张的发生，但一般起病缓慢，患者呕吐物无胆汁，上腹部可见到胃形及胃蠕动，很少出现脉搏快速而微弱、血压下降等，胃镜检查或X线钡剂造影可明确诊断。

五、治疗

(一)非手术治疗

急性胃扩张患者确诊后，应首选内科非手术疗法。禁食水，持续胃肠减压，营养支持，纠正水、电解质失衡和酸碱平衡紊乱，并发休克者积极抗休克治疗。快速从静脉输入生理盐水及葡萄糖溶液，使尿量正常，必要时输入全血。如果有低钾性碱中毒，需补充钾盐。

1.胃抽吸和冲洗

插入胃管，将胃内液体及气体抽空，每隔半小时用温生理盐水冲洗，冲洗时避免一次注入过多液体，直至胃液颜色变淡，量逐渐减少为止。暴饮暴食所致的急性胃扩张，胃内常有大量食物，用一般胃肠减压管不容易吸出，需用较粗胃管抽吸洗胃并持续减压。如果减压洗胃仍不能缓解或大量食物无法吸出则须考虑手术治疗。

2.体位疗法

患者取俯卧位，头转向侧方，床脚抬高，可减轻小肠系膜的紧张，并防止其对十二指肠的压迫，以利胃内容进入远侧消化道。

一旦病情好转，2～3天后可往胃里注入少量液体，如果无异常情况即可开始恢复少量进食。

对于年老体弱、营养不良或病史长恢复慢的患者应及时给予完全胃肠外营养，纠正低蛋白血症。对于病情严重，特别是对疑有胃壁坏死、穿孔及腹腔感染者，应及时行手术治疗。术前应同时进行积极有效的液体复苏，给机体提供充足热量，维持水、电解质平衡及纠正酸碱失衡。选用敏感抗生素控制感染，预防和有效控制毒血症的发生。

(二)手术疗法

(1)手术指征：①胃肠减压不见好转，全身情况恶化，休克难以纠正；②有腹膜炎体征或腹腔穿刺有血性渗液；③腹部X线检查出现膈下游离气体。

(2)暴饮暴食引起的急性胃扩张，因胃内内容物呈固糊状较多，有时胃肠减压难以奏效，或有时胃管不能插入胃腔，这种情况下应及早采取手术治疗。如早期未能及时正确处理，预后极差。急性胃扩张病程超过12小时，极易出现胃壁组织坏死，甚至穿孔、休克，病死率可高达20%。手术方法以简单有效为原则，常用胃切开减压术。切开胃壁清除其内容物，对于胃壁部分坏死者行部分切除，点状坏死则行浆肌层内翻缝合包埋坏死灶为宜，有胃穿孔者行修补术，术后应继续胃管吸引减压或做胃造口术。给予适量促进胃收缩药物，同时抗炎补液，预防电解质紊乱及酸碱平衡失调等并发症的出现。

(3)如果保守治疗失败或者保守治疗期间怀疑有胃穿孔，应立即手术探查，延迟治疗可造成80%～100%的病死率。手术也应力求简单，胃切开减压术，清除胃内积存的食物残渣，清洗胃腔和腹腔。如果胃壁无血运障碍，可行胃壁切开减压后缝合。如果胃壁发生血运障碍，根据坏死的范围可选择胃部分切除、胃空肠吻合术或全胃切除、食管空肠吻合术等术式。由于急性胃扩张患者胃壁已基本上完全丧失运动能力，血运差，预计手术后长时间不能恢复，可行胃造口术或空肠营养造口术，有利于维持患者的营养状态，并可避免肠外营养所致的许多并发症。亦可考虑手术中安置鼻肠营养管术后早期给予肠内营养支持。

(4)如果病情危重，则不宜采用过于复杂的手术方式，只进行胃造口术和腹腔引流术即可，待病情好转后再酌情进行二期手术。

六、预防

要普及卫生知识，积极宣传暴饮暴食的危害性；腹部手术前积极去除各种急性胃扩张的原发因素，若患者一般状态差，最好于术前进行胃肠减压直到术后胃肠功能完全恢复，这是预防急性胃扩张的有效措施；术后患者饮食逐渐从流质饮食过渡到普通饮食，避免暴饮暴食；术中麻醉操作要熟练，避免使患者吞咽大量空气；术中减少创伤，避免对组织的过度牵拉；术后预防腹腔感染，注意给予营养支持；术后要经常变换体位，并适当给予对症处理，以促进患者胃肠功能的恢复；一旦出现急性胃扩张的征象时，应及早进行处理，不要等到症状加重时再治疗。在门、急诊接诊腹胀患者时，详细询问病史，注意观察病情变化，诊断不明确时及早进行相关的辅助检查，以免漏诊，对一时难以明确诊断的患者，应留诊观察或收入院进一步诊治。

(李　慧)

第二节　胃　息　肉

胃息肉是指向胃腔内突出的胃黏膜内局限性良性病变。据此定义，胃息肉包括了一组不同病变。胃黏膜下良性肿瘤本不属此范畴，但由于诊断能力所限，有时可混淆。

一、分类

胃息肉分类以往较混乱，目前国内外多采用的分类方法有如下几种。

(一)大体形态分型(山田分型)

大体形态分型分为 4 型：Ⅰ型无蒂，Ⅱ型半球形无蒂，Ⅲ型亚蒂，Ⅳ型有蒂。

(二)组织病理分型

Ming 将息肉分为腺瘤性息肉和炎症性息肉(或称再生性息肉)。

Morson 则分 4 类：肿瘤性息肉、错构性息肉、炎症性息肉、化生性息肉。

(三)中村分型

结合大体形态和组织学特点分型，可分为以下 4 型。

1.Ⅰ型息肉

无蒂，多见于胃窦、胃体和胃底。组织学相当于化生性息肉(过形成息肉)，极少癌变。最常见。

2.Ⅱ型息肉

半球状无蒂，多见于胃体、胃窦和体底交界处，为反复糜烂再生的结果。肠上皮化生和混合腺形成属化生型。

3.Ⅲ型息肉

好发于幽门窦部，无蒂或有蒂，表面不规则，属腺管状腺瘤，约 7.8%癌变。

4.Ⅳ型息肉

形态、分布似Ⅲ型，异型性显著，有管状腺瘤，乳头状腺瘤和管状乳头状腺瘤，易恶变为分化性腺癌(约 25.7%)。

(四)遗传性胃肠道息肉病的胃部表现

少数胃多发性息肉是遗传性胃肠道息肉病在胃部的表现。34%～60%的家族性息肉病和 Gardner 综合征伴胃部多发性息肉，胃底腺区多见，多属增生性错构性息肉；幽门腺区者为腺瘤，癌变率稍高于普通胃息肉。少数 Peutz-Jegher 综合征、Cronkhite-Canada 综合征和幼年性胃肠息肉也伴胃息肉，极少癌变。

二、临床表现和诊断

胃息肉最多见于 40～60 岁者。多为单发，少数多发。常无症状，也可出现上腹痛，上腹不适，恶心，呕吐，腹胀，或可有反酸、嗳气，有时也可见上消化道出血。临床症状可能也与伴发症有关。有报道，胃窦部息肉可以引起幽门梗阻，尤其带蒂较大息肉脱入十二指肠更易引发。也有报道引起胃十二指肠套叠者。内镜检查常可以发现息肉的部位，大小，形态等。也可发现胃部伴随症，计有慢性浅表性胃炎和萎缩性胃炎(81.9%)，疣状胃炎 3.4%，胃癌 5.1%，消化性溃疡 3.9%等。胃镜下黏膜活检常可明确息肉的组织学性质，但是因为取材过浅、容易出现误差。全息肉摘除组织学检查常可提高诊断正确率。鉴别诊断的重点是要能够排除Ⅰ型和Ⅱa 型早期胃癌，明确腺瘤的性质等。

三、治疗和预防

(一)以防癌为目的的治疗方案

1.从组织学角度考虑

腺瘤样息肉癌变率高，宜积极清除密切随访。增生性息肉癌变率低，以定期随访及并发症治疗为主。黏膜下肿瘤一般较大，以手术治疗为主。但临床实践中，常规活检因取材深度不够，易发生误差，甚至常遗漏灶性癌变组织，延误治疗时机。全息肉摘除效果较好。

2.从息肉大体角度考虑

一般认为增生性息肉较小，极少＞1.5 cm；腺瘤性息肉也随体积增大癌变率增加，直径＜1 cm者癌变率甚低。为此以防癌为目的，按息肉大小决定治疗方案较合理而方便，已为国内外学者所接受。

(1)随访：对≤0.5 cm 的息肉以内镜下定期随访为主。息肉增长缓慢，无明显局部和全身症状，组织病理检查无异型性改变或癌变证据者可继续随访；反之，可考虑内镜下全息肉摘除后全息肉组织病理检查。有癌变者按胃癌处理。

(2)内镜下摘除：0.6～2 cm 无蒂息肉是内镜下摘除的适应证。结合组织病理检查决定进一步治疗方案。

(3)手术切除：对≥2 cm 的无蒂息肉，内镜下处理较困难。国内一组报告，直径≥2 cm 的胃息肉，腺瘤性占 50%，增生性 30%，其他 20%。癌变率大增。故一般主张手术切除。也有主张，可先行内镜下部分息肉摘除，组织病理证实为腺瘤性或异型性严重的增生性息肉以胃部分切除或肿瘤切除术为主；增生性息肉伴轻中度异型增生者也可在密切随访中经内镜分次摘除。

(4)带蒂息肉的处理：带蒂息肉的蒂直径<2 cm时，原则上行内镜下摘除，因癌变很少累及蒂，故无须顾忌适当的蒂残留，蒂径≥2 cm时宜手术切除。

(5)多发性息肉处理：宜内镜下分次切除或手术切除。可视分布和病变性质决定。

3.癌变的处理原则

息肉癌变，无论大小皆应早期手术。

(二)胃息肉合并症的处理

胃息肉合并幽门梗阻、胃十二指肠套叠时多数需手术治疗。对息肉合并上消化道出血，除应积极进行局部或全身性止血治疗外，应警惕癌变，大出血不止者应紧急手术治疗。

(三)与息肉共存胃部病变的治疗

与息肉共存的胃部病变是引起症状的主要原因，有时可能是增生性息肉的病因。多数以内科治疗为主。另据统计，胃息肉与胃癌共存发生率甚高，应提高警惕，早期发现，早期手术。

(四)胃部遗传性胃肠道息肉病的处理

遗传性息肉病可累及全胃肠道，胃部累及较少，是息肉病的局部表现，应综合整体情况处理。

1.家族性胃肠道息肉病和Gardner综合征

主要累及结肠和直肠，属腺瘤性息肉，癌变率可达95%以上；应积极手术或结肠镜下切除等，详见结肠息肉。累及胃部者，息肉性质因分布部位不同而异，而且需兼顾结肠和周身情况，治疗方案灵活性较大。

(1)累及胃底腺区的息肉：以增生性错构瘤为主，常为1～5 mm的多发性小息肉，很少癌变。以随访为主，较大孤立息肉也可内镜下摘除，多数无须手术切除。

(2)分布在幽门腺区的息肉：以腺瘤和异型上皮为主，呈多发性。癌变率低于结肠上的息肉，仅较一般胃腺瘤性息肉稍高。为此，从防癌目的出发，治疗可参考普通胃息肉处理原则，兼顾结肠息肉的需要和患者耐受能力，区分轻重缓急实施。无癌变者以内镜下分批切除和随访为主。

(3)胃部病变癌变处理：此时往往情况复杂。原则上应行胃部根治性手术，如无条件也应施以姑息性手术、放疗、化学治疗(简称化疗)或生物学治疗等。但必须兼顾结肠病变的治疗史和现实需要综合处理。

(4)合并症处理：家族性胃肠道息肉病和Gardner综合征的胃部息肉，合并症发生率较普通胃息肉稍高。除大出血、溃疡穿孔、幽门梗阻等以外，胃十二指肠套叠也时有报告。Herman(1992)报告1例，Gardner综合征伴胃多发性息肉，引起胃十二指肠套叠致急性胰腺炎。认为有时合并症可能是致死原因，应及时处理。手术切除常是必要的。

2.Peutz-Jegher综合征、Cronkhite-Canada综合征和幼年型胃肠道息肉病

其结肠息肉和胃部息肉皆罕有癌变报道。一般应以随访为主，胃部较大孤立息肉可行内镜摘除，注意合并症处理。有报告幼年型胃肠息肉病位于胃和十二指肠的高位息肉有自行脱落的可能，无须勉强切除。

(李　慧)

第三节 胃 扭 转

胃扭转是由于胃固定机制发生障碍，或因胃本身及其周围系膜(器官)的异常，使胃沿不同轴向发生部分或完全的扭转。胃扭转最早由 Berti 在尸检中发现。

本病可发生于任何年龄，多见于 30～60 岁，男女性别无差异。15%～20%胃扭转发生于儿童，多见于 1 岁以前，常同先天性膈缺损有关。2/3 的胃扭转病例为继发性，最常见的是食管旁疝的并发症，也可能同其他先天性或获得性腹部异常有关。

一、分类

(一)按病因分类

1.原发性胃扭转

致病因素主要是胃的支持韧带有先天性松弛或过长，再加上胃运动功能异常，如饱餐后胃的重量增加，容易导致胃扭转。除解剖学因素外，急性胃扩张、剧烈呕吐、横结肠胀气等亦是胃扭转的诱因。

2.继发性胃扭转

继发性胃扭转为胃本身或周围脏器的病变造成，如食管裂孔疝、先天及后天性膈肌缺损、胃穿透性溃疡、胃肿瘤、脾脏肿大等疾病，亦可由胆囊炎、肝脓肿等造成胃粘连牵拉引起胃扭转。

(二)以胃扭转的轴心分类

1.器官轴(纵轴)型胃扭转

此类型较少见。胃沿贲门至幽门的连线为轴心向上旋转。造成胃大弯向上、向左移位，位于胃小弯上方，贲门和胃底的位置基本无变化，幽门则指向下。横结肠也可随胃大弯向上移位。这种类型的旋转可以在胃的前方或胃的后方，但以前方多见。

2.系膜轴型(横轴)胃扭转

此类型最常见。胃沿着从大、小弯中点的连线为轴发生旋转。又可分为两个亚型：一个亚型是幽门由右向上向左旋转，胃窦转至胃体之前，有时幽门可达到贲门水平，右侧横结肠也可随胃幽门窦部移至左上腹；另一亚型是胃底由左向下向右旋转，胃体移至胃窦之前。系膜轴型扭转造成胃前后对折，使胃形成两个小腔。这类扭转中膈肌异常不常见，多为胃部手术并发症或为特发性，典型的为慢性不完全扭转，食管胃连接部并无梗阻，胃管或内镜多可通过。

3.混合型胃扭转

较常见，兼有器官轴型扭转及系膜轴型扭转两者的特点。

(三)按扭转范围分为完全型和部分型胃扭转

1.完全型扭转

整个胃除与横膈相附着的部分以外都发生扭转。

2.部分型扭转

仅胃的一部分发生扭转，通常是胃幽门终末部发生扭转。

（四）按扭转的性质分为急性胃扭转和慢性胃扭转

1.急性胃扭转

发病急，呈急腹症表现。常与胃解剖学异常有密切关系，在不同的诱因激发下起病。如食管裂孔疝、膈疝、胃下垂、胃的韧带松弛或过长。剧烈呕吐、急性胃扩张、胃巨大肿瘤、横结肠显著胀气等可成为胃的位置突然改变而发生扭转的诱因。

2.慢性胃扭转

有上腹部不适，偶有呕吐等临床表现，可以反复发作。多为继发性，除膈肌的病变外，胃本身或上腹部邻近器官的疾病，如穿透性溃疡、肝脓肿、胆道感染、膈创伤等亦可成为慢性胃扭转的诱因。

二、临床表现

胃扭转的临床表现与扭转范围、程度及发病的快慢有关。

（一）急性胃扭转

表现为上腹部突然剧烈疼痛，可放射至背部及左胸部。有时甚至放射到肩部、颈部并伴随呼吸困难，有时可有心电图改变，有可能被误诊为心肌梗死。急性胃扭转常伴有持续性呕吐，呕吐物量不多，不含胆汁，以后有难以消除的干呕，进食后可立即呕出，这是因为胃扭转使贲门口完全闭塞的结果。上腹部进行性膨胀，下腹部平坦柔软。大多数患者不能经食管插入胃管。急性胃扭转晚期可发生血管闭塞和胃壁缺血坏死，以致发生休克。

查体可发现上腹膨隆及局限性压痛，下腹平坦，全身情况无大变化，若伴有全身情况改变，提示胃部有血液循环障碍。反复干呕、上腹局限压痛、胃管不能插入胃内，这是急性胃扭转的三大特征，称为“急性胃扭转三联症”（Borchardt 三联症）。但这三联症在扭转程度较轻时，不一定存在。

（二）慢性胃扭转

较急性胃扭转多见，临床表现不典型，多为间断性胃灼热感、嗳气、腹胀、腹鸣、腹痛，进食后尤甚。主要临床症状是间断发作的上腹部疼痛，有的病史可长达数年。亦可无临床症状，仅在钡餐检查时才被发现。对于食管旁疝患者发生间断性上腹痛，特别是伴有呕吐或干呕者应考虑慢性间断性胃扭转。

三、辅助检查

（一）X 线检查

1.立位胸、腹部 X 线片

可见两个液气平面，若出现气腹则提示并发胃穿孔。

2.上消化道钡餐

上消化道 X 线钡餐不仅能明确有无扭转，且能了解扭转的轴向、范围和方向，有时还可了解扭转的病因。器官轴型表现为胃大弯、胃底向前、从左侧转向右侧，胃大弯朝向膈面，胃小弯向下，后壁向前呈倒置胃，食管远端梗阻呈尖削影，腹食管段延长，胃底与膈分离，食管与胃黏膜呈十字形交叉。系膜轴型表现为食管胃连接处位于膈下的异常低位，而远端位于头侧，胃体、胃窦重叠，贲门和幽门可在同一水平面上。

(二)内镜检查

内镜检查有一定难度,进镜时需慎重。胃镜进入贲门口时可见到齿状线扭曲现象,贲门充血、水肿,胃腔正常解剖位置改变,胃前后壁或大、小弯位置改变,有些患者可发现食管炎、肿瘤或溃疡。

四、诊断与鉴别诊断

(一)诊断

诊断标准:①以间歇性腹胀、间断发作的上腹痛、恶心、轻度呕吐为主要临床症状,病程短者数天,长者选数年,进食可诱发。②胃镜检查时,内镜通过贲门后,盘滞于胃底或胃体腔,并见远端黏膜皱襞呈螺旋或折叠状,镜端难通过到达胃窦,见不到幽门。③胃镜下复位后,患者即感临床症状减轻,尤以腹胀减轻为主。④上消化道X线钡剂检查显示胃囊部有两个液平;胃倒转,大弯在小弯之上;贲门幽门在同一水平面,幽门和十二指肠面向下;胃黏膜皱襞可见扭曲或交叉,腹腔段食管比正常增长等。符合上述1～3或1～4条可诊断胃扭转。

(二)鉴别诊断

1.食管裂孔疝

主要临床症状为胸骨后灼痛或烧灼感,伴有嗳气或呃逆。常于餐后1小时内出现,可产生压迫临床症状如气促、心悸、咳嗽等。有时胃扭转可合并疝,X线钡餐检查有助于鉴别。

2.急性胃扩张

本病腹痛不严重,以上腹胀为主,有频繁的呕吐,呕吐量大且常含有胆汁。可插入胃管抽出大量气体及胃液。患者常有脱水及碱中毒征象。

3.粘连性肠梗阻

常有腹部手术史,表现为突然阵发性腹痛,排气排便停止,呕吐物有粪臭味,X线检查可见肠腔呈梯形的液平面。

4.胃癌

多见于中老年,腹部疼痛较轻,查体于上腹部可触及结节形包块,多伴有消瘦、贫血等慢性消耗性表现。通过X线征象或内镜检查可与胃扭转相鉴别。

5.幽门梗阻

都有消化性溃疡病史,可呕吐宿食,呕吐物量较多。X线检查发现幽门梗阻,内镜检查可见溃疡及幽门梗阻。

6.慢性胆囊炎

非急性发作时,表现为上腹部隐痛及消化不良的临床症状,进油腻食物诱发。可向右肩部放射,墨非征阳性,但无剧烈腹痛、干呕。可以顺利插入胃管,胆囊B超、胆囊造影、十二指肠引流可有阳性发现。

7.心肌梗死

多发生于中老年患者,常有基础病史,发作前有心悸、心绞痛等先兆,伴有严重的心律失常,特征性心电图、心肌酶学检查可协助鉴别。

五、治疗

急性胃扭转有时不易作出早期诊断,病死率高,一经发现应及时处理。多数病例需急诊手术治疗，少数经非手术治疗也可缓解，以下介绍非手术疗法。

（一）非手术治疗

可首先试行插入胃管进行减压。少数如能将胃管成功插入胃腔，可经胃管吸出胃内大量气体和液体，急性症状可随之缓解，并自行复位。

但非手术治疗有如下缺点：①疗效短，易复发；②易在插管时损伤食管；③可能隐藏着更严重的胃及其周围脏器的病变未被发现和及时治疗。

为此，非手术疗法即使成功，也应明确病因，防止再发。

（二）辅助治疗

(1)输液：急性胃扭转常有水、电解质和酸碱平衡失调，应输液予以纠正。此外，如有休克应积极抗休克治疗。胃扭转复位后，在禁食、胃肠减压和恢复正常进食前仍应继续输液，以补充每天热量、水和电解质等的需要。

(2)胃肠减压：手术或非手术复位成功后应持续胃肠减压、禁食，以保持胃内空虚，一般术后3～4天方可停止胃肠减压。

(3)饮食：胃肠减压停止后，可开始进食少量流质，并在密切观察下逐渐增食量。

(4)病因及并发症治疗：经非手术疗法复位后或因病情危重仅行复位术者，可能有某些病因或并发症尚未处理，应给予相应治疗。

六、预后

由于诊断和治疗措施的不断改进，急性胃扭转的病死率已下降至15%～20%，急性胃扭转的急症手术病死率约为40%，若发生绞榨则病死率可达60%。已明确诊断的慢性胃扭转患者的病死率为0～13%。

（李 慧）

第四节 胃 炎

胃炎是指多种原因引起的胃黏膜炎症。一般临床上根据临床发病特点将胃炎分成急性胃炎和慢性胃炎两大类。如果根据病变范围可将胃炎分为胃窦胃炎、胃体胃炎和全胃炎。根据病因则可分为幽门螺杆菌相关性胃炎、自身免疫性胃炎、应激性胃炎、特殊类型胃炎。如果根据病理变化可将胃炎分为浅表性胃炎、糜烂性胃炎和萎缩性胃炎。胃黏膜对损害的反应包括上皮损伤、黏膜炎症反应和上皮再生3个过程。

一、急性胃炎

（一）急性胃炎的分类

急性胃炎的分类有多种。一般按照病理改变不同，急性胃炎可分为急性单纯性胃炎、急性糜烂出血性胃炎、特殊病因所致的急性胃炎(如急性腐蚀性胃炎、急性化脓性胃炎等)。还有观点认为，急性胃炎可分为急性糜烂出血性胃炎、急性幽门螺杆菌(Hp)胃炎和除Hp以外的急性感染性胃炎。

(二)病因与发病机制

1.急性糜烂出血性胃炎

(1)急性应激:包括大手术、大面积烧伤、严重烧伤、脑血管意外和严重的脏器功能衰竭、败血症、休克等。主要机制是应激情况下,特别是严重应激时机体的代偿能力不足以维持正常的胃黏膜微循环,从而引起黏膜缺血、缺氧,碳酸氢盐和上皮细胞黏液分泌减少,局部前列腺素合成减少。胃黏膜屏障被破坏,引起胃黏膜改变。

(2)化学性损伤:主要为药物和乙醇导致,药物最常见的是非甾体抗炎药(NSAID)。此类药物可以抑制环氧合酶的作用,使前列腺素产生减少,引起胃黏膜改变。高浓度的乙醇可直接对上皮细胞造成损伤,破坏胃黏膜屏障,从而引起黏膜出血、水肿和糜烂。

2.急性单纯性胃炎

(1)理化因素:过冷、过热、过于粗糙的食物,浓茶,浓咖啡,烈酒等均可刺激胃黏膜引起胃炎。

(2)生物因素:主要是细菌(如致病性大肠埃希菌、沙门菌等)和其相关毒素(如金黄色葡萄球菌毒素、肉毒杆菌毒素等)。

(3)其他因素:胃石、胃内异物、放疗等。

二、慢性胃炎

(一)慢性胃炎的分类

慢性胃炎的分类方法很多,目前仍采纳国际上的新悉尼系统,将慢性胃炎分为非萎缩性胃炎、萎缩性胃炎和特殊类型胃炎三大类。特殊类型胃炎的内镜诊断必须结合病因和病理。特殊类型胃炎的分类与病因和病理有关,包括化学性、放射性、淋巴细胞性、肉芽肿性、嗜酸细胞性以及其他感染性疾病所致者等。

根据病变分布,内镜下慢性胃炎可分为胃窦炎、胃体炎、全胃炎胃窦为主或全胃炎胃体为主。

(二)病因与发病机制

1.幽门螺杆菌(Hp)感染

80%~95%的慢性活动性胃炎患者胃黏膜中有 Hp 感染,Hp 感染目前被认为是慢性活动性胃炎的主要病因。Hp 感染与慢性活动性胃炎的关系符合 Koch 提出的确定病原体为疾病病因的 4 项基本法则。Hp 为革兰阴性微需氧菌,其致病机制与其产生尿素酶等多种酶以及其分泌的细胞毒素等有关。

2.免疫因素

胃体萎缩为主的慢性胃炎患者的血液中可检测到壁细胞抗体和内因子抗体,目前认为胃体萎缩的慢性胃炎发生在自身免疫的基础上。壁细胞抗体存在于血液和胃液中,与其相应的抗原结合后在补体参与下破坏壁细胞。内因子抗体与内因子结合后阻断维生素 B_{12} 与内因子结合,导致恶性贫血。

3.物理因素

长期饮用浓茶、咖啡、烈酒,高盐饮食、过冷或过热食物,过于粗糙的食物均可导致胃黏膜反复损伤。

4.化学因素

长期大量摄入非甾体抗炎药会抑制胃黏膜前列腺素的合成,破坏黏膜屏障。此外,吸烟、胆汁反流等均可导致慢性胃炎。

(三)临床表现与辅助检查

1.临床表现

慢性胃炎患者的临床表现多无特异性。症状可表现为非特异性的消化不良,如上腹不适、饱胀、钝痛等。此外,还可表现为食欲减退、反酸、嗳气、恶心等。慢性胃炎的临床症状轻重与胃黏膜的病变程度并不一致。

2.辅助检查

(1)胃液分析:测定基础胃液分泌量、最大泌酸量和高峰泌酸量可判断胃泌酸功能。非萎缩性胃炎胃酸分泌正常或增高;病变在胃窦的萎缩性胃炎,胃酸可正常或稍降低。

(2)血清促胃液素 G17、胃蛋白酶原Ⅰ和Ⅱ测定:检测血清促胃液素 G17、胃蛋白酶原Ⅰ和Ⅱ有助于判断是否存在萎缩,以及萎缩的部位和程度。胃体萎缩者血清促胃液素 G17 水平显著升高,胃蛋白酶原Ⅰ和(或)胃蛋白酶原Ⅰ/Ⅱ值下降;胃窦萎缩者 G17 水平下降,胃蛋白酶原Ⅰ和胃蛋白酶原Ⅰ/Ⅱ值正常;全胃萎缩时则两者均下降。

(3)X 线钡餐检查:X 线钡餐检查诊断慢性胃炎常常不够准确和全面,多用于除外某些恶性病灶(如浸润性胃癌)、了解胃肠动力情况以及无法耐受胃镜检查的患者。

(4)胃镜和(或)组织病理学检查:慢性非萎缩性胃炎内镜下的基本表现包括黏膜出血点或斑块、黏膜红斑、充血渗出、黏膜粗糙伴或不伴水肿等。糜烂性胃炎又可分为平坦型和隆起型 2 种类型。慢性萎缩性胃炎内镜下表现为黏膜红白相间,以白相为主,皱襞变平甚至消失,部分黏膜血管显露;可伴有黏膜颗粒或结节状等表现(图 4-1)。

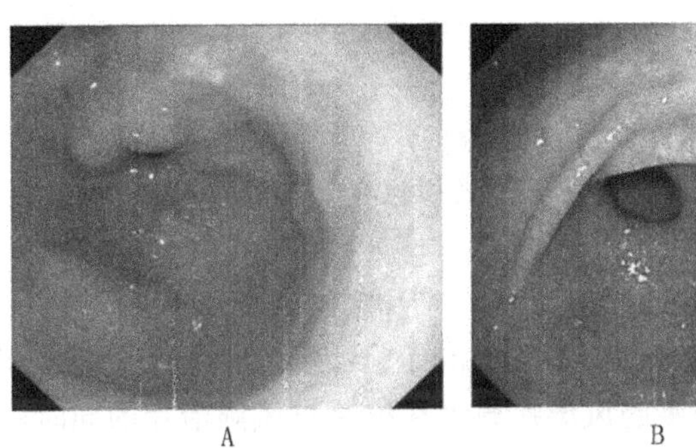

图 4-1 糜烂性胃炎(A)和萎缩性胃炎(B)的内镜下表现

病理学检查发现以慢性炎症细胞浸润为主时称为慢性胃炎。当胃黏膜在慢性炎症细胞浸润的同时见到急性炎症细胞浸润时称为慢性"活动性"胃炎或慢性胃炎伴活动。慢性胃炎的观察内容包括 5 项组织学变化和 4 个分级。5 项组织学变化包括 Hp 感染、慢性炎症(单个核细胞浸润)、活动性(中性粒细胞浸润)、萎缩(固有腺体减少)、肠化生(肠上皮化生);4 级包括 0 提示无,+提示轻度,++提示中度,+++提示重度。

(四)诊断与鉴别诊断

慢性胃炎的确诊主要依赖内镜检查和胃黏膜活组织学检查,尤其是后者的诊断价值更大。

三、特殊类型胃炎

(一)感染性胃炎

胃酸具有很强的抑菌作用,一般的细菌很难在胃内存活,除 Hp 以外。Hp 的毒素、有毒性反应的酶和 Hp 诱导的黏膜炎症反应等均可对胃黏膜造成损害。急性化脓性胃炎是感染性胃炎的一种，又被称为急性蜂窝织炎性胃炎，是败血症的并发症之一，病情凶险，多由细菌通过血液或淋巴循环播散至胃壁所致。

(二)急性腐蚀性胃炎

吞食强碱、强酸或其他腐蚀剂可引起急性腐蚀性胃炎。

(三)巨大胃黏膜肥厚症

巨大胃黏膜肥厚症又称 Ménétrier 病。该病的病因尚不明确，多见于 50 岁以上的男性。临床表现包括上腹痛、体重减轻、水肿、腹泻、低蛋白血症(蛋白质从异常的胃黏膜丢失)等，常无特异性。内镜下的特点是胃体、胃底黏膜皱襞粗大、肥厚，曲折迂曲呈脑回样。病理学检测可见胃小凹增生、延长、扭曲，伴明显的囊样扩张及壁细胞和主细胞减少。超声胃镜检查表现为胃黏膜第二层明显增厚，呈低回声或无回声改变；黏膜第一层及黏膜下层显示清晰。

四、治疗方案

(一)一般治疗

对于急性胃炎患者治疗，针对病因，去除损害因子，积极治疗原发病。严重时禁食，以后流质、半流质饮食。对症和支持疗法：呕吐患者不能进食，应补液，用葡萄糖及生理盐水维持水、电解质平衡，伴腹泻者注意钾的补充；腹痛者可用阿托品、复方颠茄片或山莨菪碱等解痉药。

对于慢性胃炎患者的治疗，应消除病因，包括根除 Hp，禁用或慎用对胃黏膜有损伤的药物；注意饮食卫生。

(二)药物治疗

1.治疗机制

药物治疗的机制主要是去除病因、缓解症状和减轻胃黏膜炎症。

2.治疗药物选用

(1)降低胃酸的药物：包括抗酸药和抑酸药。①抗酸药：硫糖铝可防止各种损伤因子对胃黏膜的损害，常用剂型有片剂和混悬剂；铝碳酸镁治疗胆汁反流性胃炎的疗效确切，对胃镜证实非类固醇类抗炎药所致的胃肠道损害的风湿病患者在继续抗风湿治疗的同时服用铝碳酸镁疗效显著。②抑酸药：对于上腹部疼痛症状明显，或伴有黏膜糜烂或出血的患者应采用抑酸药进行治疗，通常能使腹痛症状明显缓解。抑酸药在减轻 H^+ 反弥散的同时，亦促进促胃液素释放，对胃黏膜的炎症修复起一定作用。根据抑酸药作用于胃壁细胞上的不同受体，可分为促胃液素受体拮抗剂、胆碱能受体拮抗剂、H_2受体拮抗剂。促胃液素受体拮抗剂、胆碱能受体拮抗剂的临床应用效果有限，不良反应较大，已遭淘汰。近年来质子泵抑制剂已被广泛应用于临床。H_2受体拮抗剂在缓解慢性胃炎症状、促进炎症愈合和减少复发方面均有明显疗效；质子泵抑制剂的抑酸作用强，可有效地预防非类固醇类抗炎药性胃黏膜损害；抗酸药可以迅速中和胃酸，快速缓解疼痛。

(2)胃黏膜保护剂：枸橼酸铋钾可形成保护性薄膜，有抗胃蛋白酶的作用，促进碳酸氢盐和黏液分泌，防止黏液糖蛋白被分解，增加胃黏膜屏障能力，可刺激内源性前列腺素的释放，还可杀灭幽门螺杆菌；前列腺素类似物可防止非类固醇类抗炎药引起的胃黏膜损害；替普瑞酮具有增加胃黏液及胃黏膜层糖蛋白合成、增加胃黏膜疏水层的磷脂含量和胃黏液层的疏水性、改善胃黏膜血流量、促进胃黏膜再生和促进内源性前列腺素合成等药理作用；L-谷氨酰胺奥磺酸钠为新型胃黏膜保护剂，具有促进前列腺素合成、营养胃黏膜和促进黏膜细胞增殖等药理作用；瑞巴派特具有增加前列腺素合成、促进表皮生长因子及其受体表达、抑制 Hp 黏附与化学趋化因子产生、抑制中性粒细胞激活、清除氧自由基等药理作用。

(3)根除 Hp 的药物:对有 Hp 感染的慢性胃炎患者应采用根除 Hp 治疗。

(4)促胃肠动力药:促胃肠动力药通过促进胃排空及增加胃近端张力而提高胃肠运动功能,可减少胆汁反流,缓解恶心、嗳气、腹胀等症状。这类药物包括甲氧氯普胺、多潘立酮及西沙必利等。

3.给药方案

(1)降低胃酸的药物:包括抗酸药、抗胆碱药、H_2受体拮抗剂、质子泵抑制剂。

抗酸药:各种抗酸药的主要药理作用是中和胃酸,提高胃液的 pH,降低胃蛋白酶的活性。此外,抗酸药还可能促进前列腺素释放或生长因子聚集于溃疡处,加速溃疡愈合。常用制剂有碳酸氢钠每次 0.5～2 g;氢氧化铝凝胶每次 10～20 mg;复方氢氧化铝片每次 2 片。抗酸药宜于餐后 1 和 3 小时及睡前各服 1 次,亦即每天 7 次。但抗酸药的抗酸作用弱,不良反应多,不适于长期应用治疗溃疡。通常在使用其他抗溃疡药的同时,为加强止痛作用而以抗酸药作为辅助药物。

抗胆碱药:抗胆碱药能拮抗胃壁细胞的乙酰胆碱受体,减少胃酸分泌量。常用药物有阿托品每次 0.3～0.5 mg,每天 3～4 次,餐前半小时口服;颠茄 10 mg,每天 3～4 次,餐前半小时服用;溴丙胺太林每次 25 mg,每天 3 次,餐前半小时服用;哌仑西平每次 50 mg,每天 2 次。因抗胆碱药抑制胃酸分泌的作用不强、溃疡愈合率低(50%～70%),而不良反应作用较常见、禁忌证较多(如青光眼、前列腺肥大、幽门梗阻等),故在现代抗溃疡治疗中,抗胆碱药已基本摒弃不用。

H_2受体拮抗剂:组胺 H_2受体拮抗剂选择性地竞争结合 H_2受体,从而使壁细胞内的 cAMP 产生及胃酸分泌减少,是当前溃疡治疗中最常用的药物,已用于临床的有西咪替丁、雷尼替丁、法莫替丁、尼扎替丁和罗沙替丁等。其中雷尼替丁抑制胃酸分泌的作用较西咪替丁强 5～10 倍;法莫替丁的抑酸力为西咪替丁的 20～50 倍;尼扎替丁和罗沙替丁为新型 H_2受体拮抗剂,有高度的选择性,口服的生物利用度>90%。常用 H_2受体拮抗剂的疗效比较见表 4-1。

表 4-1　常用 H_2受体拮抗剂的疗效比较

药物名称	用法用量	疗效(4 周愈合率/%)	
		DU	GU
西咪替丁	400 mg,每天 2 次或 800 mg 睡前服	80	68
雷尼替丁	150 mg,每天 2 次或 300 mg 睡前服	73	69
法莫替丁	20 mg,每天 2 次或 40 mg 睡前服	83	65
尼扎替丁	150 mg,每晚 1 次	>90	87
罗沙替丁	75 mg,每天 2 次	93.5	85.5 *

注:* 此药为 8 周的有效率。

质子泵抑制剂:亦称 H^+,K^+-ATP 酶抑制剂。胃酸分泌的最后一步是壁细胞分泌膜内质子泵(H^+,K^+-ATP 酶)驱动细胞内 H^+与血管内 K^+交换,质子泵作用于 H^+,K^+-ATP 酶使其活性丧失,抑制胃酸分泌的最终步骤,从而产生很强的抑酸效应。其抑酸作用可持续 24～72 小时,远较 H_2受体拮抗剂的作用时间长。目前临床用药主要有奥美拉唑 20 mg,每天 1 次,连服 4～8 周;兰索拉唑 30 mg,每天 1 次,疗程一般为 4～8 周。质子泵抑制剂的抗酸作用强而持久,溃疡治愈率高,且不良反应发生率低。文献统计 4 周的溃疡愈合率达 90%以上,6～8 周溃疡几乎全部愈合。

(2)胃黏膜保护剂：近年来研究认为加强胃黏膜的保护作用，促进胃黏膜修复是治疗消化性溃疡的重要环节。常用药物如下。

胶态次枸橼酸铋(CBS)：每次 120 mg，每天 4 次，餐前半小时及睡前服用；或每次 240 mg，每天 2 次，4 周为 1 个疗程，亦可用 8 周。CBS 主要在胃内发挥作用，仅约 0.2%吸收入血，常规用量不会引起铋中毒，但有报道服用过量的 CBS 引起急性肾衰竭。用药期间可有舌苔、牙齿发黑，黑便；少数有便秘、恶心、一过性氨基转移酶升高。

前列腺素 E 制剂：主要用于非甾体抗炎药引起的胃溃疡。①米索前列醇每次 200 μg，每天 4 次；或每次 400 μg，每天 2 次，连服 4 周。②恩前列素每次 35 μg，每天 2 次，口服，4～8 周为 1 个疗程。疗效与 H_2受体拮抗剂接近，但此药的不良反较多，可引起腹痛、腹泻、子宫收缩等，孕妇禁用。

硫糖铝：每次 1 g，每天 3 次，餐前 1 小时服用，4～6 周为 1 个疗程。

表皮生长因子(EGF)：最近研究显示人类胃肠道的任何部位发生溃疡时均可诱导分泌 EGF 的细胞生成，形成新腺体而分泌 EGF，促进溃疡愈合；而且 EGF 还可直接与胶体铋或硫糖铝等黏膜保护剂结合，聚集在溃疡部位而发挥作用。现已证实口服 EGF 可使溃疡愈合，EGF 同类物的研究发展将可能用于溃疡的治疗。

生长抑素：生长抑素能抑制促胃液素分泌，从而抑制胃酸分泌，可协同前列腺素对胃黏膜起保护作用，临床上主要应用于溃疡并发出血的治疗。现用于临床的有奥曲肽和生长抑素。

(3)促胃肠动力药：消化性溃疡患者如有明显的恶心、呕吐、上腹饱胀等症状，实验室检查有胃排空延缓、胆汁反流或胃食管反流等表现，同时应给予促胃肠动力药。

甲氧氯普胺：为多巴胺受体拮抗剂，也有激动 5-HT_4受体的作用，可促进胃和食管蠕动，促进胃排空。用法为每次 5～10 mg，每天 3 次或每次 10 mg，肌内注射。本药可透过血-脑屏障，产生锥体外系症状，不宜大剂量或长期应用。

多潘立酮：为第二代多巴胺受体拮抗剂，可拮抗多巴胺受体，促进胃肠动力，增强食管下括约肌张力，促进食管和胃排空。本品极少透过血-脑屏障，不产生锥体外系症状。常用剂量为每次 10 mg，每天 3～4 次。

莫沙必利：为 5-HT_4受体激动剂，作用于消化道平滑肌肌间神经丛的中间和末端神经元受体，使胆碱能神经纤维末端释放乙酰胆碱，可促进全消化道动力。常用剂量为每次 5～10 mg，每天 3～4 次。

4.药物相互作用

(1)PPI：PPI 大多经过肝脏代谢，故合并使用影响肝药酶或肝功能的药物可能会与其产生相互作用。奥美拉唑、兰索拉唑、泮托拉唑主要经 CYP2C19 和 CYP3A4 代谢，因此 CYP2C19 是影响其药动学、疗效稳定性及药物相互作用的重要因素。如奥美拉唑和一些经 CYP2C19 代谢的药物(地西泮、地高辛、苯妥英钠、华法林、硝苯地平、安替比林、西沙必利、奎尼丁、环孢素、咖啡因、茶碱、氯吡格雷)合用，使上述药物的血浆半衰期延长，药效也相应延长；而雷贝拉唑主要通过非酶代谢，因而无明显的个体差异，疗效稳定，与其他药物的相互作用较少。埃索美拉唑是奥美拉唑的左旋异构体，与奥美拉唑相比，其体内的个体差异小，疗效较稳定，但可降低伊曲康唑的吸收。与其合用时，应减少经 CYP2C19 酶代谢的药物如地西泮、西酞普兰、丙米嗪、氯米帕明和苯妥英钠的剂量。当与这些药物合用时，临床药师应特别注意观察其相互作用可能带来的不良后果，必要时调整给药方案或停用相关药物。

(2)碳酸氢钠：可加速酸性药物的排泄(如阿司匹林)；可降低胃蛋白酶、维生素 E 的疗效。

(3)铝碳酸镁：服药后 1～2 小时应避免服用其他药物，因氢氧化铝可与其他药物结合而降低吸收，影响疗效；铝剂可吸附胆盐而减少脂溶性维生素的吸收，特别是维生素 A；与异烟肼类合用时后者的吸收可能延迟与减少，与左旋多巴合用时吸收可能增加。

(4)西咪替丁：与制酸药合用，对十二指肠溃疡有协同缓解疼痛之效，但西咪替丁的吸收可能减少，故一般不提倡；如必须与制酸药合用，两者应至少相隔 1 小时服用。甲氧氯普胺与本品同时服用，可使本品的血药浓度降低，本品的剂量需适当增加。由于硫糖铝需经胃酸水解后才能发挥作用，本品抑制胃酸分泌，两者合用可能使硫糖铝的疗效降低。本品抑制细胞色素 P450 催化的氧化代谢途径，并能降低肝血流量，故与其他药物合用时本品可降低另一些药物的代谢，致其药理活性或毒性增强。这些相互作用包括：①与苯二氮䓬类药物长期合用，肝内代谢可被抑制，导致后者的血药浓度升高，加重镇静及其他中枢神经抑制作用，并可发展为呼吸及循环衰竭。但是其中劳拉西泮、奥沙西泮、替马西泮似乎不受影响。②与华法林及其他香豆素类抗凝血药合用时，凝血酶原时间可进一步延长，因此须密切注意病情变化，并调整抗凝血药的用量。③与苯妥英钠或其他乙内酰脲类合用，可能使后者的血药浓度增高，导致苯妥英钠中毒；必须合用时，应在 5 天后测定苯妥英钠的血药浓度以便于调整剂量，并注意定期复查外周血象。④与普萘洛尔、美托洛尔、甲硝唑合用时血药浓度可能增高。⑤与茶碱、咖啡因、氨茶碱等黄嘌呤类药合用时肝代谢降低，可导致清除延缓、血药浓度升高，可能发生中毒反应。⑥本品可使维拉帕米的绝对生物利用度由(26.3%±16.8%)提高到(49.3%±23.6%)，由于维拉帕米可发生少见但很严重的不良反应，因此应引起注意。⑦本品可抑制奎尼丁的代谢，患者同时服用地高辛和奎尼丁时不宜再用本品。因为奎尼丁可将地高辛从其结合部位置换出来，结果奎尼丁和地高辛的血药浓度均升高，此时应对血药浓度进行监测。若与阿司匹林合用，可使阿司匹林的作用增强；与卡托普利合用有可能引起精神症状。⑧与其他肝内代谢药如利多卡因、三环类抗抑郁药伍用均应慎重。⑨与阿片类药物合用，有报道在慢性肾衰竭患者中可产生呼吸抑制、精神错乱、定向力丧失等不良反应，对此类患者应减少阿片类制剂的用量。⑩由于本品使胃液 pH 升高，与四环素合用时可致四环素的溶解速率下降、吸收减少、作用减弱(但本品的肝药酶抑作用却可能增加四环素的血药浓度)；由于本品有与氨基糖苷类抗生素相似的肌神经阻滞作用，这种作用不被新斯的明所对抗，只能被氯化钙所对抗，因此与氨基糖苷类合用时可能导致呼吸抑制或呼吸停止。

(5)法莫替丁：不与肝细胞色素 P450 酶作用，故不影响茶碱、苯妥英钠、华法林及地西泮等药物的代谢，也不影响普鲁卡因胺等的体内分布。但丙磺舒会抑制法莫替丁从肾小管的排泄。

(6)硫糖铝：制酸药可干扰硫糖铝的药理作用，硫糖铝也可减少西咪替丁的吸收；硫糖铝可干扰脂溶性维生素(维生素 A、维生素 D、维生素 E 和维生素 K)的吸收；能与多酶片中的胃蛋白酶、胰酶和淀粉酶形成复合物，药理作用相互拮抗，影响溃疡愈合，因此两药不宜合用；胃蛋白酶与西咪替丁合用时可能使本品的疗效降低；对共服的其他药物有明显的相互作用，可以减少华法林(也可能还有苯妥英钠、地高辛、四环素等)的吸收，当两者共同服用时，华法林的抗凝血活性降低 50%。

五、药学监护要点

胃炎有胃黏膜糜烂和(或)以上腹痛和上腹烧灼感等症状为主者，可根据病情或症状严重程度选用胃黏膜保护剂、抗酸剂、H_2RA 或 PPI。具有明显进食相关的腹胀、食欲缺乏等消化功能低下症状者，可考虑应用消化酶制剂。以上腹饱胀、恶心或呕吐等为主要症状者可选用促动力药。

证实 Hp 阳性的慢性胃炎，无论有无症状和并发症，均应行 Hp 根除治疗，除非有抗衡因素存在。

有消化不良症状且伴明显精神心理因素的慢性胃炎患者可用抗抑郁药或抗焦虑药。

（周庆勇）

第五节 胃平滑肌瘤

胃平滑肌瘤属于间皮细胞瘤。尸检发现率约 15%，50 岁以上可达 50%，居胃部良性肿瘤的第 2 位。任何年龄皆可发病，50 岁以上多见。男女发病率相近。肿瘤好发于胃体和窦部。平滑肌瘤起源于胃壁肌层、黏膜肌层或胃壁血管肌层。多数呈卵圆形向腔内突起称腔内型，在胃壁生长为壁间型、浆膜下生长为腔外型，同时向腔内外突出呈哑铃状称腔内外型。一般直径为 2～4 cm，可大至 10～20 cm。60%腔内型表面有溃疡形成。组织学检查，细胞密度大、单形核型、无显著核仁，染色质细而散、很难找到分裂象，胞质丰富、酸染。呈膨胀性生长、生长缓慢。2%平滑肌瘤恶变。

一、临床表现和诊断

本病临床症状缺乏特征性。肌瘤<2 cm 者可无症状，甚至终身携瘤不被发现。瘤体较大者可在上腹隐痛；有溃疡形成者可有节律性疼痛等，或致呕血和黑便、贫血等。部分病例有上腹包块。周身症状轻微。有恶变者全身症状渐趋明显如食欲缺乏，体重减轻等。

X 线钡餐造影和内镜检查可发现腔内型平滑肌瘤，呈息肉状、圆形或椭圆形，晚期可带蒂。表面光滑，也可见溃疡形成。内镜下常规活检阳性率极低。深挖式活检或经内镜肿瘤切除可获阳性结果。非腔内型诊断常发生困难。

近年来应用选择性动脉血管造影常可判明肌瘤来源和性质。良性平滑肌瘤则表现为轮廓光滑、血管丰富、血管移位和造影剂蓄积等。壁间型、腔外型者也皆可清楚显示。

二、治疗

（一）治疗目的

1.预防肿瘤发展和恶变

胃平滑肌瘤生长缓慢，早期肿瘤较小无症状，常偶然发现。此时治疗目的是彻底清除肿瘤，防止日后引起并发症或恶变。

2.解除症状、治疗并发症

较大或巨大平滑肌瘤常有症状或并发症，少数已恶变。此时应以解除症状，清除肿瘤，治愈并发症为目的。但因平滑肌瘤诊断困难，常误为其他良恶性疾病而误诊误治。

(二)治疗原则

1.彻底清除肿瘤

手术治疗为主,内镜治疗为辅。

2.防止误诊,正确选择术式

胃平滑肌瘤是良性肿瘤,即使恶变,其恶性度也多较低,术式选择与胃癌等恶性肿瘤有较大差异。但近年国内外文献报道,胃平滑肌瘤多数术前误诊,甚至术后病理检查才能确诊,术式选择难能合理。目前诊断技术发展很快,若临床医师对本病有所警惕,术前做出正确诊断也不是不可能的;即使术前未能确诊,术中仔细探查和冷冻切片检查等对本病与胃癌等鉴别也有帮助,可以指导及时调整治疗方案。

此外,良性平滑肌瘤与平滑肌肉瘤的鉴别也常发生困难,冷冻切片对鉴别良恶性也无帮助。有文献报告,少数平滑肌瘤组织学形态为良性,而生物学行为呈恶性表现。为此,平滑肌瘤切除术后,不仅要常规病理形态检查,而且要常规随访 5 年以上。

(三)治疗选择及适应证

1.经内镜切除

腔内型有蒂或无蒂的小平滑肌瘤可经内镜摘除。有报告采用高频电切开摘除术治愈直径小于5 cm的肿瘤。高频电圈套器仅能摘除<1 cm 的肿瘤。应送检病理。

2.手术切除

多发性、较大腔内型平滑肌瘤、有黏膜溃疡者,有坏死和出血倾向或非腔内型平滑肌瘤宜手术切除治疗。

对较小肿瘤可以行肿瘤摘除术、楔形或袖形切除术。较大肿瘤可行胃大部切除术连同肿瘤一同切除。预后良好。

3.拟平滑肌肉瘤治疗

对细胞学检查证实已恶变或可疑恶变或经内镜及手术摘除或切除后复发者,应按平滑肌肉瘤处理。手术范围力求彻底,无须进行预防性淋巴结清扫。

(李　慧)

第六节　胃　腺　瘤

胃腺瘤是起源于胃黏膜上皮的良性肿瘤。任何年龄皆可发病,而 60～70 岁最多见。男女比为 2∶1。胃各部皆可见,以胃窦部好发。胃腺瘤有癌变倾向,平均癌变率为 40%,故视为癌前状态。

一、癌变倾向及其相关因素

(一)组织学类型

胃腺瘤有 3 种组织学类型,癌变率分别为:管状腺瘤 14%～20%,乳头状管状腺瘤 36%～46%,乳头状腺瘤 66%～75%。

(二)瘤体大小

胃腺瘤直径＜1 cm者癌变率为7.5%，1～2 cm者为10%，＞2 cm者为50%以上。

(三)瘤细胞结构和核异型性

有学者将胃腺瘤细胞异型性分为3级：一级，癌变率16%；二级为19%；三级35%。多数学者报告胃腺瘤旁黏膜常有不完全型肠化，含硫酸黏液。

(四)其他

多发性腺瘤癌变率高于单发，广基高于有蒂。

二、临床表现和诊断

胃腺瘤早期无症状，或被伴随症症状所掩盖，如萎缩性胃炎、溃疡病等。幽门部带蒂腺瘤脱垂至十二指肠可致暂时性或复发性幽门梗阻。肿瘤表面可有糜烂乃至溃疡引起上腹痛或出血。多数患者胃酸缺乏，时有贫血。有报告肿瘤可因供应血管梗死而自行脱落者。偶有胃腺瘤致胃-十二指肠套叠。

X线钡餐造影可显示以上腺瘤。内镜是诊断胃腺瘤的最佳手段，可呈圆形或卵圆形，有蒂或广基，单发或多发。若表面粗糙、苍白、糜烂或溃疡伴渗血，应警惕已恶变或有炎症。活检组织学检查常可查明其病理特点及异型性等，但以全或部分肿瘤摘除的诊断效果为优。

三、治疗

(一)治疗目的

胃腺瘤治疗最主要目的是预防癌变发生，早期发现、早期治疗已癌变腺瘤。此外，30%左右的腺瘤与胃癌共存，也是治疗的重点。对于伴随症及合并症，如慢性萎缩性胃炎、消化性溃疡、上消化道出血、幽门梗阻及胃-十二指肠套叠等也应及时治疗。

(二)内科治疗

1.内镜下活检钳咬除

对于＜0.5 cm的胃腺瘤，有时可以经活检钳多次连续咬切清除。但往往不够彻底，仍应注意内镜随访，咬切下来的组织应送检病理。

2.内镜下全肿瘤摘除

0.5～2.0 cm的腺瘤或有蒂腺瘤蒂径＜1 cm者，以内镜下肿瘤摘除为主。多发性腺瘤也可分批摘除。摘除标本应做组织病理检查以提高诊断效果，发现隐藏小癌变灶时应及时进一步处理。

3.内镜下毁除

对于＜0.5 cm的广基腺瘤，经咬切未能彻底清除也可应用电灼法清除。对于广基腺瘤，或大或小，难以圈套切除者或多发性腺瘤也可采用微波，激光等毁除。无水乙醇注射，冷冻法等常需多次操作，已少采用。各种毁除法的共同缺点是不能回收标本做病理检查，有可能漏诊小癌变灶。为此毁除法适宜作为全腺瘤摘除或咬除的补充疗法。并应强调术后随访。

4.随访

有些老年患者，腺瘤较大，有手术指征，但因有心、肺、肾等夹杂症而不能施术者，应在积极治疗夹杂症的同时对胃腺瘤进行定期随访；时机成熟时可行手术治疗，或发现腺瘤癌变，可权衡利弊做出恰当治疗选择。腺瘤经内镜咬除、摘除或毁除后也还须继续随访，以防遗漏的异型性病灶癌变或残留癌灶未得及时处理。

5.伴随症及并发症的治疗

多数伴随症或并发症需内科治疗。

(三)胃腺瘤的外科治疗

1.手术适应证

(1)腺瘤已经癌变或高度可疑癌变。

(2)腺瘤与胃癌共存。

(3)多发性腺瘤,有可疑癌者。

(4)腺瘤最大直径大于 2 cm 者。

(5)腺瘤合并内科难以控制的并发症,如难治性溃疡,大出血内科不能止血,反复发作的幽门梗阻,胃-十二指肠套叠。

2.术式选择

(1)肯定未癌变的大腺瘤宜行肿瘤切除或部分胃切除。

(2)已确定癌变者,与胃癌共存者,即使已经内镜摘除也应按胃癌要求进行根治性手术。

(3)可疑癌变者,术中应加强探查,冰冻切片可能有帮助,以便手术中调整治疗方案。

(4)为严重并发症而施术者应根据并发症的需要兼顾腺瘤彻底切除的需要选择术式。

(李　慧)

第七节　胃　　癌

胃癌是指发生在胃上皮组织的恶性肿瘤,是消化道恶性肿瘤中最多见的肿瘤。胃癌的发病率在不同国家,不同地区差异很大。日本、智利、芬兰等为高发国家,而美国、新西兰、澳大利亚等国家则发病较低,两者发病率可相差 10 倍以上。我国也属胃癌高发区,其中以西北地区最高,东北及内蒙古次之,华北华东又次之,中南及西南最低。胃癌是我国常见的恶性肿瘤之一,在我国其发病率居各类肿瘤的首位。胃癌的发生部位一般以胃窦部最多见,约占半数,其次为贲门区,胃体较少,广泛分布者更少。根据上海、北京等城市 1 686 例的统计,胃癌的好发部位依次为胃窦 58%、贲门 20%、胃体 15%、全胃或大部分胃 7%。

临床早期 70%以上毫无症状,中晚期出现上腹部疼痛、消化道出血、穿孔、幽门梗阻、消瘦、乏力、代谢障碍及肿瘤扩散转移而引起的相应症状。胃癌可发生于任何年龄,但以 40～60 岁居多,男女发病率之比为(3.2～3.6)∶1。其发病原因不明,可能与多种因素,如生活习惯、饮食种类、环境因素、遗传素质、精神因素等有关,也与慢性胃炎、胃息肉、胃黏膜异形增生和肠上皮化生、手术后残胃,及长期幽门螺杆菌(HP)感染等有一定的关系。由于胃癌在我国极为常见,危害性大,所以了解有关胃癌的基本知识对胃癌防治具有十分重要的意义。

胃癌是一种严重威胁人民生命健康的疾病,据统计每年约有 17 万人死于胃癌,几乎接近全部恶性肿瘤死亡人数的 1/4,且每年还有 2 万以上新的胃癌患者产生,病死率居恶性肿瘤之首位。胃癌具有起病隐匿的特点,早期多无症状或仅有轻微症状而漏诊。有些患者服用止痛药、抗溃疡药或饮食调节后疼痛减轻或缓解,因而往往被忽视而未做进一步检查。随着病情的进展,胃部症状渐转明显出现上腹部疼痛、食欲缺乏、消瘦、体重减轻和贫血等。后期常有肿瘤转移、出现腹部肿块、左锁骨上淋巴结肿大、黑便、腹水及严重营养不良等。早期胃癌诊治的 5 年、10 年生存率分别可达到 95%和 90%。因此,要十分警惕胃癌的早期症状,正确选择合理的检查方法,以提高早期胃癌检出率,避免延误诊治。

一、病因

随着多年来临床研究的进展,可以认为胃癌的发生可能是环境中某些致癌因素和抑癌作用的复杂作用,与胃黏膜组织损伤和修复的病理变化过程中相互作用,细胞受到致癌物的攻击,并受到人体营养状况、免疫状态及精神因素等作用的影响,经过较长时间的发展过程而逐渐发展成癌。从有关研究胃癌的发病因素来看,胃癌的发病因素是复杂的,难以用单一的或简单的因素来解释,很可能是多种因素综合作用的结果。至今,胃癌的病因仍处于探索阶段,许多问题尚待进一步研究探讨。但通过大量的流行病学调查和实验研究,已积累了大量资料。根据这些资料证实,胃癌可能与多种因素如生活习惯、饮食种类、环境因素、遗传素质、精神因素等有关,也与慢性胃炎、胃息肉、胃黏膜异形增生和肠上皮化生、手术后残胃,及长期幽门螺杆菌(HP)感染等有一定的关系,是以下因素相互作用的结果。

(一)饮食因素

胃是重要的消化器官,又是首先与食物长期接触的脏器。因此,在研究胃癌发病因素时首先注意到饮食因素。近 30 年来,胃癌发达国家中的发病率明显下降趋势,多数国家病死率下降达 40%以上。分析这些国家发病率下降主要原因与饮食因素有关。其共同的特点是食物的贮藏、保存方法有明显的变化,减少了以往的烟熏等食物贮存,改变为冷冻保鲜贮存方法,食物的保鲜度有很大提高;盐的摄入量稳定而持久的下降,及牛奶、奶制品、新鲜蔬菜、水果、肉类及鱼类的进食量有较显著的增加。减少了致癌性的多环烃类化合物的摄入。高浓度盐饮食能破坏胃黏膜保护层,有利于致癌物与胃黏膜直接接触。而牛奶及乳制品对胃黏膜有保护作用,水果新鲜蔬菜中的大量维生素 C 又能阻断胃内致癌亚硝胺的合成,由于饮食组成中减少了引起胃癌的危险因素,增加了保护因素,从而导致胃癌发病率的下降。葱、蒜等含藻类的食物对胃有保护作用,食大蒜后可使胃的泌酸功能增加,胃内亚硝酸盐的含量及真菌或细菌的检出率均有明显下降。

(二)地理环境因素

世界各国对胃癌流行病学方面的调查表明,不同地区和种族的胃癌发病率存在明显差异。这些差异可能与遗传和环境因素有关。有些资料说明胃癌多发于高纬度地区,距离赤道越远的国家,胃癌的发病率越高。也有资料认为其发病与沿海因素有关。这里有不同饮食习惯的因素,也应考虑地球化学因素及环境中存在致癌物质的可能。

全国胃癌综合考察流行病学组曾调查国内胃癌高发地区,如祁连山内流河系的河西走廊、黄河上游、长江下游、闽江口、木兰溪下游及太行山南段等地,发现除太行山南段为变质岩外,其余为火山岩、高泥炭,局部或其一侧有深大断层,水中 Ca/SO_4 比值小,而镍、硒和钴含量高。考察组还调查胃癌低发地区,如长江上游和珠江水系等地,发现该区为石灰岩地带,无深大断层,水中 Ca/SO_4 比值大,镍、硒和钴含量低。已知火山岩中含有 3,4 苯并芘,有的竟高达 5.4～6.1 μg/kg,泥炭中有机氮等亚硝胺前体含量较高,使胃黏膜易发生损伤。此外,硒和钴可引起胃损害,镍可促进 3,4 苯并芘的致癌作用。以上地理环境因素是否为形成国内这些胃癌高发地区的原因,值得进一步探索。

（三）社会经济因素

根据调查研究，发现胃癌的发生与社会经济状况有关，经济收入低的阶层病死率高。我国胃癌综合考察结果表明，与进食真菌粮呈正相关。

（四）胃部疾病因素

胃部疾病及全身健康状况大量调查表明，胃癌的发生与慢性萎缩性胃炎，尤其是伴有胃黏膜异型增生及肠上皮化生者密切相关。且与胃溃疡、特别是经久不愈的溃疡有关。另外与胃息肉、胃部手术后、胃部细菌感染等有关。据报道，萎缩性胃炎的癌变率为 6%～10%，胃溃疡的癌变率为 1.96%，胃息肉的癌变率约为 5%。还有报道称，恶性贫血的患者比一般患胃癌的机会要高 5 倍。

根据纤维胃镜检查所见的黏膜形态，慢性胃炎可以分为浅表性、萎缩性和肥厚性三种。现已公认萎缩性胃炎是胃癌的一种前期病变，尤与胃息肉或肠腺化生同时存在时可能性更大。浅表性胃炎可以治愈，但也有可能逐渐转变为萎缩性胃炎。肥厚性胃炎与胃癌发病的关系不大。萎缩性胃炎颇难治愈，其组织有再生趋向，有时形成息肉，有时发生癌变。长期随访追踪可发现萎缩性胃炎发生癌变者达 10%左右。

关于胃溃疡能否癌变的问题，一直存在着不同意见的争论。不少人认为多数癌的发生与溃疡无关。但从临床或病理学的研究中可以看到，胃溃疡与胃癌的发生存有一定关系。国内报道胃溃疡的癌变率为 5%～10%，尤其是胃溃疡病史较长和中年以上的患者并发癌变的机会较大，溃疡边缘部的黏膜上皮或腺体受胃液侵蚀而发生糜烂，在反复破坏和再生的慢性刺激下转化成癌。胃大部切除术后残胃癌的发病率远较一般人群中为高，近已受到临床工作者的重视。

任何胃良性肿瘤都有恶变可能。而上皮性的腺瘤或息肉的恶变机会更多。在直径大于 2 cm的息肉中，癌的发生率增高。有材料报道经 X 线诊断为胃息肉的患者中，20%伴有某种恶性变；在胃息肉切除标本中，见 14%的多发性息肉有恶变，9%的单发息肉有恶变，这说明一切经 X 线诊断为胃息肉的病例均不要轻易放过。

胃黏膜的肠上皮化生系指胃的固有黏膜上皮转变为小肠上皮细胞的现象，轻的仅在幽门部有少数肠上皮细胞，重的受侵范围广泛，黏膜全层变厚，甚至胃体部也有肠假绒毛形成。肠腺化生的病变可能代表有害物质刺激胃黏膜后所引起的不典型增生（又称间变）。如刺激持续存在，则化生状态也可继续存在；若能经过适当治疗，化生状态可以恢复正常或完全消失，因此轻度的胃黏膜肠腺化生不能视为一种癌前期病变。有时化生的肠腺上皮超过正常限度的增生变化，这种异形上皮的不典型增生发展严重时，如Ⅲ级间变，可以视为癌前期病变。

（五）精神神经因素

大量研究证明，受过重大创伤和生闷气者胃癌的发病率相对较高，迟缓、呆板、淡漠或急躁不安者危险性相对略低，而开朗、乐观、活泼者危险性最低。

（六）遗传因素

胃癌的发生与遗传有关，有着明显的家庭聚集现象。临床工作者都曾遇到一个家族中两个以上的成员患有胃癌的情况，这种好发胃癌的倾向虽然非常少见，但至少提示了有遗传因素的可能性。有资料报道胃癌患者的亲属中胃癌的发病率要比对照组高 4 倍。在遗传因素中，不少学者注意到血型的关系。有人统计，A 型者的胃癌发病率要比其他血型的人高 20%。但也有一些报告认为不同血型者的胃癌发生率并无差异。近年来，有人研究胃癌的发病与 HLA 的关系，尚待进一步做出结论。

(七)化学因素

与胃癌病因有关的因素中,化学因素占有重要地位,可能的化学致癌物主要是N-亚硝基化合物,其他还有多环芳香烃类化合物等。某些微量元素可影响机体某些代谢环节、影响机体生理功能,而对肿瘤起着促进或抑制作用。真菌与真菌毒素的致癌作用及与人体肿瘤病因关系,近年来也有很多研究报道,对胃癌病因来说,既有黄曲霉素等真菌毒素的致癌作用,又有染色曲霉等真菌在形成致癌物前体及在N-亚硝基化合物合成中所起的促进作用。

1.N-亚硝基化合物

国内外大多数学者认为N-亚硝基化合物可能是引起胃癌的主要化学致癌物。N-亚硝基化合物是亚硝酸盐与仲胺或仲酰胺反应形成的化合物。亚硝酸盐与仲胺反应形成的化合物为N-亚硝基胺(简称N-亚硝胺或亚硝胺),亚硝酸盐与仲酰胺反应形成的化合物为N-亚硝基酰胺(简称N-亚硝酸胺或亚硝酸胺),两者总称N-亚硝基化合物,也称亚硝胺类化合物。其中-R可为各种烷基、芳香基或功能团。因-R结构的不同,N-亚硝基化合物可以有多种。目前已在动物实验中做过实验的N-亚硝基化合物有300多种,其中确有致癌性的占75%,是当今公认环境中最重要的致癌物之一,对胃癌的病因可能有重要作用。

N-亚硝基胺经活化致癌,N-亚硝基酰胺直接致癌,N-亚硝基胺不具活性,在机体中可经代谢活化。它只能在代谢活跃的组织中致癌。N-亚硝基酰胺不需活化即可致癌。它在生理pH的条件下不稳定,分解后产生与N-亚硝基胺经活化产生的相同的中间体而具致癌性。N-亚硝基酰胺可以任意分布在所有组织中,并以相等程度分布,因此能在许多不同的器官中引起肿瘤。其致癌剂量远远小于芳香胺及偶氮染料。如给大鼠N-二乙基亚硝基胺每天少于0.1 mg/kg,即可出现食管癌及鼻腔癌。不少N-亚硝基化合物只要大剂量一次攻击即可致癌。而且无论是口服、静脉注射、肌内注射、皮下注射或局部涂抹,都可引起器官或组织癌变。已发现N-亚硝基化合物都有致癌性,致癌的器官很多,其中包括胃、肝、肺、肾、食管、喉头、膀胱、鼻腔、舌、卵巢、睾丸、气管、神经系统、皮肤等。

不同化学结构的N-亚硝基化合物有特异的合物,若$R_1=R_2$,除少数例外,一般都引起肝癌。若$R_1 \neq R_2$,特别是一个-R为甲基,易引起胃癌、食管不同器官组织有可以激活某种N-亚硝基化合物的酶存在及与不同结构的N-亚硝基化合物在机体内的代谢途径有关。

许多N-亚硝基化合物既能溶于水又能溶于脂肪,因此它们在机体内活动范围广,致癌范围也广。并且能与其他癌物产生协同作用。

N-亚硝基化合物除有上述致癌特点外,N-亚硝基化合物及其前体在空气、土壤、水、植物及多种饮食中广泛存在,并且还可以在机体内合成。因此其致癌作用较为重要,是目前公认的可以引起人类癌症最重要的一类化合物。

2.多环芳香烃(polycyclic aromatic hydrocarbons,PAH)

分子中含有两个或两个以上苯环结构的化合物,是最早被认识的化学致癌物。早在1775年英国外科医师Pott就提出打扫烟囱的童工,成年后多发阴囊癌,其原因就是燃煤烟尘颗粒穿过衣服擦入阴囊皮肤所致,实际上就是煤灰中的多环芳香烃所致。多环芳香烃也是最早在动物实验中获得成功的化学致癌物。在五十年代以前多环芳香烃曾被认为是最主要的致癌因素,五十年代后各种不同类型的致癌物中之一类。但总的来说,它在致癌物中仍然有很重要的地位,因为至今它仍然是数量最多的一类致癌物,而且分布极广。空气、土壤、水体及植物中都有其存在,甚至在深达地层下50 m的石灰石中也分离出了3,4苯并芘。在自然界,它主要存在于煤、石油、焦油和沥青中。也可以由含碳氢元素的化合物不完全燃烧产生。汽车、飞机及各种机动车辆所排出的废气中和香烟的烟雾中均含有多种致癌性多环芳香烃。露天焚烧(失火、烧荒)可以产生多种多环芳香烃致癌物。烟熏、烘烤及焙焦的食品均可受到多环芳香烃的污染。目前已发现的致癌性多环芳香烃及其致癌性的衍生物已达400多种。

3.真菌毒素

通过流行病学调查,发现我国胃癌高发区粮食及食品的真菌污染相当严重。高发区慢性胃病患者空腹胃液真菌的检出率也明显高于胃癌低发区。在胃内检出的优势产生真菌中杂色曲霉占第一位,并与胃内亚硝酸盐含量及慢性胃炎病变的严重程度呈正相关。

4.微量元素

人或其他生物体内存在着几十种化学元素,有些是生命活动中必需的物质基础。它们在生物体内分布不是均一的。在各个器官、组织或体液中的含量虽因不同情况个体间有差异,但平均正常值基本处于同一水平。正常情况下,生物体一般是量出为入,缺则取之,多则排之,只有在病态时,某些元素在生物体内的含量或分布可能出现不同程度的变化。这种变化可能是致癌的原因,也可能是病理变化的结果。近年一临床及动物实验证明,肿瘤的发生和发展过程中伴有体内某些元素的代谢异常。例如,某些恶性肿瘤患者血液中铜含量升高、锌含量降低及体内硒缺乏等。一些恶性肿瘤患者体内某些元素代谢的异常可能是致癌的因素。也可能是继发的结果。国际癌症研究机构的一个工作小组通过对实验性和流行病学资料的研究,建议将所有致癌化学物质分为三类:第一类包括23种物质和7种产品,它们对人体致癌性已肯定,其中有微量元素砷、铬及其化合物;第二类包括对人体可能具有致癌危险的物质,如微量元素镍、铍、镉等金属;铝的致癌结论不一,被列为第三类。另外,在动物致癌或致突变试验中,发现其他微量元素如钴、铁、锰、铅、钛和锌等的化合物也有致癌或促癌或致突变的作用。

二、扩散转移

(一)直接播散

直接播散是胃癌扩散的主要方式之一。浸润型胃癌可沿黏膜或浆膜直接向胃壁内、食管或十二指肠扩展。肿瘤一旦侵及浆膜,即容易向周围邻近器官或组织如肝、胰、脾、横结肠、空肠、膈肌、大网膜及腹壁等浸润。癌细胞脱落时也可种植于腹腔、盆腔、卵巢与直肠膀胱陷窝等处。

(二)淋巴结转移

占胃癌转移的70%,胃下部肿瘤常转移至幽门下、胃下及腹腔动脉旁等淋巴结,而上部肿瘤常转移至胰旁、贲门旁、胃上等淋巴结。晚期癌可能转移至主动脉周围及膈上淋巴结。由于腹腔淋巴结与胸导管直接交通,故可转移至左锁骨上淋巴结。

(三)血行转移

部分患者外周血中可发现癌细胞,可通过门静脉转移至肝脏,并可达肺、骨、肾、脑、脑膜、脾、皮肤等处。

(四)种植转移

当胃癌侵至浆膜外后,癌细胞可自浆膜面脱落,种植于腹膜及其他脏器的浆膜面,形成多数转移性结节,此种情况多见于黏液癌,具有诊断意义的是直肠前陷凹的腹膜种植转移,可经直肠指检摸到肿块。

(五)卵巢转移

胃癌有易向卵巢转移的特点，目前原因不明，临床上因卵巢肿瘤做手术切除，病理检查发现为胃癌转移者，比较多见，此种转移瘤又名 Krukenberg 瘤。其转移途径除种植外，也可能是经血行或淋巴逆流所致。

三、临床表现

(一)症状

1.早期胃癌

70%以上无明显症状，随着病情的发展，可逐渐出现非特异性的、类同于胃炎或胃溃疡的症状，包括上腹部饱胀不适或隐痛、泛酸、嗳气、恶心，偶有呕吐、食欲缺乏、消化不良、黑便等。日本有一组查检检出的早期胃癌，60%左右的病例并无任何主诉。国内 93 例早期胃癌分析中 85%的患者有一种或一种以上的主诉，如胃病史、上腹痛、反酸、嗳气、黑便。

2.进展期胃癌也称中晚期胃癌

症状见胃区疼痛，常为咬啮性，与进食无明显关系，也有类似消化性溃疡疼痛，进食后可以缓解。上腹部饱胀感、沉重感、厌食、腹痛、恶心、呕吐、腹泻、消瘦、贫血、水肿、发热等。贲门癌主要表现为剑突下不适，疼痛或胸骨后疼痛，伴进食梗阻感或吞咽困难；胃底及贲门下区癌常无明显症状，直至肿瘤巨大而发生坏死溃破引起上消化道出血时才引起注意，或因肿瘤浸润延伸到贲门口引起吞咽困难后予重视；胃体部癌以膨胀型较多见，疼痛不适出现较晚；胃窦小弯侧以溃疡型癌最多见，故上腹部疼痛的症状出现较早，当肿瘤延及幽门口时，则可引起恶心、呕吐等幽门梗阻症状。肿瘤扩散转移可引起腹水、肝大、黄疸及肺、脑、心、前列腺、卵巢、骨髓等的转移而出现相应症状。

(二)体征

绝大多数胃癌患者无明显体征，部分患者有上腹部轻度压痛。位于幽门窦或胃体的进展期胃癌有时可扪及肿块，肿块常呈结节状，质硬。当肿瘤向邻近脏器或组织浸润时，肿块常固定而不能推动，提示手术切除之可能性较小。在女性患者中，于中下腹扪及可推动的肿块时，常提示为 Krukenberg 瘤可能。当胃癌发生肝转移时，有时能在肿大的肝脏中触及结节块状物。当肝十二指肠韧带、胰十二指肠后淋巴结转移或原发灶直接浸润压迫胆总管时，可以发生梗阻性黄疸。有幽门梗阻者上腹部可见扩张之胃型，并可闻及震水声。胃癌通过圆韧带转移至脐部时在脐孔处可扪及质硬之结节；通过胸导管转移可出现左锁骨上淋巴结肿大。晚期胃癌有盆腔种植时，直肠指检于膀胱(子宫)直肠窝内可扪及结节。有腹膜转移时可出现腹水。小肠或系膜转移使肠腔缩窄可导致部分或完全性肠梗阻。肿瘤穿孔导致弥漫性腹膜炎时出现腹壁板样僵硬、腹部压痛等腹膜刺激症状，亦可浸润邻近腔道脏器而形成内瘘。如胃结肠瘘者食后即排出不消化食物。凡此种种症状和体征，大多提示肿瘤已届晚期，往往已丧失了治愈机会。

(三)常见并发症临床表现

当并发消化道出血时，可出现头晕、心悸、柏油样大便、呕吐咖啡色物；胃癌腹腔转移使胆总管受压时，可出现黄疸，大便陶土色；合并幽门梗阻，可出现呕吐，上腹部见扩张之胃型、闻及震水声；肿瘤穿孔致弥漫性腹膜炎，可出现腹肌板样僵硬、腹部压痛等腹膜刺激征；形成胃肠瘘管，见排出不消化食物。

四、检查诊断

对于胃癌的检查和诊断，化验仅仅是一种辅助手段。虽然各种生化指标有着各自的临床意义，但还必须结合胃癌的其他特殊检查，如X线钡餐检查、内镜检查、组织活检及病史、体征等，综合分析才能得出正确的诊断结果。千万不要在没有细胞病理学诊断依据时，只见到某项指标轻度改变，就判断为胃癌，造成患者不必要的心理负担。

胃癌的检查方法比较多，一般首选内镜检查，其次是X线气钡双重对比造影检查。而B超和CT只用做胃癌转移病灶的检查。内镜和X线检查相比较各有所长，可以互为补充，提高胃癌诊断的准确率。内镜检查准确率高，能够发现许多早期胃癌，可以澄清X线检查的可疑发现，但对于浸润型进展期胃癌，由于病变主要在胃壁内浸润扩展，胃黏膜的改变不明显，不如X线钡餐检查准确。

(一)化验检查

胃癌主要化验检查如下。

1.粪便潜血试验

粪便潜血试验是指在消化道出血量很少时，肉眼不能见到粪便中带血，而通过实验室方法能检测出粪便中是否有血的一种化验。正常参考值为阴性。粪便潜血试验对消化道出血的诊断有重要价值，现常作为消化道恶性肿瘤早期诊断的一个筛选指标。在患胃癌时，往往粪便潜血试验持续呈阳性，而消化道溃疡性出血时，间断呈阳性。因此，此试验可作为良、恶性疾病的一种鉴别诊断方法。但值得注意的是，潜血阳性还见于钩虫病、肠结核、溃疡性结肠炎、结肠息肉等疾病。另外，摄入大量维生素C及可引起胃肠出血的药物，如阿司匹林、皮质类固醇、非甾体抗炎药，也可造成化学法潜血试验假阳性。

2.血清肿瘤标志物的检查

(1)癌胚抗原(CEA)：CEA最初发现于结肠癌及正常胎儿消化道内皮细胞中。血清CEA升高，常见于消化道癌症，也可见于其他系统疾病；此外，吸烟对血清中CEA的水平也有影响。因此，其单独应用于诊断的特异性和准确性不高，常与其他肿瘤标志物的检测联合应用。正常参考值血清CEA低于5 ng/mL。血清CEA升高可见于胃癌患者中，阳性率约为35%。因其特异性不高，常与癌抗原CA19-9一起联检，用于鉴别胃的良、恶性肿瘤。可用于对病情的监测。一般情况下，病情好转时血清CEA浓度下降，病情恶化时升高。术前测定血中CEA水平，可帮助判断胃癌患者的预后。胃癌患者术前血清CEA浓度高于5 ng/mL，与低于5 ng/mL患者相比，其术后生存率要差。对于术前CEA浓度高的患者，术后CEA水平监测还可作为早期预测肿瘤复发和化疗反应的指标。

(2)癌抗原：CA19-9是一种与胰腺癌、胆囊癌。结肠癌和胃癌等相关的肿瘤标志物，又称胃肠道相关癌抗原。正常参考值血清CA19-9低于37 U/mL(单位/毫升)。CA19-9常与CEA一起用于鉴别胃的良、恶性肿瘤。部分胃癌患者血清CA19-9会升高，其阳性率约为55%。可用于判断疗效。术后血清CA19-9降至正常范围者，说明手术疗效好；姑息手术者及有癌组织残留者术后测定值亦下降，但未达正常。术后复发者血清CA19-9的值一般会再次升高。因此，测定血清CA19-9对胃癌病情监测有积极意义，可作为判断胃癌疗效和复发的参考指标。

3.红细胞沉降率

红细胞沉降率是指红细胞在一定条件下的沉降速度，它可帮助判断某些疾病发展和预后。

一般来说，凡体内有感染或组织坏死，抑或疾病向不良性进展，红细胞沉降率会加快。所以，红细胞沉降率快并不特指某个疾病。正常参考值(魏氏法)为：男 0～15 mm/h；女 0～20 mm/h。约有 2/3 的胃癌患者红细胞沉降率会加快。因此，红细胞沉降率可作为胃癌诊断中的辅助指标。

(二)内镜检查

纤维胃镜和电子胃镜的发明和应用，是胃部疾病诊断方法的一个划时代的进步，与 X 线检查共同成为胃癌早期诊断的最有效方法，胃镜除了能明确诊断疾病外，还可为某些病症提供良好的治疗方法。内镜检查是利用光纤的特性，光线可在光纤内前进而不会流失，且光纤可随意弯曲，将光线送到消化道内，再将反射出的影像送出，供医师诊断。胃癌依其侵犯范围与程度在内视镜上的有许多不同的变化，有经验的医师根据病灶是靠外观形状变化做出诊断，区别是良、恶性的病灶，必要时可立即采用活检工具直接取得，做病理化验。

根据临床经验，可把高发病年龄段(30 岁以上)并有下列情况者列入检查对象或定期复查胃镜：近期有上腹隐痛不适，食欲缺乏，特别是直系亲属中有明确胃癌病史者；有明确的消化性溃疡，但腹痛规律消失或溃疡治疗效果不明显者；萎缩性胃炎特别是有中度以上腺上皮化生或不典型增生者；胃息肉病史者，或曾因各种原因做胃大部切除术后达 5 年以上者；原因不明的消瘦、食欲缺乏、贫血等，特别是有呕血、大便潜血试验持续阳性超过 2 周者。

但许多人害怕做胃镜检查，一般在检查前要向咽部喷射 2～3 次局麻药物(利多卡因)，以减轻检查时咽部的反应。在检查时为了将胃腔充盈使黏膜显示清楚，往往要向胃内注气，患者有可能会有轻度腹胀，但很快就会消失。检查结束后，有的人可能会有咽部不适感或轻微疼痛，几小时后就会消失。极少数可能引起下列并发症：①吸入性肺炎，咽部麻醉后口内分泌物或反流的胃内液体流入气管所致。②穿孔，可能因食管和胃原有畸形或病变、狭窄、憩室等在检查前未被发现而导致穿孔。③出血，原有病变如肿瘤或凝血机制障碍在行活检后有可能引起出血，大的胃息肉摘除后其残端可能出血。④麻醉药物过敏，大多选用利多卡因麻醉，罕见有过敏者。⑤心脏病患者可出现短暂的心律失常，ST-T 改变等。有的由于紧张可使血压升高，心率加快。必要时可服以镇静剂，一般检查都可顺利进行。

胃镜检查有以下禁忌证：①严重休克者。②重度心脏病者。③严重呼吸功能障碍。④严重的食管、贲门梗阻，脊柱或纵隔严重畸形。⑤可疑胃穿孔者。⑥精神不正常，不能配合检查者。

胃镜检查方法有其独特的优越性，一方面可以发现其他检查方法不能确诊的早期胃癌，确定胃癌的肉眼类型，还可追踪观察胃癌前期状态和病变，又能鉴别良性与恶性溃疡。胃镜还可以进行自动化的胃内形色摄影和录像、电影等动态观察，并可保存记录。其突出的优点如下：①直接观察胃内情况，一目了然为最大特点，比较小的胃癌也能发现，还能在放大情况下观察。②胃镜除了直接观察判断肿瘤的大小和形状外，还能取小块胃黏膜组织做病理检查确定是否是肿瘤及肿瘤的类型。并可通过胃镜取胃液行胃黏膜脱落细胞学检查，以发现胃癌细胞。③胃镜采用数千束光导纤维，镜体细而柔软，采用冷光源，灯光无任何热作用，对胃黏膜无损伤。④胃镜弯曲度极大，视野广阔而且清楚，几乎无盲区，能够仔细观察胃内每一处的情况，因此，它是目前各种检查手段中确诊率最高的一种。⑤检查的同时可行治疗，胃镜检查时可喷止血药物止血，还能在胃镜下用微波、激光、电凝等方法切除胃息肉及微小胃癌，避免开腹手术之苦。

(三)X 线钡餐检查

该检查是诊断胃癌的主要方法，阳性率可达 90%以上，可以观察胃的形态和黏膜的变化、蠕动障碍、排空时间等。肿块型癌主要表现为突向胃腔的不规则充盈缺损。溃疡型胃癌主要表现为位于胃轮廓内的龛影，溃疡直径通常大于 2.5 cm，外围并见新月形暗影，边缘不剂，附近黏膜皱襞粗乱、中断或消失。浸润型癌主要表现为胃壁僵硬、黏膜皱襞蠕动消失，胃腔缩窄而不光滑，钡剂排出快。如整个胃受累则呈“革袋状胃”。近年来由于 X 线检查方法改进，使用双重摄影法等，可以观察到黏膜皱襞间隙所存在的微细病变，因而能够发现多数的早期胃癌。早期胃癌的 X 线表现，有以下几种类型。

1.隆起型

可见到小的穿凿性影和息肉样充盈缺损像，有时还能看到带蒂肿瘤的蒂。凡隆起的直径在 2 cm 以上，充盈缺损的外形不整齐，黏膜面呈不规则的颗粒状，或在突起的黏膜表面中央有类似溃疡的凹陷区，均应考虑为癌。

2.平坦型

黏膜表面不规则和粗糙，边缘不规则，凹凸不平呈结节状，出现大小、形状、轮廓与分布皆不规则的斑点。此型甚易漏诊，且须注意与正常的胃小区及增殖的胃黏膜相区别。

3.凹陷型

常须与良性溃疡鉴别，癌溃疡的龛影形状不规则，凹陷的边缘有很浅的黏膜破坏区，此黏膜破坏区可能很宽，也可能较窄，包围于溃疡的周围。

(四)超声检查

由于超声检查可清楚地显示胃壁的层次和结构，近年来被用于胃部病变的检测和分期已逐渐增多。特别是内镜超声的发展，并因其在鉴别早期胃癌和进展期胃癌及判断胃周淋巴结累及情况等方面的优点，使胃癌超声检查更受到重视。

1.经腹 B 超检查

胃 B 超检查通常采用常规空腹检查和充液检查两种方法。受检查在空腹时行常规检查以了解胃内情况和腹内其他脏器的情况，胃内充液超声检查方法，可检测胃内息肉、胃壁浸润和黏膜下病变，特别适合于胃硬癌检查。

(1)贲门癌声像图特征：在肝超声窗后方，可见贲门壁增厚，呈低回声或等回声，挤压内腔；横切面可见一侧壁增厚致使中心腔强回声偏移；饮水后可见贲门壁呈块状、结节蕈伞状、条带状增厚，并向腔内隆起，黏膜层不平整或增粗。肿瘤侵及管壁全周，则可见前后壁增厚，内腔狭窄，横断切面呈靶环征。超声对贲门癌的显示率可达 90.4%。

(2)胃癌声像图特征：在 X 线和内镜的提示下，除平坦型早期黏膜癌以外，超声一般可显示出胃癌病灶。其特征为胃壁不同程度增厚，自黏膜层向腔内隆起；肿瘤病灶形态不规整，局限型与周围正常胃壁分界清晰，浸润型病变较广泛，晚期胃癌呈假肾征，胃充盈后呈面包圈征；肿瘤呈低回声或等回声，较大的肿瘤回声可增强不均；肿瘤局部黏膜模糊、不平整、胃壁层次结构不规则、不清晰或消失；胃壁蠕动减缓或消失，为局部僵硬之表现；合并溃疡则可见肿瘤表面回声增粗增强，呈火山口样凹陷。

(3)肝和淋巴结转移的诊断：胃癌肝转移的典型声像图为“牛眼征”或“同心圆”结构，为多发圆形或类圆形，边界较清晰，周围有一较宽的晕带，约占半数；余半数为类圆形强回声或低回声多灶结节。超声对上腹部淋巴结的显示率与部位、大小有关。在良好的显示条件下，超声能显示贲门旁、小弯侧、幽门上、肝动脉、腹腔动脉、脾门、脾动脉、肝十二指韧带、胰后、腹主动脉周围淋巴结。大小达 0.7 cm 以上一般能得以显示。转移淋巴结多呈低回声，边界较清晰，呈单发或多发融合状。较大的淋巴结可呈不规则形，内部见强而不均匀的回声多为转移淋巴结内变性、坏死的表现。

2.超声波内镜检查(EUS)

超声内镜可清晰地显示胃癌的五层结构,根据肿瘤在各层中的位置和回声类型,可估价胃癌的浸润深度,另外对诊断器官周围区域性淋巴结转移有重要意义。近年来国外广泛开展的早期胃癌非手术治疗,如腹腔镜治疗、内镜治疗等,都较重视 EUS 检查的结果。

早期胃癌的声像图因不同类型而异,平坦型癌黏膜增厚,呈低回声区、凹陷型癌黏膜层有部分缺损,可侵及黏膜下层。进展期胃癌的声像图有如下表现:大面积局限性增厚伴中央区凹陷,第一、二、三层回声带消失,见于溃疡型癌;胃壁增厚及肌层不规则低回声带,见于硬性癌;黏膜下层为低回声带的肿瘤所遮断,见于侵及深层的进展型癌;清楚的腔外圆形强回声团块,可能为转移的淋巴结,或在胃壁周围发现光滑的圆形成卵圆形结构,且内部回声较周围组织为低,则认为是转移性淋巴结;第四、五层、回声带辨认不清,常为腔外组织受侵。超声内镜对判断临床分期有一定帮助,但不能区别肿瘤周围的炎症浸润及肿瘤浸润,更不能判断是否有远处转移。

(五)CT 检查

由于早期胃癌局限于胃黏膜层和黏膜下层,通常较小,而且与胃壁密度差别不大,所以,CT 对早期胃癌的诊断受到一定的限制,故不作为胃癌诊断的首选方法。CT 对中晚期胃癌的肿块常能发现,并能确定浸润范围,弥补了胃镜和钡餐检查的不足。其特点是对胃癌的浸润深度和范围能明确了解;确定是否侵及邻近器官和有无附近大的淋巴结转移;确定有无肝、肺、脑等处转移;显示胃外肿物压迫胃的情况;CT 检查结果可为临床分期提供依据,结合胃镜或钡餐检查对确定手术方案有参考价值。

五、治疗

胃癌是我国最常见的恶性肿瘤,治疗方法主要有手术治疗,放疗、化疗和中医药治疗。虽然胃癌治疗至今仍以手术为主,但由于诊断水平的限制,我国早期胃癌占其手术治疗总数平均仅占10%左右,早期胃癌单纯手术治愈率只有 20%～40%,术后 2 年内有 50%～60%发生转移;3/4 患者就诊时已属进展期胃癌,一部分失去手术治疗机会,一部分患者即使能够接受手术做根治性切除,其术后 5 年生存率仅 30%～40%。因此,对失去手术切除机会、术后复发或转移患者应选择以下内科治疗。

(一)化疗

1.术后化疗

胃癌根治术后患者的 5 年生存率不高,为提高生存率,理论上术后应对患者进行辅助治疗。但长期以来,临床研究并未证实辅助治疗能够延长胃癌患者的生存期(OS)。针对 1992 年以前公布的辅助化疗随机临床研究进行的荟萃分析也显示,辅助化疗并不能延长患者的生存期。综观以往试验,由于入组的患者数相对较少、使用的化疗方案不强、试验组和对照组患者的选择有偏倚等因素,可能影响了研究的准确性。而西方国家最近完成的研究中,除少数认为术后辅助化疗比单纯手术有临近统计学意义的延长患者的生存期外,绝大多数研究的结论仍然是辅助化疗不能显著延长患者的生存期。在美国 INT 0116 的Ⅲ期临床研究中。556 例胃癌或胃食管腺癌患者,被随机分为根治性手术后接受氟尿嘧啶(5-FU)联合亚叶酸钙(LV)加放疗的辅助治疗组和仅接受根治性手术的对照组,结果显示,术后辅助放化疗组的中位生存期为 36 个月,明显长于对照组(27 个月,$P=0.005$);术后辅助放化疗组的无病生存期(DFS)为 30 个月,也明显长于对照组(19 个月,$P<0.001$)。因此,美国把辅助放化疗推荐为胃癌根治术后的标准治疗方案。但是,国内外不少学者对此研究的结论持有疑义,认为胃癌术后的局部复发与手术的方式、切除的范围及手术的技巧关系密切。此研究的设计要求所有患者行 D2 手术,但试验中仅 10%的患者接受了 D2 手术,因此,术后放化疗中的放疗对仅接受 D0 或 D1 手术的患者获益更大,而对接受 D2 手术者的获益可能较小。所以,学者们认为,INT 0116 研究仅能证明术后放化疗对接受 D0 或 D1 手术的患者有益。在英国的 MAGIC 试验中,有 68%的患者接受了 D2 手术,结果显示,接受围术期放化疗患者的 5 年生存率为 36%,仍然明显高于单纯手术组患者的 23%($P<0.001$)。目前,无论是东方还是西方国家的学者均普遍认同单纯手术并非是可切除胃癌的标准治疗,但术后是否行辅助治疗,仍建议按照美国国家癌症综合网(NCCN)的指导原则,依据患者的一般状况、术前和术后分期及手术的方式来做决定。

与西方的研究相比,亚洲国家的研究结果更趋于认同胃癌的辅助治疗。这可能与东西方患者中近端和远端胃癌所占的比例不同、患者的早期诊断率不同、术前分期不同及手术淋巴结的清扫程度不同有关。最近,日本的一项入组 1059 例患者的随机Ⅲ期临床试验(ACTS-GC)中,比较了 D2 术后Ⅱ和Ⅲ期胃癌患者接受 S1 辅助化疗组与不做化疗的对照组患者的生存情况,结果显示,S1 组患者的 3 年生存率为80.5%,明显高于对照组(70.1%,$P=0.0024$),而且辅助化疗组患者的死亡风险降低了 32%。

2.术前化疗

在消化道肿瘤中,局部晚期胃癌的术前新辅助化疗较早引起人们的关注。从理论上说,术前化疗能降低腹膜转移的风险,降低分期,增加 R0 切除率。一些Ⅱ期临床试验表明,术前化疗的有效率为 31%~70%,化疗后的 R0 切除率为 40%~100%,从而延长了患者的生存期。但是,以上结论还有待于Ⅲ期临床研究的证实。

对于手术不能切除的局部晚期胃癌,如果患者年轻,一般状况较好,建议应选择较为强烈的化疗方案。一旦治疗有效,肿瘤就变成可手术切除。为了创造这种可切除的机会,选择强烈化疗,承担一定的化疗毒性风险是值得的。由于胃癌根治术后上消化道生理功能的改变,使患者在很长一段时间内体质难以恢复,辅助化疗不能如期实施。因此,应把握好术前化疗的机会,严密监控化疗的过程和效果,一旦有效,应适当增加化疗的周期数,以尽量杀灭全身微小病灶,以期延长术后的 DFS 甚至生存期。当然,术前化疗有效后,也不能因过分追求最佳的化疗疗效,过度化疗,延误最佳的手术时机。掌控新辅助化疗的周期数要因人而异,因疗效而异,虽然尚无循证医学的证据,但一般不要超过 4 个周期,而对于认为能达到 R0 切除者,术前化疗更应适可而止。

3.晚期胃癌的解救治疗

对于不能手术的晚期胃癌,应以全身化疗为主。与最佳支持治疗比较,化疗能够改善部分患者的生活质量,延长生存期,但效果仍然有限。胃癌治疗可选择的化疗药物有 5-FU、多柔比星(ADM)、表柔比星(EPI)、顺铂(PDD)、足叶乙甙(VP-16)、丝裂霉素(MMC)等,但单药应用的有效率不高。联合方案中 FAMTX(5-FU + ADM + MTX)、ELF(VP-16 + 5-FU + LV)、CF(PDD+5-FU)和 ECF(EPI+PDD+5-FU)是以往治疗晚期胃癌常用的方案,但并不是公认的标准方案。ECF 方案的有效率较高,中位肿瘤进展时间(TTP)和 OS 较长,与 FAMTX 方案比较,其毒性较小,因此,欧洲学者常将 ECF 方案作为晚期胃癌治疗的参考方案。临床上常用的 CF 方案的有效率也在 40%左右,中位生存期达 8~10 个月。因此,多数学者都将 CF 和 ECF 方案作为晚期胃癌治疗的参考方案。

紫杉醇(PTX)、多西紫杉醇(DTX)、草酸铂、伊立替康(CPT-11)等新的细胞毒药物已经用于晚期胃癌的治疗。相关临床研究显示,PTX 一线治疗的有效率为 20%,PCF(PTX+PDD+5-FU)方案治疗的有效率为 50%,生存期为 8～11 个月;DTX 治疗的有效率为 17%～24%,DCF(DTX+PDD+5-FU)方案治疗的有效率为 56%,生存期为 9～10 个月。另外,V325 研究的终期结果表明,DCF 方案优于 CF 方案,DCF 方案的有效率(37%)高于 CF(25%,$P=0.01$),TTP(5.6个月比 3.7 个月,$P=0.0\ 004$)和生存期(9.2 个月比 8.6 个月,$P=0.02$)也长于 CF,因此认为,DCF 方案可以作为晚期胃癌的一线治疗方案。但是 DTX 的血液和非血液学毒性是制约其临床应用的主要因素。探索适合中国胃癌患者的最适剂量,将是临床医师要解决的问题。草酸铂作为第 3 代铂类药,与 PDD 不完全交叉耐药,与 5-FU 也有协同作用。FOLFOX6 方案(5-FU+LV+草酸铂)治疗胃癌治疗的有效率达 50%。CPT-11 与 PDD 或与 5-FU+CF 联合应用的有效率分别为 34%和 26%,患者的中位 OS 分别为 10.7 和 6.9 个月。目前,口服 5-FU 衍生物以其方便、有效和低毒的优点而令人关注,其中,卡培他滨或 S1 单药的有效率在 24%～30%;与 PDD 联合的有效率>50%,中位 TTP>6 个月,中位 OS>10 个月。

分子靶向药物联合化疗多为小样本的Ⅱ期临床试验,其中,靶向 EGFR 的西妥昔单抗与化疗联合一线治疗晚期胃癌的疗效在 44%～65%,但其并不能明显延长患者的 OS。另外,有关靶向 Her-2/neu 的曲妥珠单抗的个别报道,也显示了曲妥珠单抗较好的疗效。正在进行的Ⅲ期 ToGA 试验中比较了曲妥珠单抗联合化疗与单纯化疗的效果,但尚未得出结论。靶向血管内皮生长因子(VGFR)的贝伐单抗与化疗联合一线治疗晚期胃癌的有效率约为 65%,患者的中位生存期为 12.3 个月。国际多中心的临床研究也正在评价贝伐单抗联合化疗与单纯化疗的效果。从目前的结果看,虽然分子靶向药物治疗胃癌的毒性不大,但费用较高,疗效尚不确定,临床效果尚需要更多的数据来评价。

一些新的化疗药物与以往的药物作用机制不同,无交叉耐药,毒性无明显的重叠,因此有可能取代老一代的药物,或与老药联合。即便如此,目前晚期胃癌一线化疗的有效率仅为 30%～50%。化疗获益后,即使继续原方案化疗,中位 TTP 也仅为 4～6 个月。因此,化疗获益后的继续化疗,只能起到巩固和维持疗效的作用。在加拿大进行的一项对 212 名肿瘤内科医师关于晚期胃癌化疗效果看法的调查结果显示,仅 41%的医师认为化疗能延长患者的生存期,仅 59%的医师认为化疗能改善患者的生活质量。据文献报道,传统方案化疗对患者生存期的延长比最佳支持治疗仅多 4 个月,而以新化疗药物如 CPT-11,PTX 和 DTX 为主的方案,对生存期的延长比最佳支持治疗仅多 6 个月。一般说来,三药联合的化疗方案,如 ECF、DCF、PCF 和 FAMTX 等属于较为强烈的化疗方案;而单药或两药联合的化疗,如 PF(PTX+5-FU)、CPT-11+5-FU 和卡培他滨等是属于非强烈的方案。Meta 分析表明,三药联合的生存优势明显,如以蒽环类药物联合 PDD 和 5-FU 的三药方案与 PDD 和 5-FU 联合的两药方案比较,患者的生存期增加了2 个月。但是含 PDD,EPI 或 DTX 的化疗方案,毒性相对较大。目前,晚期胃癌的临床治疗重点主要为以下两方面:①控制肿瘤生长,提高患者生活质量,使患者与肿瘤共存。因此,在治疗方案的选择上,既要考虑个体患者的身体状况、经济状况,又要考虑所选方案的有效率、毒性的种类和程度,权衡疗效和毒性的利弊。②探索新的治疗方案,以达到增效减毒的作用。如 REAL-2 的Ⅲ期临床研究就是以标准的 ECF 方案作为对照,通过 2×2 的设计,综合权衡疗效和毒性后,得出以草酸铂替代顺铂、卡培他滨替代 5-FU 后组成的 EOX 方案效果最佳的结论。

胃癌治疗的理想模式是个体化治疗,包括个体化的选择药物的种类、剂量及治疗期限等。最近，英国皇家 Mamden 医院对一组可以手术切除的食管癌、食管和胃连接处癌患者，进行了术前基因表达图谱与术前化疗及手术后预后的分析研究。35 例患者术前接受内镜取肿瘤组织作基因图谱分析，通过术前化疗，其中有 25 例接受了手术治疗。初步的结果显示，根据基因图谱预测预后好和预后差的两组患者的生存期差异有统计学意义（$P<0.001$），表明药物基因组学或蛋白质组学的研究是实现真正意义上胃癌个体化治疗的重要手段。

（二）放疗

胃癌对放疗不甚敏感，尤其是印戒细胞癌和黏液腺癌，不过，未分化、低分化、管状腺癌和乳头状腺癌还是有一定的敏感性。放疗包括术前、术中、术后放疗，主要采用钴或直线加速器产生 γ 射线进行外照射，多提倡术前及术中放疗。由于胃部的位置非常靠近其他重要的器官，在进行胃癌的放疗时，很难不会对其他的器官造成不良反应。在这种情况下，胃癌的放疗有严格的适应证与禁忌证，同时应在胃癌的放疗过程中服用中药来保护周围脏器。①适应证：未分化癌，低分化癌，管状腺癌、乳头状腺癌；癌灶小而浅在，直径在 6 cm 以下，最大不超过 10 cm；肿瘤侵犯未超过浆膜面，淋巴结转移在第二组以内，无周围脏器、组织受累。②禁忌证：因黏液腺癌和印戒细胞癌对放疗无效，故应视为禁忌证。其他禁忌证还包括癌灶直径大于 10 cm，溃疡深且广泛；肿瘤侵犯至浆膜面以外，有周围脏器转移。

从以上分析我们可以看出，放疗适用于胃癌早期，不适用于已有转移的中晚期。

1.术前、术中放疗

指对某些进展期胃癌，临床上可摸到肿块，为提高切除率而进行的术前局部照射。Smalley 等总结了胃的解剖特点和术后复发的类型，并提供了详细的放疗推荐方案。北京报道了一项Ⅲ期临床试验，360 例患者随机接受术前放疗再手术或单纯手术。两组患者的切除率为 89.5%和 79.4%（$P<0.01$）。两组术后病理 T_2 分期为 12.9%和 4.5%（$P<0.01$），T_4 分期为 40.3%和 51.3%（$P<0.05$），淋巴结转移分别为 64.3%和84.9%（$P<0.001$）。两组患者 5 年及 10 年的生存率分别为 30%对 20%，20%对 13%（$P=0.009$）。这些数据提示术前放疗可以提高局部控制率和生存率。Skoropad 等报道，78 例可手术切除的胃癌患者随机接受单纯手术，或术前放疗（20 Gy，5 次）后再手术及术中放疗（20 Gy）。研究发现，对于有淋巴结侵犯及肿瘤侵出胃壁的患者，接受术前及术中放疗组的生存期显著优于单纯手术组。两组间在病死率上无显著差异，提示术前放疗安全可行。关于术前放疗的大型临床研究资料有限，有待进一步的研究。

2.术后放化疗

术后单纯放疗多数学者认为无效。有文献显示，术后单纯放疗未能提高生存率。术后放化疗的设想合理，放疗可控制术后易发生的局部复发，化疗可以进行全身治疗，同时化疗能够起到放疗增敏的作用。5-FU 是一个最常用于与放疗联合的化疗药物，与单纯放疗相比，前者能够提高胃肠道肿瘤患者的生存期。

为了彻底了解放化疗在胃癌术后辅助治疗中的疗效，INT0116 试验于 1991 年被启动。研究中共入组 603 例患者。其中 85%有淋巴结转移，68%为 T_3 或 T_4 期病变。患者随机分为术后同步放化疗组和单纯手术组（$n=281$ 和 275）。单纯手术组接受胃癌根治性切除术，同步放化疗组在根治性切除术后接受如下治疗：第 1 周期化疗，每天给予 5-FU 425 mg/m^2 和 CF 20 mg/m^2，连续用 5 天；4 周后再进行同步放化疗，放疗总剂量为 45 Gy，分 25 次给予，每周 5 次，共 5 周。放疗范围包括瘤床、区域淋巴结和切缘上下各 2 cm。在放疗最初 4 天及最后3 天连续给予上述化疗，放疗完全结束后 1 个月再给予以上化疗方案 2 周期。结果显示联合化放疗组的无病复发时间明显延长(30 个月∶ 19 个月,$P<0.001$),中位生存期明显延长(35 个月∶26 个月,$P=0.006$),3 年无复发生存率(48%∶31%)和总生存率(50%∶41%,$P=0.005$)均有提高。最常见 3~4 级的毒性反应为骨髓抑制(54%),胃肠道反应(33%),流感样症状(9%),感染(6%)和神经毒性(4%)。

无疑,INT0116 试验正式确立了放化疗在胃癌术后辅助治疗中的地位。但是,该试验仍存在不少争议,焦点主要集中在以下几个方面。

其一,关于淋巴结的清扫范围。INT0116 中每例患者都要求进行胃癌 D2 淋巴结清扫术,但实际上仅 10%的手术达到该标准,36%为胃癌 D1 手术,54%为胃癌 D0 手术(即未将 N_1 淋巴结完全清扫)。因而很多学者认为,术后放化疗生存率提高可能是因为弥补了手术的不完全性,并由此提出胃癌 D2 淋巴结清扫后是否有必要接受辅助放化疗的疑问。Hundahl 等在回顾性研究中收集了 INT0116 试验的完整手术资料,分层分析结果显示,术后放化疗对提高胃癌 D0 或 D1 手术患者的生存率有益,而对胃癌 D2 手术后的患者并无帮助。然而,INT0116 试验中接受胃癌 D2 手术的患者极少,较小的样本量使分析结果缺乏说服力。Lim 等给予 291 例 D2 手术的胃癌患者 INT0116 治疗方案,结果显示 5 年生存率和局部控制率比美国 INT0116 的研究结果更好。Oblak 等分析 123 例接受 INT0116 治疗方案的患者,其中 107 例行根治性(R0)切除,其 2 年局部控制率、无病生存率、总体生存率分别达 86%、65%和 73%。但上述两项研究缺乏对照组。生存率和局部控制率的提高是由于手术(D2 或 R0)、放化疗或两者共同作用还不能肯定。韩国的一项多中心的观察性研究比较了 544 例 D2 术后接受放化疗的胃癌患者与同期 446 例仅接受 D2 术胃癌患者的复发率和生存率。结果表明放化疗组的中位总生存、无复发生存时间明显优于单纯手术组,分别为 95.3 个月对 62.6 个月($P=0.020$),75.6 个月对 52.7 个月($P=0.016$)。两者的 5 年总体生存率、无复发生存率分别为 57.1%对 51.0%($P=0.0\ 198$),54.5%对 47.9%($P=0.0\ 161$),且放化疗组的死亡风险降低了 20%。认为胃癌 D2 术后辅以放化疗能提高生存率,减少复发。

第 2 个争议为,INT0116 试验方案的安全性,即术后放化疗的毒性反应也受到关注。试验进行中近 75%的患者出现了>3 级的毒性反应,另有 17%的患者因毒性反应未能完成全部疗程。术后放化疗是否安全,是什么因素使患者的耐受性下降。Tormo 和 Hughes 的两个临床研究认为 INT0116 的放化疗方案是安全的,毒性反应可以接受。在 INT0116 试验中,放疗方法多为传统的前后野照射,射野计划很少基于 CT 定位。而现在采用的放疗方法常为多野照射,且使用 CT 进行放疗计划,这些措施必将减轻正常组织的毒性反应。

此外一个争议为,INT0116 试验使用的化疗药物为静脉推注的 5-FU,之后的分析发现,5-FU的使用并没有减少腹腔外的复发(放化疗组及单纯手术组的腹腔外的复发率分别为 14%和 12%)。这就提示放化疗带来的生存益处是由于放疗提高了局控率的结果。

在某种程度上,5-FU 充当了放疗增敏的角色而并未起到全身化疗的效果。当然,INT0116 试验在当时静脉推注 5-FU 还是一个标准治疗。然而,单药 5-FU 在胃癌中的有效率太低,目前出现了很多有效率更高的化疗方案,可以作为更好的放疗增敏剂,及用于全身治疗。

同步放化疗中是否有更好的化疗方案取代 FL/LV 方案,Leong 等在放疗同步 5-FU 输注治疗的前后使用 ECF 方案用于胃癌的辅助治疗,并采用多野放疗。3 或 4 级毒性反应发生率分别为 38%、15%,主要毒性表现为骨髓抑制(3~4 级发生率为 23%),胃肠道反应(3 级发生率为 19%)。FUehs 等在一个含 ECF 方案的同步放化疗研究也观察到相似的毒性反应,3~4 级的粒细胞减少及胃肠道反应分别为29%、29%。目前，一个大型的Ⅲ期临床研究(Trial 80101)正在进行。该研究将根治性胃癌切除术的患者随机分为两组，术后的辅助治疗分别FU/LV+放疗(45 GY)/输注的5-FU+FU/LV方案及ECF+放疗(45 GY)/输注的5-FU+ECF。其结果值得期待。

(三)生物治疗

随着分子生物学、细胞生物学和免疫学等研究的进展，胃癌的治疗已形成了除以手术治疗为主，辅以放疗、化疗外，还包括生物治疗在内的综合治疗。

胃癌生物治疗主要基于以下几个方面：①给予免疫调节剂、细胞因子或效应细胞，调动或重建受损免疫系统。增强机体抗癌能力并提高对放、化疗的耐受。②通过各种手段，促进癌细胞特异抗原表达、递呈或对免疫杀伤的敏感性，增强机体抗癌的攻击靶向力与杀伤效率。③对癌细胞生物学行为进行调节，抑制其增殖、浸润和转移，促进其分化或死亡。

代表性的治疗方法有单细胞因子和多细胞因子疗法、IL-2/LAK疗法、TIL/IL-2疗法、单细胞抗体导向抗胃癌疗法、胃癌疫苗、主动性特异性免疫疗法及基因治疗。

1.免疫调节剂治疗

对免疫功能抑制程度较轻，一般状态较好者有一定疗效。具有代表性的免疫调节剂有卡介苗、K-432、短小棒状杆菌菌苗、左旋咪唑及多糖类中的云芝多糖、香菇多糖等。能够非特异性提高胃癌患者单核-巨噬细胞活性与细胞因子产生，调动机体免疫系统，促进残存癌细胞的清除，减少复发与转移，支持进一步的放、化疗。

2.单克隆抗体及其交联物导向治疗

该疗法将单克隆抗体与化疗药物、毒素或放射性核素相偶联，利用抗体对癌细胞的特殊亲和力。定向杀伤癌细胞，适用于清除亚临床病灶或术后微小残存病灶，减少胃癌复发和转移。用于胃癌治疗研究的抗体主要针对其癌相关抗原或与细胞生物学行为相关的抗原。如癌胚抗原(CEA)、细胞膜转铁蛋白受体(TFR)、细胞膜表面Fas蛋白、与细胞恶性转化相关的表皮生长因子受体(EGFR)及与癌组织血管形成密切相关的血管内皮生长因子(VEGF)及其受体等。但胃癌专一特异性抗体尚未发现。

目前，该疗法临床应用并不令人满意，原因可能有：鼠源性抗体，选择性不高及异源蛋白拮抗；胃癌抗原免疫性弱。异质性强.致使单抗导向力降低；抗体半衰期短，与药物交联的稳定性及其生物活性间存在相互影响；抗体转运生理屏障与循环抗原封闭等。近年应用基因工程开发的人-鼠嵌合抗体、人源性单克隆抗体、单链抗体和双特异抗体等可显著提高对癌细胞的导向与亲和力。其临床效果尚有待观察。

3.细胞因子治疗

该方法适用于免疫功能损害较严重，外源性免疫调节剂已很难刺激机体产生免疫应答的患者。用于胃癌治疗的基因重组细胞因子主要有白细胞介素-2(IL-2)、干扰素α(IFN-α)。肿瘤坏死因子-a(TNF-a)、粒细胞集落刺激因子(G-CSF)、粒-巨噬细胞集落刺激因子(GM-CSF)。临床上多将细胞因子与放、化疗及其他生物疗法联用；也可在瘤内或区域内给药，以减轻毒副作用。细胞因子治疗研究目前多集中在：现有临床方案的改进；细胞因子结构的改良(分子修饰，提高生物活性、降低毒性)；通过分子生物学技术，构造出癌特异性抗体-细胞因子融合蛋白或细胞因子基因转移等。

4.肿瘤疫苗

免疫治疗是生物治疗的主要组成部分之一。肿瘤疫苗是肿瘤特异性的主动免疫治疗，其诱导的机体特异性主动免疫应答，增强机体抗肿瘤能力的作用在动物试验中取得了肯定，许多肿瘤疫苗已进入临床实验研究，显示出良好的前景。对于胃癌的免疫研究，将有助于胃癌综合治疗的实施、消灭残癌、预防复发与转移、提高患者的生活质量和生存率。胃癌的肿瘤疫苗主要有以下几种。

(1)肿瘤抗原肽疫苗。近年来，应用肿瘤相关抗原(TAA)或肿瘤特异性抗原进行主动免疫治疗的研究发展较快。由于免疫效应细胞识别的是由抗原呈递细胞吞噬、并经 MHC 分子呈递的肽段，因此免疫活性肽的发现为肿瘤主动免疫治疗提供了新的思路，出现了以不同抗原肽为靶点的肿瘤疫苗。

(2)胚胎抗原疫苗。癌胚抗原(CEA)是最早发现的 TAA，属胚胎性癌蛋白，也是与胃癌相关的研究最多的 TAA。Zaremba 等对 CEA 肽联 CAP1 的部分氨基酸残基进行替换得到 CAP1-6D，其不仅能在体外致敏 CEA 特异的细胞毒性 T 淋巴细胞(CTL)，在体内也能诱导 CEA 特异的 CTL，目前部分 CEA 疫苗已进入Ⅰ期临床试验。曾有研究表明：在胃癌组织中分别可在胞核，胞质中识别到特异性对抗黑色素瘤抗原基因(MAGE 基因)蛋白的单克隆抗体 77B 和 57B，且 MAGE 可在大多胃癌患者中发现，故其可作为特异性免疫治疗胃癌的靶基因。但亦有报道认为 MAGE 基因多发生于进展期胃癌的晚期，在肿瘤免疫治疗中的价值值得再考虑。国内也有报道，多为混合性多价疫苗。邵莹等研究发现，应用 MAGE-3-HLA-A2 肿瘤肽疫苗可诱导产生对表达 MAGE-3 胃癌细胞特异性 CTL，这种 CTL 对胃癌细胞杀伤力很强，具有临床应用价值。

(3)其他肿瘤抗原肽疫苗。应用肿瘤细胞裂解产物经生物化学方法可以提取出肿瘤细胞的特异性抗原肽，目前这方面的研究较多。Nabeta 等从胃癌提纯了一种肿瘤抗原，称为 F4.2(一种肽)，经体内、外试验证实：应用 F4.2 肿瘤肽疫苗可以诱导产生抗胃癌的特异性 CTL 细胞，有望作为一种 HLA-A31 结合性肽疫苗用于胃癌治疗。

(4)独特型抗体疫苗。抗独特型抗体(AID)具有模拟抗原及免疫调节的双重作用，同时能克服机体免疫抑制，打破免疫耐受，故能代替肿瘤抗原诱发特异性主动免疫。目前学者已成功构建了拟用于胃癌治疗的抗独特型抗体。何风田等应用噬菌体抗体库技术成功地将胃癌单克隆抗体 MG7 改造成抗独特型抗体的单链可变区片段(SeFv)，因为抗独特型抗体的 SeFv 组成及功能域的排序理想足以模拟初始抗原来激发机体的抗肿瘤免疫反应，所以其研究为应用抗独特型抗体 SeFv 治疗胃癌创造了条件。抗独特型抗体在实际应用中也存在一些问题，如肿瘤抗原决定簇出现变化时会影响抗独特型抗体疫苗的效果；大量有效抗独特型抗体的制备过程还存在一定困难及若使用人单抗则可出现人体杂交瘤细胞不稳定、产量低等现象。这些均需通过进一步的研究解决。

(5)病毒修饰的肿瘤细胞疫苗。德国癌症中心研究开发了新城鸡瘟病毒(NDV)修饰的自体肿瘤疫苗，是目前研究较多的一种病毒修饰肿瘤细胞疫苗。主要方法是将 NDV 病毒转染肿瘤细胞，待其增生后灭活作为疫苗皮下注射。现该治疗方法在全世界范围内多中心多种癌症的临床治疗研究中取得了良好的效果，在胃癌也有应用，疗效亦较满意。

(6)树突细胞(DC)肿瘤疫苗。树突状细胞(DCs)即是体内最有效的专业抗原提呈细胞，也是抗原特异性免疫应答的始动者，具有摄取、加工、递呈抗原至 T 淋巴细胞的能力，表达高水平的 MHCⅠ,Ⅱ和 CD80,CD86 等共刺激分子,在免疫应答中起关键作用。以 DCs 为基础的各种疫苗在胃癌免疫治疗中取得了很大的成就。

临床采用外周血单个核细胞及自体肿瘤抗原在体外制备 DCs 疫苗,采用临床随机对照研究将50 例胃癌术后患者随机分为两组,对照组予以常规化疗;疫苗治疗组常规化疗 2 周后进行 DCs 疫苗皮下注射,每周 1 次、共 4 次。在治疗前后相应各时相点采取患者外周血检测白细胞介素-12(IL-12)、IL-4 及干扰素 γ(IFN-γ)的水平。结果疫苗治疗组患者 DCs 注射前及注射后 2 周、4 周和 8 周的外周血 IL-12 的水平分别为(37±4)pg/mL,(68±6)pg/mL,(96±12)pg/mL 和(59±9)pg/mL;IFN-γ 的水平分别为(61±12)pg/mL,(134±19)pg/mL,(145±20)pg/mL 和(111±15)pg/mL;IL-4 的水平分别为(55±7)pg/mL,(49±6)pg/mL,(46±5)pg/mL 和(50±8)pg/mL。而常规治疗组患者外周血 IL-12,IFN-γ 及 IL-4 的水平分别为(39±7)pg/mL,(45±9)pg/mL,(44±10)pg/mL,(44±6)pg/mL;(63±10)pg/mL,(61±13)pg/mL,(62±11)pg/mL,(61±7)pg/mL;(52±11)pg/mL,(55±9)pg/mL,(53±10)pg/mL,(55±8)pg/mL。疫苗治疗组患者外周血 IL-12 及 IFN-γ 水平在疫苗治疗后明显提高,与同期正常对照组相比差异有显著意义($P<005$)。结论 DCs 疫苗可提高胃癌患者术后外周血 IL-12 的水平,并促进 T 细胞向 Th1 方向发展,临床应用无明显不良应。

Sadanaga 等用负载 MAGE-3 肽的自身 DCs 治疗 12 例胃肠道肿瘤(胃癌 6 例),患者临床表现均有改观。其中 7 例患者的肿瘤标记物表达下降,3 例患者肿瘤有消退现象,未发现毒副作用,表明用 DCs 负载肿瘤 MAGE-3 治疗胃肠道肿瘤安全有效。目前,DC 作为体内最强的抗原呈递细胞,是肿瘤治疗的研究热点,以 DCs 为中心的肿瘤疫苗是否能给胃癌生物治疗开辟新途径尚需深入研究,尤其是更深入的临床应用研究,相信 DC 肿瘤疫苗必将给胃癌的治疗带来新的曙光。

(7)DNA 疫苗。目前,一项国家自然科学基金资助项目一构建以胃癌 MG7-Ag 模拟表位为基础的 DNA 疫苗,在第四军医大学西京医院全军消化病研究所完成。这项研究成果为胃癌的免疫治疗提供了一条新途径。胃癌 MG7-Ag 是西京医院全军消化病研究所发现的一种特异性较好的胃癌标记物,并已初步证实可以诱导抗肿瘤免疫。研究人员希望能利用 PADRE 高效辅助作用的 DNA 疫苗制备容易,诱导免疫持久、广谱的特点,研制出一种新型的胃癌疫苗应用于胃癌免疫治疗。

(四)营养治疗

恶性肿瘤患者多存在营养不良。营养不良既是癌症的并发症,又是使其恶化造成患者死亡的主要原因之一,因此癌症患者需要营养支持以改善其生活质量。其基本方法有胃肠内营养及胃肠外营养两种。全胃及近端切除术后患者术后经肠内营养支持治疗方便、有效、安全、可靠。能改善术后患者的营养状态,在临床上有很好的应用价值。

肠内营养制剂有管饲混合奶及要素饮食两种。由于管饲混合奶渗透压及黏度高,需要肠道消化液消化。不适合术后早期肠内营养支持。要素饮食具有营养全面,易于吸收、无须消化、残渣少、黏度低及 pH 适中等特点。临床应用要素饮食过程中,未出现由于营养制剂所导致的水、电解质失衡及肠痉挛等。说明术后应用要素膳进行肠内营养治疗是一种安全、可靠的方法。因而术后早期肠内营养的制剂以要素膳为首选。

关于肠内营养开始时间及滴速的选择,Nachlas 等认为胃肠道术后短期功能障碍主要局限于胃、结肠麻痹,其中胃麻痹 1~2 天,结肠麻痹 3~5 天,而小肠功能术后多保持正常。近年来，有不少学者提倡术后早期(24 小时后)即开始肠内营养。临床采用术后 48 小时后滴入生理盐水 200 mL，如无不良反应，即于术后 72 小时开始逐渐增加滴入总量、速度及浓度直至达到需要量。由于术后患者处于应激状态，患者在大手术后的急性期内分解代谢旺盛，机体自身的保护性反应使机体动员体内的蛋白质、脂肪贮存来满足急性期代谢需要。因而，此时机体的代谢状况较混乱，不宜过早给予肠内营养支持。术后 72 小时开始为佳，这与山中英治的观点一致。

肠内营养滴注速度以 30 mL/h 的滴速开始，以后逐渐增加至 100～125 mL/h，此后维持这一速度。根据患者的耐受情况，逐步增加灌注量。全组患者在营养治疗过程中虽早期出现轻度腹胀，在继续滴注过程中腹胀均逐渐减轻，且未出现较严重的腹泻。因此，我们认为术后短期进行肠内营养治疗时，滴入速度及浓度应遵循循序渐进的原则，只要使用得当，多可取得较满意的效果。

(五)中西医结合治疗

采用化疗与中药扶正抗癌冲剂治疗Ⅲ～Ⅳ期胃癌患者，术后五年生存率达 73.8%，中位生存期为54.8±3.18 mo，明显高于单纯化疗。通过中西医结合达到治疗胃癌的最佳疗效。

六、预防

胃癌的病因还不完全清楚，但流行病学调查发现促使胃癌发生的可疑因素有：食物中长期缺少新鲜蔬菜，食物霉变，长期食用富含亚硝酸盐的咸菜、酸菜、咸鱼等。许多证据说明在低酸及无酸的胃内致癌N-亚硝基化合物的合成及真菌毒素的产生可能在胃癌的病因中起重要作用。近 30 年来世界性胃癌发病率下降可能主要与饮食习惯的改变及食物储存方式的变化有关。改变饮食及普遍采用冷冻保鲜储存食物，包括减少食物中的盐分，增加牛奶、乳制品、新鲜蔬菜及水果，每天食用低盐的豆浆、汤等应成为胃癌一级预防的基本措施。

国内的研究发现，食巯基类蔬菜如：蒜、葱及绿茶对胃癌有明显的保护作用，产蒜区胃癌的发病率低，大蒜的年食用量与胃癌发病率呈明显负相关。进食大蒜后胃泌酸功能增加，胃内亚硝酸盐含量及真菌、细菌的检出率明显下降。大蒜素能降低硝基胍类化合物对大鼠的胃癌诱发率，杀伤体外培养的胃癌细胞，抑制裸鼠体内移植的胃癌。大蒜和绿茶价廉、易得，也易于被群众接受，因此在胃癌高发区可作为干预胃癌发生的食物。

近期发现幽门螺杆菌(HP)感染作为环境因素之一，可能是胃癌和胃黏膜相关性淋巴样组织淋巴瘤发生的重要始发因素，更有学者预言通过清除 HP 感染，可使胃癌发病率下降 30%，但也有一些资料不支持这种观点。我们认为对 HP 感染者是否应进行治疗以防癌变，应视具体情况采取措施。在 HP 作为胃癌的病因尚未完全肯定之前，可先在胃癌高发区或有明显癌变家族史者作 HP 感染的筛选，阳性者尤其是同时伴有胃黏膜腺体萎缩、肠化或异型增生者，应行清除 HP 的治疗。关于清除 HP 后是否会减少胃癌危险性，有待进一步的前瞻性研究。在动物实验中，HP 疫苗对 HP 感染有明显的预防和治疗作用，我国是胃癌高发区，HP 感染率高，研制我国自己的 HP 疫苗已成为迫切的课题。

(宫少杰)

第八节 消化性溃疡

一、定义与流行病学

消化性溃疡指胃肠道黏膜被胃酸/胃蛋白酶消化而发生的溃疡，一般指常见的胃溃疡(gastric ulcer,GU)和十二指肠溃疡(duodenal ulcer,DU)。与糜烂不同的是，溃疡的黏膜损伤超过黏膜肌层。

消化性溃疡是全球多发病、常见病，在不同国家、地区的发病率有所不同。本病可见于任何年龄，以中年最为常见，男性的发病率高于女性。GU 和 DU 在好发年龄上有所不同，GU 多见于中老年，而 DU 则多见于青壮年。临床上，DU 比 GU 多见。发作具有季节性，秋冬和冬春之交是高发季节。

二、病因与发病机制

一般认为，消化性溃疡的发生是多种因素参与所致。目前认为，最常见的病因是幽门螺杆菌(Hp)感染和服用非甾体抗炎药(NSAID)。

(一)幽门螺杆菌感染

临床研究和观察发现，消化性溃疡患者胃黏膜中检出 Hp 的比例显著高于普通人群。其中 DU 患者的 Hp 检出率高达 95%～100%;GU 患者的 Hp 检出率差别较大，一般为 80%～90%。根除 Hp 可促进溃疡愈合和降低溃疡复发率。上述证据表明 Hp 感染与消化性溃疡的发生密切相关。

幽门螺杆菌感染致溃疡的确切机制尚未完全阐明。一般认为 Hp 凭借其鞭毛运动穿透黏液层，一般胃窦的 Hp 数量较多。Hp 可通过尿素酶分解尿素产生氨，在菌体周围形成“氨云”，抵御胃酸。此外，Hp 可产生细胞毒素，如空泡毒素 A、细胞毒素相关蛋白 A 等。在毒力因子作用下，Hp 在胃上皮定植，引起黏膜炎症、继发机体免疫反应、削弱局部黏膜的防御功能等造成胃十二指肠黏膜损害和溃疡形成。Hp 感染还可引起高促胃液素血症，使胃酸及胃蛋白酶分泌升高，引起胃黏膜损伤。

(二)非甾体抗炎药

一些药物对胃黏膜上皮细胞有损伤作用，特别是 NSAID，如阿司匹林、吲哚美辛等。长期服用 NSAID 的患者发生消化性溃疡及其并发症(如出血、穿孔等)的风险明显高于普通人群。随着 NSAID 的应用广泛，其相关性溃疡和溃疡出血的发病率不断上升，其诱发消化性溃疡的风险除与患者的年龄、有无溃疡病史、药物剂量和疗程有关外，还与是否合并 Hp 感染及合用糖皮质激素等因素有关。NSAID 导致溃疡的可能机制为其可抑制花生四烯酸代谢过程中的关键酶——环氧合酶(COX)的活性，从而抑制内源性前列腺素的合成与分泌，削弱黏膜的防御功能。此外，NSAID 是弱脂溶性药物，损伤胃黏膜屏障，直接损伤黏膜。

(三)胃酸和胃蛋白酶

胃酸和胃蛋白酶是胃液的主要成分，胃蛋白酶的活性在酸性环境中才能发挥作用。研究发现，无酸情况下很少发生消化性溃疡，而抑制胃酸分泌的药物可促进溃疡愈合，因此胃酸是溃疡发生的决定因素。胃酸/胃蛋白酶对黏膜的“自身消化”与消化性溃疡的最终形成有关。

（四）其他因素

1.遗传因素

随着 Hp 在消化性溃疡发病中的重要作用被认识，遗传因素在消化性溃疡形成中的作用已受到挑战，如既往认为的消化性溃疡的“家庭聚集”现象可能主要是因为幽门螺杆菌在家庭内传播。但不能完全否定遗传因素的作用，其具体机制有待于进一步研究。

2.吸烟

吸烟可增加溃疡发生率，影响溃疡愈合和促进溃疡复发。吸烟影响溃疡形成和愈合的确切机制不明，推测可能与吸烟增加胃酸和胃蛋白酶分泌等因素有关。

3.应激和心理因素

急性应激可引起应激性溃疡已是共识。一般认为精神因素、社会环境、工作因素和心理因素与消化性溃疡的发生有关。

4.胃、十二指肠运动异常

胃排空过快易使十二指肠球部酸负荷加大，而胃排空过慢则会增加十二指肠胃反流。

5.其他

有些因素可能与消化性溃疡相关，如饮食、病毒感染等。

三、特殊类型溃疡

（一）复合溃疡

当胃和十二指肠同时存在溃疡时称为复合溃疡，约占全部消化性溃疡的 5%。一般认为，伴随 DU 出现的 GU 的恶性概率相对较低。

（二）幽门管溃疡

幽门管位于胃的远端，长约 2 cm，与十二指肠交界。幽门管溃疡引起的疼痛常缺乏节律性，以进食后上腹部疼痛多见，对抗酸药治疗的反应差，且容易发生幽门梗阻。

（三）十二指肠球后溃疡

十二指肠球后溃疡占 DU 的 1%～3%。十二指肠球后溃疡多发生于十二指肠乳头近侧，其临床表现多具有 DU 的临床特点，但夜间上腹部疼痛和背部放射痛更常见，较易并发出血，对药物治疗反应较差。

（四）无症状性溃疡

15%～35%的消化性溃疡无任何症状，多因其他疾病做内镜或 X 线钡餐检查时发现，可见于任何年龄，但以老年人为多见。

（五）老年人消化性溃疡

近来研究发现消化性溃疡患者老年人的比率呈增高趋势。老年人消化性溃疡多无症状或症状不明显，疼痛亦多无规律，而以食欲缺乏、恶心、呕吐、体重减轻、贫血等症状为主。溃疡一般位于胃体上部或高位，胃巨大溃疡多见，不易与恶性溃疡相鉴别。

四、临床表现与辅助检查

(一)临床表现

本病的主要症状是上腹痛,亦可以并发症症状为首发表现,亦可无任何不适症状。

1.疼痛

上腹部疼痛是消化性溃疡的主要症状。疼痛部位多位于上腹中部、偏右或偏左,性质可为隐痛、钝痛、胀痛、烧灼样痛或饥饿痛,后壁溃疡特别是穿透性溃疡疼痛可放射至背部。疼痛严重程度不一,多能忍受。消化性溃疡的疼痛一般具有以下3个特点:①慢性,病史多较长。②节律性,GU疼痛多在餐后1小时内出现,经1~2小时后逐渐缓解,直至下次进餐后再次出现症状,并呈现上述节律。DU疼痛则常在两餐之间发生,进食或服用抗酸药后可缓解,还可出现夜间疼痛。③周期性,发作与缓解相交替,且呈现季节性,多在秋、冬及春季发病。

2.其他症状

还可表现为嗳气、恶心、呕吐、反酸、胃灼热、上腹部饱胀感、食欲减退等症状。

3.体征

缓解期的消化性溃疡多无明显体征,活动期部分患者可有上腹部局限性轻压痛。少数患者可有贫血表现,多因慢性失血或营养不良所致。

4.并发症

消化性溃疡的并发症包括出血、穿孔、幽门梗阻和癌变。其中出血是最常见的并发症,上消化道出血的最常见的病因是消化性溃疡。此外,溃疡恶变的概率很低,一般认为DU不发生癌变,GU有发生癌变的风险。

(二)辅助检查

1.幽门螺杆菌检测

Hp检测现已作为消化性溃疡的常规检查项目。检测方法可分为侵入性和非侵入性两大类。侵入性检查方法需在内镜下取胃黏膜组织,然后通过快速尿素酶试验、组织学检查和Hp培养的方法进行检测。常用的非侵入性检测方法为^{13}C或^{14}C-尿素呼气试验,是Hp根除治疗后复查的首选方法。此外,还可进行血清学试验和粪便Hp抗原检测。

2.X线钡餐

多采用钡剂和空气双重造影检查,为间接方法,多用于不愿意或不能耐受内镜检查者。消化性溃疡的X线钡餐征象分为直接和间接两种征象。龛影是消化性溃疡的直接征象,是诊断的可靠依据。龛影是指由钡剂填充溃疡凹陷部分而显示的阴影。而局部痉挛、激惹、球部变形等间接征象只能提示该患者可能有溃疡。

3.胃镜检查

随着内镜技术的广泛应用,胃镜检查已经成为诊断消化性溃疡的首选方法(图4-2)。胃镜检查不仅可以直接观察黏膜情况,还可取活组织进行病理学检查及Hp检测。此外,胃镜还可对溃疡及其出血情况进行分期,并可对合并出血的患者进行止血治疗。

4.其他检查

粪便隐血试验可了解溃疡有无出血。血清促胃液素测定仅在怀疑胃泌素瘤时进行。

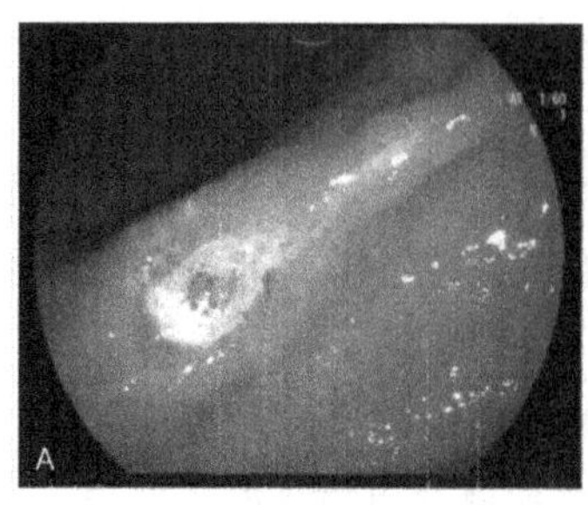
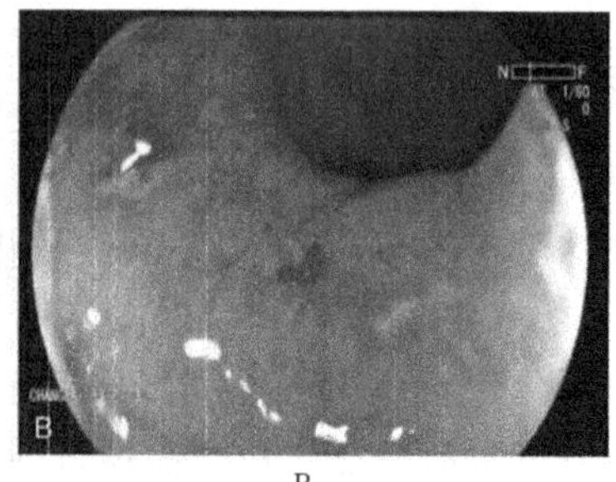

A B

图 4-2 消化性溃疡的内镜下表现

A.胃角溃疡,可见胃角一类圆形凹陷,上附白苔,大小约 0.8 cm×1.0 cm,周围黏膜充血性水肿明显;B.十二指肠球部多发溃疡

五、诊断与鉴别诊断

(一)诊断

典型的慢性、周期性发作,并呈节律性的上腹部疼痛是诊断消化性溃疡的主要线索。但值得注意的是,有消化性溃疡症状的患者不一定有消化性溃疡,还有一部分患者症状不典型,甚至无症状。确诊主要依靠内镜检查,X 线钡餐发现龛影亦可诊断溃疡。

(二)鉴别诊断

1.其他引起慢性上腹痛的疾病

应注意与慢性胃炎、慢性肝胆胰疾病、功能性消化不良等相鉴别。内镜检查是确定有无消化性溃疡的最可靠的手段。值得注意的是,有时上述疾病可与消化性溃疡并存。

2.胃癌

GU 与胃癌很难从症状上作出鉴别。溃疡型早期胃癌的内镜表现易与胃良性溃疡相混淆,因此胃良性溃疡与恶性溃疡的鉴别十分重要。首次发现胃溃疡时除取活检外,GU 患者应尽可能在治疗后复查内镜,证实溃疡完全愈合,必要时再次取活检,以便于排除胃恶性溃疡。胃溃疡的良、恶性鉴别参见表 4-2。

表 4-2 胃溃疡的良、恶性鉴别

鉴别点	良性溃疡	恶性溃疡
年龄	<40 岁	>40 岁
病史	较长,周期性反复发作	较短,进行性发展
临床表现	无上腹包块,全身表现轻,制酸药可缓解	可有上腹包块,全身表现明显,制酸药的效果差
便隐血	活动期阳性	持续阳性
X 线钡餐	龛影直径<2.5 cm,位于胃腔轮廓之外	龛影直径>2.5 cm,位于胃腔轮廓之内
胃镜	圆形/椭圆形,底平苔净,充血性水肿	形状不规则,不平苔污,结节隆起
活检	良性	恶性

3.胃泌素瘤

胃泌素瘤又称为佐林格-埃利森综合征。本病可分为散发性和遗传相关性。胃泌素瘤可刺激壁细胞增殖和大量胃酸分泌,使上消化道持续处于高酸环境。多表现为顽固性多发溃疡,可为胃、十二指肠球部溃疡，亦可在十二指肠降段、水平段甚至空肠近端等不典型部位发生溃疡。对难治、多发、不典型部位、胃大部切除后迅速复发或伴有腹泻的消化性溃疡和(或)内镜检查发现胃黏膜皱襞显著粗大、增生的患者，应警惕胃泌素瘤的可能性。胃液 pH 测定和血清促胃液素测定有助于胃泌素瘤的诊断。

六、治疗方案

(一)一般治疗

疲劳和紧张是重要诱因，要保持乐观、规律生活、避免过度紧张和劳累。严重者应住院卧床休息，保证充足的睡眠。可正常饮食，但应避免辛辣、过咸的食物及浓茶、咖啡等饮料等。宜细嚼慢咽，避免暴饮暴食。停用诱发或加重溃疡或并发出血的药物。

(二)药物治疗

1.治疗机制

(1)缓解症状：由于消化性溃疡的主要症状是疼痛，服用抑酸药后，即使是质子泵抑制剂，止痛效果也要出现在 2～3 天后；如果是 H_2受体拮抗剂，止痛效果的出现还要晚。而抗酸药的止痛作用迅速，因此在治疗的开始几天抑酸药与抗酸药合用，可以更迅速地缓解疼痛。

(2)促进溃疡愈合：对于十二指肠溃疡应主要选择降低胃内酸度的药物，如质子泵抑制剂和 H_2受体拮抗剂；而对于胃溃疡应该主要选择增强黏膜抵抗力的药物，如枸橼酸铋钾和硫糖铝等。

(3)防止溃疡复发。

2.治疗药物选用

对于消化性溃疡的药物治疗，在给予清除 Hp 的联合方案的同时，应用胃黏膜保护剂可提高消化性溃疡的愈合质量，有助于减少溃疡复发。对老年人消化性溃疡、难治性溃疡、巨大溃疡、复发性溃疡，建议在抗酸、抗 Hp 治疗的同时应用胃黏膜保护剂。消化性溃疡合并活动性出血的首选治疗方法是胃镜下止血，同时使用大剂量 PPI 可有效预防再出血、降低外科手术率与病死率。无条件行胃镜治疗或胃镜治疗失败时，也可以考虑血管介入治疗或外科手术治疗。

3.给药方案

(1)Hp 根治治疗方案：包括根除方案的组成和一线和二线治疗方案的问题。

根除方案的组成：推荐铋剂＋PPI＋2 种抗菌药组成的四联疗法。抗菌药的组成方案有 4 种，包括：①阿莫西林＋克拉霉素；②阿莫西林＋左氧氟沙星；③阿莫西林＋呋喃唑酮；④四环素＋甲硝唑或呋喃唑酮。这 4 种抗菌药组成的方案中，3 种治疗失败后易产生耐药的抗菌药(甲硝唑、克拉霉素和左氧氟沙星)分在不同的方案中，仅不易耐药的阿莫西林和呋喃唑酮有重复。这些方案的优点：均有相对较高的根除率；任何一种方案治疗失败后不必行药敏试验，也可再选择另一方案治疗。方案③和④的疗效稳定且廉价，但潜在不良反应率可能稍高；方案①的不良反应率低，费用取决于选择的克拉霉素；方案②的费用和不良反应率取决于所选择的左氧氟沙星。对青霉素过敏者的推荐方案：克拉霉素＋左氧氟沙星；克拉霉素＋呋喃唑酮；四环素＋甲硝唑或呋喃唑酮；克拉霉素＋甲硝唑。方案中抗菌药的剂量和用法同含阿莫西林的方案。需注意的是，青霉素过敏者初次治疗失败后抗菌药选择的余地小，应尽可能提高初次治疗的根除率。对铋剂有禁忌者或证实 Hp 耐药率仍较低的地区也可选用非铋剂方案，包括标准三联方案、序贯疗法或伴同疗法。

一线和二线治疗方案的问题：上述 4 种方案均有较高的根除率，其他方面各有优缺点，难以划分一线和二线方案。具体操作可根据药品获得性、费用、潜在不良反应等因素综合考虑，选择其中的 1 种方案作为初次治疗。如初次治疗失败，可在剩余的方案中再选择 1 种方案进行补救治疗。

(2)根除治疗的疗程：鉴于铋剂四联疗法延长疗程可在一定程度上提高疗效，推荐的疗程为 10 或 14 天，放弃 7 天。

(3)2 次治疗失败后的再治疗：如果经过上述 4 个四联方案中的 2 种方案治疗，疗程均为 10 或 14 天，失败后再次治疗时，失败的可能性很大。在这种情况下，需要再次评估根除治疗的风险-获益比。胃 MALT 淋巴瘤、有并发症史的消化性溃疡、有胃癌危险的胃炎(严重全胃炎、以胃体为主的胃炎或严重萎缩性胃炎等)或胃癌家族史者，根除 Hp 的获益较大。方案的选择需由有经验的医师在全面评估已用药物、分析可能失败的原因的基础上精心设计。如有条件，可进行药敏试验，但作用可能有限。

(4)实施中需注意的问题：①强调个体化治疗。方案、疗程和药物的选择需考虑既往抗菌药应用史(克拉霉素、左氧氟沙星、甲硝唑易产生耐药性)、吸烟(降低疗效)、药物(阿莫西林等)过敏史和潜在不良反应、根除适应证(消化性溃疡的根除率高于非溃疡性消化不良，适应证获益大小有差异)、伴随疾病(影响药物代谢、排泄，增加不良反应)和年龄(高龄患者的药物不良反应发生率增加，某些根除适应证的获益降低)等。②根除治疗前停服 PPI 不少于 2 周，停服抗菌药、铋剂等不少于 4 周。如是补救治疗，建议间隔 2～3 个月。③告知根除方案潜在的不良反应和服药依从性的重要性。④抑酸药在根除方案中起重要作用。PPI 的抑酸作用受药物作用强度、宿主参与 PPI 代谢的*CYP2C19* 基因多态性等因素影响。选择作用稳定、疗效高、受*CYP2C19* 基因多态性影响较小的 PPI，如埃索美拉唑、雷贝拉唑，可提高根除率。

4.联合用药和药物相互作用

近年来研究认为加强胃黏膜的保护作用，促进胃黏膜修复是治疗消化性溃疡的重要环节。上腹部疼痛症状明显，或伴有黏膜糜烂或出血的患者应采用抑酸药进行治疗，通常能使腹痛症状明显缓解。患者在伴有胆汁反流，缓解恶心、嗳气、腹胀等症状时可适当选用促胃肠动力药，促胃肠动力药通过促进胃排空及增加胃近端张力而提高胃肠运动功能，可减轻以上症状。

(1)阿莫西林：丙磺舒可延缓阿莫西林经肾排泄(竞争性地减少阿莫西林的肾小管分泌)，延长其血清半衰期，因而使阿莫西林的血药浓度升高；阿莫西林与氨基糖苷类药合用时，在亚抑菌浓度时可增强阿莫西林对粪链球菌的体外杀菌作用；阿莫西林与β-内酰胺酶抑制剂如克拉维酸合用时，抗菌作用明显增强，克拉维酸不仅可以不同程度地增强产β-内酰胺酶菌株对阿莫西林的敏感性，还可增强阿莫西林对某些非敏感菌株的作用，这些菌株包括拟杆菌、军团菌、诺卡菌和假鼻疽杆菌；氯霉素、大环内酯类、磺胺类及四环素在体外可干扰本品的抗菌作用，但其临床意义不明；阿莫西林与避孕药合用时，可干扰避孕药的肝肠循环，从而降低其药效；别嘌呤类尿酸合成抑制剂可增加阿莫西林发生皮肤不良反应的风险；阿莫西林与甲氨蝶呤合用时，可使甲氨蝶呤的肾廓清率降低，从而增加甲氨蝶呤的毒性；食物可延迟阿莫西林的吸收，但并不明显降低药物吸收的总量。

(2)克拉霉素：可干扰卡马西平的代谢，使后者的血药浓度明显增高，两者合用时应监测血药浓度，必要时调整用药剂量；与茶碱合用可使茶碱的血药浓度增高，但一般不必调整茶碱的剂量；可使下列联合应用的药物的血药浓度发生变化，如地高辛(上升)、茶碱(上升)、口服抗凝血药(上升)、麦角胺或二氢麦角碱(上升)、三唑仑(上升)，从而显示更强的作用；对卡马西平、环孢素、环己巴比妥、苯妥英钠等也可有类似的阻滞代谢而使作用加强的作用。

5.NSAID 相关性溃疡的治疗和预防

对于 NSAID 相关性溃疡的治疗效果最好的药物应首选 PPI,其能高效抑制胃酸分泌,显著改善患者的胃肠道症状,预防消化道出血,并能促进溃疡愈合。胃黏膜保护剂具有可增加 PG 合成、清除并抑制自由基、增加胃黏膜血流等作用。NSAID 相关性溃疡并发症的预防可根据不同的风险程度采用不同的方案。

(1)预防溃疡复发的治疗:避免复发因素,对溃疡已愈合的患者可采用延长用药的方法,即所谓的维持治疗,可大大降低溃疡的复发率。

(2)复发性溃疡的治疗:复发性溃疡应该采取维持治疗,维持治疗方案主要有 3 种,包括长疗程法,即不限期的预防方法,患者经正规疗程使溃疡愈合后便用维持剂量,无限期地服用,如症状复发,再进行正规治疗,适合于年老体弱及伴有其他慢性疾病的患者;短疗程法,即在止规疗程治愈溃疡后,减量进行 3 个月～1 年的维持剂量治疗,但已根除 Hp 的患者可不采取维持治疗;按需预防法,即随意方法,患者在发生症状之后立即做一正规抗溃疡疗程,一般为 4～6 周,用于发病较有规律的患者。

七、药学监护要点

抑酸治疗是缓解消化性溃疡病症状、愈合溃疡的最主要措施。PPI 是首选的药物。PPI 治疗胃泌素瘤或 G 细胞增生等致促胃液素分泌增多而引起的消化性溃疡病效果优于 H_2受体拮抗剂。根除 Hp 应成为消化性溃疡病的基本治疗,它是溃疡愈合及预防复发的有效防治措施。联合应用胃黏膜保护剂可提高消化性溃疡病的愈合质量,有助于减少溃疡的复发。胃黏膜保护剂可增加 PG 合成、清除并抑制自由基、增加胃黏膜血流等作用,对 NSAID-溃疡可联合 PPI 使用。

消化性溃疡药物治疗应持续 6～8 周。长期服用 NSAID 和阿司匹林是导致消化性溃疡病复发的重要因素,如因原发病需要不能停药者可更换为选择性 COX-2 抑制剂,并同时服用 PPI。

(周庆勇)

第九节　功能性消化不良

一、定义与流行病学

消化不良是指源于胃十二指肠的一个症状或一组症状,主要包括上腹部疼痛或烧灼感、餐后饱胀、早饱感等,还包括其他症状如上腹部胀气、恶心、呕吐及嗳气等。而功能性消化不良(functional dyspepsia,FD)指具有慢性消化不良症状,但不能用器质性、系统性或代谢性疾病等来解释其临床表现。FD 的病因尚不明确,可能涉及多种因素,包括胃排空延迟、胃容受性损伤、胃扩张高敏感等动力异常因素,同时与心理、胃酸分泌过多、幽门螺杆菌感染、遗传、幼年及青少年时期的生活环境、饮食、生活方式和既往消化道感染等因素密切相关。而 FD 症状的发生主要与胃底容受性舒张障碍、胃排空延迟、内脏高敏感及其他复杂因素有关。FD 是临床上最常见的一种功能性胃肠病,主要临床表现为中上腹部疼痛或烧灼感、餐后饱胀、早饱感等。患者的临床症状及症状持续时间为诊断 FD 的主要依据。目前治疗本病的药物种类较多，有抑酸药、促胃肠动力药、抗抑郁药等，但缺乏特效药物，且疗效因人而异，应按需治疗，能单一用药则不联合用药，并尽量去除诱发或加重症状的因素。FD 是临床上最常见的一种功能性胃肠病，全球患病率为 10%～30%，国内为 18%～45%，占消化科门诊的 20%～50%。国内外研究表明，因消化不良症状接受胃镜检查的患者大多在检查后被诊断为 FD。如新加坡报道的一项对 5 066 例消化不良患者的研究中，79.5%的患者在检查后被诊断为 FD。亚洲一项多中心研究显示，1 115 例消化不良患者经胃镜检查后，其中 43%诊断为 FD。国内 2 项研究则提示，有消化不良症状的患者经检查后诊断为 FD 的比例分别为 69%和 51%。

部分 FD 患者可伴有肠易激综合征(irritable bowel syndrome，IBS)、胃食管反流病。FD 可在不同程度上影响患者的生活质量。

二、临床表现

FD 的主要症状包括上腹部疼痛或烧灼感、餐后饱胀、早饱感等，还包括其他症状如上腹部胀气、恶心、呕吐及嗳气等。本病常以某一个或一组症状为主，在病程中症状也可发生变化。起病多缓慢，病程经年累月，呈持续性或反复发作，但体征多不明显。

三、诊断与鉴别诊断

(一)诊断

目前多使用罗马Ⅳ标准。根据罗马Ⅳ标准，FD 的诊断必须符合：①以下 1 项或多项，包括餐后饱胀不适、早饱、中上腹痛、中上腹灼烧感；②没有可以解释症状的器质性疾病的证据。诊断前症状出现至少 6 个月，近 3 个月症状符合以上标准。

罗马Ⅳ标准推荐将 FD 患者以特异性症状分为 2 个亚型：①餐后不适综合征，特点是进食诱发症状，并持续存在于餐后[如餐后饱胀和(或)早饱感]；②上腹疼痛综合征，特点是上腹痛和(或)烧灼感不一定与进食相关。分型诊断标准如下。

1.上腹痛综合征的诊断标准

必须包括以下 1 或 2 项，且至少每周 1 天：①中上腹痛(以致影响日常活动)；②中上腹烧灼不适(以致影响日常活动)。常规检查(包括胃镜检查)未发现可解释上述症状的器质性、系统性或代谢性疾病的证据。诊断前症状出现至少 6 个月，近 3 个月症状符合以上标准。

支持诊断的条件：①疼痛可因进餐诱发或缓解，或者可发生在空腹时；②也可存在餐后中上腹胀气、嗳气和恶心；③持续呕吐提示可能为其他病症；④胃灼热不是消化不良的症状，但常与本病并存；⑤疼痛不符合胆囊或奥迪括约肌功能障碍的诊断标准；⑥如症状在排便或排气后减轻，通常不应将其考虑为消化不良的症状；⑦其他消化不良的症状可能与上腹痛综合征并存。

2.餐后不适综合征的诊断标准

必须包括以下 1 或 2 项，且至少每周 3 天：①餐后饱胀不适感(以致影响日常活动)；②早饱感(以致不能完成平常餐量的进食)。常规检查(包括胃镜检查)未发现可解释上述症状的器质性、系统性或代谢性疾病的证据。诊断前症状出现至少 6 个月，近 3 个月症状符合以上标准。

支持诊断的条件：①也可存在餐后中上腹痛或烧灼感、中上腹胀气、过度嗳气和恶心；②呕吐要考虑其他病症；③胃灼热不是消化不良的症状，但常与本病并存；④如症状在排便或排气后减轻，通常不应将其考虑为消化不良的症状；⑤其他消化不良的症状可能与上腹痛综合征并存。

(二)鉴别诊断

从消化不良的角度,诊断 FD 之前必须排除具有该症状的器质性疾病,这些疾病多位于上消化道,如消化性溃疡、胃癌、胆胰疾病及冠心病等,以钡餐造影和(或)胃镜检查以及 B 超、心电图检查等多能明确之。从重叠综合征的角度,还必须排除胃食管反流病和肠易激综合征。

四、治疗方案

(一)治疗目标和预后评估

FD 的治疗目标是缓解患者的消化不良症状,改善其生活质量。本病治疗应以对症治疗为主,避免一切可能的诱因,同时纠正其病理生理状态。目前采用的药物有很多,但缺乏特效药物,且疗效因人而异。

FD 的预后评估主要为对患者进行临床症状改善评分和生活质量评分。

(二)一般治疗

养成良好的生活习惯,少食多餐,减少脂肪摄入量,避免长期或大量的烟酒刺激,尽量消除诱发精神紧张、剧烈情绪波动的因素。

(三)药物治疗

1.抑酸药

适用于以上腹痛、上腹烧灼感为主要症状的 FD。常用药物有 H_2受体拮抗剂(西咪替丁、法莫替丁等)、PPI(奥美拉唑、兰索拉唑、埃索美拉唑、泮托拉唑等),PPI 的疗效优于 H_2RA。抗酸药(氢氧化铝等)可减轻部分 FD 患者的症状,但疗效不及 PPI 和 H_2RA。对于疗效不佳者,抑制胃酸分泌药和促胃肠动力药可换用或合用。

H_2受体拮抗剂如西咪替丁片 400 mg、雷尼替丁 150 mg、法莫替丁 20 mg,口服,每天 2 次,疗程 4～6 周;较常见的不良反应有腹泻、乏力、头晕、嗜睡、头痛和皮疹。质子泵抑制剂如奥美拉唑 20 mg、兰索拉唑 30 mg、埃索美拉唑 20 mg,口服,每天 1 次,疗程 2～4 周,症状缓解后一般无须维持治疗;最常见的不良反应为头痛和胃肠道症状如腹泻、恶心、便秘,发生率均在 1%～3%。

2.促胃肠动力药

临床表现为上腹不适、腹胀等症状的餐后不适综合征患者可首选促胃肠动力药治疗,必要时也可和 PPI 合用。①多巴胺 D_2受体拮抗剂:多巴胺 D_2受体兴奋时可抑制 ACh 释放,因此可通过拮抗 D_2受体相对增强 ACh 的兴奋作用,从而增强胃十二指肠蠕动,促进胃排空,防止十二指肠胃反流,且不影响胃酸分泌。这类药物包括甲氧氯普胺、多潘立酮、伊托必利等。②5-HT 受体激动剂:5-HT 受体家族包括多个成员,其中 5-HT_4受体通过激活腺苷酸环化酶使 cAMP 产生增多,开放电压敏感 Ca^{2+}通道,激发胃肠运动、感觉相关神经递质释放,影响胃肠动力和感觉。此类药物主要包括西沙必利、莫沙必利、替加色罗、普卡必利等。③阿片受体激动剂:阿片受体激活时可调节胆碱能神经、肾上腺素能神经,进而调节胃肠动力。这类药物有曲美布汀等。④促胃动素受体激动剂:促胃动素受体激活时可诱发胃和小肠强烈收缩并向远端传播,从而促进胃肠动力,加速胃排空。此类药物主要包括红霉素及其衍生物。

(1)甲氧氯普胺片(胃复安):5～10 mg,每天 3 次,口服给药。醛固酮与血清催乳素浓度可因甲氧氯普胺的使用而升高;严重肾功能不全患者的剂量至少须减少 60%,这类患者容易出现锥体外系症状;因该药可降低西咪替丁的口服生物利用度,若两药必须合用,间隔时间至少要 1 小时;药物遇光变成黄色或黄棕色后毒性增高。不良反应包括昏睡、烦躁不安、疲乏无力较常见；少见的反应有乳腺肿痛、恶心、便秘、皮疹、腹泻、睡眠障碍、眩晕、严重口渴、头痛、容易激动；用药期间出现乳汁增多，由于催乳素的刺激所致；大剂量长期应用可能因拮抗多巴胺受体，使胆碱能受体相对亢进而导致锥体外系反应（特别是年轻人），可出现肌震颤、发声困难、共济失调等。

（2）多潘立酮片（吗丁啉）：口服，成人 1 片，每天 3 次，饭前 15～30 分钟服用。孕妇慎用，哺乳期妇女用药期间应停止哺乳；建议儿童使用多潘立酮混悬液；心脏病（心律失常）患者以及接受化疗的肿瘤患者应用时需慎重，有可能加重心律失常。不良反应偶见轻度腹部痉挛、口干、皮疹、头痛、腹泻、神经过敏、倦怠嗜睡、头晕等。

（3）西沙必利片（普瑞博思）：口服，5 mg，每天 3 次，一般用药 2 周可出现明显的疗效。在使用该药治疗前应先排除心律失常的潜在风险。不良反应包括可能发生一过性腹部痉挛、肠鸣和腹泻。

（4）盐酸伊托必利片（为力苏）：口服，5 mg，每天 3 次，根据患者的年龄和症状可相应调整剂量，可将药片分切后口服。若用药 2 周后症状改善不明显，宜停药。本品能增强乙酰胆碱的作用，必须谨慎使用；使用中若出现心电图 Q-Tc 间期延长，应停药；虽然未证实本品对驾驶和操作机器的能力有影响，但由于偶尔可发生眩晕和激动，故应注意药物对人体灵敏性的影响。不良反应偶有休克和过敏性样反应、肝功能异常和黄疸等。

（5）马来酸曲美布汀胶囊（瑞健）：口服，1～2 粒，每天 3 次。出现皮疹等反应应停药观察；治疗前需明确诊断，其他器质性、占位性消化系统疾病慎用。不良反应偶有口渴、口内麻木、腹鸣、腹胀、便秘和心动过速、困倦、眩晕、头痛、皮疹、谷草转氨酶和谷丙转氨酶升高等，发生率约为 0.4%。

3.根除 Hp 感染

目前，幽门螺杆菌感染处理指南和 FD 的相关指南均推荐消化不良患者需要根除 Hp，并具有高级别证据等级。大多数指南推荐对于未检查的消化不良患者进行 Hp“检测和治疗”策略，尤其是在亚洲等 Hp 高流行地区。

根除 Hp 治疗的四联疗法：奥美拉唑 20 mg，每天 2 次；阿莫西林 0.1 g，每天 2 次；克拉霉素 0.5 g，每天 2 次；枸橼酸铋钾 2 片，每天 2 次；连续服用 7～10 天。

4.抗抑郁药

此类药物一般用于伴有焦虑、抑郁等症状的 FD 患者。①抗焦虑药，如阿普唑仑等。②抗抑郁药，包括传统的三环类、四环类药物，单胺氧化酶拮抗剂和近来的选择性 5-羟色胺再摄取抑制药（SSRI）。SSRI 能高选择性地抑制中枢神经系统对 5-羟色胺的再吸收，不良反应少，已逐步取代传统抗抑郁药如氟西汀、帕罗西汀等。

（1）阿普唑仑（佳乐定）：口服，2 mg，每晚 1 次或每天 3 次，症状缓解后可停用。对苯二氮类药物过敏者可能对本药过敏；肝、肾功能损害者能延长本药的清除半衰期；癫痫患者突然停药可导致发作。常见的不良反应有嗜睡、头昏、乏力等，大剂量偶见共济失调、震颤、尿潴留、黄疸。

（2）氟西汀（百优解）：口服，2 mg，每天 1 次，10～15 天起效。抗抑郁药的治疗疗程不宜太短，症状控制后可逐步减量，稳定后再考虑停药。对抗抑郁药而言，抽搐发作是一个潜在风险，因此与其他抗抑郁药一样，氟西汀须慎用于既往有抽搐发作史的患者，患者发生抽搐发作或抽搐发作频率增加应立即停药。

五、药学监护要点

FD治疗的关键在于个体化治疗，多种病因混合致病单一用药疗效差时可考虑联合用药。多潘立酮、甲氧氯普胺等促胃肠动力药可促进西咪替丁等抑酸药的胃肠排空，使抑酸药吸收减少，不宜同时服用，应间隔1～2小时服用。

（周庆勇）

第十节 肠 结 核

一、定义

肠结核是指结核杆菌感染引起的肠道疾病。结核病是慢性传染性疾病，是全世界十大死因之一。

二、病因与发病机制

本病可以由吞咽含结核杆菌的痰液感染肠道，也有少数是通过血行播散或邻近脏器的结核病病灶蔓延受累。肠结核好发于回盲部，少数累及结肠。肠结核在病理形态上可表现为增殖型或溃疡型。

结核杆菌的毒力基础不十分清楚，可能与其菌体的成分有关。其他类脂质如硫脂质也与结核杆菌的毒力有关，它不仅增加索状因子的毒性，且抑制溶酶体-吞噬体融合，促进结核杆菌在巨噬细胞内的生长繁殖。磷脂能够刺激机体内单核细胞的增殖、类上皮细胞化、朗汉斯巨细胞的形成。蜡质D是一种肽糖脂和分枝菌酸的复合物，具有佐剂活性，能刺激机体产生免疫球蛋白，对结核性干酪病灶的液化、坏死、溶解和空洞的形成起重要作用。除了以上类脂质成分外，多糖类物质是结核杆菌细胞中的重要组成物质，多糖类物质在和其他物质共存的条件下才能发挥对机体的生物学活性效应。多糖是结核杆菌菌体完全抗原的重要组成成分，具有佐剂活性作用，能对机体引起中性多核白细胞的化学性趋向反应。结核杆菌的菌体蛋白是以结合形式存在于菌细胞内的，是完全抗原，参与机体对结核菌素的反应。

三、临床表现与辅助检查

（一）临床表现

1.临床症状

多数起病隐匿，早期常仅有慢性腹痛或排便习惯改变。直肠受累时可有里急后重感，小肠受累时可有吸收不良的表现。大多数患者可出现低热、盗汗、乏力、消瘦、食欲缺乏等肠结核的中度症状，后期常有肠梗阻、肠瘘、穿孔或肠道出血等。

2.体征

半数以上的患者腹部可有包块，合并腹膜炎时可有腹水。

(二)辅助检查

1.实验室检查

可以有红细胞沉降率增快、贫血表现;PPD 试验可出现阳性反应;抗结核抗体可出现阳性;IFN-γ 释放试验阳性。

2.影像学检查

小肠钡剂造影可出现黏膜紊乱、僵硬及溃疡形成;小肠镜检查可见溃疡、增生型改变等;CT 检查见腹腔肿大淋巴结坏死,有助于肠结核的诊断。

3.结肠镜检查

可在回盲部或受累肠道见溃疡(多为环形溃疡),周围炎症反应不明显;活检病理见肉芽肿分布在结膜固有层且数目多、直径大(长径＞400 μm),特别是有融合,抗酸染色阳性。结核 PCR 检查具有一定意义,但是假阳性率较高。活检组织结核杆菌 DNA 检测阳性有助于肠结核的诊断。

四、诊断与鉴别诊断

诊断主要根据临床表现,如青年患者出现结核中毒症状(低热、盗汗、消瘦等)、影像学检查显示小肠或结肠病变、结肠或小肠活检标本呈现典型病理表现则可确诊。

肠结核应与克罗恩病、淋巴瘤、白塞病、感染性肠病、寄生虫性肠病相鉴别。

五、治疗方案

强调早期诊断、早期治疗。治疗目的是消除症状,改善机体状况,促进病灶愈合,防治并发症,彻底治疗合并的肠外结核。由于早期病变以渗出为主,血运丰富,药物易于渗入,且病灶内的细菌多处于代谢活跃状态,药物易发挥作用,可起到事半功倍的效果。如病变已至后期,即使给予合理、规范的治疗,也难完全避免并发症的发生。

(一)一般治疗

恰当的休息及充足的营养可增强患者的抵抗力,是治疗的基础。重症、体弱的患者可卧床休息,加强支持治疗,必要时给予静脉内营养治疗,补充维生素、钙,注意水、电解质、酸碱平衡。腹痛可予以解痉治疗,不全梗阻需进行胃肠减压。

(二)药物治疗

1.治疗机制

抗结核药一般通过阻碍菌体细胞壁、蛋白质或核酸的合成,或对结核杆菌代谢必需的物质进行竞争性抑制,或破坏菌体内酶的活性等方式,达到杀菌或抑菌的目的。抗结核治疗的目标不仅是杀菌或防止耐药性产生,而且在于最终灭菌,防止和杜绝复发。为达到此目的,化疗药物的选择应基于以下方面。

(1)结核杆菌的代谢及其与药物的相互作用:一般而言,结核病灶中存在 4 种不同代谢状态的菌群,分别为 A、B、C 和 D 群。A 群即为快速增殖菌,细菌处于生长繁殖、代谢旺盛期,主要见于 pH 中性的结核空洞壁和空洞内,异烟肼对快速生长的细菌作用最强,利福平其次;B 群为酸性环境中的半休眠状态菌群,吡嗪酰胺能作用于此类菌群;C 群为半休眠状态但偶有突发性或短期内旺盛生长的细菌,利福平对其最有效;D 群则为完全休眠菌,药物不起作用,须靠机体的免疫机制加以清除。

(2)药物对细胞壁的穿透性及作用部位:要兼顾对细胞内(吞噬细胞)和细胞外结核杆菌的作用。

(3)药物的最低抑菌浓度(MIC):要起到杀菌作用,血浆和细胞内的药物浓度必须超过该药的 MIC 的 10 倍以上。

(4)最大限度地防止获得性耐多药结核杆菌(MDR-TB)的产生。

除此之外,须确定掌握并实行结核化疗的原则,即早期、足量、联合、规律、全程用药,尤其以联合及规律用药最为重要,同时应注意到化疗用药大多数有肝、肾毒性,在化疗的同时应注意保护肝、肾功能。对肝、肾功能不全者,须减药量或进行药物浓度监测,以指导药物使用。

2.治疗药物选用

一线杀菌剂有异烟肼、链霉素、利福平、吡嗪酰胺等;二线抑菌剂有乙胺丁醇、对氨基水杨酸、卡那霉素、紫霉素、卷曲霉素等。新药有利福喷丁、利福布汀及喹诺酮类的氧氟沙星、左氧氟沙星和环丙沙星,以及氨基糖苷类的阿米卡星等。

3.给药方案

(1)异烟肼:是最基本的抗结核药之一,具有杀菌作用较强、价格低廉、服用方便、不良反应少等特点。

给药剂量、途径:①成人的常规剂量为一天 5 mg/kg,最高剂量为 300 mg;或一次 15 mg/kg,最高 900 mg,一周 2～3 次,口服。肌内注射的剂量同上。静脉滴注用于不能口服的重症病例,用 0.5%氯化钠注射液或 5%葡萄糖注射液溶解并稀释后静脉滴注,一天 300～600 mg。②儿童的常规剂量为一天 10～20 mg/kg,每天最高剂量为 300 mg,顿服。肌内注射时的治疗剂量为一天 10～20 mg/kg,每天最高剂量为 300 mg。静脉滴注同肌内注射。③肝功能不全时应减小剂量。④肾功能不全时,血肌酸酐值低于 60 mg/L 者的用量不需减少。如肾功能减退更为严重或患者为慢乙酰化则可能需减量,以服药后 24 小时的血药浓度不超过 1 μg/mL 为宜。在无尿患者中剂量可减为常用量的一半。

用药疗程:治疗结核病必须持续 6～24 个月,甚至数年或不定期用药。

注意事项:①对乙硫异烟胺、吡嗪酰胺、烟酸及其他化学结构相关药物过敏者也可能对本药过敏;②禁用于对乙硫异烟胺、吡嗪酰胺、烟酸及其他化学结构相关药物过敏者,肝功能不良者,精神病患者,癫痫患者,有异烟肼引起肝炎病史者;③有精神病病史、癫痫病史者,严重肾功能损害者,嗜酒者慎用;④50 岁以上的患者使用本药肝炎的发生率较高;⑤可透过胎盘,导致胎儿的血药浓度高于母体的血药浓度;⑥在乳汁中的浓度可达 12 μg/mL,与血药浓度相近,哺乳期妇女用药应权衡利弊,如需使用,应暂停哺乳;⑦用硫酸铜法进行尿糖测定可呈假阳性,但不影响酶法的测定结果。

不良反应:①心血管系统,少见心动过速。②精神神经系统,如周围神经炎、中枢神经系统中毒。周围神经炎的发生与异烟肼干扰维生素 B_6 的代谢有关。肝损害与药物毒性有关,可表现为无症状的 GPT 升高、显性肝炎,甚至重症肝炎导致患者死亡,一般好发于老年患者和过度饮酒者。因此在用药前应检测 GPT 的基础值,如果治疗过程中 GPT 升高超过正常值上限的 3 倍需停药。③内分泌系统,可见男子乳房女性化、泌乳、发热、库欣综合征等。④泌尿生殖系统,可见月经不调、阳痿等。⑤消化系统,本药有一定的肝脏毒性,表现为深色尿、巩膜或皮肤黄染等;可使血清胆红素、谷丙转氨酶及谷草转氨酶的测定值升高。胃肠道可见食欲缺乏、恶心、呕吐、腹痛、便秘等。⑥血液系统,可引起贫血、白细胞减少、嗜酸性粒细胞增多等。临床可见血痰、咯血、鼻出血、眼底出血等症状。⑦变态反应,偶有药疹和皮疹。

(2)利福平:对细胞内和细胞外代谢旺盛和偶尔繁殖的结核杆菌均有杀菌作用,能穿透干酪样病灶,进入巨噬细胞内。利福平直接抑制 DNA 依赖的 RNA 聚合酶,阻止 RNA 转录。

给药剂量、途径:①成人的常规剂量为口服,一天 450～600 mg,早饭前顿服,疗程半年左右;也可体重<50 kg 者一天 450 mg,体重≥50 kg 者一天 600 mg,顿服。疗程视病情而定。②儿童的常规剂量为口服,1 个月以上的患儿一天 10～20 mg/kg,顿服;新生儿一次 5 mg/kg,一天 2 次。③肝功能不全时需要减少剂量,一天不超过 8 mg/kg;严重肝功能不全者禁用。④主要经过肝脏代谢、胆汁排泄,仅有 30%通过肾脏排泄,肾损害一般不需要减量。⑤老年人口服 10 mg/kg,一天 2 次。静脉滴注仅用于不能口服该药者。

用药疗程:治疗至少 6 个月,甚至持续 1～2 年、数年或长期服药。

注意事项:①本药与其他利福霉素类药物可能存在交叉变态反应。②禁用于对本药或其他利福霉素类药物过敏者、严重肝功能不全者、胆道梗阻者、妊娠早期妇女。③酒精中毒、肝功能不全者、婴儿、哺乳期妇女慎用。④对检验值或诊断的影响包括可引起直接抗球蛋白实验(Coombs 实验)阳性;干扰血清叶酸浓度测定和血清维生素 B_{12}浓度测定;可使磺溴酞钠实验潴留出现假阳性,因此应在每天服药前进行该实验;服药后尿液呈橘红色或红棕色,可干扰利用分光光度计或颜色改变进行各项尿液分析试验的结果。⑤在使用利福平治疗期间应停用口服避孕药或长期注射用黄体酮等药物。肝脏毒性低于异烟肼,但与异烟肼联合应用时肝脏毒性明显增加。

不良反应:①心血管系统,包括心律失常。国外有出现低血压和休克的报道。②肌肉骨骼系统,长期应用可引起低钙血症,儿童可发生佝偻病样改变,少数成年患者可出现骨软化症。③泌尿生殖系统,罕见蛋白尿、血尿、尿量或排尿次数显著减少(间质性肾炎),还可出现肾衰竭。国外有出现闭经的报道。④消化系统,可见食欲缺乏、恶心、呕吐、腹胀、腹泻、胃痛、胰腺炎;少见咽痛、口舌疼痛。有肝毒性,多发于与其他抗结核药合用时,表现为氨基转移酶升高、肝大,严重时伴黄疸(巩膜和皮肤黄染),胆道梗阻者更易发生,但多表现为一过性氨基转移酶升高。⑤血液系统,可见白细胞、血小板、血红蛋白减少,嗜酸性粒细胞增多,异常青肿或出血,甚至出现溶血性贫血。⑥皮肤,可见脱发,皮肤瘙痒、发红或皮疹,严重者可出现剥脱性皮炎。⑦可见类流感样综合征、类赫氏反应。国外有出现肺组织恶性改变的报道。

(3)吡嗪酰胺:能杀灭巨噬细胞内,尤其酸性环境中的结核杆菌,已成为结核病短程化疗中不可缺少的药物。

给药剂量、途径:①成人的常规剂量为口服,一天 15～30 mg/kg,顿服;或者一次 50～70 mg/kg,每周 2～3 次。每天服用者最大剂量为一天 2 g,每周 3 次者最大剂量为一次 3 g,每周 2 次者最大剂量为一次 4 g。②儿童的常规剂量为口服,一天 20～30 mg/kg。③晚期肾病患者应减量,建议从一天 20～35 mg/kg 减少到一天 12～20 mg/kg。

注意事项:①对乙硫异烟胺、异烟肼、烟酸及其他化学结构相似的药物过敏者也可对本药过敏;②禁用于对乙硫异烟胺、异烟肼、烟酸及其他化学结构相似的药物过敏者,急性痛风患者,高尿酸血症患者;③糖尿病、痛风、血卟啉病患者,慢性肝病及严重肝功能减退者,肾功能不全患者慎用;④儿童不宜用,若必须用时应充分权衡利弊;⑤本药可与硝基氰化钠作用变成红棕色,影响尿酮测定结果。

不良反应:①消化系统,可引起肝损害,如谷丙转氨酶、谷草转氨酶升高,肝大。肝损害与用药剂量和疗程相关,常用量下较少发生肝损害,长期大剂量应用可能发生中毒性肝炎,出现严重的肝细胞坏死、巩膜黄染(黄疸)和血浆蛋白减少。老年人、酗酒和营养不良者肝损害的发生率增加,可引起食欲减退、恶心、腹痛、严重呕吐,偶可引起溃疡发作。②血液系统,偶可引起低色素性贫血与溶血反应。③其他,可见异常乏力或软弱、畏寒。还可引起变态反应,表现为药物热、皮疹、光敏反应等。

(4)链霉素:是氨基糖苷类抗生素,直接干扰细菌蛋白合成,为早期主要的抗结核药。

给药剂量、途径:通常肌内注射给药。①成人的常规剂量为一次 0.5 g,每 12 小时 1 次;或一次 0.75 g,一天 1 次。如临床情况许可,可改用间歇给药,即一次 1 g,一周 2～3 次。②儿童的常规剂量为一次 20 mg/kg,一天 1 次,一天最大剂量不超过 1 g。③肾功能不全时,肌酐清除率>50且<90 mL/min 者,每 24 小时给药正常剂量的 50%,肌酐清除率为 10～50 mL/min 者,每 24～72 小时给药正常剂量的 50%,肌酐清除率<10 mL/min 者,每 72～96 小时给药正常剂量的 50%。④老年患者一次 0.5～0.75 g,一天 1 次。

注意事项:①对本药或其他氨基糖苷类药物过敏者禁忌。②脱水患者的血药浓度增高,可增加产生毒性反应的可能性;重症肌无力或帕金森病患者;肾功能损害患者;接受肌肉药物松弛治疗者慎用。③老年患者的肾功能有一定程度的生理性减退,应用本药后较易产生各种毒性,应采用较小的治疗量且尽可能在疗程中监测血药浓度。④哺乳期妇女用药期间应暂停哺乳。

不良反应:①耳毒性,主要损害前庭和耳蜗神经。前庭神经损害出现早而多见,表现为眩晕、头痛、恶心、平衡失调。发生率较高的耳毒性症状还有听力减退、耳鸣或耳部胀满感。②肾毒性,常与耳毒性同时出现,损害程度随药物剂量增加而增大,一般停药后可恢复,严重时可发生氮质血症、肾衰竭。③肝脏,少数患者出现谷丙转氨酶、谷草转氨酶、血清胆红素及血清乳酸脱氢酶升高。④神经肌肉阻滞,有阻滞乙酰胆碱和络合钙离子的作用,可引起面部、口唇、四肢麻木,嗜睡,软弱无力;偶可引起呼吸抑制。⑤变态反应,以皮疹、瘙痒、药物热、嗜酸性粒细胞增多症较多见,偶可引起血管神经性水肿、过敏性紫癜、过敏性休克等。过敏性休克的发生率低于青霉素,但死亡率较高。⑥有发生视力减退(视神经炎)的报道。⑦内分泌系统,少数服药后出现血钙、镁、钾、钠浓度测定值降低。

(5)乙胺丁醇:对代谢旺盛的细胞内外细菌均有作用,还能阻止选择性耐药突变的产生,为常用的联合治疗药物之一。

给药剂量、途径:①成人的常规剂量为 15 mg/(kg·d),一旦发生多药耐药时,剂量可增加至 25 mg/(kg·d),但此时眼毒性(红绿色盲、视敏度降低)也增加;②13 岁以下的儿童不宜应用本药,13 岁以上儿童的用量与成人相同。

注意事项:①对本药过敏或酒精中毒患者禁忌;②肝、肾功能减退,痛风,视神经炎,糖尿病已发生眼底病变者慎用;③可分泌至乳汁中,浓度与血药浓度相近,哺乳期妇女用药应权衡利弊。

不良反应:①神经系统,常见视神经损害,发生率随剂量增加而增大,表现为视物模糊、眼痛、红绿色盲或视力减退、视野缩小,酗酒者与糖尿病患者的视力损害发生率增高、程度加重。上述反应早期发现和及时停药则可于数周或数月内自行消失,永久性视觉功能丧失极少发生。视力变化呈单侧或双侧。偶见周围神经炎,如麻木、针刺感、烧灼痛或手足软弱无力,营养不良和糖尿病患者以及大剂量用药时更易发生。偶见精神障碍,罕见动眼神经损害、听神经损害及癫痫发作。②肌肉骨骼系统,少见畏寒、关节肿痛(尤其是大趾、踝、膝关节)、病变关节表面皮肤发热拉紧感(急性痛风、高尿酸血症)。③偶见肝功能损害。④偶见胃肠道不适、恶心、呕吐、腹泻。⑤血液系统,偶见粒细胞减少、低血钙及高尿酸血症。⑥偶见皮疹、瘙痒、发热、头痛、关节痛等变态反应，严重时出现剥脱性皮炎、血小板减少性紫癜及过敏性休克。

(6)其他：氟喹诺酮类药物属于广谱抗生素，不易产生耐药性，可作为二线抗结核药。特别是第三代有较强的抗结核分枝杆菌活性，对巨噬细胞内外的结核杆菌均有活性，主要作用于细菌DNA复制过程中的DNA螺旋酶，干扰细菌DNA合成，导致DNA降解和细菌死亡。由于结核分枝杆菌对氟喹诺酮类药物产生自发突变率很低，与其他抗结核药之间无交叉耐药性，这类药物目前已经成为MDR-TB的主要常规选择药物。氟喹诺酮类药物的胃肠道吸收好，组织穿透性好，清除半衰期较长，适合长程给药。

停药指征：根据药物不良反应的类型及严重程度而采取不同的措施。对症状比较轻的不良反应，可在医护人员的密切观察下继续治疗，同时采取对症处理。凡出现明显中毒或严重变态反应者，应立即停药。①出现单一不良反应但程度较重(如急性中毒、变态反应)，或可能引起严重后果(如出现黄疸、氨基转移酶升高超出正常值的4倍以上、高热、皮疹、白细胞减少至3×10^9/L以下、血小板减少至80×10^9/L以下)，或出现肾功能异常(血尿、蛋白尿、管型尿等)、严重精神障碍或原有的精神病复发、癫痫发作、各种变态反应等。②多种药物不良反应并存(如变态反应合并肝功能异常)。③氨基转移酶持续上升。④为辨明是哪种药物引起的不良反应而需要进行直接鉴别法试验。⑤为了能继续使用该种药而需要进行药物脱敏处理。

4.联合用药和药物相互作用

本病常用一线杀菌药2～3种联用，疗程6～10个月。

(1)联合用药：包括初始方案、复治患者。

初始治疗。方案一：2SHRZ/4HR，即2个月的链霉素、异烟肼、利福平、吡嗪酰胺，然后4个月的异烟肼和利福平。方案二：2EHRZ/4HR，即2个月的乙胺丁醇、异烟肼、利福平、吡嗪酰胺，然后4个月的异烟肼和利福平。方案三：2HRZ/4HR，即2个月的异烟肼、利福平、吡嗪酰胺，然后4个月的异烟肼和利福平。方案四：2SHR/7HR，即2个月的链霉素、异烟肼、利福平，然后7个月的异烟肼和利福平。方案五：2HRZ/4H3R3，H3R3代表异烟肼和利福平每周3次间歇用药。即2个月的异烟肼、利福平、吡嗪酰胺，然后4个月的异烟肼和利福平(异烟肼和利福平每周3次间歇用药)。方案六：2HRZ/4H2R2，H2R2代表异烟肼和利福平每周2次。即2个月的异烟肼、利福平、吡嗪酰胺，然后4个月的异烟肼和利福平(异烟肼和利福平每周2次)。方案七：9HR，即9个月的异烟肼和利福平。方案八：2SHE/10HE，即2个月的链霉素、异烟肼、乙胺丁醇，然后10个月的异烟肼、乙胺丁醇。方案九：2SHRZ/6HT，T代表氨硫脲。即2个月的链霉素、异烟肼、利福平、吡嗪酰胺，然后6个月的氨硫脲、吡嗪酰胺。方案一、二适应于怀疑患者已有耐药菌感染或者原发耐药率高的地区的患者；方案五、六适应于能实行全程督导的地区使用；方案九适应于经济困难的患者。

病情较轻的患者可选用以下较简单的方案。方案一：2SHR(D)/4HR(D)，其中(D)表示可用利福定代替利福平。方案二：6HR，即6个月的异烟肼和利福平。方案三：12HP，即12个月的异烟肼和对氨基水杨酸。方案四：9HD，即9个月的异烟肼和利福平。

复治患者：如曾用方案一或二，且规律用药者复发常见，不是自行停药而复发者，应予严格全面的督导下使用原方案治疗9个月。如果使用较弱的方案或未规律用药而复发者，则须经审慎研究后另定治疗方案。

(2)药物相互作用：异烟肼、利福平、吡嗪酰胺、链霉素、乙胺丁醇。

异烟肼：①服用异烟肼时每天饮酒，易引起异烟肼诱发的肝脏毒性反应，并加速异烟肼的代谢。因此须调整本药的剂量，并密切观察肝毒性征象。应劝告患者服药期间避免饮用含乙醇的饮料。②与肾上腺皮质激素（尤其是泼尼松龙）合用时，可增加异烟肼在肝内的代谢及排泄，导致异烟肼的血药浓度减低而影响疗效，在快乙酰化者更为显著，应适当调整剂量。③抗凝血药（如香豆素或茚满二酮衍生物）与异烟肼合用时，由于抑制抗凝血药的酶代谢，使抗凝作用增强。④异烟肼为维生素 B_6 的拮抗剂，可增加维生素 B_6 经肾的排出量，易致周围神经炎的发生，同时服用维生素 B_6 者需酌情增加用量。⑤不宜与其他神经毒性药物合用，以免增加神经毒性。⑥与环丝氨酸合用时可增加中枢神经系统的不良反应（如头昏或嗜睡），需调整剂量，并密切观察中枢神经系统毒性征象，尤其对于从事需要灵敏度较高工作的患者。⑦与乙硫异烟胺、吡嗪酰胺、利福平等其他有肝毒性的抗结核药合用时，可增加本药的肝毒性，尤其是已有肝功能损害者或为异烟肼快乙酰化者，因此应尽量避免合用或在疗程的前 3 个月密切随访有无肝毒性征象出现。⑧本药可抑制卡马西平的代谢，使其血药浓度增高，引起毒性反应；卡马西平则可诱导异烟肼的微粒体代谢，形成具有肝毒性的中间代谢物增加。⑨与对乙酰氨基酚合用时，由于异烟肼可诱导肝细胞色素 P450，使前者形成毒性代谢物的量增加，可增加肝毒性及肾毒性。⑩与阿芬太尼合用时，由于异烟肼为肝药酶抑制剂，可延长阿芬太尼的作用；与双硫仑合用可增强其中枢神经系统作用，产生眩晕、动作不协调、易激惹、失眠等；与恩氟烷合用可增加具有肾毒性的无机氟代谢物的形成。⑪不宜与咪康唑合用，因可使后者的血药浓度降低。⑫与苯妥英钠或氨茶碱合用时可抑制两者在肝脏中的代谢，而导致苯妥英钠或氨茶碱的血药浓度增高，故本药与两者先后应用或合用时，苯妥英钠或氨茶碱的剂量应适当调整。⑬不可与麻黄碱、颠茄同时服用，以免发生或增加不良反应。

利福平：①饮酒可致利福平性肝毒性的发生率增加，并增加利福平的代谢，需调整利福平的剂量，并密切观察患者有无肝毒性出现。②对氨基水杨酸盐可影响本药的吸收，导致其血药浓度减低；如必须联合应用时，两者的服用间隔至少 6 小时。③与异烟肼合用肝毒性发生风险增加，尤其是原有肝功能损害者和异烟肼快乙酰化患者。④利福平与乙硫异烟胺合用可加重其不良反应。⑤氯法齐明可减少利福平的吸收，使其达峰时间延迟且半衰期延长。⑥利福平与咪康唑合用，可使后者的血药浓度减低，故本药不宜与咪唑类合用。⑦肾上腺皮质激素（糖皮质激素、盐皮质激素）、抗凝血药、氨茶碱、茶碱、氯霉素、氯贝丁酯、环孢素、维拉帕米、妥卡尼、普罗帕酮、甲氧苄啶、香豆素或茚满二酮衍生物、口服降血糖药、促皮质素、氨苯砜、洋地黄苷类、内吡胺、奎尼丁等与利福平合用时，由于后者诱导肝微粒体酶活性，可使上述药物的药效减弱，因此除地高辛和氨苯砜外，在用利福平前和疗程中上述药物需调整剂量。本药与香豆素或茚满二酮类合用时应每天或定期测定凝血酶原时间，据以调整剂量。⑧可促进雌激素的代谢或减少其肝肠循环，降低口服避孕药的作用，导致月经不规则、月经间期出血和计划外妊娠。所以，患者服用本药时应改用其他避孕方法。⑨可诱导肝微粒体酶，增加抗肿瘤药达卡巴嗪、环磷酰胺的代谢，形成烷化代谢物，促使白细胞减低，因此需调整剂量。⑩可增加苯妥英在肝脏中的代谢，故两者合用时应测定苯妥英的血药浓度并调整用量。⑪可增加左甲状腺素在肝脏中的降解，因此两者合用时左甲状腺素的剂量应增加。⑫可增加美沙酮、美西律在肝脏中的代谢，引起美沙酮撤药症状和美西律的血药浓度减低，故合用时后两者需调整剂量。⑬丙磺舒可与本药竞争被肝细胞摄入，使本药的血药浓度增高并产生毒性反应。但该作用不稳定，故通常不宜加用丙磺舒以增高本药的血药浓度。

吡嗪酰胺：①与别嘌醇、秋水仙碱、丙磺舒、磺吡酮合用可增加血尿酸浓度而降低上述药物对痛风的疗效，因此合用时应调整剂量以便于控制高尿酸血症和痛风；②与乙硫异烟胺合用时可增强不良反应；③环孢素与吡嗪酰胺同用时前者的血药浓度可能减低，因此需监测血药浓度，据此调整剂量。

链霉素：①与其他氨基糖苷类合用或先后连续局部或全身应用，可增加其产生耳毒性、肾毒性以及神经肌肉阻滞作用的可能性；②与神经肌肉阻滞剂合用，可加重神经肌肉阻滞作用；③与卷曲霉素、顺铂、依他尼酸、呋塞米或万古霉素(或去甲万古霉素)等合用，或先后连续局部或全身应用，可能增加耳毒性与肾毒性；④与头孢噻吩或头孢唑林局部或全身合用，可能增加肾毒性；⑤与多黏菌素类注射剂合用，或先后连续局部或全身应用，可增加肾毒性和神经肌肉阻滞作用；⑥其他肾毒性药物及耳毒性药物均不宜与本品合用或先后应用，以免加重肾毒性或耳毒性。

乙胺丁醇：①与乙硫异烟胺合用可增加不良反应；②与氯氧化铝同用能减少本药的吸收；③与神经毒性药物合用可增加本品的神经毒性，如视神经炎或周围神经炎。

5.耐药菌株的药物治疗策略

(1)初始患者。方案一：2SHRZ/4HR，即 2 个月的链霉素、异烟肼、利福平、吡嗪酰胺，然后 4 个月的异烟肼和利福平。

方案二：2EHRZ/4HR，即 2 个月的乙胺丁醇、异烟肼、利福平、吡嗪酰胺，然后 4 个月的异烟肼和利福平。

(2)初治化疗失效：指进行了规律化疗但疗效不佳，缘于治疗起始时已有先天性耐药菌存在或治疗过程中获得性耐药菌株出现。对此，应更改治疗方案，根据患者过去的用药情况，选用以前未使用过或使用时间短且与无交叉耐药性的 3～4 种药物联用。病情控制后用 2 种药物完成整个疗程，疗程需 12 个月或 12 个月以上。

六、药学监护要点

抗结核药物可以导致药物性肝损伤。有高危因素的患者需谨慎选用抗结核药物，尽量少用或慎用肝损伤发生频率较高的抗结核药物。建议对有高危因素的患者给予预防性保肝治疗，目前保肝药物主要有甘草酸制剂、还原型谷胱甘肽、双环醇、水飞蓟素、硫普罗宁；降低胆红素的药物主要有熊去氧胆酸、腺苷蛋氨酸、茴三硫；降酶的药物主要有联苯双酯；抗结核药物所致药物性肝损伤当 GPT 升高但是＜3 倍 ULN，无明显症状，密切观察下保肝治疗，酌情停用肝损伤发生频率高的抗结核药物；GPT≥3 倍 ULN，或总胆红素≥2 倍 ULN，停用有关抗结核药物，密切观察下保肝治疗；GPT≥5 倍 ULN，或 GPT≥3 倍 ULN 伴有黄疸、恶心、呕吐、乏力等症状，或总胆红素≥3 倍 ULN，立即停用所有抗结核药物，积极保肝治疗。

抗结核药物治疗发生皮疹时，若仅有瘙痒或局部轻微皮疹则不需停药，可加用抗组胺药物对症处理，并密切观察。若皮疹严重，如范围广泛、涉及黏膜(如皮肤溃破伴或不伴全身多系统皮肤瘙痒)、哮喘、低血压等，均应停药。

使用异烟肼期间，可加用维生素 B_6 预防外周神经炎。使用乙胺丁醇可致实力损害，因此，应监测患者视力、视敏度、视野、红绿色辨别能力。吡嗪酰胺相关高尿酸血症或关节痛，可加用非甾体抗炎药。链霉素使用应密切关注耳毒性。

(周庆勇)

第十一节 炎症性肠病

一、定义

炎症性肠病是一种病因尚不十分清楚的慢性非特异性肠道炎症性疾病，包括溃疡性结肠炎(UC)和克罗恩病(CD)。

二、临床表现与辅助检查

(一)溃疡性结肠炎

1.临床表现

UC最常发生于青壮年期，根据我国的统计资料，发病高峰年龄为20～49岁，男、女性别差异不大[男∶女为(1.0～1.3)∶1]。临床表现为持续或反复发作的腹泻、黏液脓血便伴腹痛、里急后重和不同程度的全身症状，病程多在4～6周以上。可有皮肤、黏膜、关节、眼和肝胆等的肠外表现。

黏液脓血便是UC的最常见的症状。超过6周的腹泻病程可与多数感染性肠炎相鉴别。

2.辅助检查

(1)结肠镜检查：结肠镜检查并活检是UC诊断的主要依据。结肠镜下UC病变多从直肠开始，呈连续性、弥漫性分布，表现：①黏膜血管纹理模糊、紊乱或消失，黏膜充血、水肿、质脆、自发性或接触出血和脓性分泌物附着，亦常见黏膜粗糙、呈细颗粒状；②病变明显处可见弥漫性、多发性糜烂或溃疡；③可见结肠袋变浅、变钝或消失以及假息肉、桥黏膜等。

内镜下黏膜染色技术能提高内镜对黏膜病变的识别能力，结合放大内镜技术，通过对黏膜微细结构的观察和病变特征的判别，有助于UC的诊断。

(2)黏膜活检组织学检查：建议多段多点活检。组织学可见以下主要改变。

活动期：①固有膜内弥漫性急、慢性炎症细胞浸润，包括中性粒细胞、淋巴细胞、浆细胞和嗜酸性粒细胞等，尤其是上皮细胞间中性粒细胞浸润及隐窝炎，乃至形成隐窝脓肿；②隐窝结构改变，隐窝大小、形态不规则，排列紊乱，杯状细胞减少等；③可见黏膜表面糜烂、浅溃疡形成和肉芽组织增生。

缓解期：①黏膜糜烂或溃疡愈合；②固有膜内中性粒细胞浸润减少或消失，慢性炎症细胞浸润减少；③隐窝结构改变可加重，如隐窝减少、萎缩，可见潘氏细胞化生(结肠脾曲以远)。

(3)其他检查：钡剂灌肠检查。检查所见的主要改变：①黏膜粗乱和(或)颗粒样改变；②肠管边缘呈锯齿状或毛刺样，肠壁有多发性小充盈缺损；③肠管短缩，袋囊消失呈铅管样。

(二)克罗恩病

1.临床表现

CD最常发生于青年期，根据我国的统计资料，发病高峰年龄为18～35岁，男性略多于女性(男∶女约为1.5∶1)。临床表现呈多样化，包括消化道表现、全身表现、肠外表现及并发症。消化道表现主要有腹泻和腹痛，可有血便；全身表现主要有体重减轻、发热、食欲缺乏、疲劳、贫血等，青少年患者可见生长发育迟缓；肠外表现与 UC 相似；并发症常见的有瘘管、腹腔脓肿、肠狭窄和梗阻、肛周病变（肛周脓肿、肛周瘘管、皮赘、肛裂等），较少见的有消化道大出血、急性穿孔，病程长者可发生癌变。

腹泻、腹痛、体重减轻是 CD 的常见症状，如有这些症状出现，特别是年轻患者，要考虑本病的可能性；如伴肠外表现和（或）肛周病变，高度疑为本病。肛周脓肿和肛周瘘管可为少部分 CD 患者的首诊表现。

2.辅助检查

（1）结肠镜检查：结肠镜检查和活检应列为 CD 诊断的常规首选检查，镜检应达末段回肠。镜下一般表现为节段性、非对称性的各种黏膜炎症，其中具特征性的表现为非连续性病变、纵行溃疡和卵石样外观。

（2）小肠胶囊内镜检查：对发现小肠黏膜异常相当敏感，但对一些轻微病变的诊断缺乏特异性，且有嵌顿的风险。主要适用于疑诊 CD，但结肠镜及小肠放射影像学检查阴性者。

（3）小肠镜检查：可直视下观察病变、取活检。主要适用于其他检查发现小肠病变或尽管上述检查阴性而临床高度怀疑小肠病变需进行确认及鉴别者，或已确诊 CD 需要 BAE 检查以指导或进行治疗者。

（4）胃镜检查：少部分 CD 病变可累及食管、胃和十二指肠，但一般很少单独累及。原则上胃镜检查应列为 CD 的检查常规，尤其是有上消化道症状者。

（5）CT 或磁共振肠道显像（CT/MR enterography，CTE/MRE）：CTE 或 MRE 是迄今评估小肠炎性病变的标准影像学检查。该检查可反映肠壁的炎症改变、病变分布的部位和范围、狭窄的存在及其可能的性质，以及肠腔外并发症如瘘管形成、腹腔脓肿或蜂窝织炎等。活动期 CD 典型的 CTE 表现为肠壁明显增厚（>4 mm）；肠黏膜明显强化伴有肠壁分层改变，黏膜内环和浆膜外环明显强化，呈“靶征”或“双晕征”；肠系膜血管增多、扩张、扭曲，呈“木梳征”；相应系膜脂肪密度增高、模糊；肠系膜淋巴结肿大等。

（6）钡剂灌肠及小肠钡剂造影：钡剂灌肠已被结肠镜检查所代替，但遇肠腔狭窄无法继续进镜者仍有诊断价值。X 线所见为多发性、跳跃性病变，病变处见裂隙状溃疡、卵石样改变、假息肉、肠腔狭窄、僵硬，可见瘘管。

（7）腹部超声检查：对发现瘘管、脓肿和炎性包块具有一定价值，但对 CD 的诊断准确性较低，超声造影及彩色多普勒可增加准确性。

（8）黏膜活检与病理组织学检查：需多段、多点取材。CD 黏膜活检标本的病理组织学改变：①固有膜炎症细胞呈局灶性不连续浸润；②裂隙状溃疡；③阿弗他溃疡；④隐窝结构异常，腺体增生，个别隐窝脓肿，黏液分泌减少不明显，可见幽门腺化生或帕内特细胞化生；⑤非干酪样坏死性肉芽肿；⑥以淋巴细胞和浆细胞为主的慢性炎症细胞浸润，以固有膜底部和黏膜下层为重，常见淋巴滤泡形成；⑦黏膜下淋巴管扩张；⑧神经节细胞增殖和（或）神经节周围炎。

三、诊断与鉴别诊断

（一）诊断

1.UC 的诊断

在排除其他疾病的基础上，可按下列要点诊断：①具有上述典型临床表现者为临床疑诊，安排进一步检查；②同时具备上述结肠镜和（或）放射影像学特征者可临床拟诊；③如再加上上述黏膜活检和(或)手术切除标本组织病理学特征者,可以确诊;④初发病例如临床表现、结肠镜及活检组织学改变不典型者,暂不确诊 UC,应予随访。

2.CD 的诊断

在排除其他疾病的基础上,可按下列要点诊断:①具备上述临床表现者可临床疑诊,安排进一步检查;②同时具备上述结肠镜或小肠镜(病变局限在小肠者)特征以及影像学(CTE 或 MRE、小肠钡剂造影)特征者可临床拟诊;③如再加上活检提示 CD 的特征性改变且能排除肠结核,可作出临床诊断;④如有手术切除标本(包括切除肠段及病变附近淋巴结),可根据标准作出病理确诊;⑤对无病理确诊的初诊病例,随访 6～12 个月以上,根据对治疗的反应及病情变化判断,符合 CD 自然病程者可作出临床确诊。如与肠结核混淆不清但倾向于肠结核者,应按肠结核进行诊断性治疗 8～12 周,再行鉴别。

(二)鉴别诊断

UC 需与急性感染性肠炎、阿米巴肠病、肠道血吸虫病、肠结核、真菌性肠炎、抗生素相关性肠炎(包括假膜性小肠结肠炎)、缺血性结肠炎、放射性肠炎、嗜酸粒性细胞性肠炎、过敏性紫癜、胶原性结肠炎、白塞病、结肠息肉病、结肠憩室炎以及人类免疫缺陷病毒(HIV)感染合并的结肠病变等相鉴别。

与 CD 鉴别最困难的疾病是肠结核、肠道白塞病等,系统表现不典型者鉴别亦会相当困难。其他需要鉴别的疾病还有感染性肠炎(如 HIV 相关性肠炎,血吸虫病,阿米巴肠病,耶尔森菌、空肠弯曲菌、难辨梭状芽孢杆菌、CMV 等感染)、缺血性结肠炎、放射性肠炎、药物性(如 NSAID)肠病、嗜酸性粒细胞性肠炎、以肠道病变为突出表现的多种风湿性疾病、肠道恶性淋巴瘤、憩室炎等。

四、治疗方案

(一)一般治疗

在急性发作期或病情严重时均应卧床休息,病情较轻的患者也应适当休息,注意劳逸结合;精神过度紧张者可适当给予镇静剂。所有克罗恩病患者必须强调戒烟,食用富含营养、少渣、易消化的食物,避免牛奶和乳制品。注意多种维生素、叶酸和矿物质的补充,同时要纠正低蛋白血症,必要时禁食给予静脉高营养。

(二)药物治疗

由于炎症性肠病的病因未明,目前药物治疗主要是调节免疫反应和阻断炎症反应。治疗前应对病情进行综合评估,包括病变累及的范围和部位、病程长短、疾病严重程度即全身情况,根据病情制订个体化、综合化的治疗方案。腹泻等可采用乳酸菌素、蒙脱石等治疗,一般不用复方地芬诺酯等止泻药,对于长期腹泻或严重病例应适当补充水、电解质;腹痛可用阿托品、匹维溴铵;中毒性巨结肠不宜用阿托品,尽量避免使用麻醉药止痛;对有明显贫血的患者则应输血。药物治疗的目的在于控制急性炎症发作,缓解或消除症状,预防复发,防止并发症,改善患者的生活质量等。

1.治疗机制

(1)UC 的治疗:①从国情出发,应认真排除各种“有因可查”的结肠炎;对疑诊病例可按本病治疗,进一步随诊,但建议先不用类固醇激素。②分级、分期、分段治疗。分期指疾病的活动期和缓解期,活动期以诱导症状与黏膜炎症的缓解为主要目标;而缓解期应维持治疗,继续控制发作,预防复发。应使用疾病活动指数(DAI)确定病期、严重度和评定疗效。分段指确定病变范围以选择不同的给药方法,远段结肠炎可采用局部治疗,广泛性及全结肠炎或有肠外症状者则以系统治疗为主。③参考病程和过去的治疗情况确定治疗药物、方法及疗程,尽早控制病情,防止复发。④注意疾病并发症,以便于估计预后,确定治疗终点及选择内、外科治疗方法。注意药物治疗的不良反应,随时调整治疗方案。⑤判断全身情况,以便于评估预后及生活质量。⑥综合性、个体化处理原则,包括营养、支持、心理及对症处理。内外科医师会诊以确定内科治疗的限度和进一步的处理方法。

(2)CD 的治疗:①CD 的治疗目标与 UC 一样,也是控制发作、维持缓解,通常治疗时间更长,更应注意长期用药的不良反应。②确定 CD 的诊断,排除"有因可查"的感染性肠炎、肠道淋巴瘤、白塞病及缺血性结肠炎等,特别是肠结核,不能排除的,应先按肠结核进行诊断性治疗 4～8 周,观察疗效。拟诊 CD 者,可按照 CD 的原则处理。③分级、分期、分段治疗。分级、分期较 UC 困难,建议使用 CDAI 确定病期和评价疗效;分段治疗指根据病变范围选择不同的药物和治疗方法,肠道 CD 一般分小肠型、回肠型和结肠型等。④参考病程和过去的治疗情况选择药物、确定疗程和治疗方法,尽快控制发作,防止复发。⑤确定适当的治疗终点,治疗措施,内、外科治疗的界限以及外科术后处理等,以提高患者的生活质量。⑥重视新型治疗药物的使用,同时注重支持、对症、心理及营养治疗的综合应用和个体化处理原则。

2.治疗药物选用

(1)氨基水杨酸制剂:氨基水杨酸类药物是治疗轻至中度溃疡性结肠炎的一线药物。氨基水杨酸直接口服在结肠内不能达到有效浓度,目前已研究出各种氨基水杨酸的特殊制剂,使其能到达远端回肠和结肠发挥药效,这类制剂有美沙拉秦肠溶片、奥沙拉秦、巴柳氮。氨基水杨酸新型制剂的疗效与柳氮磺吡啶相仿,优点是不良反应明显减少,主要不良反应有腹泻,极少数患者可出现变态反应与 SASP 相仿,但价格较昂贵。

(2)肾上腺皮质激素:临床上使用糖皮质激素治疗炎症性肠病已有 40 年,至今仍是治疗炎症性肠病的重要药物。其作用机制为非特异性抗炎和抑制免疫反应,适应于对氨基水杨酸制剂疗效不佳的轻、中度患者,尤其是重症和暴发型溃疡性结肠炎及克罗恩病病情活动性强时的首选药物。常用的有氢化可的松、泼尼松、地塞米松和甲泼尼龙。新型糖皮质激素制剂布地奈德,经肝脏首过效应后迅速灭活,局部药物浓度明显高于血药浓度,全身不良反应小,临床多用于病变主要局限于远端回肠和右侧结肠的克罗恩病患者。常见不良反应包括类肾上腺皮质功能亢进症,表现为向心性肥胖、满月脸、痤疮、低血钾、高血压、糖尿病等,一般停药后自行消失;诱发和加重感染;诱发和加重消化性溃疡;精神和行为异常;骨质疏松症等。

(3)促皮质素(ACTH):促皮质素与肾上腺细胞膜上受体结合,可激活腺苷酸环化酶,促进细胞合成糖皮质激素。其不良反应与糖皮质激素基本相同,少数可能发生过敏性休克。主要适用于暴发型和严重发作且应用皮质激素无效的患者。

(4)免疫抑制剂:免疫抑制剂用于炎症性肠病的治疗已有 20 多年,其不仅能有效诱导活动性 CD 和 UC 的缓解,并能有效维持撤离激素后的缓解或减少激素用量。其中应用最多及研究较多较深的是硫唑嘌呤(AZA)和巯嘌呤(6-MP),为嘌呤代谢拮抗剂,用于炎症性肠病的确切机制尚不清楚。除此之外,还有甲氨蝶呤和环孢素。他克莫司为新型免疫抑制剂,可抑制 T 细胞反应,阻断巨噬细胞与 T 细胞间的相互作用,使辅助性 T 细胞对 IL-1 的刺激失去应答,从而丧失产生 IL-2 的能力。免疫抑制剂主要用于克罗恩病的治疗,也用于顽固性即水杨酸制剂和肾上腺皮质激素无效的溃疡性结肠炎的治疗。这些药物起效慢，毒性大，非变态反应主要有骨髓抑制致白细胞、血小板减少，贫血，机会性感染及药物性肝炎，此外亦有淋巴瘤的报道，应用受到限制，在治疗过程中应密切观察血常规、肝功能变化。

(5)抗菌药：主要用于重症或有中毒性巨结肠的溃疡性结肠炎或克罗恩病有肛周和结肠病变患者的治疗。最常用的药物为甲硝唑，其他可选用的抗菌药有氨基糖苷类、第三代头孢菌素类及喹诺酮类。抗菌药治疗对顽固性 CD 伴瘘管、肛裂及脓肿等并发症以及手术后患者尤为有效，对结肠型 CD 的效果优于小肠型 CD。

(6)微生态调节剂：考虑到肠道菌群失调和肠腔内抗原刺激是炎症性肠病触发和复发的重要原因，应用微生态调节剂改善肠道微环境、恢复机体正常菌群、下调免疫反应，可以达到控制肠道炎症及维持缓解的目的。

(7)生物制剂：生物制剂已成为中、重度或者顽固性溃疡性结肠炎的一线或二线治疗药物。对糖皮质激素或巯唑嘌呤治疗失败的溃疡性结肠炎，强烈建议用抗肿瘤坏死因子单抗治疗诱导缓解。对糖皮质激素依赖的患者，强烈推荐用抗肿瘤坏死因子诱导和维持缓解。当开始抗肿瘤坏死因子治疗时，强烈推荐与巯唑嘌呤或甲氨蝶呤联合应用，比单用能更好地诱导完全缓解。肿瘤坏死因子单抗原发性或继发性失应答可换用维多珠单抗或另外一种抗肿瘤坏死因子单抗。

(8)中药治疗：中医认为本病活动期属风、湿热，治疗用清热、解毒之剂，如白头翁汤、葛根芩连汤及香连丸加减；缓解期多属脾虚下泻，治疗宜健脾益胃，如参苓白术散及归芪六君汤加减。此外，中药制剂灌肠亦可获得良效。应用锡类散、冰硼散灌肠治疗轻、中度左半 UC，1 g，每天1～2 次，14～28 天为 1 个疗程，效果良好。

3.给药方案

(1)活动期 UC 的治疗：治疗方案的选择建立在对病情进行全面评估的基础上，主要根据病情活动性的严重程度和病变累及的范围制订治疗方案。治疗过程中应根据患者对治疗的反应以及对药物的耐受情况随时调整治疗方案。决定治疗方案前应向患者详细解释方案的效益和风险，在与患者充分交流并取得合作之后实施。

轻度 UC：①氨基水杨酸制剂是治疗轻度 UC 的主要药物，包括传统的柳氮磺吡啶(SASP)和其他各种不同类型的氨基水杨酸制剂。SASP 的疗效与其他氨基水杨酸制剂相似，但不良反应远较氨基水杨酸制剂多见。尚缺乏证据显示不同类型氨基水杨酸制剂的疗效有差异。②对氨基水杨酸制剂治疗无效者，特别是病变较广泛者，可改用口服全身作用的激素。

中度 UC：①氨基水杨酸制剂仍是主要药物，用法同前。②激素。对于足量氨基水杨酸制剂治疗后症状控制不佳者，尤其是病变较广泛者，应及时改用激素，按泼尼松 0.75～1 mg/(kg・d)(其他类型全身作用激素的剂量按相当于上述泼尼松剂量折算)给药。达到症状缓解后开始逐渐缓慢减量至停药，注意快速减量会导致早期复发。③硫嘌呤类药物，包括硫唑嘌呤(AZA)和巯嘌呤(6-MP)，适用于激素无效或依赖者。AZA 的欧美推荐目标剂量为 1.5～2.5 mg/(kg・d)，一般认为亚裔人种的剂量宜偏低如 1 mg/(kg・d)，对此尚未达成共识。临床上，UC 治疗时常会将氨基水杨酸制剂与硫嘌呤类药物合用，但氨基水杨酸制剂会增加硫嘌呤类药物的骨髓抑制毒性，应特别注意。④英夫利西单抗(IFX)。当激素和上述免疫抑制剂治疗无效或激素依赖或不能耐受上述药物治疗时，可考虑 IFX 治疗。

远段结肠炎：对病变局限在直肠或直肠及乙状结肠者，强调局部用药(病变局限在直肠用栓剂、局限在直肠乙状结肠用灌肠剂)，口服与局部用药联合应用疗效更佳。轻度远段结肠炎可视情况单独局部用药或口服与局部联合用药；中度远段结肠炎应口服与局部联合用药；对病变广泛者口服与局部用药联合应用亦可提高疗效。局部用药有美沙拉秦栓剂每次 0.5～1 g，每天 1～2 次；美沙拉秦灌肠剂每次 1～2 g，每天 1～2 次。激素如氢化可的松琥珀酸钠盐（禁用酒石酸制剂）每晚 100～200 mg；布地奈德泡沫剂每次 2 mg，每天 1～2 次。适用于病变局限在直肠者，全身不良反应少。

重度 UC：①补液、补充电解质，防治水、电解质、酸碱平衡紊乱，特别是注意补钾。便血多、血红蛋白过低者适当输红细胞。病情严重者暂禁食，予胃肠外营养。②粪便培养排除肠道细菌感染，检查是否合并难辨梭状芽孢杆菌或 CMV 感染，如有则做相应处理。③注意忌用止泻药、抗胆碱药、阿片制剂、NSAID 等，以避免诱发结肠扩张。④对中毒症状明显者可考虑静脉用广谱抗菌药。

静脉用激素：为首选治疗。甲泼尼龙 40～60 mg/d 或氢化可的松 300～400 mg/d，剂量加大不会增加疗效，但剂量不足会降低疗效。

需要转换治疗的判断以及转换治疗方案的选择：①需要转换治疗的判断。在静脉用足量激素治疗约 5 天后仍然无效，应转换治疗方案。所谓“无效”除观察排便频率和血便量外，宜参考全身状况、腹部体检、血清炎症指标进行判断。判断的时间点定为“约 5 天”是欧洲克罗恩病和结肠炎组织（ECCO）及亚太共识的推荐，亦宜视病情严重程度和恶化倾向适当提早（如 3 天）或延迟（如 7 天）。但应牢记，不恰当的拖延势必大大增加手术风险。②转换治疗方案的选择。两大选择，一是转换药物的所谓“拯救”治疗，依然无效才手术治疗；二是立即手术治疗。环孢素（CsA）2～4 mg/(kg・d)静脉滴注，该药起效快，短期有效率可达 60%～80%，可有效减少急诊手术率。使用期间需定期监测血药浓度，严密监测不良反应。有效者待症状缓解，改为继续口服使用一段时间（不超过 6 个月），逐渐过渡到硫嘌呤类药物维持治疗；4～7 天治疗无效者，应及时转手术治疗。研究显示，以往服用过硫嘌呤类药物者的 CsA 短期和长期疗效显著差于未使用过硫嘌呤类药物者。近年国外一项安慰剂对照研究提示 IFX 作为“拯救”治疗有效。立即手术治疗，在转换治疗前应与外科医师和患者密切沟通，以权衡先予“拯救”治疗或立即手术治疗的利弊，视具体情况决定。对中毒性巨结肠患者一般宜早期实施手术。

(2)UC 的维持治疗：激素不能作为维持治疗药物。维持治疗药物的选择视诱导缓解时的用药情况而定。

氨基水杨酸制剂：由氨基水杨酸制剂或激素诱导缓解后以氨基水杨酸制剂维持，用原诱导缓解剂量的全量或半量，如用 SASP 维持，剂量一般为 2～3 g/d，并应补充叶酸。远段结肠炎以美沙拉秦局部用药为主（直肠炎用栓剂每晚 1 次；直肠乙状结肠炎用灌肠剂隔天至数天 1 次），联合口服氨基水杨酸制剂效果更好。

硫嘌呤类药物：用于激素依赖者、氨基水杨酸制剂不耐受者，剂量与诱导缓解时相同。

IFX：以 IFX 诱导缓解后继续 IFX 维持，用法参考 CD 的治疗。

其他：肠道益生菌和中药治疗维持缓解的作用尚有待于进一步研究。白细胞洗涤技术日本有成功的报道，国内尚未开展。

维持治疗的疗程：氨基水杨酸制剂维持治疗的疗程为 3～5 年或更长。对硫嘌呤类药物以及 IFX 维持治疗的疗程未达成共识，视患者的具体情况而定。

(3)活动期 CD 的治疗：治疗方案的选择建立在对病情进行全面评估的基础上。开始治疗前应认真检查有无全身或局部感染，特别是使用全身作用激素、免疫抑制剂或生物制剂者。治疗过程中应根据对治疗的反应和对药物的耐受情况随时调整治疗方案。决定治疗方案前应向患者详细解释方案的效益和风险，在与患者充分交流并取得合作之后实施。此外，必须要求患者戒烟，因为继续吸烟会明显降低药物疗效、增加手术率和术后复发率。给予营养支持，CD 患者营养不良常见，注意检测患者的体重和 BMI，铁、钙以及维生素（特别是维生素 D、维生素 B_{12}）等物质的缺乏，并做相应处理。对重症患者可予肠外或肠内营养。

轻度 CD：①氨基水杨酸制剂适用于结肠型，末端回肠型和回结肠型应使用美沙拉秦；②布地奈德，病变局限在回肠末端、回盲部或升结肠者，布地奈德的疗效优于美沙拉秦。对上述治疗无效的轻度活动期 CD 患者视为中度活动期 CD，按中度活动期 CD 处理。

中度 CD：①激素是治疗的首选。病变局限于回盲部者，为减少全身作用激素的相关不良反应，可考虑布地奈德，但该药对中度活动期 CD 的疗效不如全身作用激素。②激素与硫嘌呤类药物或甲氨蝶呤（MTX）合用。激素无效或激素依赖时加用硫嘌呤类药物或 MTX，研究证明这类免疫抑制剂对诱导活动期 CD 缓解与激素有协同作用，但起效慢（AZA 用药 12～16 周后才达到最大疗效），因此其作用主要是在激素诱导症状缓解后，继续维持撤离激素的缓解。AZA 和 6-MP同为硫嘌呤类药物，两药的疗效相似，初始选用 AZA 或 6-MP，主要是用药习惯问题，我国医师使用 AZA 的经验较多。使用 AZA 出现不良反应的患者转用 6-MP，部分患者可以耐受。硫嘌呤类药物治疗无效或不能耐受者，可考虑换用 MTX。③生物制剂。IFX 是我国目前唯一批准用于 CD 治疗的生物制剂，用于激素和上述免疫抑制剂治疗无效或激素依赖者或不能耐受上述药物治疗者。④其他，如氨基水杨酸制剂对中度活动期 CD 的疗效不明确；环丙沙星和甲硝唑仅用于有合并感染者；其他免疫抑制剂、沙利度胺、益生菌、外周血干细胞或骨髓移植等治疗 CD 的价值尚待进一步研究；对有结肠远端病变者，必要时可考虑美沙拉秦局部治疗。

重度 CD：重度患者病情严重、并发症多、手术率和病死率高，应及早采取积极有效的措施处理。①确定是否存在并发症，局部并发症如脓肿或肠梗阻，全身并发症如机会性感染。强调通过细致检查尽早发现并做相应处理。②全身作用激素，口服或静脉给药，剂量相当于泼尼松 0.75～1 mg/(kg · d)。③IFX，视情况，可在激素无效时应用，亦可一开始就应用。④手术治疗，激素治疗无效者可考虑手术治疗。⑤综合治疗，合并感染者予广谱抗菌药或环丙沙星和（或）甲硝唑，视病情予输液、输血以及输清蛋白，视营养状况和进食情况予肠外或肠内营养支持。

特殊部位 CD：①广泛性小肠病变的治疗。存在广泛性小肠病变（累计长度＞100 cm）的活动性 CD 常导致营养不良、小肠细菌过度生长、因小肠多处狭窄而多次手术造成短肠综合征等严重而复杂的情况，因此早期即应予积极治疗，如早期应用免疫抑制剂（AZA、6-MP、MTX），对病情重或复发者早期考虑予 IFX。营养治疗应作为重要的辅助手段，轻度患者可考虑全肠内营养作为一线治疗。②食管和胃、十二指肠病变的治疗。食管、胃、十二指肠 CD 可单独存在，亦可与其他部位 CD 同时存在。其治疗原则与其他部位 CD 相仿，不同的是加用质子泵抑制剂对改善症状有效；该类型 CD 一般预后较差，宜早期应用免疫抑制剂（AZA、6-MP、MTX），对病情严重者早期考虑予 IFX。

根据对病情预后的估计制订治疗方案。近年研究提示，早期积极治疗有可能提高缓解率以及减少缓解期复发率。而对哪些患者需要早期积极治疗，取决于对患者预后的估计。预测“病情难以控制”的高危因素正逐步被认知。所谓“病情难以控制”，一般指患者在短时间内出现复发而需要重复激素治疗或发生激素依赖，或在较短时间内需行肠切除术等预后不良的表现。目前较为认同的预测“病情难以控制”的高危因素包括合并肛周病变，广泛性病变（病变累及肠段累计长度>100 cm),食管、胃、十二指肠病变,发病年龄轻,首次发病即需要激素治疗等。对于有 2 个或 2 个以上高危因素的患者宜在开始治疗时就考虑给予早期积极治疗;从以往的治疗经验看,接受过激素治疗而复发频繁(一般指每年复发≥2 次)的患者亦宜考虑给予更积极的治疗。所谓早期积极治疗系指不必经过“升阶治疗”阶段,活动期诱导缓解的治疗初始就予更强的药物。主要包括 2 种选择:一是激素联合免疫抑制剂(硫嘌呤类药物或 MTX);二是直接予 IFX(单独应用或与 AZA 联用)。

(4)CD 药物诱导缓解后的维持治疗:应用激素或生物制剂诱导缓解的 CD 患者往往需继续长期使用药物,以维持撤离激素的临床缓解。激素依赖的 CD 是维持治疗的绝对指征。其他情况宜考虑维持治疗,包括重度 CD 药物诱导缓解后、复发频繁 CD、临床上有被视为“病情难以控制”的高危因素等。激素不应用于维持缓解,用于维持缓解的主要药物如下。

氨基水杨酸制剂:使用氨基水杨酸制剂诱导缓解后仍以氨基水杨酸制剂作为缓解期的维持治疗。氨基水杨酸制剂对激素诱导缓解后维持缓解的疗效未确定。

硫嘌呤类药物或 MTX:AZA 是激素诱导缓解后用于维持缓解最常用的药物,能有效维持撤离激素的临床缓解或在维持症状缓解下减少激素的用量。AZA 不能耐受者可考虑换用 6-MP。硫嘌呤类药物治疗无效或不能耐受者可考虑换用 MTX。

上述免疫抑制剂维持治疗期间复发者,首先应检查药物依从性和药物剂量是否足够,以及其他影响因素。如存在,进行相应处理;如排除,可改用 IFX 诱导缓解并继以 IFX 维持治疗。

IFX:使用 IFX 诱导缓解后应以 IFX 维持治疗。

(5)治疗药物的使用方法:包括泼尼松、硫嘌呤类免疫抑制剂、MTX、IFX 等。

泼尼松:0.75~1 mg/(kg · d)(其他类型全身作用激素的剂量按相当于上述泼尼松剂量折算),再增加剂量对提高疗效不会有多大帮助,反而会增加不良反应。达到症状完全缓解开始逐步减量,每周减 5 mg,减至 20 mg/d 时每周减 2.5 mg 至停用,快速减量会导致早期复发。注意药物相关不良反应并做相应处理,宜同时补充钙剂和维生素 D。布地奈德的用法为每次 3 mg,每天 3 次,口服;一般在 8~12 周临床缓解后改为每次 3 mg,每天 2 次。延长疗程可提高疗效,但超过 6~9 个月则再无维持作用。该药为局部作用激素,全身不良反应显著少于全身作用激素。

硫嘌呤类免疫抑制剂:①AZA,用药剂量和疗程应足够。但该药的不良反应常见,且可发生严重不良反应,应在严密监测下应用。欧洲共识意见推荐的目标剂量为 1.5~2.5 mg/(kg · d),我国对此尚未有共识。有人认为亚裔人种的剂量宜偏小,如 1 mg/(kg · d)。AZA 存在量效关系,剂量不足会影响疗效,剂量太大又存在不能接受的不良反应风险,因此推荐一个适合国人的目标剂量范围亟待研究解决。AZA 治疗过程中应根据疗效和不良反应进行剂量调整,目前临床上比较常用的剂量调整方案是按照当地的推荐,一开始即给予目标剂量,用药过程中进行剂量调整。另有逐步增量方案,即从低剂量开始,每 4 周逐步增量,直至有效或外周血白细胞降至临界值或达到当地推荐的目标剂量。该方案判断药物疗效需时较长,但可能减少剂量依赖性不良反应。使用 AZA 维持撤离激素缓解有效的患者,疗程一般不少于 4 年。如继续使用,其获益和风险应与患者商讨,大多数研究认为使用 AZA 的获益超过发生淋巴瘤的风险。严密监测 AZA 的不良反应。不良反应以服药 3 个月内常见,又尤以 1 个月内最常见。但骨髓抑制可迟发,甚至有发生在 1 年及 1 年以上。用药期间应全程监测定期随诊。最初 1 个月内每周复查 1 次全血细胞,第 2~3 个月每 2 周复查 1 次全血细胞,之后每月复查全血细胞,半年后全血细胞检查间隔时间可视情况适当延长，但不能停止；最初3个月每月复查肝功能，之后视情况复查。欧美的共识意见推荐在使用AZA前检查硫嘌呤甲基转移酶(TPMT)基因型，对基因突变者避免使用或在严密监测下减量使用。TPMT基因型检查预测骨髓抑制的特异性很高，但敏感性低(尤其在汉族人群)，应用时须充分认识此局限性。②6-MP：欧美共识意见推荐的目标剂量为0.75～1.5 mg/(kg·d)，使用方法和注意事项与AZA相同。

MTX：国外推荐诱导缓解期的MTX剂量为每周25 mg，肌内注射或皮下注射。12周达到临床缓解后，可改为每周15 mg，肌内注射或皮下注射；亦可改口服，但疗效可能降低。疗程可持续1年，更长疗程的疗效和安全性目前尚无共识。国人的剂量和疗程尚无共识。注意监测药物不良反应，早期胃肠道反应常见，叶酸可减轻胃肠道反应，应常规同用。最初4周每周、之后每月定期检查全血细胞和肝功能。妊娠为MTX的使用禁忌证，用药期间和停药后数月内应避免妊娠。

IFX：使用方法为5 mg/kg，静脉滴注，在第0、2、6周给予作为诱导缓解，随后每隔8周给予相同剂量进行长程维持治疗。使用IFX前接受激素治疗时应继续原来的治疗，在取得临床完全缓解后将激素逐步减量直至停用。对原先使用免疫抑制剂无效者，无必要继续合用免疫抑制剂；但对IFX治疗前未接受过免疫抑制剂治疗者，IFX与AZA合用可提高撤离激素缓解率和黏膜愈合率。

维持治疗期间复发者，查找原因，如为剂量不足可增加剂量或缩短给药间隔时间，如为抗体产生可换用其他生物制剂(目前我国尚未批准)。目前尚无足够的资料提出何时可以停用IFX。对IFX维持治疗达1年，维持撤离激素缓解伴黏膜愈合和CRP正常者，可考虑停用IFX，继以免疫抑制剂维持治疗。对停用IFX后复发者，再次使用IFX可能仍然有效。

4.联合用药和药物相互作用

(1)联合用药：传统治疗与生物制剂在炎症性肠病的治疗中发挥重要作用，但各自也有不足。一些研究者观察将传统治疗与生物制剂联合治疗的效果，初步得到令人可喜的结果。一项研究评估联合IFX与AZA治疗及单用AZA治疗激素依赖的活动性CD的疗效，发现联合治疗的效果优于单用AZA。最近的一项SONIC试验也证实这一结果。研究还发现联合用药可以减轻单用生物制剂的不良反应，如间歇性单用IFX的免疫原性为38%，接受间歇性IFX联合AZA者为16%，单独规律静脉用IFX者为11%，规律静脉用IFX者联合AZA者为7%。若将IFX换成赛妥珠单抗，上述4种情况发生免疫原性的百分比分别为24%、8%、12%和2%。关于生物制剂在使用过程中是否应当与激素或免疫抑制剂联合使用，目前认为生物制剂不应与激素联用，这是因为这种疗法将显著提高患者发生严重感染的风险。如患者在使用生物制剂前正在接受激素治疗，那么在开始IFX治疗时应继续原治疗，在取得临床完全缓解后可将激素逐步减量至停用。此外，有关IFX是否应当与硫唑嘌呤联用，Colombel等在最近的一项研究中指出炎症性肠病患者的早期黏膜愈合程度与疾病预后相关，而在初始治疗的1年内，IFX与硫唑嘌呤联用可提高IFX的临床缓解率及黏膜愈合率。然而，年轻患者长期联合使用IFX和硫唑嘌呤可增加淋巴瘤的发生率。针对这种矛盾的情况，Carter等提出以下策略值得借鉴：①若患者从未使用过硫唑嘌呤或生物制剂，则优先选择单独应用生物制剂；②患者通过生物制剂联合硫唑嘌呤治疗后病情缓解，则应停用联合疗法，予单药维持治疗；③若联合治疗不能有效改善疾病，则应当终止联合疗法。既往对于重症溃疡性结肠炎患者，环孢素或IFX单药使用无效时即考虑手术治疗，但新近Leblanc等提出在这种情况下谨慎选择环孢素与IFX联合可使患者产生应答并降低手术率。

(2)药物相互作用:包括氢化可的松、硫唑嘌呤、甲氨蝶呤、

氢化可的松:①非甾体抗炎药可加强本品的致消化道溃疡作用;②可增强对乙酰氨基酚的肝毒性;③与两性霉素B或碳酸酐酶抑制剂合用可加重低钾血症,长期与碳酸酐酶抑制剂合用易发生低血钙和骨质疏松症;④与蛋白质同化激素合用可增加水肿的发生率,使痤疮加重;⑤与抗胆碱药(如阿托品)长期合用可致眼压增高;⑥三环类抗抑郁药可使本品引起的精神症状加重;⑦与降血糖药如胰岛素合用时,因本品可使糖尿病患者的血糖升高,应适当调整降血糖药的剂量;⑧甲状腺激素可使本品的代谢清除率增加,故与甲状腺激素或抗甲状腺药合用应适当调整后者的剂量;⑨与避孕药或雌激素制剂合用可加强本品的治疗作用和不良反应;⑩与强心苷合用可增加洋地黄毒性及心律失常的发生;⑪与排钾利尿药合用可致严重的低钾血症,并由于水钠潴留而减弱利尿药的排钠利尿效应;⑫与麻黄碱合用可增强其代谢清除;⑬与免疫抑制剂合用可增加感染的风险,并可能诱发淋巴瘤或其他淋巴细胞增生性疾病;⑭可增加异烟肼在肝脏的代谢和排泄,降低异烟肼的血药浓度和疗效;⑮可促进美西律在体内代谢,降低其血药浓度;⑯与水杨酸盐合用可减少血浆水杨酸盐浓度;⑰与生长激素合用可抑制后者的促生长作用。

硫唑嘌呤(AZA):别嘌醇可抑制巯基嘌呤(后者是硫唑嘌呤的活性代谢物)代谢成无活性的产物,结果使巯基嘌呤的毒性增加,当两者必须同时服用时,硫唑嘌呤的剂量应该大大减低。硫唑嘌呤可降低巯嘌呤的灭活率,巯嘌呤的灭活方式包括酶的S-甲基化、与酶无关的氧化,或是被黄嘌呤氧化酶转变成硫尿酸盐等。硫唑嘌呤能与巯基化合物如谷胱甘肽起反应,在组织中缓缓释出巯嘌呤而起到前体药物的作用。

甲氨蝶呤:①甲氨蝶呤吸收之后与血清蛋白部分结合,由于其结合能被某些药物替代,如水杨酸盐、磺胺类药物、磺酰脲、保泰松和苯妥英,故毒性反应可能会增加。降血脂化合物(例如考来烯胺)与甲氨蝶呤合用时,其结合甲氨蝶呤的能力大于血清蛋白。②青霉素、丙磺舒和磺胺类药物可能降低甲氨蝶呤的肾清除率,已观察到甲氨蝶呤的血清浓度增高并伴有血液学和胃肠道毒性。甲氨蝶呤与青霉素或磺胺类药物合用时应密切观察。丙磺舒能减少甲氨蝶呤肾小管的转运功能,因此甲氨蝶呤与丙磺舒合用时应仔细监测。③在骨肉瘤治疗中非甾体抗炎药不应该在大剂量甲氨蝶呤给药之前或同时使用。有报道与大剂量甲氨蝶呤同时使用,NSAID能提高并延长甲氨蝶呤的血清浓度,结果导致患者因为严重的血液学和胃肠道毒性而死亡。④当NSAID和水杨酸盐与低剂量甲氨蝶呤同时使用时要慎重,有报道这些药物在某一动物模型中会降低甲氨蝶呤的肾小管分泌并且可能加重毒性反应。⑤已有报道甲氨蝶呤(通常大剂量用药)与某些NSAID包括阿司匹林和其他水杨酸盐、阿扎丙宗、二氯芬酸、吲哚美辛和酮洛芬同时给药时出现未预知的严重的(有时为致命性的)骨髓抑制和胃肠道毒性。已有报道萘普生不会影响甲氨蝶呤的药动学,但是曾报道有致死性的药物相互作用。⑥叶酸缺乏状态可能增加甲氨蝶呤的毒性。罕有报道甲氧苄啶单用或与磺胺甲噁唑合用后可能通过降低肾小管分泌和(或)一种累加的抗叶酸效应而增加甲氨蝶呤治疗患者的骨髓抑制。也有报道患者接受甲氨蝶呤和乙胺嘧啶治疗后骨髓抑制增加。相反,多种维生素制品,包括叶酸或其衍生物可以改变甲氨蝶呤的疗效,所以不能同时给予。⑦甲氨蝶呤经常与其他细胞毒性药物联用,如果化疗方案中包含具有相同药理学效应的药物,那么毒性反应可能会增加。此时,要对骨髓抑制,肾、胃肠道和肺毒性进行特别监测。如果甲氨蝶呤与其他有交叉毒性反应的化疗药物联合使用时其剂量需要调整。⑧在骨肉瘤患者的治疗中,如果大剂量甲氨蝶呤与有潜在肾毒性的化疗药物(如顺铂)联用,需要慎重。⑨口服抗生素如四环素、氯霉素和不能吸收的广谱抗生素可能通过抑制肠道菌群和通过细菌抑制药物代

谢,从而降低甲氨蝶呤的肠道吸收或干扰肝肠循环。⑩有报道使用门冬酰胺酶后拮抗甲氨蝶呤的疗效。⑪有报道当阿维A酯和其他潜在肝毒性药物如来氟米特、硫唑嘌呤、类视黄醇和柳氮磺吡啶与甲氨蝶呤同时给药后能增加肝脏毒性。使用一氧化二氮麻醉增强甲氨蝶呤对叶酸代谢的作用而产生严重的、不可预知的骨髓抑制和口腔炎,使用亚叶酸钙可以降低该效应。⑫甲氨蝶呤与来氟米特联用也可以增加全血细胞减少的风险。⑬给予接受甲氨蝶呤治疗的银屑病患者使用胺碘酮可以诱发溃疡性皮肤损伤。⑭甲氨蝶呤增加巯嘌呤的血浆浓度,因此巯嘌呤与甲氨蝶呤联用时可能需要调整用药剂量。⑮有报道一些银屑病或蕈样真菌病(一种皮肤T淋巴细胞瘤)患者接受甲氨蝶呤加PUVA(甲氧沙林和紫外线照射)治疗后患皮肤癌。⑯当红细胞浓缩液和甲氨蝶呤同时给予时应小心。接受24小时甲氨蝶呤输注之后行输血的患者出现毒性反应增强,这可能是由于血清甲氨蝶呤浓度持续时间延长所致。⑰甲氨蝶呤是一种免疫抑制剂,可以减少接种疫苗后的免疫应答。如果同时接种某种活疫苗,可能会引起严重的抗原反应。⑱甲氨蝶呤可以降低茶碱的清除率,当与甲氨蝶呤同时给药时需要监测茶碱水平。⑲已有报道,甲氨蝶呤与一些药物合用能改变细胞对甲氨蝶呤的摄取率,所以患者在接受甲氨蝶呤期间,仅能使用肿瘤专家同意的其他药物。这些药物包括琥珀酸氢化可的松、头孢噻吩、甲泼尼龙、门冬酰胺酶、博来霉素、青霉素、卡那霉素、长春新碱和长春碱。

环孢素:①与雌激素、雄激素、西咪替丁、地尔硫䓬、红霉素等合用可增加本品的血浆浓度,因而可能使本品的肝、肾毒性增加,故与上述各药合用时须慎重应监测患者的肝、肾功能及本品的血药浓度。②与吲哚美辛等非甾体抗炎药合用时可使发生肾衰竭的风险增加。③如输注贮存超过10天的库存血或本品与留钾利尿药、含高钾的药物等合用,可使血钾增高。④与肝药酶诱导剂合用,由于会诱导肝微粒体的酶而增加本品的代谢,故须调节本品的剂量。⑤与肾上腺皮质激素、硫唑嘌呤、苯丁酸氮芥、环磷酰胺等免疫抑制剂合用,可能会增加引起感染和淋巴增生性疾病的风险,故应谨慎。⑥与洛伐他汀(降血脂药)合用于心脏移植患者,有可能增加横纹肌溶解和急性肾衰竭的风险。⑦与能引起肾毒性的药物合用,可增加对肾脏的毒性。如发生肾功能不全,应减低药物剂量或停药。

他克莫司:①他克莫司与其他药物合用,可影响自身或其他药物浓度。据报道并用的甲泼尼龙可以降低或升高他克莫司的血浆浓度。有报道达那唑和克霉唑增加他克莫司的血药浓度。在大鼠他克莫司降低戊巴比妥和安替比林的清除率和增加半衰期。②当与环孢素同时给药时,他克莫司增加环孢素的半衰期。另外,出现协同/累加的肾毒性。因为这些原因,不推荐他克莫司和环孢素联合应用,且患者由原来的环孢素转换为他克莫司时应特别注意。③像环孢素一样,他克莫司主要由肝细胞色素P450系统代谢,他克莫司特别显示出对细胞色素P450 3A4强而广泛的抑制作用。④体外试验表明,下列药物可能具有潜在抑制他克莫司代谢的作用,包括溴隐亭、可的松、麦角胺、红霉素、孕二烯酮、炔雌醇、醋竹桃霉素、交沙霉素、氟康唑、咪康唑、咪达唑仑、尼伐地平、奥美拉唑、他莫昔芬和维拉帕米。在体外模型中,没有观察到下列药物对他克莫司代谢有抑制作用,包括阿司匹林、卡托普利、西咪替丁、环丙沙星、二氯芬酸、多西环素、呋塞米、格列本脲、丙米嗪、利多卡因、对乙酰氨基酚、黄体酮、雷尼替丁、磺胺异䓬、地塞米松和泼尼松龙。从理论上讲,并用下列药物能诱导细胞色素P450 3A系统更新从而降低他克莫司的血药浓度,包括巴比妥类(如苯巴比妥)、苯妥英、利福平、卡马西平、安乃近、异烟肼等。⑤他克莫司对经细胞色素P450 3A4代谢的其他药物的影响。在人体肝细胞中发现,他克莫司可能是细胞色素P450 3A4诱导剂,但比利福平的作用弱。相反地,他克莫司抑制可的松和睾酮的代谢。由于他克莫司可能干扰类固醇性激素的代谢，所以口服避孕药的效果可能被降低。⑥与血浆蛋白结合的相互作用。他克莫司与血浆蛋白广泛结合，因此应考虑可能与血浆蛋白结合率高的药物发生相互作用（如口服抗凝血药、口服降血糖药等）。⑦影响特殊器官或身体功能的相互作用。在使用他克莫司时，疫苗的效能会减弱，应避免使用减毒活疫苗。与已知有肾毒性的药物联合应用时应注意，如氨基糖苷类、两性霉素 B、DNA 促旋酶抑制剂、万古霉素、复方磺胺甲噁唑和非甾体抗炎药。当他克莫司与具有潜在神经毒性的化合物如阿昔洛韦或更昔洛韦合用时，可能会增强这些药物的神经毒性。应用他克莫司可能导致高钾血症或加重原有的高钾血症，应避免摄入大量钾或服用留钾利尿药（如阿米洛利、氨苯蝶啶及螺内酯）。他克莫司与含有中等脂肪含量的食物一起服用会显著降低其生物利用度和口服吸收率，因此为达到最大口服吸收率，需空腹服用或至少在餐前 1 小时或餐后 2～3 小时服用。

甲硝唑：①能抑制华法林和其他口服抗凝血药的代谢，加强它们的作用，引起凝血酶原时间延长；②同时应用苯妥英钠、苯巴妥等诱导肝微粒体酶的药物，可加强本品的代谢，使血药浓度下降，而苯妥英钠的排泄减慢；③同时应用西咪替丁等抑制肝微粒体酶活性的药物，可减缓本品在肝内的代谢及其排泄，延长本品的血清半衰期，应根据血药浓度测定结果调整剂量；④干扰双硫化代谢，两者合用的患者饮酒后可出现精神症状，故 2 周内应用双硫仑者不宜再用本品；⑤可干扰氨基转移酶和 LDH 测定结果，可使胆固醇、甘油三酯水平下降。

英夫利西单抗：与依那西普（TNF-α 抑制剂）与阿那白滞素（白细胞介素-1 拮抗剂）合用时可能增加严重感染、中性粒细胞减少症的风险，且相对于单独用药，此类合并用药并无临床优势。

5.生物治疗的利弊与发展前景

（1）生物制剂的分类：目前国外应用于炎症性肠病治疗的生物制剂分为 2 类，即肿瘤坏死因子 α（TNF-α）单抗和黏附分子抑制物。

TNF-α 单抗：是一种能促进炎症细胞增殖分化的前炎症因子，其在多种自身免疫病中的表达均增高。抗 TNF-α 制剂则以此作为靶点，通过与患者体内的可溶性或跨膜性 TNF-α 结合后由 Fc 片段介导 T 细胞补体固定并引发抗体依赖性细胞介导的细胞毒性作用（ADCC）诱导 T 细胞死亡，从而减轻机体炎症反应。此类生物制剂包括英夫利西单抗（infliximab，IFX）、阿达木单抗和赛妥珠单抗，其中 IFX 的应用最为突出。IFX 对活动性或缓解期 CD 无论在临床症状、内镜变化、溃疡及瘘管愈合等方面均有卓越疗效。IFX 的具体使用方法为 5～10 mg/kg 静脉滴注，分别在第 0、2、6 周以及之后每 8 周使用。由于 IFX 为鼠源性抗 TNF-α 制剂，虽然其免疫原性较强，但属于异种蛋白，可引起输液反应和自身抗体反应。

之后，一些耐受性较好的人源性抗 TNF-α 制剂陆续问世。阿达木单抗是完全性人源性 TNF-α 抗体，对于炎症性肠病患者同样具有诱导应答和维持缓解的疗效，并且 GAIN 试验还指出一些无法耐受 IFX 的患者对阿达木单抗的耐受性较好。近年来，阿达木单抗在儿童患者的研究中也获得满意的疗效和安全性。阿达木单抗的具体使用方法为每隔 2 周 40 mg 皮下注射，该使用方法较 IFX 更为方便。赛妥珠单抗是另一种人源性抗 TNF-α 制剂，该制剂是由人源化 TNF-α 抗体与聚乙二烯共轭结合而成的，对诱导和缓解克罗恩病有效。赛妥珠单抗的使用方法为在第 0、2、4 周以及之后每 4 周给予 400 mg 皮下注射。

比较而言，以上 3 种抗 TNF-α 制剂中 IFX 的疗效最为出色，且与硫唑嘌呤具有协同作用，但另两种制剂则相对耐受性较好。

黏附分子抑制物：除了 TNF-α 单抗外，另一类生物制剂是黏附分子抑制物。大量白细胞聚集并迁移至肠道黏膜是炎症性肠病发病的必要条件，黏附分子能促进大量白细胞聚集并迁移至肠道黏膜，从而加重肠道炎症反应。而黏附分子抑制物以此为治疗靶点，通过抑制循环免疫细胞上的黏附分子与血管内皮细胞受体结合，减少炎症细胞向肠道输送，从而改善肠道炎症。

那他珠单抗属于黏附分子抑制物家族，是一种非选择性整合素 α4 抑制剂。那他珠单抗可同时阻断整合素 α4β1/MabACM-1 和 α4β7/血管细胞黏附分子(VCAM-1)介导的转运途径，因此该制剂可用于治疗炎症性肠病、多发性硬化、风湿性关节炎等多种疾病。试验证明那他珠单抗能使炎症性肠病患者产生有效应答和维持缓解，特别是降低高水平 C 反应蛋白(CRP)患者的 CRP 水平。然而由于那他珠单抗的非选择性作用，导致对于整合素 α4β1/MabACM-1 的抑制作用可能造成进行性多病灶脑白质病发生，所以目前那他珠单抗的应用受到严格限制。炎症性肠病患者仅在抗 TNF-α 制剂使用无效时，并经过严格筛选后方能使用那他珠单抗。

维多珠单抗是人源性 IgG4 单抗，其能选择性地作用于整合素 α4β7，避免进行性多病灶脑白质病的发生。多伦多共识采纳最新生物治疗研究成果，将维多珠单抗写入溃疡性结肠炎治疗指南，并视其作用和地位与抗肿瘤坏死因子等同甚至更高，是有效治疗溃疡性结肠炎的生物制剂。

(2)治疗策略：包括上阶梯治疗、下阶梯治疗、继发性失效。

上阶梯治疗：何时起用生物制剂对于临床医师来说是一个矛盾的问题，一方面医师希望生物制剂能在疾病早期就控制疾病进展，从而最终改善疾病的自然史；另一方面生物制剂存在的不良反应和不菲的经济代价限制其广泛使用。目前大多数国家使用生物制剂的指征：①对于传统治疗无效的中、重度活动性炎症性肠病患者；②激素依赖型、激素抵抗型，免疫抑制剂无效或不耐受的炎症性肠病；③瘘管型克罗恩病或合并有肠外表现者。以上这种治疗策略是依照氨基水杨酸类药物—激素—免疫抑制剂—生物制剂循序使用，因而被称为上阶梯治疗。

下阶梯治疗：尽管上阶梯治疗受到大多数学者的认同，然而近年来也有学者提出一些具有高危因素的患者应当率先使用生物制剂，这样能早期彻底抑制异常的免疫反应，从而改变克罗恩病的长期自然史，这种治疗策略被称为下阶梯治疗。这些高危因素包括年龄＜40 岁、起病初期需使用激素、合并肛周疾病、小肠累及、镜下可见深溃疡等。因此，对于临床医师来说何时起用生物制剂是一个对于患者综合评估后的抉择，这包括对患者的病情严重程度、初发情况、高危因素、并发症、禁忌证以及经济基础进行的全面详细的衡量。

继发性失效：由于生物制剂为单克隆抗体，患者在使用期间体内可能逐渐产生抗生物制剂抗体，从而使生物制剂逐渐失效，这种现象被称为继发性失效。应对继发性失效，可以采取的措施包括：①更换生物制剂的种类；②增加生物制剂的剂量或缩短用药间隔；③使用生物制剂前加用激素以减少抗体产生。并且在使用生物制剂的过程中应提倡足量、规范用药，以降低继发性失效的发生率。最后，生物制剂的应用终点应如何决定。目前，我国有关专家共识意见认为对 IFX 维持治疗达 1 年，保持临床无激素缓解、黏膜愈合、CRP 正常可考虑停药，并继予硫唑嘌呤维持治疗。

(3)安全性问题：生物制剂的安全性问题可以分为近期不良反应和远期不良反应。近期不良反应主要包括药物输注反应和迟发型变态反应。药物输注反应往往发生于药物输注期间和停止输注 2 小时内，表现为胸闷、皮疹等症状，通过减慢药物滴速或给予抗过敏治疗后可缓解。迟发型变态反应多发生于给药后的 3～14 天，表现为肌肉痛、关节痛、发热、皮肤发红、荨麻疹、瘙痒、面部水肿、四肢水肿等血清样反应，需要给予短时期激素治疗。近期不良反应往往与生物制剂具有免疫原性有关，对于程度较轻者可事先给予抗过敏处理，而对于程度较重者则需要停药或者更换生物制剂。

远期不良反应主要包括感染风险和肿瘤发生率增加。生物制剂可能造成机会性感染、潜在感染和严重感染的风险增加。最近,在一项为时 5 年纳入 6 273 例患者的随访研究中发现 IFX 可能增加患者严重感染的风险,尤其当患者年龄较大、疾病程度较重、生物制剂与激素联用时感染风险将大大增加。因此,在使用生物制剂之前一定要对患者进行严格筛查,对于正在发生感染的患者先予抗感染治疗。对于具有潜在感染的患者,如结核杆菌携带者、肝炎病毒携带者等做好必要的保护性措施,并且在使用生物制剂过程中也要对患者定期进行安全性监测,若有异常应及时处理。生物制剂长期使用是否会增加实体肿瘤风险目前尚有争议,一项多中心对照随访研究认为 IFX 使用并不会增加肿瘤发生率。但目前生物制剂与硫唑嘌呤长期联用将导致淋巴瘤发生率增加这一观点已比较确切。因此,在生物制剂的应用中应避免青少年患者长期联合使用生物制剂与硫唑嘌呤。

生物制剂的其他不良反应还包括继发性高血压、充血性心力衰竭、脱髓鞘样病变、药物性狼疮、视神经炎等。

综上所述,生物制剂是一种"快速诱导缓解、长期维持稳定"且安全性较好的炎症性肠病治疗药物。生物制剂在国外投入临床使用已有 10 余年,然而我国应用生物制剂治疗炎症性肠病仅短短数年。目前国内仅 IFX 获准用于克罗恩病患者的治疗,其他生物制剂及适应证尚处于临床试验阶段。随着人们对炎症性肠病发病机制的深入了解,以及免疫学和生物工程的参与,生物制剂的治疗给临床医学带来新的前景,开拓了炎症性肠病尤其是重症难治性炎症性肠病的治疗新思路,为炎症性肠病患者带来新的希望。

五、药学监护要点

生物制剂和免疫调节剂是诱导和维持炎症性肠病疾病缓解的重要药物。合适的药物浓度对提高疗效和减少不良反应具有重要临床意义。炎症性肠病治疗过程中进行治疗药物监测(therapeutic drug monitoring,TDM),可以最大限度优化药物使用,更好地指导治疗策略的选择。

对于抗 TNF-α 制剂诱导缓解患者、缓解期患者计划停药时、原发无应答的患者和继发失应答的患者,可进行 TDM 以指导临床决策;尽可能在接近下次输注抗 TNF-α 制剂之前进行药物浓度和抗药抗体监测;同一患者建议使用同一种检测方法。

经规范治疗后仍处于活动期患者,可根据 TDM 结果调整治疗策略:如果患者药物谷浓度在治疗窗内,建议转换其他作用机制的药物;药物谷浓度低于治疗窗浓度,但未检测到抗药抗体或抗药抗体效价较低,可增加抗 TNF 制剂剂量,或缩短用药间隔,或联用免疫抑制剂;药物谷浓度不足,且抗药抗体效价较高,建议转换其他治疗药物。

对于缓解期患者,根据 TDM 结果调整治疗策略:药物谷浓度在治疗窗内,维持当前药物和治疗剂量不变;药物谷浓度低于治疗窗浓度,可结合临床情况维持原治疗剂量,或考虑给予停药;药物谷浓度过高,可结合临床情况适当减少药物剂量。

对于免疫抑制剂硫唑嘌呤,硫嘌呤甲基转移酶(TPMT)基因型预测骨髓抑制特异性高,也可进行 NUDT15 基因多态性检测,对预测嘌呤类药物后发生骨髓抑制风险的灵敏性与特异性高。对嘌呤类免疫抑制剂药物剂量稳定后 1 个月,或治疗足够疗程后仍处于疾病活动期,或出现可能与巯基嘌呤相关不良反应时,建议行 6-巯基嘌呤核苷酸(6-TGN)药物浓度测定指导调整剂量。6-TGN 浓度在 230～450 pmol/8×10^8红细胞间疗效佳,不良反应发生少,是有效的治疗窗浓度;

当与 IFX 联用时，6-TGN 浓度≥125 pmol/8×10^8红细胞即可获得满意的疗效。活动期患者，6-TGN浓度低（＜230 pmol/8×10^8红细胞），则建议优化用药剂量；如果 6-TGN 浓度达到正常范围的高值，即 450 pmol/8×10^8红细胞，建议转换其他药物治疗。

（周庆勇）

第十二节　假膜性小肠结肠炎

一、定义与流行病学

假膜性小肠结肠炎是主要发生于结肠的急性黏膜坏死性炎症，并覆有假膜。此病常见于应用抗生素治疗之后。现已证实本病是由难辨梭状芽孢杆菌（Clostridium difficile，CD）的毒素引起的。病情严重者可以致死。

难辨梭状芽孢杆菌感染（CDI）的发病率不断上升，但因为该病有复发性、难治性和潜在的严重性，目前的治疗仍然不尽如人意。CDI 治疗的更长远的目的是防止严重的和复发的 CD。尽管传统上认为 CDI 属于院内感染，但是现在社区的 CDI 得到越来越多的重视。近年来 CDI 的发病率开始增长，特别是近期住院的老年人群以及居住在长期医疗中心的人群。正常人中有 5%～15%携带难辨梭状芽孢杆菌，但新生儿以及健康的婴儿可高达 84.4%。长期医疗中心的人群高达 57%。长期医疗中心的细菌传播主要是由于环境存在细菌，同时护理人员和感染患者的双手传播携带而造成的。这 2 个最大的危险因素暴露于抗生素和有机生物中，其他因素是伴发的疾病、胃肠道手术、药物减少胃酸如质子泵抑制剂。

二、病因与发病机制

难辨梭状芽孢杆菌广泛分布于自然生境中，如土壤、干草、沙、一些大型动物（牛、驴和马）的粪便，及狗、猫、啮齿动物和人的粪便，除此之外还大量存在于水和动物的肠道中。婴儿的粪便中常含有难辨梭状芽孢杆菌，为新生婴儿肠道中的正常菌群，大约 50%的 12 月龄婴儿的肠道中有难辨梭状芽孢杆菌，2 岁以上儿童的带菌率大约为 3%。但此菌在健康成人中出现的频率较低，无症状带菌的成人在瑞典为 1.9%、在日本为 15.4%，这种细菌会产生肠毒素和细胞毒素。一项统计显示，广谱抗生素应用之后，特别是林可霉素、克林霉素、氨苄西林、阿莫西林等的应用，抑制肠道内的正常菌群，使难辨梭状芽孢杆菌得以迅速繁殖并产生毒素而致病。

三、病理表现

假膜性小肠结肠炎主要发生在结肠，偶见于小肠等部位。病变肠腔扩张，腔内液体增加。病变肠黏膜的肉眼观察可见凝固性坏死，并覆有大小不一、散在的斑点状黄白色假膜，从数毫米至 30 mm。严重者假膜可融合成片，并可见到假膜脱落的大、小裸露区。显微镜下可见假膜系由纤维素、中性粒细胞、单核细胞、黏蛋白及坏死细胞碎屑组成。黏膜固有层内有中性粒细胞、浆细胞及淋巴细胞浸润，重者腺体破坏断裂、细胞坏死。黏膜下层因炎性渗出而增厚，伴血管扩张、充血及微血栓形成。坏死一般限于黏膜层，严重病例可向黏膜下层伸延，偶有累及肠壁全层导致肠穿孔。

四、临床表现与辅助检查

(一)临床表现

1.腹泻

是最主要的症状,多在应用抗生素的4～10天,或在停药后的1～2周,或于手术后的5～20天发生。腹泻程度和次数不一,轻型病例大便每天2～3次,可在停用抗生素后自愈;重者有大量腹泻,大便每天可30余次之多,有时腹泻可持续4～5周,少数病例可排出斑块状假膜,血粪少见。

2.腹痛

为较多见的症状,有时很剧烈,可伴腹胀、恶心、呕吐,以致可被误诊为急腹症、手术吻合口漏等。

3.毒血症表现

包括心动过速、发热、谵妄及定向障碍等。重者常发生低血压、休克、严重脱水、电解质失平衡以及代谢性酸中毒、少尿,甚至急性肾功能不全。

(二)辅助检查

1.实验室检查

周围血白细胞升高,以中性粒细胞增多为主。粪常规检查无特异性改变,仅有白细胞,肉眼血便少见。可有低清蛋白血症、电解质失平衡或酸碱平衡失调。粪便细菌特殊条件下培养,多数病例可发现有难辨梭状芽孢杆菌生长。粪内细胞毒素检测有确诊价值。

2.内镜检查

在高度怀疑本病时,应及时做内镜检查。本病常累及左半结肠,而直肠可无病变。结肠镜检查是重要的诊断手段之一。如在初期未发现典型病变者尚需重复进行。内镜肉眼观察在早期或治疗及时者,内镜可无典型表现,肠黏膜可正常,或仅有轻度充血、水肿;严重者可见到黏膜脆性增强及明显的溃疡形成,黏膜表面覆有黄白或黄绿色假膜。

3.X线检查

腹部平片可显示肠麻痹或轻、中度肠扩张。钡剂灌肠检查可见肠壁增厚,显著水肿,结肠袋消失。在部分病例尚可见到肠壁间有气体,此征象为部分肠壁坏死,结肠细菌侵入所引起;或可见到溃疡或息肉样病变表现。上述X线表现缺乏特异性,故诊断价值不大。空气钡剂对比灌肠检查可提高诊断价值,但有肠穿孔的风险,应慎用。

五、诊断与鉴别诊断

(一)诊断

诊断主要根据临床表现、微生物学证据及结肠镜下表现。①CDI的临床特征(腹泻、肠梗阻、中毒性巨结肠);②产毒难辨梭状芽孢杆菌的微生物学证据;③结肠镜显示为假膜性小肠结肠炎。诊断标准:CDI为①+(②或③)。

(二)鉴别诊断

本病应与溃疡性结肠炎、结肠克罗恩病、缺血性肠炎以及HIV感染相关性结肠炎等相鉴别。

六、治疗方案

(一)一般治疗

确诊或高度怀疑假膜性小肠结肠炎,应立即停用相关抗生素。如果因原发病的需要不能停用抗生素,则应根据药敏试验结果选用抗生素或换用窄谱的且难辨梭状芽孢杆菌(Clostridium difficile,CD)相关性疾病发生率低的抗生素,如甲硝唑、万古霉素等。轻症假膜性小肠结肠炎属自限性疾病,停用相关抗生素后多能自愈,且极少复发。

尽快给予床边隔离,因粪便污染周围环境,引起院内感染,医护人员接触患者时应戴手套以免引起医院内交叉感染。

对症支持治疗,包括补充血容量、维生素,纠正脱水、电解质失衡及酸中毒,可输血浆或清蛋白纠正低蛋白血症。解痉药不利于毒素的排出且有诱发中毒性巨结肠的风险,应尽量避免使用。止泻药不利于毒素的排出,原则上不用,但腹泻严重者可酌情少量使用蒙脱石散进行治疗。

本病常继发于肠梗阻、先天性巨结肠、尿毒症、白血病、晚期肿瘤、严重烧伤、颅脑损伤、严重感染、败血症、休克、炎症性肠病、缺血性结肠炎、急性出血坏死性小肠结肠炎等严重疾病,应积极治疗原发病,如原发病好转则对本病的恢复有利并可减少复发。

(二)药物治疗

1.治疗机制

甲硝唑为治疗假膜性小肠结肠炎的首选药物,对CD有强的抑制作用,口服后通过上消化道吸收再通过血液渗透到肠腔发挥作用,静脉使用也可发挥作用。万古霉素口服不吸收,粪便中的浓度高,CD对其敏感,使用本品全身不良反应少,疗效确切。

2.治疗药物选用

目前临床应用于假膜性小肠结肠炎的药物主要有甲硝唑、万古霉素等。

3.给药方案

(1)轻、中度CDI患者:使用甲硝唑500 mg,口服,每天3次,连续10天。以前的2项RCT研究中未发现甲硝唑在CDI治疗上优于万古霉素。而最近的2项RCT认为在治疗严重CDI上,万古霉素优于甲硝唑。CDI治疗一般为10~14天,所有之前甲硝唑和万古霉素RCT的治疗时间都是10天,没有证据支持更长的治疗时间会更有效,在轻、中度CDI的初始治疗中不推荐14天的治疗。不良反应主要包括消化道反应,如恶心、呕吐、食欲缺乏、腹部绞痛;大剂量可致抽搐;少数病例发生荨麻疹、潮红、瘙痒、口中金属味及白细胞减少等。使用甲硝唑应注意本品的代谢物可使尿液呈深红色。肝脏疾病患者的剂量应减少,出现共济失调或其他中枢系统神经症状时应停药。合并肾衰竭者的给药间隔时间应由8小时延长至12小时。本药抑制乙醇代谢,用药期间应戒酒,饮酒后可能出现腹痛、呕吐、头痛等症状。本品具有肝毒性。

(2)重度CDI患者:使用万古霉素125 mg,口服,每天4次,连续10天。万古霉素对多数病原微生物具有杀菌作用,可抑制CD生长,而且改变细胞膜渗透性,并选择性地抑制RNA合成。该药口服不易吸收,粪中的浓度高,全身不良反应少,疗效确切。甲硝唑治疗5~7天无反应,应立即考虑使用标准剂量的万古霉素。

(3)轻、中度CDI孕妇或哺乳期妇女:对甲硝唑不耐受或敏感时,应使用标准剂量的万古霉素。在怀孕和哺乳期间应当避免使用甲硝唑。FDA不建议早期妊娠时使用甲硝唑,因为药物将迅速通过胎盘传播。另外,也有病例报告指出使用甲硝唑后出现脸部异常表现。甲硝唑及其代谢物可在乳汁和婴儿血液中检测到。替加环素是一种新型的甘氨酰四环素，它能够广泛地抑制革兰阳性或阴性菌的活性。有几篇案例报道表明，在严重 CDI 患者中使用万古霉素和甲硝唑治失败后，替加环素作为补救治疗措施有比较明确的益处。

4.联合用药和药物相互作用

(1)严重、复杂性 CDI 患者若无显著的腹胀，推荐万古霉素口服(125 mg，每天 4 次)加甲硝唑静脉使用(500 mg，每天 3 次)。目前，严重 CDI 患者在抗生素治疗上的选择和使用，RCT 数据还十分缺乏。上述建议来源于临床经验、RCDI 的数据以及患者中发生肠蠕动功能受损、肠梗阻等并发症的考虑。如果患者存在肠梗阻或腹胀严重，可用万古霉素 500 mg 口服或鼻饲管每天给药 4 次并静脉注射甲硝唑(每天 3 次)。复杂性 CDI 患者伴肠梗阻或中毒性结肠和(或)显著性腹胀表现，推荐万古霉素口服(500 mg，每天 4 次)加万古霉素直肠内给药(500 mL 中 500 mg，每天 4 次)加甲硝唑静脉应用(500 mg，每天 3 次)。口服或肠内使用万古霉素虽可在肠道发挥抗菌作用，但在麻痹性肠梗阻中，到达结肠和 CDI 病变部位的运送功能将受损。肠梗阻或者严重腹胀的患者无法耐受口服或肠内给药，直接滴注万古霉素到达结肠壁可作为一种附加方式使用，静脉注射万古霉素或甲硝唑将直接到达结肠壁。

(2)CDI 首次复发时，治疗选择和初次治疗相同。如果严重 CDI，应使用万古霉素。第 2 次复发，应间歇性使用万古霉素。如果间歇性使用万古霉素后第 3 次复发，应采用肠道粪便菌群移植。

七、药学监护要点

假膜性肠炎药物治疗疗程一般为 10～14 天。治疗过程中，仍需使用广谱抗菌药物治疗其他部位感染的患者：尽可能替换在用的诱发 CDI 的抗菌药物，特别是头孢菌素、克林霉素和喹诺酮类；尽可能缩短疗程；若调整药物后 CDI 有所缓解，应给予 CDI 标准疗程 10～14 天；若诱发 CDI 的抗菌药物无法替代或停药，则抗 CDI 药物需要延长到抗菌药物疗程结束；尽可能避免使用止泻剂；尽可能避免使用质子泵抑制剂，因可增加 CDI 的患病风险。对接受抗菌药物治疗基础感染病而非 CDI 的患者不需要给予甲硝唑或万古霉素进行 CDI 的预防治疗。

(周庆勇)

第十三节　肠易激综合征

一、定义与流行病学

肠易激综合征(irritable bowel syndrome，IBS)是一种常见的功能性肠病，表现为反复发作的腹痛，与排便相关或伴随排便习惯改变。典型的排便习惯异常可表现为便秘、腹泻，或便秘与腹泻交替，同时可有腹胀的症状。经检查未发现器质性病变，其病因和发病机制尚不十分清楚，可能与胃肠道动力异常、内脏敏感性增高、中枢神经系统感知异常、脑-肠轴调节异常、肠道感染与炎症反应、精神心理异常等因素相关。IBS 常见的临床表现有腹痛、腹泻、便秘等，慢性起病，反复发作。目前尚缺乏一个既有效又标准的 IBS 治疗流程。临床上对本病采取综合治疗和个体化治疗，目前治疗本病的药物主要有解痉药、泻药、止泻药、肠道动力感觉调节剂、微生态调节剂和抗抑郁药等。心理和行为疗法为重要的治疗方法之一。治疗的目的是消除患者顾虑，缓解症状，改善生活质量。

二、临床表现

IBS 的临床表现并无特异性，慢性起病，反复发作。主要有以下几大特征。

（一）腹痛

腹痛是最主要的症状，常于进食后发作或加重，并于排便后缓解，睡眠中无发作。部位以下腹部最常见，也可发生于腹部的任何部位。疼痛的部位可广泛，也可局限于某一部位。疼痛性质以钝痛和胀痛最多，也可呈绞痛、刀割样痛等，但无放射样疼痛。

（二）腹泻

主要表现为大便次数增加，大便多呈稀糊状或伴有黏液便，也有少数患者呈水样便。腹泻在禁食 72 小时可消失。进食及进某些食物后诱发或加重腹泻，精神紧张或应激情况下也可使症状加重。

（三）便秘

多见于女性，常发生在病程早期，伴有腹痛或腹部不适。整个病程可以便秘为主，也可便秘与腹泻交替。

（四）其他消化道症状

如排便不尽感、便意窘迫感、恶心、嗳气、胃灼热等症状。

（五）神经精神症状

IBS 患者多伴有抑郁、焦虑、紧张、多疑等精神症状。此外，亦常伴有心悸、失眠、气促、多汗、手心潮热等自主神经功能紊乱的表现。

大多数患者的营养情况良好，一般无明显的体征。但有时可触及结肠的压痛，可触及腊肠样肠管。在右髂窝部位听诊有嘈杂音、肠鸣音亢进，但无病理性肠鸣音。直肠指诊感肛门张力较高，痛觉过敏。

三、诊断与鉴别诊断

（一）诊断

IBS 无特异性临床表现，也无特异性的实验室检查指标。目前在无可靠而特异性的诊断依据的情况下采用排除诊断方法，诊断前先排除相关的器质性疾病。对于已经诊断为 IBS 的患者需定期随访，必要时进一步检查排除器质性疾病。

诊断标准推荐采用目前国际认同的罗马标准：反复发作的腹痛，近 3 个月内平均发作至少每周 1 天，伴有以下 2 项或 2 项以上。①与排便相关；②伴有排便频率的改变；③伴有大便性状（外观）的改变。诊断前症状出现至少 6 个月，近 3 个月满足以上标准。

依据粪便性状作为分型的指标，可分为 IBS 腹泻型、IBS 便秘型、IBS 混合型、IBS 不定型。

（二）鉴别诊断

腹痛明显的患者需注意腹痛的特征及伴随症状，与器质性疾病相鉴别。腹痛以位于上腹为主，伴有放射痛，通常在餐后疼痛明显者需与胆胰疾病相鉴别。腹痛位于下腹部，有排尿异常者需与泌尿系统疾病相鉴别。排便习惯改变而粪便脓血或者大便潜血阳性者应警惕有无炎症性肠病、结直肠肿瘤的可能性。还要注意IBS腹泻型与乳糖不耐受、小肠细菌过度生长、寄生虫感染、甲状腺功能亢进症等相鉴别。

四、治疗方案

(一)治疗目标和预后评估

IBS的治疗目标是消除患者顾虑,改善症状,提高生活质量。迄今为止尚无一种药物能有效地治疗IBS。因此,应依据患者症状的严重程度、症状类型及发作频率来制订个体化治疗方案。目前,治疗IBS的药物包括解痉药、泻药、止泻药、肠道动力感觉调节剂、微生态调节剂和抗抑郁药等。

IBS的预后评估主要以患者的主要症状(腹痛、腹泻、便秘)改善判断。

(二)一般治疗

1.建立良好的医患关系

对患者进行健康宣教、安慰和建立良好的医患关系是有效、经济的治疗方法,也是所有治疗方法得以有效实施的基础。

2.饮食治疗

不良的饮食习惯和膳食结构可以加剧IBS的症状。因此,健康、平衡的饮食可有助于减轻患者的胃肠功能紊乱症状。IBS患者宜避免:①过度饮食;②大量饮酒;③咖啡因;④高脂饮食;⑤某些具有"产气"作用的蔬菜、豆类等;⑥精加工的粮食和人工食品(便秘者)、山梨醇及果糖(腹泻者);⑦不耐受的食物(因不同个体而异)。增加膳食纤维主要用于以便秘为主的IBS患者,增加纤维摄入量的方法应个体化。

(三)心理和行为疗法

1.认知疗法

认知疗法就是以建立个人的正确认知为目标,通过认知教育和行为技术纠正患者曲解的认识,达到正确认知的重建缓解和消除心理障碍及躯体症状的一种心理学治疗方法。IBS认知疗法的实质是通过交谈了解患者的发病过程、影响因素及患者的心理素质,发现患者对症状的观念、推理和情感特征,通过解释使患者从理性上认识到症状产生确实与某种特殊应激因素有关,引导患者放弃错误的认知,建立合理的认知,从而达到调整情绪和行为的目的。认知因素是IBS患者躯体和心理症状的桥梁,认知疗法通过阻断心理因素和症状之间的恶性循环,有助于难治性IBS的治疗,是值得推广应用的替代治疗手段。

2.认知行为疗法

认知行为疗法是认知与行为相结合的疗法。其治疗策略是鼓励那些因不幸事件诱发IBS的患者将身体不适和内脏功能改变看作是因这些事件产生的焦虑情绪的表达,而不是需要治疗的疾病,从而达到缓解症状的目的。认知行为疗法分为5个步骤:①向患者说明想法和态度是如何影响情绪和行为的;②与患者一起理性地探讨其特有的不良信念及其与症状的关联;③分析患者的信念与正常人的差距,指出其不现实性、不合理性,分析由不良信念所产生的行为也是不合适的;④督促患者改变想法和态度,以理性代替非理性的观念,在不断的教育中建立健康的认知模式;⑤同时改变不良的行为。

3.催眠疗法

催眠疗法能使患者进入放松状态,纠正IBS患者的肠感觉过敏,通过中枢机制改变结肠功能状态从而改善症状。

4.生物反馈疗法

生物反馈疗法的原理是通过专门的设备(如计算机)采集患者某些生理活动的信息,加以处理和放大,及时准确地用患者所熟悉的视觉或听觉信号加以显示。使患者了解自己的生理异常,并学习控制内脏器官活动,以减轻或消除异常的生理变化。该疗法在大便失禁和便秘患者中应用广泛。

5.精神分析疗法

精神分析疗法又称心理动力疗法,它是建立在弗洛伊德所创立的心理动力学理论基础上的治疗方法。该理论认为,很多疾病都与人的潜意识中的矛盾冲突有关,如果将压抑潜意识中的矛盾冲突、早年的心理创伤和焦虑体验用内省的方法挖掘出来,使之成为意识的东西并加以认知和疏导,就达到了治疗目的。精神分析疗法包括:①在与患者的交谈中,共同分析患者自由联想、梦中所反映出的潜意识的冲动或愿望,揭示症状背后的无意识动机;②针对患者存在的抗拒或移情,分析其移情的意义、产生抗拒的原因;③解释潜意识的症结,使其意识化,消除阻抗和移情的干扰;④帮助患者解决生活等面对的冲突和困境,称为修通;⑤当患者理解了冲突的根源,则会达到领悟。整个治疗过程即是反复交谈、澄清、解释、修通、领悟,使患者对其症状的真正含义达到领悟,学会面对现实,以更成熟、更有效的方式处理冲突而避免引发一系列躯体症状。

(四)药物治疗

1.解痉药

主要分为3类。①抗胆碱药:如双环维林10～20 mg,餐前半小时口服,每天3次。血压不稳定者慎用。常见不良反应有口干、眩晕、视物模糊、恶心和头晕。②选择性肠道平滑肌钙通道阻滞剂:如匹维溴铵50 mg、奥替溴铵40 mg,口服,每天3次。孕妇禁用。不良反应包括在极少数人中观察到轻微的胃肠道不适,极个别人出现皮疹样变态反应。③离子通道调节剂:如曲美布汀。此类药物一方面可以松弛消化道平滑肌而改善患者肠道动力紊乱,另一方面可以降低结肠对进食和应激的反应。马来酸曲美布汀胶囊(瑞健)口服,1～2粒,每天3次。出现皮疹等反应应停药观察;治疗前需明确诊断,其他器质性、占位性消化系统疾病慎用。不良反应偶有口渴、口内麻木、腹鸣、腹胀、便秘和心动过速、困倦、眩晕、头痛、皮疹、谷草转氨酶和谷丙转氨酶升高等,发生率约为0.4%。

2.泻药

临床上常用的泻药分类:①容积性泻药如车前子类、甲基纤维素等。②渗透性泻药如乳果糖等。乳果糖口服液(杜密克)的每天剂量可根据个人需要进行调节,成人起始剂量为30 mL,维持剂量在10～25 mL,治疗几天后,可根据患者情况酌减剂量。该药宜在早餐时1次服用。根据乳果糖的作用机制,1～2天可取得临床效果。如2天后仍未有明显的效果,可考虑加量。该药如用于乳糖酶缺乏症患者,需注意本品中乳糖的含量。治疗初始几天可能会有腹胀,通常继续治疗即可消失;当剂量高于推荐治疗剂量时可能会出现腹痛和腹泻,此时应减少使用剂量。③刺激性泻药如蓖麻油、番泻叶等。④润滑性泻药如开塞露、石蜡油等。此类药物可以通过多种机制增加肠腔内容物的水分和容积,促进肠道蠕动,增加大便次数,缓解IBS症状。

3.止泻药

临床上常用的止泻药包括:①阿片受体激动剂类止泻药如洛哌丁胺、地芬诺酯等;②吸附剂如蒙脱石等。目前洛哌丁胺是唯一有充分的循证医学证据支持的可以治疗腹泻型 IBS 的药物。该药可以减少大便次数、改善大便性状，有效治疗 IBS 相关性腹泻，但对 IBS 的总体症状和腹痛或腹部不适无明显作用。盐酸洛哌丁胺胶囊(易蒙停)的每天剂量可根据个人需要进行调节，起始剂量为成人 2 粒，5 岁以上的儿童 1 粒，以后可调节每天剂量以维持每天 1～2 次的正常大便。一般维持剂量为每天 1～6 粒。每天最大剂量为成人不超过 8 粒，儿童每 20 kg 不超过 3 粒。腹泻患者，尤其是儿童经常发生水和电解质丢失，补充水和电解质是最重要的治疗措施。不良反应可出现过敏如皮疹等，消化道症状如便秘、口干、腹胀、食欲缺乏、胃肠痉挛、恶心、呕吐，以及头晕、头痛、乏力等。

4.肠道动力感觉调节剂

临床上常用的包括：①5-HT_3受体拮抗剂如昂丹司琼、阿洛司琼、西兰司琼等；②混合性 5-HT_4受体激动剂/5-HT_3受体拮抗剂如西沙必利、莫沙必利、伦扎必利等；③5-HT_4受体激动剂如替加色罗、琥珀酸普芦卡必利片等；④多巴胺受体拮抗剂如多潘立酮和甲氧氯普胺。这些药物具有调节内脏敏感性、改善内脏运动的功能。多潘立酮片(吗丁啉)口服，成人 1 片，每天 3 次，饭前 15～30 分钟服用。孕妇慎用，哺乳期妇女用药期间应停止哺乳；建议儿童使用多潘立酮混悬液；心脏病(心律失常)患者以及接受化疗的肿瘤患者应用时需慎重，有可能加重心律失常。不良反应偶见轻度腹部痉挛、口干、皮疹、头痛、腹泻、神经过敏、倦怠嗜睡、头晕等。西沙必利片(普瑞博思)口服，5 mg，每天 3 次，一般用药 2 周可出现明显的疗效。在使用该药治疗前应先排除心律失常的潜在风险。不良反应包括可能发生一过性腹部痉挛、肠鸣和腹泻。

5.微生态调节剂

临床上常用的微生态调节剂包括：①益生菌如双歧杆菌、地衣芽孢杆菌、嗜酸乳杆菌等；②益生元如乳果糖、蔗糖低聚糖、大豆低聚糖、双歧因子等；③合生元，为益生菌与益生元的合成制剂。该类药物能有效补充肠道有益菌或促进其生长繁殖，并在肠黏膜表面形成生物学屏障，改善机体免疫功能，增加机体营养物质的吸收，不同程度地缓解症状。双歧杆菌三联活菌散(培菲康) 420 mg、口服酪酸梭菌活菌片 40 mg，口服，每天 3 次，不良反应尚不明确。

6.抗抑郁药

临床上常用的抗抑郁药包括：①三环类抗抑郁药如阿米替林、阿普唑仑、曲米帕明、地昔帕明等。②选择性 5-HT 再摄取抑制剂(SSRI)如帕罗西汀、氟西汀等。小剂量的抗抑郁药可通过改善 IBS 患者的精神状态，减轻内脏高敏感性治疗 IBS。阿普唑仑(佳乐定)口服，2 mg，每晚 1 次或每天 3 次，症状缓解后可停用。对苯二氮䓬类药物过敏者可能对本药过敏；肝、肾功能损害者能延长本药的清除半衰期；癫痫患者突然停药可导致发作。常见不良反应有嗜睡、头昏、乏力等，大剂量偶见共济失调、震颤、尿潴留、黄疸。氟西汀(百优解)口服，2 mg，每天 1 次，10～15 天起效。抗抑郁药的治疗疗程不宜太短，症状控制后可逐步减量，稳定后再考虑停药。对抗抑郁药而言，抽搐发作是一个潜在风险，因此与其他抗抑郁药一样，氟西汀须慎用于既往有抽搐发作史的患者，患者发生抽搐发作或抽搐发作频率增加应立即停药。

五、药学监护要点

本病治疗的关键是寻找并去除诱发因素和对症治疗，强调综合治疗和个体化治疗，能单一用药的不联合用药。其中胃肠解痉药可作为症状重的腹痛的短期对症治疗。对于腹泻患者可口服洛哌丁胺，特别是腹泻症状较重者，但不宜长期使用。一般的腹泻宜使用吸附止泻药如蒙脱石等。对便秘型患者酌情使用泻药,以避免产生药物依赖性,如聚乙二醇、乳果糖等。对失眠、焦虑者可适当给予镇静药。另外,使用肠道菌群调节药可纠正肠道菌群失调,对腹胀、腹泻可能有效。对于多种症状重叠发生时可考虑联合用药。有学者指出,联合解痉药和苯二氮䓬类或巴比妥类药物治疗 IBS 的疗效可能更佳。情绪焦虑会通过脑-肠轴作用导致肠道痉挛。除了解痉药能够通过影响胃肠道运动缓解痉挛外,抗焦虑药和镇静类药物还能作用于中枢系统以缓解焦虑情绪,从而有效地缓解肠道痉挛。

(周庆勇)

第十四节 结直肠息肉

一、定义

结直肠息肉泛指发生于结肠和直肠黏膜的隆起性病变,是结肠、直肠最常见的疾病。从男女发生率上看,一般男性息肉的发生率高于女性。在息肉发生位置上看,男性息肉位于左侧结肠的比例高,女性息肉位于右侧的比例高。

从病理性质上分,结肠息肉一般分为腺瘤性息肉、错构瘤性息肉、炎性息肉、增生(化生)性息肉。腺瘤性息肉可以根据其所含的绒毛状成分再进一步分为管状腺瘤(最多见,占65%~80%)、绒毛状腺瘤(5%~10%)和混合性腺瘤(10%~25%)。错构瘤性息肉可见于幼儿和黑斑息肉病、幼年性息肉病等。结肠、直肠炎性息肉主要见于克罗恩病和溃疡性结肠炎。在慢性血吸虫病患者,炎症性息肉可能含虫卵或成虫。

还有一些息肉或多发性息肉,临床上很少见,但具有明确的临床特点。Cronkhite-Canade 综合征是一种少见的非遗传性疾病,主要表现为胃肠道黏膜多发性、广泛性息肉样或结节样增厚,息肉无蒂,可见于全消化道或消化道某段。在组织学上与幼年性息肉难以鉴别,患者通常表现为腹痛、严重的肠道蛋白丢失、体重下降和外胚层异常(脱发、指甲畸形和皮肤色素沉着),个别外胚层表现早于息肉出现。大肠多发性神经节瘤性息肉极罕见,文献报道可以作为多发性内分泌瘤综合征或 von Recklinghausen 神经纤维瘤病的一种表现出现,也有与幼年性息肉病同时出现的报道,极个别以散发性形式出现。大肠多发性淋巴样息肉极其罕见,可以是节段性分布,也可以遍布于整个大肠。息肉呈圆形,黄色或白色,呈结节状突起或小息肉状突起。

二、病因

结直肠息肉发生的确切病因尚不清楚,可能与环境毒素、遗传因素等有关。从息肉发生的遗传学背景上看,绝大多数患者的息肉没有明显的遗传背景,属于散发性发病,在肠道内呈单发或散在多发生长,这些患者的息肉随年龄的增加发生率逐渐升高;少数多发性大肠息肉是全身性遗传疾病的肠道表现,其息肉在肠道内多呈密集多发,数目较多,比较常见的有家族性腺瘤性息肉病、幼年性息肉病、黑斑息肉病。

三、临床表现

(一)病史

结直肠息肉常没有典型的临床表现,很多患者因消化道或腹部的非特异症状而就诊。体积较大、数目较多或位置特殊的息肉易出现症状。

1.现病史

(1)便血:便血是大肠息肉最常见的表现,可为红至暗红色血便,或仅为潜血阳性,出血或血便常为间断性,息肉引起大出血者很少见。少数患者可因长期慢性便血而出现贫血。

(2)腹痛:较大的息肉尤其是有蒂息肉常可引起腹痛,腹痛可为隐痛、胀痛,如果发生肠套叠、肠梗阻,则可表现为持续性绞痛。在肠套叠复位和梗阻解除后,疼痛缓解,并常伴有排气、排便。这种症状可反复发作。如果梗阻持续,则表现为持续性疼痛,并逐渐加重,严重者可导致肠坏死和穿孔,这种情况需要急诊手术。

(3)其他:距肛门较近的息肉可以引起下坠感,位于肛门口的带蒂息肉甚至可以随排便脱出肛门外。较大和多发息肉可以引起腹泻、便秘和腹泻交替、排便习惯改变。大肠息肉可发生癌变和转移,表现为全身消耗和转移癌症状。

2.既往史和家族史

要特别重视询问患者过去是否有大肠或其他部位息肉的病史和治疗史。询问家族史不详细,可能漏掉遗传性息肉病的诊断线索。很多患者对家族中亲属病史缺乏了解、记忆不清或者不了解家族史对诊断的意义,这是患者不能正确讲述家族史的重要原因。

(二)体征

1.大肠息肉导致的体征

一般的大肠息肉不导致明显的体征。一些患者,肛门指诊可触及直肠息肉。儿童易发的错构瘤性息肉多位于直肠或直肠-乙状结肠交界处,部分可在大便时脱出肛门外。如息肉导致急性肠梗阻,则可表现为典型的肠梗阻症状,如肠套叠患者可以触及腹部肿物。

2.特殊体征

在家族性息肉病患者,可发现眼、软组织和骨骼的异常表现,如先天性视网膜色素上皮肥大,有些患者以腹部硬纤维瘤表现出的腹部肿物为特点,女性患者常发现甲状腺癌。黑斑息肉病患者在口唇、颊黏膜、手和足的掌面有明显的色素沉着。Cronkhite-Canade 综合征患者常表现出脱发、指甲畸形和皮肤色素沉着等外胚层异常,患者消瘦明显。

四、实验室检查及辅助检查

(一)实验室检查

大便潜血可作为初筛手段,但不能排除大肠息肉的存在。长期大便出血的患者可能表现为贫血。Cronkhite-Canade 综合征患者血清蛋白水平降低。

(二)影像学检查

钡灌肠是常用的检查手段,可明确大肠内息肉的情况。对有家族史的患者,全消化道造影可发现胃、小肠的息肉。虚拟肠镜可用于息肉的诊断。

(三)内镜检查

内镜检查是最常用和首选的确诊手段。纤维结肠镜不但可以直观地诊断息肉,还可以进行活检以获得病理诊断。另外,通过纤维结肠镜还可以进行息肉切除、黏膜切除等治疗。纤维结肠镜还可以辅助用于腹腔镜手术,协助对大肠息肉的定位。

(四)遗传学病因检查

目前,已经可以对一些遗传性息肉病患者进行致病基因的检测,如家族性息肉病的 APC 基因、黑斑息肉病的 LKBl 基因、幼年性息肉病的 SMAD/DPC4 和 PTEN 基因等。这些检测可以从基因水平明确疾病的病因,为研究其发病原因、治疗提供基础。另外,一旦明确患者的突变基因,就可以非常方便、快捷地筛查全部家族成员。但目前这些检查耗资大、费时、缺乏标准化、不能排除假阴性结果,因此在国内还没有推广应用。

五、诊断和鉴别诊断

(一)确立息肉的诊断

1.明确息肉的诊断

通过影像学或内镜检查,可以明确大肠息肉的诊断,明确息肉的大小、特点(单发或多发、有蒂或无蒂)、部位和肠道受累情况等。

2.对没有进行全结肠检查的患者,是否需要进一步检查

对通过肛门指诊、肛门镜检查发现的大肠息肉有必要进一步对结肠进行检查,如采用纤维结肠镜、乙状结肠镜或钡灌肠等。对多发性息肉、有大肠癌/息肉的病史,或者有大肠癌/息肉的家族史的患者,除非遗传学检查可以排除其易感性,否则均应进行全结肠的检查。对经乙状结肠镜发现的息肉,是否有必要再进行全结肠检查,还存在不同意见,需要综合考虑患者的年龄、家族史、息肉病理特点、内镜检查的技术条件、检查效益与费用等进行选择。

3.大肠息肉是否是唯一的诊断

特别值得提出的是,大肠息肉较少引起消化道症状。对消化道症状明显的患者,如果通过检查发现大肠息肉,但息肉的存在并不足以解释患者的临床症状时,应警惕是否还同时存在其他病变,而息肉仅是一个伴随的疾病。

(二)确定息肉的性质

确定大肠息肉的性质对采取合理的治疗措施非常重要。大肠息肉常分为腺瘤性、错构瘤性、炎症性、化生(增生)性四大主要类别。腺瘤性息肉可以根据其所含的绒毛状成分再进一步分为管状腺瘤、绒毛状腺瘤和混合性腺瘤。

从临床经验看,错构瘤性息肉常见于儿童,炎症性息肉则多见于 Crohn 病、溃疡性肠炎,化生(增生)性息肉的发生率随年龄的增加发生率有所增加。腺瘤性息肉是临床最常见的息肉类型,多见于成人。较大的息肉可能发生癌变,病理检查是判断息肉性质的金标准。

在所有息肉中,腺瘤性息肉具有比较明显的恶变倾向,其中绒毛状腺瘤恶变率最高,被认为属于癌前病变。资料显示,腺瘤的恶变率随其大小而增加,1～2 cm 的息肉恶变率在 10%左右,>2 cm 腺瘤的恶变率超过 40%。腺瘤癌变浸润的程度也是决定治疗方式的因素。早期癌变多为局灶性,通常限于黏膜层,不会侵犯整个腺瘤尤其是蒂部,可经局部切除治愈。癌变侵犯黏膜下尤其是肌层时,发生淋巴转移的概率明显提高。既往认为错构瘤和化生(增生)性息肉没有恶变潜能,新近的研究显示,这些息肉也具有一定的恶变可能,不应被忽视。

(三)确定息肉是否具属于遗传性疾病综合征的一种肠道表现

在一些患者,大肠息肉是遗传性息肉综合征的肠道表现,可以按息肉的性质分为腺瘤性和错

构瘤性两大类。

家族性腺瘤性息肉病(familial adenomatous polyposis,FAP),是最常见的肠道腺瘤性遗传病,多发性大肠腺瘤性息肉是其最突出的临床特点,患者临床表现有腹痛、便血、肠梗阻等。FAP患者的息肉如不治疗,至40岁,一个或数个息肉经增生而癌变的概率可达100%。FAP还有典型的结肠外表现,可分为以下三组:①上消化道息肉,如胃、十二指肠乃至胆道。②眼、软组织和骨骼表现,如先天性视网膜色素上皮肥大,可以作为早期诊断的特征性依据。下颌骨骨瘤可见于90%以上的FAP患者,也是本病特征性的表现。遗传性硬纤维瘤病也是一个常见的表现,发生率可达6%~8%。③FAP患者大肠外恶性肿瘤发生率明显增高,如35岁以下年轻女性的甲状腺乳头状腺癌的发生率是正常人的50~100倍,癌常呈多灶性。西方FAP患者的十二指肠癌,尤其是十二指肠乳头部癌明显增高(20%~60%),对FAP患者"正常"的十二指肠乳头区随机活检,1/3的病例有微小的腺瘤灶。在日本患者,50%的FAP患者发生胃腺瘤,胃癌的发生率明显增高。FAP患者中枢神经系统髓母细胞瘤的发生率是正常人的92倍。患儿肝胚细胞瘤的发生率是正常人群的42倍。FAP的发生是由于APC基因种系突变而导致。

其他因APC突变导致的息肉病包括Gardner综合征、伴髓母细胞瘤的Turcot综合征、遗传性扁平息肉综合征、轻表型家族件腺瘤性息肉病,及遗传性硬纤维瘤病(或称遗传性侵袭性纤维瘤病)。Gardner综合征表现为大肠多发息肉、多发骨瘤(主要发生于面部和长骨,下颌骨部位占76%~90%)、表皮样囊肿三联征,伴髓母细胞瘤的Turcot综合征的特点是患者发病年轻,以脑髓母细胞瘤和大肠息肉为特点,病因为APC基因突变。遗传性扁平息肉综合征和轻表型家族性腺瘤性息肉病均由APC突变所致,前者的特点为肠道息肉数目较少,息肉呈扁平状;后者特点为肠道息肉数目少、大肠癌发生晚。遗传性硬纤维瘤病以顽固性、侵袭性局部生长为特征,多见于腹部,尤其多发生于术后、创伤和产后的患者。患者大肠息肉和骨瘤少见,常有大肠腺瘤性息肉病和大肠癌的家族史,无先天性视网膜色素上皮肥大。

遗传性错构瘤性息肉病主要见于黑斑息肉病和家族性幼年性息肉病患者,也可见于更少见的Cowden综合征、Bannayan-Riley-Ruvalcaba综合征、Gorlin综合征、遗传性出血性毛细血管扩张症患者。黑斑息肉病是以消化道错构瘤性息肉和黏膜、肢端色素沉着为特点的常染色体显性遗传病,消化道息肉以小肠最多,大肠和胃也常出现多发性息肉。家族性幼年性息肉病患者也呈常染色体显性遗传,息肉多发生在大肠,息肉数目不像家族性息肉病那样多。幼年性息肉多为圆形、无蒂、表面光滑。显微镜下见扩张水肿的基质包绕囊状扩张、充满黏液的腺体,平滑肌很少见。

在临床实践中,诊断息肉病的标准常引起疑惑。通常息肉病的诊断标准是息肉的数目大于100枚,一般来说,典型的家族性(腺瘤性)息肉病能达到这个标准,但不典型的腺瘤性息肉病(遗传性扁平息肉综合征和轻表型性家族性腺瘤性息肉病)、错构瘤性息肉病则达不到这个标准。故在判断大肠息肉是否属于特定的遗传性息肉病时,一定要考虑到息肉的病理性质、患者的家族史,才不至于漏诊。

六、治疗

(一)选择合适的治疗时机

并非所有的息肉都需要立刻进行治疗。一般地,对没有症状,直径小于0.5 cm的息肉可以定期观察,主要因为这些小息肉很少引起腹部急症,很少恶变。还有些研究者认为,可以根据息肉的性质放宽对非腺瘤性息肉的处理标准，由于非腺瘤性息肉恶变少见，小于 1 cm 的息肉罕见恶变，故提倡对不超过 1 cm 的非腺瘤性息肉可以进行密切观察。

(二)选择合适的治疗手段

根据息肉的特点，可以选择经肛门切除、肛门镜下显微手术切除、经过纤维结肠镜电灼切除、腹腔镜肠段切除、剖腹肠段切除治疗的方法。

1.经肛门切除

对直肠下段的息肉，通常距离肛门缘 7 cm 以内，可以直接在局部麻醉或骶麻下经肛门行切除。在扩张肛门后，对有蒂息肉，可直接进行蒂部结扎切除息肉。对广基息肉，尤其是绒毛状息肉应切除蒂部周围 1 cm 左右的正常黏膜。在对恶变息肉进行局部切除治疗时，如果息肉浸润黏膜下层，应做全层切除。

2.经肛门镜下显微手术切除

距离肛门 20 cm 以内的息肉，可通过特殊器械做经肛门镜下显微手术切除息肉。这种方法经肛门插入可进行显微手术的肛门镜，通过电视屏幕进行手术，切除息肉并缝合创面。这种方法暴露充分，切除和缝合确切，操作方便，创伤性小，可避免开腹手术。

3.经纤维结肠镜电灼切除

在电灼切除前应尽可能明确息肉的病理性质。对有蒂息肉可用套圈器套住息肉蒂部，进行电灼切除。对广基息肉，可以分次电灼切除。对带蒂息肉，文献中还有通过在息肉蒂部留置钛夹进行切除的方法。对较大的息肉、广基息肉和早期癌，还可以经内镜行黏膜切除或黏膜下注射息肉切除术。Brooker 及Brandimarte等分别报告用双内镜结肠黏膜切除治疗息肉的方法，可单次切除直径 3～5 cm 的息肉。对位于乙状结肠直肠曲或脾曲有明显黏膜皱褶难以切除的息肉，可用腹腔镜辅助纤维结肠镜进行息肉切除，可以避免开腹手术。

4.腹腔镜息肉或肠段切除术

可用于对较大的息肉、广基息肉、癌变的息肉和区域性多发息肉进行切除，可利用纤维结肠镜辅助进行息肉或病变肠段定位，效果确切，创伤小。Mavrantonis 调查了美国胃肠内镜学会北美外科医师和美国结直肠学会施行腹腔镜的外科医师，发现 68%的医师曾用腹腔镜行息肉切除。对家族性腺瘤性息肉病伴直肠息肉癌变的患者，Watanabe 等还用手助腹腔镜方法行全结肠切除回肠造口和腹会阴切除术，可以达到根治，并减少创伤。

5.剖腹息肉切除或肠切除吻合术

剖腹息肉切除或肠切除吻合术是治疗不能局部切除的息肉或肠段的传统方法。对较大息肉、阶段性密集分布的息肉、息肉癌变并明显浸润者，可以行开腹息肉切除、肠段切除术或大肠癌根治术。对家族性息肉病的患者，可施行全结肠切除、直肠黏膜切除、回肠储袋经直肠肌管与肛管吻合(IPAA)。Vasen 等总结丹麦、瑞典、芬兰和荷兰 FAP 的手术治疗结果，发现 IPAA 优于单纯回肠造口和回肠-直肠吻合术，主要是后者的残留直肠可发生直肠癌，患者在 65 岁前死于直肠癌的危险性达 12.5%，且 75%的直肠癌在诊断前 1 年的直肠镜检中没有异常。IPAA 术后仍可能遗留少量的直肠黏膜或部分移行黏膜，也可导致术后直肠癌的发生，因此应强调手术彻底性。另外，IPAA 手术后，小肠可以发生多发息肉，患者还可以发生其他肿瘤，如肠系膜硬纤维瘤、甲状腺癌(女性)等，必须术后长期随访。IPAA 操作复杂，手术病死率和术后并发症的发生率较高(10%～44%)，包括吻合口狭窄、肛瘘、储袋阴道瘘、储袋炎、储袋息肉和癌等。Regimbeau 随访 128 名 IPAA 术后患者，发现 12%有吻合口狭窄，3%的患者因而需要切除储袋。IPAA术后患者24小时中位排便次数为4.8±1.6(范围1～11次)。IPAA还使患者的生活习惯发生改变,术后95.3%的患者为维持可控的大便习惯而被迫采取固定的饮食种类和进食时间。

(三)采取合理的手术后观察

腹腔镜手术和剖腹手术的患者需要住院治疗,手术后应注意可能出现的各种并发症。在门诊手术的患者,应对患者和家属充分交待手术后主要并发症(如出血、腹膜炎)的表现。以便在出现问题后能及时来医院就诊。内镜切除后常见的并发症是出血,一般量少,不需特别治疗。个别情况下,息肉切除后的病理检查显示所谓的息肉实际是动静脉畸形。肠穿孔及其所致的腹膜炎或腹膜后感染是非常严重的并发症,需要特别重视。在内镜手术后,必须特别注意延迟性肠穿孔的可能,可在术后短期住院观察或电话随诊。

(四)其他

值得指出的是,对息肉病理的报告目前还存在很多问题,如少数病理科医师对息肉类型的诊断的准确性有待提高、病理报告的内容没有统一要求。国外已有对息肉病理报告的统一规范和要求。目前,临床医师、内镜医师与病理医师应充分协作和沟通,保证息肉病理结果的准确性。比如,接受肠道息肉活检的患者,如果正在使用秋水仙碱,则应注意其可造成活检组织有丝分裂中期细胞增多、上皮细胞排列异常,易将一般的增生/化生性息肉误诊为锯齿状息肉。还有证据提示,HIV患者息肉的病理结果误诊率较高。

七、随访

息肉内镜切除术后1年复查,大约25%的患者可发现息肉再生或复发。因此,这些患者应该定期进行全结肠检查。大肠息肉切除后应如何随诊,是一个有争议的问题。对属于一般人群者,建议3～5年复查,如首次切除的息肉大(≥1 cm),病理为绒毛状息肉,息肉有重度增生,或首次息肉可能切除不净时,则应缩短复查间隔时间。

八、筛查

(一)筛查的目的

多项研究发现,大肠息肉的筛查可以显著地降低因大肠癌所致的病死率,息肉筛查也可以降低息肉的并发症率。任何筛查组合都优于不筛查。

(二)筛查方法的选择

详细询问病史和家族史,可以区分一般危险人群和高危人群。大肠息肉的高危人群主要包括各种遗传性息肉病、有肠癌和息肉病史者。对高危人群进行筛查,可以有效地提高筛查的效率。

大便潜血阳性率在25%～50%,虽然阳性率不理想,但既简单又经济。近年进行的四大项随机研究均表明,大便潜血监测可以减少大肠癌的发生率和病死率,是一个很好的筛查手段。

内镜(乙状结肠镜、纤维结肠镜)和钡灌肠检查是息肉诊断的两类主要手段。相对而言,纤维结肠镜在诊断率和准确性上有优势,而钡灌肠漏诊率较高,尤其是对小息肉。

对一般风险人群,随诊的方法有很大争议。目前多推荐自50岁开始接受结肠镜检查,每10年1次。美国息肉研究的临床试验和许多医师正规的临床实践均显示,无论是成人还是儿童,全肠道检查(结肠镜、钡灌肠)和息肉切除可以明显减少结直肠的发生率和病死率。对40～49岁的一般风险人群，用结肠镜筛查则没有益处。

英国弯曲乙状镜筛查研究组的研究者提示了一个“一生一次”乙状结肠镜加大便隐血筛查的方案，简单安全，费用低，易于接受。对 55～64 岁的一般危险人群，他们仅推荐对远端结肠发现以下“高危因素”者做作全结肠镜检：≥3 枚腺瘤，息肉直径≥1 cm，病理为绒毛状息肉或混合性息肉，重度增生，恶性病变，或≥20 枚增生性息肉。但很多学者认为，单次大便隐血和乙状镜检查有 24%的漏诊近端结肠肿瘤的机会。

大规模纤维结肠镜筛查，必须保持良好的成功率、息肉检出率、安全性等。为此，美国胃肠学会、内镜学会等多学会大肠癌标准化工作委员会（USMSTF）提出了一些管理目标，如筛查对象和频度、插镜到盲肠时间、总检查时间和退镜时间、人群中息肉检出率、严重并发症发生率、检查期间药物应用等，这样有助于保证筛查的安全性，其做法应引起国内同行的重视。

还有一些手段可用于息肉的筛查，如大便 DNA 检查，可能通过发现大便中肿瘤相关基因的变异，达到无创诊断的目的，目前主要用于大肠癌的研究。内镜医师还可以利用一些特殊功能的肠镜来帮助判断息肉的性质，如利用色素内镜检查、放大内镜检查可通过对息肉进行原位放大观察、分类，并借助喷洒染料观察息肉表面特征和类别，可以有效地鉴别腺瘤性息肉，敏感性可达 80.1%。光散射分光镜可以原位观察黏膜上皮细胞，并可以分析具有鉴别意义的胞核大小、形态和着色程度、染色质的量等，协助鉴别化生、癌前病变和癌。这些方法可以有效地辅助内镜医师的判断，减少患者的检查次数。CT 和 MRI 虚拟肠镜是近年来出现的息肉检查新手段，而且其方法和技术都在不断改善，总的看来，虚拟肠镜为患者尤其特殊人群（儿童、老年人、有不适于肠镜或钡灌肠检查的全身疾病等）提供了一个无创性息肉检查方法，对因肠息肉癌变导致的不全梗阻的患者，可用虚拟肠镜为进行全结肠检查。但虚拟肠镜不能看到息肉的大体病理特点（息肉表面形态、颜色、软硬度等），准确性和敏感性还有待于提高。Yasuda 报告 110 名同时接受全结肠镜和 PET 检查者，PET 的阳性率为 24%（息肉直径为 5～30 mm），假阳性率为 5.5%，其阳性率随息肉增大而增加，在息肉≥13 mm 时阳性率为 90%。提示 PET 可作为非侵袭性检查手段，而且可能在因其他目的做 PET 时，附带地发现大肠息肉。

九、预防

如何预防息肉的发生或阻止已有息肉发展乃至萎缩是大肠息肉诊治中备受重视的热点问题。多类研究认为非甾体抗炎药可以促使已有息肉的萎缩、数目减少，推迟手术治疗的时间。Okai 等还报告 1 例多发腺瘤女性 Gardner 综合征患者，每天服用 2 次舒林酸（每次 100 mg），6 个月后肠镜复查发现结肠腺瘤变小和变少，40 个月后肠镜复查息肉全部消失，51 个月再复查仍没有复发。Johns Hopkins 大学的 Cruz-Correa等利用循证医学方法进行前瞻性双盲对照研究，证实家族性息肉病患者接受全结肠切除、回肠直肠吻合（Ileorectal anastomosis，IRA）后应用舒林酸可以减少残留直肠的息肉复发。St.Mark 医院的 Brooker 等也用随即对照研究证实在肠道息肉内镜切除后，常规应用 APC 可减少息肉的复发。但 Johns Hopkins 大学的 Giardiello 在另一项随机双盲安慰剂对照的研究中认为，常规剂量的舒林酸不能阻止 FAP 患者发生息肉。目前，一些研究认为，腺瘤性息肉可分为非甾体抗炎药敏感和不敏感型，后者对非甾体抗炎药治疗无效。非甾体抗炎药不敏感型息肉主要与 K-ras 突变及 β 连环素和 Cox-2 表达的改变有关。另外，补充钙剂（碳酸钙 3 g/d）对息肉预防有益。

（宫少杰）

第十五节 慢性腹泻

一、定义与流行病学

慢性腹泻是指排便次数增多(每天>3 次),粪便量增加(每天>200 g),粪质稀薄,水分增加(含水量>85%)。腹泻持续或反复超过 4 周即为慢性腹泻。慢性腹泻的病因复杂多样,可严重影响患者的生活质量、工作或日常生活。根据大便性状,慢性腹泻可以分为水样泻、脂肪泻和炎症性腹泻,但是这 3 种腹泻类型多有交叉。

感染性腹泻患者约 2%可以进展为慢性腹泻。加拿大一项统计显示慢性腹泻在消化科就诊患者中总体发病率为 29.5%。一项统计显示美国普通人群的慢性腹泻发病率为 5%。印度尼西亚的慢性腹泻发病率为 9%,是第 13 位的死亡病因。其中,48.3%为感染性腹泻,33.3%为非感染性腹泻,18.4%为混合型腹泻。

二、病因与发病机制

总体而言,多数慢性腹泻都是非感染性腹泻。但是在发展中国家,多数慢性腹泻都与感染有关。按发病机制慢性腹泻可分为分泌性腹泻、渗透性腹泻、炎症性腹泻及动力性腹泻。分泌性腹泻是由于肠道上皮细胞液体分泌过多或吸收受损所致,即肠上皮分泌功能超过吸收功能。常见病因包括细菌肠毒素如霍乱弧菌、产毒性大肠埃希菌感染,内源性促分泌物过度分泌如血管活性肠肽、神经内分泌瘤等。渗透性腹泻因人体摄入大量不可吸收的物质导致胃肠道中存在渗透活性化合物,肠腔内渗透压增加,使腔内液体潴留,引起腹泻。引起渗透性腹泻的主要原因包括消化不良和吸收不良,常见于进食高渗性食物或药物、小肠细菌过度生长、胆盐重吸收障碍、肠黏膜病变、肠黏膜面积减少、肠淋巴液回流受阻等。炎症性腹泻是由于感染或非感染因素导致肠黏膜完整性受到破坏,大量液体渗出引起的腹泻。感染因素可见于志贺菌、侵袭性大肠埃希菌、肠道病毒感染、炎症性肠病、肠道淋巴瘤等。动力性腹泻是由于肠道动力异常、蠕动增强,食物快速通过肠道,与肠腔接触时间缩短,影响水分的吸收而导致的腹泻。常见病因有肠易激综合征、甲状腺功能亢进、糖尿病、恶性类癌综合征、胃大部分切除术后等。

三、病理表现

慢性腹泻由于病因多样,因此病理表现也多样。肠黏膜可无明显的病理学改变或特征。如乳糜泻可见肠黏膜活检的组织学改变包括隐窝增生、上皮内淋巴细胞增多、上皮表层破坏等;难辨梭状芽孢杆菌可见肠道内假膜性改变等。

慢性腹泻的病理生理基础有渗透性腹泻、分泌性腹泻、炎症性或感染性腹泻、胆酸或脂肪吸收不良性腹泻、肠黏膜离子转运异常、肠道运输时间缩短、肠道细菌过度生长及肠黏膜通透性改变等。

四、临床表现与辅助检查

(一)临床表现

腹泻主要表现为排便次数、排便量增多,大便水分增加,病程超过 4 周称为慢性腹泻。根据病因不同,大便性状可为稀水状、黏液性、脓血性、血水样、果酱样等。除大便性状及次数改变外,患者常伴有其他症状,如发热、腹痛、消瘦等。

(二)辅助检查

(1)检测血常规、红细胞沉降率、肝肾功能及电解质、血浆叶酸和维生素 B_{12} 浓度、抗麦胶蛋白的免疫球蛋白、抗肌内膜 IgA、抗组织谷氨酰胺转移酶 IgA 阳性、血浆激素和介质(如 5-羟色胺、P 物质、组胺、前列腺素、甲状腺功能等)测定可助于腹泻病因诊断及患者整体评估。粪便常规检查包括粪隐血试验;镜检红、白细胞,巨噬细胞,脂肪,肠黏膜上皮细胞,肿瘤细胞,寄生虫及虫卵;涂片查肠道球菌与杆菌的比例;粪培养鉴定致病菌;艰难梭状芽孢杆菌毒素测定等。血常规、红细胞沉降率、肝肾功能及电解质、粪便常规等可以对患者的一般状况进行了解,除外常见的感染性疾病。

(2)腹部平片应该作为常规检查,除外梗阻等。应主要针对病因进行检查,应根据病史、体征确定相关的检查项目,如血浆叶酸和维生素 B_{12} 浓度、抗麦胶蛋白的免疫球蛋白、抗肌内膜 IgA、抗组织谷氨酰胺转移酶 IgA 阳性、血浆激素和介质测定等检测。CT、MRCP、消化道内镜检查可以在必要时进一步进行。

五、诊断与鉴别诊断

(一)诊断

1.病史评估

首先对患者应该进行详细的病史采集。根据病史要判断患者是器质性还是功能性疾病,腹泻类型是分泌性、渗透性还是炎症性。腹泻时间长、夜间腹泻、体重减轻应高度怀疑器质性病变。无其他器质性病变证据且符合罗马标准的应该考虑功能性。脂肪泻一般量大,气味难闻且颜色较浅;大便漂浮、黏稠不易冲洗者可能营养物质缺乏(如维生素或矿物质缺乏);大便带血应该考虑感染性腹泻。

采集病史应注意以下危险因素:家族史,如肿瘤、炎症性肠病、乳糜泻等;既往手术史,如短肠综合征、旁路手术等可导致腹泻;既往胰腺病史;系统性疾病,如甲状腺功能亢进症、糖尿病、肾上腺疾病等;是否存在酗酒等;合并用药,如镁剂、抗酸药、抗心律失常药、抗高血压药等;旅行史,如有无疫区疫水接触等;抗生素使用;有无乳糖不耐受。

2.体格检查

一些疾病的阳性体征列于表 4-3 中。

表 4-3 一些疾病的阳性体征

疾病	可能的阳性体征
营养物质缺乏	
• 摄入不足、蛋白缺乏	体重减轻、体脂减少、水肿等
• 铁、叶酸、维生素 B_{12}	贫血:皮肤、甲床、球结膜苍白

续表

疾病	可能的阳性体征
·烟酸	舌炎、皮炎
·维生素 B_1、维生素 B_{12}	感觉异常、外周神经炎
·维生素 K	皮肤黏膜易出血
·钾、钠、镁	体力减退、活动下降
·钙离子	肌肉痉挛、骨骼疼痛
·锌	脱发
胰腺炎、胰腺癌	中腹部或上腹部压痛
乳糜泻	疱疹性皮炎、口腔溃疡、皮肤瘙痒等
Whipple 病	多关节炎、皮肤色素沉着
肠缺血、克罗恩病	腹痛、肛周脓肿、结节性红斑等
胆道疾病	黄疸
其他炎症性肠病	腹痛腹泻、腹部、IBD 肠外表现

（二）鉴别诊断

腹泻需与“假性腹泻”和大便失禁相区别。前者仅有排便次数增加而粪便量或含水量并不增加，通常见于胃肠运动功能失调或肛门直肠疾病；后者为不自主排便，一般由神经肌肉性疾病或盆底疾病所致。

六、治疗方案

（一）一般治疗

在腹泻病因诊断表明或疾病未得到控制时，需支持治疗和必要的对症治疗。纠正水、电解质和酸碱平衡失调，补充营养物质：病情较轻且病因能去除者一般可经口服支持治疗；如病情较重，有明显的消瘦、衰竭或病因难以去除或无法在短期内去除者，除要素饮食外，还应配合静脉补充营养，必要时给予全胃肠外营养支持治疗。

病因治疗是治疗慢性腹泻的基本原则，应在查明引起腹泻的原因之后，采取针对性措施治疗原发疾病，纠正腹泻症状。肠道感染引起的腹泻应针对病原体选择敏感抗生素进行治疗。乳糖不耐受症或麦胶性乳糜泻者应在饮食中剔除乳糖或麦胶类成分。高渗性腹泻应停用导致高渗的食物及药物。分泌性腹泻易导致水、电解质紊乱，在治疗病因的同时应注意纠正水、电解质平衡失调。功能性胃肠疾病引起的慢性腹泻与精神、心理、社会、环境及饮食等因素有关，多发生在具有不同程度心理调节障碍的、有遗传特征的易患群体，具有明显的家庭集聚现象，在治疗上除须纠正胃肠平滑肌运动紊乱、调节内脏感觉异常外，尚应配合心理干预治疗，给予个体化的综合治疗。

（二）药物治疗

1.治疗机制

（1）抗感染药：在临床上对慢性腹泻患者应该特别注意抗生素的使用，尤其是合并重症感染的患者，应严格掌握抗生素应用的适应证，尽量避免盲目、长期使用广谱抗生素，以免加重菌群失调。根据菌群分析及抗菌药的药敏试验结果选择合适的抗生素，如志贺菌属、沙门菌属、弯曲杆菌、大肠埃希菌所致的腹泻宜选用复方磺胺甲噁唑、喹诺酮类药物等。

（2）微生态调节剂：利用人体内的正常生理性细菌或对人体有促进作用的无毒微生物等活性物质制备而成的生物制品。服用后能直接补充人体肠道内正常的生理性细菌，调节肠道菌群，改善肠道环境，促进机体对营养物质的分解、吸收，合成机体所需的维生素，激发机体免疫力，抑制肠道中对人体有害的病原菌，减少肠源性毒素的产生和吸收。

（3）消化道黏膜屏障保护剂：机制主要是服后可均匀地覆盖在整个肠腔表面，并能维持6小时。它不仅对消化道黏膜有保护作用，而且对消化道内的病毒、致病菌及其产生的毒素有固定、抑制作用，并随肠蠕动而排出体外。

（4）止泻药：①药用炭的治疗机制为止泻、解毒、消胀作用。它能吸附导致腹泻的有毒和无毒刺激物，减轻对肠壁的刺激性，减少蠕动，从而起止泻作用；也由于能吸附摄入的毒性物质，抑制胃肠道吸收，因而有解毒作用；同时能吸附肠道气体，因而有消胀作用。②洛哌丁胺为长效止泻药，它作用于肠壁的阿片受体，阻止纳洛酮及其他配体与阿片受体结合，阻止乙酰胆碱和前列腺素释放，从而抑制肠蠕动，延长肠内容物的通过时间；另外它可增加肛门括约肌张力，从而抑制大便失禁和便急。③复方地芬诺酯为人工合成的有止泻作用的阿片生物碱，有较弱的阿片样作用，但无镇痛作用，是目前临床上广泛应用的止泻药。它直接作用于肠道平滑肌，抑制肠黏膜感受器，降低黏膜的蠕动反射，从而减弱肠蠕动，并使肠内容物通过延迟，从而促进肠道对水分的吸收。加入阿托品后，可减少服用者对地芬诺酯的依赖性。

（5）胃肠解痉药：①匹维溴铵是一种对胃肠道特别是结肠平滑肌有高度选择性的钙通道阻滞剂，通过阻滞钙离子进入肠壁平滑肌细胞，防止肌肉过度收缩而起解痉作用。由于是选择性钙通道阻滞剂，因此无明显的抗胆碱能不良反应，对前列腺增生、尿潴留和青光眼并发肠易激综合征的患者也可应用。②曲美布汀对胃肠道平滑肌有双向调节作用。在胃肠道功能低下时，它能作用于肾上腺素能神经受体，抑制去甲肾上腺素释放，从而增加运动节律；而在胃肠道功能亢进时，本药主要作用于 K^+ 受体，从而对胃肠道平滑肌有较强的松弛作用。

2.治疗药物选用

（1）止泻药：可选择药用炭、氢氧化铝凝胶、可待因、复方地芬诺酯、咯哌丁胺等，而这些药可引起肠动力障碍，使致病菌定植和侵袭，延长排泄时间，故不能用于感染性腹泻。次水杨酸铋可抑制某些细菌所致的肠道分泌。咯哌丁胺与抗生素合用可用于治疗旅行者腹泻。可乐定用于糖尿病性腹泻。严重的分泌性腹泻除奥曲肽外，亦可试用钙通道阻滞剂、可乐定及吲哚美辛。

（2）抗菌药：首先留取粪便做常规检查与细菌培养，结合临床情况给予抗菌药治疗。明确病原菌后进行药敏试验，临床疗效不满意者可根据药敏试验结果调整用药。腹泻次数和粪便量较多者应及时补充液体及电解质。轻症病例可口服用药，病情严重者应静脉给药，待病情好转并能口服时改为口服。①细菌性痢疾：宜选氟喹诺酮类，可选复方磺胺甲噁唑、阿莫西林、呋喃唑酮、磷霉素、第一或第二代头孢菌素。②沙门菌属胃肠炎：宜选氟喹诺酮类，可选复方磺胺甲噁唑、氨苄西林、磷霉素；轻症对症治疗。③大肠埃希菌肠炎：重症用氟喹诺酮类、磷霉素；轻症对症治疗。④副溶血弧菌食物中毒：宜选多西环素，可选复方磺胺甲噁唑、氟喹诺酮类；轻症对症治疗。⑤空肠弯曲菌肠炎：宜选氟喹诺酮类，可选红霉素等大环内酯类；轻症对症治疗。⑥耶尔森菌小肠结肠炎：宜选氟喹诺酮类或复方磺胺甲噁唑，可选氨基糖苷类。⑦阿米巴肠病：宜选甲硝唑，可选双碘喹啉、巴龙霉素。⑧蓝氏贾第鞭毛虫肠炎：宜选甲硝唑，可选阿苯达唑、替硝唑。

（3）胰酶制剂：胰源性消化不良者的治疗需补充胰酶。各种胰酶制剂的脂肪酶、蛋白酶、淀粉酶含量不同，可根据病情选择，且在进餐时服用，并根据症状调整剂量。

(4)微生态调节剂：常用制剂有粪链球菌、嗜酸乳杆菌、双歧杆菌、酪酸菌、地衣芽孢杆菌等。

(5)黏膜保护剂：硫糖铝、蒙脱石散等有黏膜保护作用，可用于感染性或非感染性腹泻，可口服，亦可灌肠。

(6)生长抑素：具有抑制内分泌肿瘤细胞分泌激素、抗肠分泌和抑制肠蠕动的作用，适用于类癌综合征、VIP瘤和其他内分泌肿瘤引起的腹泻，对特发性分泌性腹泻也有一定疗效。

(7)止痛药：可选用山莨菪碱、阿托品、溴丙胺太林等具有解痉作用的药物，但青光眼、前列腺大者慎用。严重炎症性肠病患者可诱发巨结肠，亦应慎用。

3.给药方案

(1)地芬诺酯：口服，一次2.5～5 mg，一天2～4次。至腹泻被控制，即应减少剂量。肝功能不全患者及正在服用成瘾性药物的患者慎用；儿童易产生迟发型地芬诺酯中毒及存在较大的变异，应慎用；孕妇及哺乳期妇女慎用。大剂量(一次40～60 mg)可产生欣快感，长期服用致依赖性。服药后偶见口干、腹部不适、恶心、呕吐、嗜睡、烦躁、失眠等，减量或停药后即消失。

(2)咯哌丁胺：成人首次口服4 mg，以后每腹泻1次再服2 mg，直至腹泻停止或用量达每天16～20 mg，连续5天，若无效则停服。儿童首次服2 mg，以后每次腹泻1次服2 mg，至腹泻停止，最大量为每天8～12 mg。慢性腹泻待显效后每天给予4～8 mg长期维持。注意发生胃肠胀气或严重脱水的儿童不宜使用；假膜性小肠结肠炎患者不宜使用；孕妇和哺乳期妇女、严重中毒性或感染性腹泻慎用；重度肝损害者慎用。本药的不良反应轻微，主要有皮疹、瘙痒、口干及腹胀、恶心、食欲缺乏，偶见呕吐，也用头晕、头痛、乏力。

(3)蒙脱石：成人每次1袋，每天3次。食管炎患者于餐后服用，其他患者于餐前服用。将本品溶于半杯温水中送服。注意本品可能影响其他药物的吸收，必须合用时应在服用本品前1小时服用其他药物。不良反应较少，少数患者如出现轻微便秘，可减少剂量继续服用。

(4)复方磺胺甲噁唑：用于由产肠毒素大肠埃希菌(ETEC)所致的旅游者腹泻。口服一次甲氧苄啶160 mg和磺胺甲噁唑800 mg(2片)，每12小时服用1次。2个月以下的婴儿禁用；2个月以上40 kg以下的婴幼儿按体重口服一次SMZ 20～30 mg/kg及TMP 4～6 mg，每12小时1次；体重≥40 kg的儿童剂量同成人常用量。细菌性痢疾的疗程为5～7天，使用本品注意肝、肾损害者避免使用，对呋塞米、砜类、噻嗪类利尿药、磺脲类、碳酸酐酶抑制剂过敏的患者对磺胺药亦可过敏。缺乏葡萄糖-6-磷酸脱氢酶、血卟啉症、叶酸缺乏性血液系统疾病、失水、艾滋病、休克和老年患者应慎用。有肝、肾损害，用药期间监测血象和肝、肾功能，严重感染者应测定血药浓度。不良反应较为常见的为变态反应，偶见过敏性休克；其他有溶血性贫血及血红蛋白尿；较易发生高胆红素血症和新生儿黄疸，偶可发生核黄疸。有恶心、呕吐、胃纳减退、腹泻、头痛、乏力等，一般症状轻微。偶有患者发生难辨梭状芽孢杆菌肠炎，此时需停药。

(5)药用炭：一次1.5～4 g，一天2～3次，餐前服用。亦可于服本品后服硫酸镁以排出有毒物质。宜贮于干燥处。注意本药能吸附并减弱其他药物的作用，影响消化酶活性，服药期间若出现便秘，可用中药大黄饮片或番泻叶2～6 g，浸泡代茶饮即可缓解。不良反应可见恶心，长期服用出现便秘。

(6)双歧三联活菌：一次2粒，一天2次，与早、晚餐后服用。一般不与抗生素、吸附剂同时服用。对本药过敏者禁用，本品的性状改变时禁用，服用过量或发生严重不良反应应立即就医。儿童必须在成人监护下使用。

4.联合用药和药物相互作用

地芬诺酯有中枢神经系统抑制作用,不宜与巴比妥类、阿片类、水合氯醛、乙醇、格鲁米特等合用;与单胺氧化酶抑制剂合用有发生高血压危象的潜在风险;与呋喃妥因合用可使后者的吸收加倍。

咯哌丁胺为P糖蛋白前体,本药单剂量与奎尼丁、利托韦林等P糖蛋白抑制剂合用可导致本药的血药浓度增加2~3倍。其他药物相互作用尚未见报道。

复方磺胺甲噁唑不能与对氨基苯甲酸合用,对氨基苯甲酸可代替本品被细菌摄取,两者相互拮抗。与骨髓抑制药合用可能增强此类药物对造血系统的不良反应,如白细胞、血小板减少等,如确有指征须两药同用时,应严密观察可能发生的毒性反应。与避孕药(雌激素类)长时间合用可导致避孕的可靠性减少,并增加经期外出血的机会。与溶栓药物合用时可能增大其潜在的毒性反应。与肝毒性药物合用时可能引起肝毒性发生率的增高,对此类患者尤其是用药时间较长及以往有肝病病史者应监测肝功能。

活菌类制剂不宜与抗酸药、抗菌药合用,若合用应分开服用。铋剂、鞣酸、药用炭、含酒精类制剂(如复方甘草合剂、藿香正气水等)等能抑制、吸附或杀灭活菌,不应合用。

七、药学监护要点

慢性腹泻药物治疗最重要是针对病因治疗。药学监护可参考相关疾病。多数慢性腹泻不需要使用抗菌药物;止泻药使用的目的仅在于防止脱水、电解质紊乱及营养不良;使用微生态调节制剂时应注意避免和抗生素合用;当慢性腹泻无法明确病因时可试验性使用阿片类止泻药物。

(时路路)

第十六节　功能性便秘

一、定义与流行病学

功能性便秘(functional constipation,FC)属于功能性胃肠病的一种,主要表现为排便困难、排便次数减少或排便不尽感,且不符合IBS的诊断标准,尽管患者可能存在腹痛和(或)腹胀症状,但这些不是主要症状。值得注意的是,FC患者和IBS便秘型患者都属功能性因素引起的便秘,可以认为其属于一个连续的疾病谱。成年人的发病率为4%~6%,老年人的发病率明显升高,年轻患者中,女性患者明显多于男性。其病因和发病机制尚不十分清楚,可能与生活方式、遗传、肠道传输缓慢、肠神经系统紊乱等因素有关。FC的诊断主要基于症状,可借鉴罗马标准中的诊断标准所述的症状和病程。临床上对本病采取个体化综合治疗,目前治疗本病的药物主要有泻药、促胃肠动力药、微生态调节剂等。治疗的目的是缓解症状,恢复正常的肠道动力和排便的生理功能。

随着饮食结构改变、生活节奏加快和社会心理因素影响,功能性便秘的患病率有上升趋势。不同研究之间的患病率有差异,除与地域有关外,抽样方法及应用的诊断标准不统一亦有影响。

对社区人群进行的流行病学研究显示，我国成人的慢性便秘患病率为4%～6%，并随年龄增长而升高，>60岁的人群的慢性便秘患病率可高达22%。女性的患病率高于男性，男、女患病率之比为1∶(1.22～4.56)。国内目前有关慢性便秘发病率的报道尚少。

农村的慢性便秘患病率高于城市，与工作压力、精神心理因素(如焦虑、抑郁及不良生活事件等)有关。女性、低体重指数(BMI)、文化程度低、生活在人口密集区者更易发生便秘。低纤维素食物、液体摄入减少可增加慢性便秘发生的可能性，滥用泻药可加重便秘。

便秘与肛门直肠疾病(如痔、肛裂及直肠脱垂等)的关系密切。慢性便秘在结直肠癌、肝性脑病、乳腺疾病、阿尔茨海默病等疾病的发生中可能起重要作用。在急性心肌梗死、脑血管意外等疾病中，过度用力排便甚至可导致死亡。便秘影响患者的生存质量，部分患者滥用泻药或反复就医，增加了医疗费用。

二、临床表现与辅助检查

(一)临床表现

FC的主要临床表现有排便费力、干硬粪、排便次数减少、排便不尽感。其他症状有食欲缺乏、腹胀、口苦、肛门排气增多等症状。严重者可引起或加重肛门直肠疾病，如直肠炎、肛裂、痔等。部分患者还可出现头晕、失眠、烦躁、疲乏等神经系统症状。

(二)辅助检查

腹部触诊常可在降结肠和乙状结肠部位触及粪块及痉挛肠段。肛门直肠指检可了解有无肛门直肠肿物等器质性疾病、肛门括约肌和耻骨直肠肌功能。当患者用力排便时，正常情况下肛门口松弛，如手指被夹紧，提示可能存在肛门括约肌不协调收缩。对肛门直肠疼痛的患者，还应检查耻骨直肠肌有否触痛以区别肛提肌综合征与非特异性功能性肛门直肠疼痛。

三、诊断与鉴别诊断

(一)诊断

FC的诊断首先应排除器质性疾病和药物因素导致的便秘，诊断标准推荐采用目前国际认同的罗马标准。

(1)必须包括下列2项或2项以上：①1/4(25%)以上的排便感到费力；②1/4(25%)以上的排便为干粪球或硬粪；③1/4(25%)以上的排便有不尽感；④1/4(25%)以上的排便有肛门直肠梗阻/堵塞感；⑤1/4(25%)以上的排便需要手法辅助(如用手指协助排便、盆底支持)；⑥每周自发排便少于3次。诊断前症状出现至少6个月，近3个月满足以上标准。

(2)不用泻药时很少出现稀粪。

(3)不符合肠易激综合征的诊断标准。诊断症状前出现至少6个月，近3个月符合以上诊断标准。

(二)鉴别诊断

对近期内出现便秘、便秘或伴随症状发生变化的患者，鉴别诊断尤为重要。对年龄>40岁、有报警征象者应进行必要的实验室、影像学和结肠镜检查，以明确便秘是否为器质性疾病所致、是否伴有结直肠形态学改变。报警征象包括便血、粪隐血试验阳性、贫血、消瘦、明显的腹痛、腹部包块、有结直肠息肉史和结直肠肿瘤家族史。

四、治疗方案

(一)治疗目标和预后评估

治疗的目标是缓解症状,恢复正常的肠道动力和排便的生理功能。因此,总的原则是个体化综合治疗,包括推荐合理的膳食结构、建立正确的排便习惯、调整患者的精神心理状态。

FC 的预后主要以患者排便频率的增加、粪便性状的改变、排便费力的改变和整体便秘症状的改善等指标评估。

(二)一般治疗

调整生活方式,合理膳食、多饮水、运动以及建立良好的排便习惯是慢性便秘患者的基础治疗措施。①膳食和饮水:增加纤维素和水分的摄入,推荐每天摄入膳食纤维 25～35 g、每天至少饮水 1.5 L;②适度运动:尤其对久病卧床、运动量少的老年患者更有益;③建立良好的排便习惯:结肠活动在晨醒和餐后时最为活跃,建议患者在晨起或餐后 2 小时内尝试排便,排便时集中精力,减少外界因素的干扰,逐渐建立良好的排便习惯。

(三)药物治疗

1.泻药

(1)容积性泻药(膨松药):通过滞留粪便中的水分,增加粪便的含水量和粪便的体积从而起通便作用,主要用于轻度便秘患者,服药时应补充足够的液体。常用的容积性药物包括欧车前、聚卡波非钙、麦麸等,其作用缓和、不良反应极小。多库酯钠是一种阴离子型表面活性剂,口服后在肠道内促进水和脂肪类物质浸入粪便,使粪便软化,便于排出。

(2)渗透性泻药:可在肠内形成高渗状态,吸收水分,增加粪便的体积,刺激肠道蠕动,可用于轻、中度便秘患者。药物包括聚乙二醇、不被吸收的糖类泻药(如乳果糖)和盐类泻药(如硫酸镁)。聚乙二醇口服后不被肠道吸收、代谢,其含钠量低,不引起肠道净离子的吸收或丢失,不良反应少。乳果糖在结肠中可被分解为乳酸和醋酸,能够促进生理性细菌的生长,但糖尿病患者慎用,因其在细菌的作用下可发酵产生气体,引起腹胀等不适。过量应用盐类泻药可引起电解质紊乱,老年人和肾功能减退者应慎用。此外,因其不能使结肠张力增加,故不宜用于肠道运动迟缓者。

(3)刺激性泻药:作用于肠神经系统,引起肠道平滑肌收缩,促进蠕动,并刺激肠道分泌,包括比沙可啶、酚酞、蒽醌类药物和蓖麻油等。短期按需服用比沙可啶安全有效。因在动物实验中发现酚酞可能有致癌作用,现已被撤出市场。动物实验显示,长期使用刺激性泻药可能导致不可逆性的肠神经损害,长期使用蒽醌类泻药可致结肠黑变病,后者与肿瘤的关系尚存争议。建议短期、间断使用刺激性泻药。

(4)润滑性泻药:能够润滑肠壁,软化大便,如液体石蜡、甘油、花生油、豆油等。但其口感差、作用弱,长期应用可引起脂溶性纤维素吸收不良。

2.促胃肠动力药

作用于肠神经末梢,释放运动性神经递质、拮抗抑制性神经递质或直接作用于平滑肌,增加肠道动力,对 STC 有较好的效果。有研究表明,高选择性 5-HT_4受体激动剂普芦卡必利能缩短结肠传输时间,安全性和耐受性良好。西沙必利促进可加速胃肠蠕动,注意不能与红霉素、伊曲康唑等同服。

3.微生态调节剂

可以帮助调节肠内菌群平衡,使肠道功能恢复正常,保持大便通畅,常用含有双歧杆菌、乳酸杆菌等的混合菌群制剂,因患者之间存在异质性,其有效性尚需进一步确定。

4.其他药物

(1)促分泌药:包括鲁比前列酮、利那洛肽,可刺激肠液分泌,促进排便。

(2)灌肠药和栓剂:通过肛内给药,润滑并刺激肠壁,软化粪便,使其易于排出,适用于粪便干结、粪便嵌塞患者临时使用;便秘合并痔者可用复方角菜酸酯制剂。

(3)可给予合并精神心理障碍、睡眠障碍的慢性便秘患者心理指导和认知疗法等。

(4)生物反馈疗法是盆底肌功能障碍所致便秘的有效方法。

(四)手术治疗

对极少数便秘症状严重的、对药物治疗无效的结肠无力患者,次全结肠切除术并回肠-结肠吻合术是一种治疗选择。此法仅仅用于那些其他非手术治疗方法均无效,且胃和小肠运动功能正常的患者。

五、药学监护要点

对有明确病因者进行病因治疗;需长期应用通便药维持治疗者,应避免滥用泻药;外科手术应严格掌握适应证,并对手术疗效作出客观预测。

(周庆勇)

第十七节 小肠肿瘤

一、非淋巴性小肠肿瘤

小肠肿瘤在小肠各部位及各层组织结构中均可发生占胃肠道肿瘤的1%～5%。小肠良性肿瘤较恶性肿瘤多见,恶性肿瘤以转移瘤多见。

小肠任何一种细胞均可发生肿瘤,起源于小肠腺的腺瘤和腺癌及起源于平滑肌的平滑肌瘤和平滑肌肉瘤占原发性小肠肿瘤的大多数,在恶性肿瘤中50%是腺癌,其中多数位于小肠近端,而肉瘤分布于小肠各段。

(一)病因和发病机制

小肠的致瘤因素尚属于推测性的,各种小肠肿瘤的病因可能不同。腺癌在胃和结肠好发,而小肠腺癌相对较少,这可能因小肠面积大且与下列因素有关。

1.致癌物质浓度低

小肠内液体较多且小肠蠕动快,致癌物质与肠襞接触机会减少,但动物试验给小鼠喂亚硝基脲化合物或欧洲蕨可以引起其小肠肿瘤。

2.解毒酶浓度高

小肠中对致癌物质进行解毒的解毒酶系统比胃和结肠可能高,如苯并芘是众所周知的致癌物质,各种食物中均含有少量,人类小肠含有苯井芘羟化酶可将其转化为活性低的代谢产物。现已证明在鼠类苯并芘羟化酶在小肠中较胃或结肠中浓度高。

3.菌丛

结肠中的菌丛远较小肠中的菌丛多，且结肠中含有大量的厌氧菌群，而小肠中却较少，厌氧菌能将胆汁酸转化为致癌物质。

4.免疫功能

小肠免疫系统的功能特别强大，包括体液免疫和细胞免疫，产生活性 IgA。小肠免疫可以抵御致瘤病毒；T 细胞免疫可以识别和杀灭瘤细胞。

5.小肠黏膜细胞更新速度快

小肠黏膜细胞更新速度快也可能防御瘤细胞的生长，而肿瘤细胞增生较正常肠黏膜细胞增生要慢，将两种细胞系混合竞争性生长时，增殖快速的细胞明显占优势。Lipkin 和 Quastler 认为小肠滞留的增殖细胞比胃或结肠要少，这些细胞可能包括原始的瘤转化细胞。利用氚标记的胸苷和微型自动放射显影技术对小肠黏膜细胞进行研究，表明在小肠腺体表面滞留的增殖细胞较少，这样可以解释小肠肿瘤发病率低。

(二)各种小肠肿瘤

1.原发性小肠肿瘤

(1)腺瘤和肠癌：小肠单管状腺瘤以十二指肠最多见并可能有低度恶性。绒毛状腺瘤也常发生在十二指肠，其中约 1/3 有腺癌病灶。因此，腺瘤一般认为是癌前病变。绒毛状腺瘤较单管状腺瘤生长要大，腺瘤常为单发，组织柔软易变形，但因瘤体较大(最大肋瘤直径＞5.0 cm)，可以引起肠梗阻，也可以引起肠出血。十二指肠绒毛状腺瘤引起梗阻性黄疸时表明有恶性浸润。上消化道造影检查，绒毛状腺瘤有典型的 X 线表现，即所谓“冰淇淋”或“肥皂沫”样表现，这是由于肿瘤组织呈多瓣状菜花样，钡剂嵌入绒毛分叶间隙所致，内镜活检可以确诊。

小肠腺癌也好发于十二指肠，也可发生于空肠，发生于回肠者较少见。肿瘤来源于小肠黏膜上皮细胞，一般呈息肉样突入肠腔或同时在襞内生长形成环状狭窄，局部淋巴结转移常见，晚期有广泛转移。临床上早期缺乏表现，继之可以有肠梗阻、肠出血等。小肠腺癌与多种疾病有关。

(2)平滑肌瘤与平滑肌肉瘤：起源于小肠肌层，可向腔内生长，也可向腔外生长，肿瘤界限清楚，在没有转移时组织学上难以判断是良性还是恶性。光学显微镜下有丝分裂活性可以估计其恶性程度。临床上最常见是消化道出血，肿瘤内肠腔内生长的可以引起肠套叠、肠梗阻，向肠腔外生长的可以触及包块。有 15%～20%的平滑肌瘤可以发生恶变。

(3)脂肪瘤：多来自黏膜下层，以位于回肠末端的居多，通常瘤体较小，多不超过 4.0 cm，可单发也可以多发。因肿瘤有纤维结缔组织包膜呈分叶状突入肠腔，易导致肠套叠，偶尔也可引起溃疡和出血。多在手术或尸检时发现，CT 对脂肪瘤分辨率高，对诊断有帮助。

(4)血管瘤：常为多发，可见于各段，直径可以从小如针尖至几厘米不等。常分布于黏膜表面呈球状或息肉状。临床上可以引起消化道出血，血管造影检查可做出术前诊断。Kaijser 将胃肠道血管瘤分类如下：①多发性血管扩张认为与遗传有关，常发生在空肠。②多腔性血管瘤 累及结肠较小肠要多。③单腔性血管瘤常形成息肉。④胃肠道多发性血管瘤综合征。

恶性血管瘤除了转移外无特殊表现，临床上应注意 Kaposi 肉瘤，其恶性度低，主要见于男性，病变亦可累及四肢和皮肤，表现为大的蕈状出血肿瘤。病理上肿瘤含很多血管裂隙，衬以棱状细胞。

2.转移性小肠肿瘤

转移性小肠肿瘤比较常见，可能由于小肠面积相对较大，故比胃和结肠更易种植。

(1)黑色素瘤：是引起小肠癌的最常见肿瘤，约 1/3 患者找不到黑色素瘤的原发病灶，而皮肤或视网膜的黑色素瘤被切除多年后也可突然扩散至胃肠道、肝、肺等器官。胃肠道转移常为多发，可以引起肠套叠、肠梗阻或肠出血。X 线钡餐造影常显示息肉样肿块，有时中心形成溃疡表现为“牛眼”或“靶”样征。

(2)乳腺癌：是引起小肠转移癌的另一常见肿瘤，用皮质激素治疗的乳腺癌转移至胃肠的机会似乎大些。子宫颈癌、卵巢癌、结肠癌和肾癌可以直接浸及小肠，也可以通过腹膜后淋巴结直接浸及十二指肠。

(三)与腺癌有关的疾病

1.Crohn 病并发腺癌

多见于慢性 Crohn 病患者，主要临床表现是肠道梗阻症状，有人认为 Crohn 病并发小肠腺癌比无 Crohn 病的小肠腺癌的发生率要大 100 倍，前者比后者的诊断年龄要早 10 年，这可能与慢性感染有关。

2.乳糜泻

在小肠最可能诱发淋巴瘤，但也可诱发腺癌，这可能与免疫抑制有关。临床上对乳糜泻患者进行严格无麸胶饮食，当出现下列症状，如全身不适，食欲下降，恶心和腹泻时提示小肠恶性肿瘤，当有贫血和隐性消化道出血者进一步提示腺癌。

3.Peutz-Jeghers 综合征

Peutz-Jeghers 综合征以大、小肠错构瘤样息肉，口腔黏膜、口唇和指(趾)色素斑为特征。为常染色体显性遗传，其息肉为错构瘤而不是腺瘤，可单发或多发，以空回肠多见，肠套叠为常见并发症。Reid 认为 2.4%的 Peutz-Jeghers 综合征患者出现小肠腺癌。

4.家族性息肉病综合征

家族性息肉病综合征可以伴发小肠肿瘤但机会很少。Gardner 综合征可以伴发小肠腺瘤，多见于十二指肠，特别是在壶腹周围更易恶变。

(四)临床表现

本病的临床表现一般取决于肿瘤的类型、大小，在小肠内的位置，血液供应情况及可能出现的坏死和溃疡等，肿瘤累及的范围也影响症状。例如肿瘤生长在小肠浅层黏膜，如腺瘤呈息肉样突入肠腔，如果肿瘤很大，可阻塞肠腔引起肠梗阻或远端肠套叠后导致肠梗阻。腺瘤也可以形成溃疡引起消化道出血，出血可以很急，量可以很大，但多为隐性出血。

多数小肠腺癌呈环形生长，逐渐使肠腔狭窄，出现肠梗阻症状，表现为痉挛性腹痛，恶心，呕吐和腹胀，进食后症状加重，可伴有厌食，体重下降和消化道出血，肠穿孔少见，十二指肠腺癌因常浸及壶腹部，故可以引起梗阻性黄疸。平滑肌瘤可以长得很大，产生梗阻症状，平滑肌肉瘤可出现中心溃疡，因有丰富的血液供应，消化道大出血可为首发症状。

总之，小肠恶性肿瘤比良性肿瘤易出现症状，良性肿瘤多在手术或尸检时偶然发现，但良性肿瘤比恶性肿瘤易引起肠套叠。

(五)诊断与鉴别诊断

小肠各种肿瘤缺乏特异性表现。痉挛性腹痛，腹胀，恶心，呕吐和急慢性肠道出血为常见症状，但也见于其他梗阻性和溃疡性肠道疾病，如 Crohn 病并发癌肿很难与 Crohn 病引起的症状区别。伴肠道大出血常提示溃疡性平滑肌瘤或平滑肌肉瘤。查体对诊断有帮助，但多不能确诊。黏膜色素斑是典型的Peut-Jeghers综合征的表现，腹部扪及包块提示肉瘤比腺癌可能性要大。还可以伴肝大等。

大多数腺癌在小肠钡餐造影中表现为典型的环状“苹果核”或“餐巾环”样畸变。平滑肌肉瘤可以形成巨大肿块，有时中央有溃疡，平滑肌瘤最常见于 Meckel 憩室，良性肿瘤，如腺瘤易形成息肉样充盈缺损，比恶性肿瘤易致肠套叠。十二指肠腺癌与晚期胰腺癌难以区别。

管抽吸试验，棉线试验和选择性内脏动脉造影对肿瘤的定位诊断有帮助。采用标记的红细胞或锝放射性核扫描对小肠出血也可以定位诊断。利用上消化道内镜可以诊断十二指肠肿瘤并可以活检。小肠纤维镜对诊断更有帮助。回肠末端肿瘤可以借助纤维结肠镜进行诊断。

球后消化性溃疡比十二指肠溃疡更易引起梗阻症状，需与十二指肠肿瘤鉴别，通过十二指肠镜检，活组织和细胞学检查一般可以区分。十二指肠 Brunner 腺可形成肿瘤并呈息肉样生长，因慢性高胃酸使十二指肠球部 Brunner 腺增生，常为多发性息肉，通过内镜及其活检可以鉴别。Crohn 病的慢性瘘道经久不愈或其分泌物发生变化时可能并发早期癌变。

（六）治疗和预后

有症状的良性肿瘤一般应手术切除，手术中应尽量保留小肠，预后好。十二指肠和回肠息肉特别是有蒂的息肉可经内镜行圈套烧灼术切除。

做其他手术时偶然发现的无症状性良性肿瘤一般也应切除，以便定性诊断和预防，如肠套叠和肠出血等并发症。因其他原因做钡餐检查而偶然发现的小肠良性肿瘤，一般的处理方法是：对小而光滑的息肉（$<$2.0 cm），或黏膜下肿瘤定期做钡餐造影以防恶变。如有可能经内镜烧灼切除，或定期复查内镜进行活检和细胞学检查。对无症状的良性肿瘤如采取手术治疗时要考虑患者的年龄和一般情况。对临床上无禁忌证而内镜又未确诊者可行手术切除以便确定诊断和预防并发症。十二指肠绒毛状腺瘤基底较宽，多无蒂，一般不能经内镜切除，且因有恶变的危险应积极手术切除。

对于弥漫性多发性息肉综合征，如 Peutz-Jeghers 综合征可以经内镜切除十二指肠息肉，而行外科手术仅适用于治疗其并发症。对有症状的患者应尽可能将其息肉切除，但因可能需要反复外科手术有短肠综合征的危险，所以应尽量保留小肠。

外科手术是治疗小肠癌的根本方法。对于腺癌，手术是治疗的唯一方法，因腺癌早期即有淋巴结转移，原则上应做广泛切除术，但淋巴结转移多位于肠系膜根部，很易累及肠系膜上动脉。十二指肠腺癌易于通过后腹膜直接扩散，需要做胰十二指肠切除术。对有原位癌的绒毛状腺瘤可做单纯大范围切除，而对有十二指肠浸润癌者应做 Whipple 式手术。远端回肠腺癌手术切除包括右半结肠切除是最理想的治疗方法。

小肠腺癌行根治术的可能性为 50%，不能行根治术者姑息切除原位癌也能缓解或预防并发症。放疗和化疗对小肠腺癌效果很差。约 15%已有肿瘤转移的患者与 5-FU 有短暂性疗效。

平滑肌肉瘤也应采取广泛切除，与腺癌相比病程缓慢，淋巴结转移较少见，最常见的转移是腹腔直接播散或经血液转移至肺和肝脏。术后 5 年存活率约占 50%，对有转移者，放疗和化疗一般无效。

小肠良性肿瘤大多预后较好。恶性肿瘤从症状出现到确诊需 6～8 个月，5 年存活率约占 20%，预后较差。

二、原发性小肠淋巴瘤

小肠各段因其黏膜和黏膜下层都有丰富的淋巴组织，可以发生恶性淋巴肿瘤。病变可以为局灶性，也可以为弥漫性。通常将小肠淋巴瘤分为原发性和继发性，起源于小肠或最早以肠道症状为表现的淋巴瘤称为原发性小肠淋巴瘤，局灶性或多发性小肠病变为全身淋巴瘤一部分的称为继发性小肠淋巴瘤，临床上以后者多见。

淋巴瘤一般分为何杰金病和非何杰金病淋巴瘤两大类。原发性小肠淋巴瘤根据组织来源又分为“Western”型和 a 链病。前者多见于 50～60 岁年龄组和 10 岁以下儿童，后者多见于 10～30 岁的人群。两者在病理学和临床上有差异，治疗和预后也不尽相同，现分述于后。

(一)“Western”型原发性小肠淋巴瘤

“Western”型原发性小肠淋巴瘤可以是单发的淋巴瘤也可以是位于正常肠黏膜中间的多发性淋巴瘤。

1.病因和发病机制

本病病因和发病机制尚不十分清楚，可能与下列因素有关：①肠道慢性炎症，抗原刺激肠道淋巴系统使淋巴组织增生。②某种病毒或其他因素在淋巴细胞增生的基础上可能有致瘤作用。③与某些腹腔疾病，如 Crohn 病，Peutz-Jeghors综合征，家族性息肉病综合征有关。④环境因素对发病也有关系。

2.病理

病变可见于小肠任何一段，多数累及回肠，可以局限于一个小段，也可以为多灶性。形成霉菌样团块，其周边突起，中心形成溃疡或类似黏膜结节的增厚斑。有时为肠壁溃疡或弥漫性肠壁增厚，可以导致肠腔狭窄，甚至诱发 Crohn 病。上述表现可以交替出现，也可以同时存在，尤其在病变的进展期。此外，某段弥漫性增厚可以伴有大量淋巴瘤细胞浸及其他部位的肠系膜及其淋巴结。

显微镜检查，非霍奇金淋巴瘤的各型均可以见到。但某一种大体标本以某一种组织类型更常见，如呈霉菌团块状的淋巴瘤常为单一的组织类型，它含有的淋巴细胞或免疫母细胞，这符合中度恶性淋巴瘤(弥漫性大细胞型)和高度恶性淋巴瘤(大细胞免疫母细胞型)的特点。在儿童和青少年，肿瘤常由不分裂的小细胞组成，间或为 Burkitt 型恶性淋巴瘤。在成年人，肿瘤由分裂的小细胞或大个的淋巴细胞组成，而以两者的混合型更常见。弥漫型远较滤泡型更常见。

3.临床表现

本病的临床表现主要为肠梗阻，肠套叠和肠穿孔引起的表现。多数患者以外科急腹症为首发症状，腹部疼痛最常见，常为痉挛性，因不全肠梗阻常伴有恶心、呕吐。全身症状有不适，乏力和体重减轻。可以有肠道隐性出血，大量出血少见。如出现发热常表示有并发症或广泛转移。

查体腹部可以触及肿块和压痛，有广泛转移者可以有肝脾大，甚至腹水。有时有杵状指。

4.实验室检查和特殊检查

(1)实验室检查：患者可有中度贫血(多为缺铁性和营养不良性)，周围血和骨髓中很少见异常细胞，可有红细胞沉降率加快，生化方面检查无特殊价值，免疫学检查多属正常。

(2)X 线钡餐检查：小肠钡餐造影有助于小肠淋巴瘤的定位、累及范围和形态诊断。钡餐造影可见肠壁浸润，黏膜皱壁变形，节段狭窄和“动脉瘤样”扩张，也可以为息肉状。肠系膜或广泛肠道外转移时，可见外部压迫缺损。

(3)纤维内镜检查:内镜及其活组织检查对十二指肠和回肠末端病变可以确诊。

(4)影像学检查:CT 和 MR 可见肠壁增厚,肠壁和淋巴结受累及,为诊断提供依据。

5.诊断和鉴别诊断

临床表现和实验室检查均缺乏特异性,小肠钡餐造影和腹腔 CT、MRI 扫描对诊断有帮助,内镜检查及活组织检查有确诊价值,但检查部位受限制。多数患者为手术后确诊。临床上需与小肠其他肿瘤包括良性肿瘤(平滑肌瘤、腺瘤、脂肪瘤)、恶性肿瘤(癌、肉瘤和类癌)及肠道感染性疾病(如 Crohn 病),肠道结核,霉菌感染等相鉴别。确诊有赖于剖腹探查及病理组织学检查。

6.治疗

采取手术切除肿瘤,化疗和或放疗及支持疗法的综合措施。

(1)外科手术:目前"Western"型小肠淋巴瘤手术切除是首选的治疗方法,并尽可能多切除肿瘤组织。在剖腹探查中,从肝脏、肠系膜和主动脉旁淋巴结取活检,以便了解病变累及的范围,术后辅以放疗和化疗。对有广泛转移者可以先行化疗,再行放疗或局部病灶切除。

(2)支持及对并发症的治疗:对于营养不良、腹泻、出血等应给予支持治疗,如输入氨基酸、电解质、维生素及输血、输蛋白等。对有高度有丝分裂的淋巴瘤,如 Burkitt 淋巴瘤化疗时,由于大量细胞裂解可以引起代谢紊乱,如低钙血症,高尿酸血症和高乳酸血症等。当血清钙低于 8 mg/dL时,常出现手足搐搦,此时应即刻静脉注射 10%葡萄糖酸钙 10 mL,每天酌情 1~3 次不等,直至血清钙恢复正常水平,必要时辅以镇静剂如苯巴比妥或苯妥英钠注射。对于高尿酸血症由于可能引起肾功能损害,处理上应多饮水,每天尿量在 2 000 mL 上,以利尿酸排出,同时避免进高嘌呤食物如动物内脏、骨髓,海产品,蛤蟹等,经上述方法血尿酸仍在 7~8 mg/dL 以上者,应用抑制尿酸合成的药物别嘌呤醇治疗,剂量 100 mg,每天 3 次,可增至200 mg,每天 3 次,必要时合用排尿酸药如丙磺舒(羧苯磺胺),初用 250 mg 每天 2 次,两周后增至500 mg每天 3 次,最大剂量每天不超过 2 000 mg,也可用苯溴马龙 25~100 mg 每天 1 次。在应用排尿酸药治疗过程中,须口服碳酸氢钠,每天 3~6 g。用药期间有痛风发作者可加用秋水仙碱,每天 0.5~1.0 mg。高乳酸血症引起的代谢性酸中毒,Kassier 等主张给小剂量碳酸氢钠,使 HCO_3^- 上升 4~6 mmol/L而维持在 14~16 mmol/L 即可,对有严重的酸中毒患者纠正不宜太快。除上述方法外,必要时采用腹膜透析或血液透析。

肾上腺皮质激素在淋巴瘤化疗方案中几乎是不可缺少的(见化疗部分)。在放疗中引起全身性或局部性损伤时,可以应用激素,能迅速减轻症状,使化疗能继续进行,对于肿瘤并发症,如原因不明的发热,白细胞减少,恶病质等也可应用皮质激素,众所周知,激素用得广,时间持续长会产生一系列毒性或不良反应,其中对免疫系统的抑制作用(主要是细胞免疫),特别是同时进行放疗、化疗及淋巴瘤本身引起的免疫功能低下时,患者容易患肠道细菌或霉菌感染,尤以念珠菌感染最多见,以食道好发,主要症状有吞咽困难,胸骨后疼痛,甚至出血。对念珠菌感染引起的食道黏膜病损可应用碳酸氢钠饱和液涂敷,每 1~2 小时1 次,也可用 2%甲紫龙胆紫涂敷,制霉菌素 0.5~1.0 g,每天 4 次口服(儿童酌减)或将其放入水中捣细、摇匀,边漱口边缓慢咽下,1~2 周为 1 疗程,直至病损痊愈,培养为阴性,对疗效不佳者可改用 5-氟胞嘧啶250~500 mg,每天 4 次口服,克霉唑 1.0 g,每天 3 次[50~60 mg/(kg·d)]也有效。对 Israelii 放线菌引起的病损,以青霉素治疗为首选,剂量为每天80~240 万U,疗程至少 3~4 周,四环素、链霉素、磺胺类等也有一定疗效。对荚膜组织胞浆菌感染以两性霉素 B 最有效,治疗应从小剂量(1~5 mg)置于 5%葡萄糖 500 mL 中,每天滴注 1 次,最大剂量每天可达 50~75 mg,疗程一般需 3 个月,总量为 2.0 g 左右。在应用上述抗霉菌病药物过程中需注意药物毒性及不良反应，如肝、肾损害及白细胞减少等。

7.预后

本病预后取决于淋巴瘤的组织类型，小肠受累的范围及有否肠外转移，其中滤泡性淋巴瘤预后最好。当有肠外组织受累时，5 年存活率低于 10%。多数死亡者在诊断后 1 年内。存活 10 年以上者认为治愈。

(二)α 链病(地中海淋巴瘤)

α 链病是一种 B 淋巴细胞增生性疾病，主要涉及分泌性 IgA 系统。本病中的浆细胞产生单克隆免疫球蛋白分子；或在某些疾病，如骨髓瘤或 γ-重链病，其细胞浸润产生多克隆的球蛋白分子，这些异常的球蛋白分子中的 α 链缺乏轻链。本病分为两型，一种为肠道型，最多见，另一种为呼吸道型，罕见。本病主要见于卫生和经济条件差的国家。

地中海淋巴瘤是一种原发性弥漫性肠道淋巴瘤，与 α 链病一样，开始为小肠良性淋巴细胞增生，多数患者血清中和空肠液中可以检测出 α 链病蛋白。实际上，地中海淋巴瘤与 α 链病是同一种疾病。由于这种淋巴瘤包括由良性浆细胞增生到恶性淋巴瘤的过程，故称之为 IP-SID 淋巴瘤更合适。

1.病因和发病机制

本病病因和发病机制仍不清楚，可能与下列因素有关：①环境因素。②肠道慢性感染如慢性肠道细菌感染，寄生虫感染等。③营养不良。④遗传因素。⑤致瘤病毒的作用。

2.病理

部分或全部小肠黏膜和黏膜下层有弥漫性淋巴细胞浸润。通常累及空肠，并向十二指肠和回肠扩展，肠系膜淋巴结可以受累。

尽管大多数患者受累的小肠弥漫性增厚、变硬，但有时变化很轻微，甚至在剖腹探查时肠壁和肠系膜淋巴结可以正常。组织学检查小肠固有层有大量渗出，黏膜下层可见多形或单形细胞，渗出可引起腺管和绒毛数量减少，部分绒毛变短变宽，有时完全萎缩，表面上皮可有改变和溃疡形成。以多形细胞最多见，包括大、小淋巴细胞，免疫母细胞，浆细胞，嗜酸性粒细胞，嗜中性粒细胞及多核巨细胞。多数淋巴细胞有浆细胞的特征：核偏移而固定和两染性胞浆。多形细胞渗出的范围和各种淋巴细胞的数目随疾病进展而变化。患病早期单一形态细胞占优势，主要由成熟的几乎正常的浆细胞构成，只有少数非典型浆细胞和大个的淋巴细胞。

在晚期，淋巴瘤细胞渗出至黏膜下层，破坏肌层固有膜，甚至累及肠系膜脂肪。局部淋巴结和肠系膜淋巴结在发病早期即可受累，但不破坏淋巴结的结构，而在晚期，可有淋巴结的轮廓消失。

免疫荧光和免疫过氧化物研究表明 α 链病中成熟的浆细胞含有 α 链但缺乏轻链，而大的淋巴细胞则不然。

3.临床表现

本病的临床表现主要为严重的肠道吸收障碍。可以有腹疼、腹泻、呕吐和体重减轻。发病可以是隐袭的，也可以是突发的，自然病程常是进行性加重，但有时为自发性好转，查体杵状指常见，常有腹肌紧张和腹胀，晚期可有腹水及全身浮肿。初诊时多无肝、脾和淋巴结肿大，晚期可有腹部包块，肠梗阻或肠穿孔。

4.实验室及特殊检查

(1)常规和生化检查:患者常有轻或中度贫血,低蛋白血症,低钙血症,低钾血症及严重的脱水和电解质紊乱,低脂血症和低胆固醇血症,血清中碱性磷酸酶同工酶增加。1/3 患者有肠道寄生虫特别是蓝氏贾第鞭毛虫。

(2)肠吸收试验:D-木糖吸收试验和 Schilling 试验常不正常。

(3)免疫学检查:α 链蛋白在血清中浓度较高时,电泳法在 α_2 和 β_2 宽带区可以测出,但大多数电泳正常。免疫电泳法用 IgA 抗血清有明确诊断意义。即在 α_1 至 β_2 后区可测出异常沉淀线,表明比正常 IgA 电泳移动度要快,但也有移动度正常者。血清中 IgG 和 IgM 常减少。由于 α 链蛋白分子量小,弥散快和免疫方法的问题,故不能定量检查。浓缩的尿液和空肠液中也可以测出 α 链蛋白。由于该异常球蛋白有聚合现象和有时不弥散,检测时可以为阴性。

(4)影像学检查:小肠钡餐造影常可见十二指肠、空肠黏膜增厚,可有假性息肉、肠腔狭窄和充盈缺损。CT 和 MR 可见肠壁增厚,局部和肠系膜淋巴结肿大。

(5)内镜及其活组织检查:利用内镜或其他方法行小肠多处活组织检查即可确诊。

5.诊断和鉴别诊断

α 链病(地中海淋巴瘤)的早期诊断比较困难,病程晚期根据临床表现,化验结果,小肠钡餐造影及影像学检查结果可做出初步诊断,免疫电泳检测 α 链蛋白有重要意义,小肠多部位活检有确诊价值。临床上可伴有低血钾性肾病,不容忽视。本病需与各种肠道吸收障碍性疾病,乳糜泻、whipple's 病及淀粉样变性等鉴别。鉴别各种肠道黏膜性疾病最好的方法是小肠不同部位多处活检。

6.治疗

采取何种治疗和治疗的时机尚有争议。一般认为,α 链病用药程式取决于病变浸及范围和病变发展过程。

(1)一般治疗:由于 α 链病初期患者和可疑患者寥寥无几,治疗原则仅给予一般临时措施,如对症处理,定期检查等。对所有该病患者给予支持治疗,如输入蛋白、氨基酸及维持电解质平衡等。

(2)抗生素:对病变限于肠道,肠系膜和腹膜后淋巴结者,先口服抗生素治疗几个月,具体药物尚无明确规定,为避免药物的毒性和不良反应,可选用几种抗生素交替使用,对有寄生虫感染者应彻底根治,如贾第虫感染可用甲硝唑(灭滴灵)200～400 mg,每天 3 次,(儿童 20～25[mg/(kg·d)],疗程为 1 周,或用阿的平 100 mg,每天 3 次,儿童剂量为 8 mg/(kg·d),分 3 次服,5～7 天为 1 个疗程,也可用呋喃唑酮 100 mg,每天 3 次,儿童剂量为 5～10 mg/(kg·d),分 3 次服,1 周为 1 个疗程。上述 3 种药物均有消化道不良反应,应予以注意。

(3)化疗:如果抗感染治疗 3 个月无好转,或在一定的时间内未缓解者(一般不超过 6 个月)或是在12 个月内才缓解者应采用化疗,如苯丁酸氮芥,环磷酰胺单独化疗,也可试用 CHOP 方案(即羟基柔红霉素"H"50 mg/m^2,CTX 750 mg/m^2,VCR 1.4 mg/m^2,均第 1 天静脉注射,泼尼松 25 mg/m^2,每天口服,连用5 天)。

(4)手术:非晚期肿瘤如无手术禁忌证,应行剖腹探查,有些患者需二次手术探查。对有弥漫性淋巴瘤病变者,应尽可能手术切除其肿瘤,继之化疗。对是否先行腹部放疗再化疗尚有争议。

7.预后

本病自然病程可以为连续表现出症状,也可以为间断出现症状,单纯抗感染治疗可以缓解已有报告,化疗在少数病例可以完全缓解。

(孙雨萌)

第五章

肝脏疾病

第一节　乙型病毒性肝炎

乙型病毒性肝炎又称慢性乙型肝炎，是由乙型肝炎病毒(hepatitis B virus，HBV)引起的以肝脏病变为主的慢性传染性疾病。乙型肝炎病毒是一种部分双链 DNA 病毒，有多种血清标志物，其主要通过血液或体液传播。乙型病毒性肝炎的临床表现与病毒复制及宿主免疫反应的相互作用密切相关。多数患者可以无症状，部分患者可以出现食欲减退、恶心、上腹不适、肝区痛、乏力等症状，可有黄疸、发热、肝大及肝功能损害。一些患者可慢性化，甚至发展成肝硬化，少数可发展为肝癌。婴幼儿期感染的乙型病毒性肝炎患者，男性约 40%及女性约 15%最终死于肝硬化或者肝癌。除降低肝脏炎症外，长期抗病毒治疗可以逆转肝纤维化及降低肝癌风险。乙型肝炎病毒疫苗的接种使全球新发乙型病毒性肝炎发病率显著降低。尽管乙型肝炎病毒疫苗及抗病毒药可以有效预防和治疗乙型肝炎病毒感染，但全球的乙型病毒性肝炎疾病负担仍然很重。

一、流行病学与病原学

(一)流行性

HBV 感染呈世界性流行，但不同地区 HBV 感染的流行强度差异很大。据 WHO 报道，全球约有 2.57 亿慢性 HBV 感染者，非洲地区和西太平洋地区占 68%。全球每年约有 88.7 万人死于 HBV 感染相关疾病，其中肝硬化占 30%，原发性肝细胞性肝癌(hepatocellular carcinoma，HCC)占 45%。我国肝硬化和 HCC 患者中，由 HBV 所致者分别为 77%和 84%。东南亚和西太平洋地区一般人群的 HBV 流行率分别为 2%和 6.2%。亚洲 HBV 地方性流行程度各不相同，多数亚洲地区为中至高流行区，少数为低流行区。我国对 1～29 岁人群乙型肝炎血清流行病学调查结果显示，1～4 岁、5～14 岁和 15～29 岁人群 HBV 表面抗原(HBV surface antigen，HBsAg)流行率分别为 0.32%、0.94%和 4.38%。据估计，目前我国一般人群 HBsAg 流行率为 5%～6%，慢性 HBV 感染者约 7 000 万例，其中慢性乙型病毒性肝炎患者 2 000 万～3 000 万例。

(二)传播途径

HBV 主要经血(如不安全注射等)、母婴及性接触传播，不发达国家母婴传播和儿童之间的平行传播是主要感染途径，发达国家性传播和毒品注射传播是重要途径。HBV e 抗原(HBeAg)

阳性母亲的母婴传播概率较高，HBeAg 阴性母亲的母婴传播概率较低。

HBV 属嗜肝 DNA 病毒科，基因组长约 3.2 kb，为部分双链环状 DNA，其基因组编码 HBsAg、乙型肝炎核心抗原、HBeAg、病毒多聚酶和 HBx 蛋白。HBV 的抵抗力较强，但 65 ℃ 10 小时、煮沸 10 分钟或高压蒸汽均可灭活 HBV。环氧乙烷、戊二醛、过氧乙酸和碘对 HBV 也有较好的灭活效果。HBV 至少有 9 个基因型(A～I)，我国以 B 和 C 型为主。HBV 的基因型与疾病进展和干扰素治疗应答有关，与 C 基因型感染者相比，B 基因型感染者较少进展为慢性肝炎、肝硬化和 HCC。HBeAg 阳性患者对 IFN-α 治疗的应答率，B 基因型高于 C 基因型，A 基因型高于 D 基因型。病毒准种可能在 HBeAg 血清学转换、免疫清除以及抗病毒治疗应答中具有重要意义。

(三)病原学

HBV 感染的自然史取决于病毒、宿主和环境之间的相互作用。HBV 感染时的年龄是影响慢性化的最主要的因素。在围产期和婴幼儿时期感染 HBV 者中分别有 90%和 25%～30%将发展成慢性感染，而 5 岁以后感染者仅有 5%～10%发展为慢性感染。我国的 HBV 感染者多为围产期或婴幼儿时期感染。慢性乙型肝炎患者肝硬化的年发生率在 2%～10%；肝硬化代偿期进展为肝功能失代偿的年发生率在 3%～5%，肝硬化失代偿期的 5 年生存率在 14%～35%。非肝硬化 HBV 感染者的 HCC 年发生率在 0.5%～1.0%，肝硬化患者的 HCC 年发生率在 3%～6%。

二、临床表现

乙型肝炎的肝外表现包括关节炎、皮炎、结节性多动脉炎、肾小球肾病等。

(一)急性肝炎

乙型肝炎的潜伏期长，在数周至 6 个月，平均 60～90 天。前期患者可出现畏寒、发热、乏力、食欲缺乏、恶心、厌油、腹部不适、肝区痛、尿色逐渐加深等症状。随后可出现氨基转移酶升高，约 30%的患者可出现黄疸。患者出现巩膜、皮肤黄染，黄疸出现而自觉症状有所好转，肝大伴压痛、叩击痛，部分患者轻度脾大。黄疸一般 1～3 个月后消退，氨基转移酶随之恢复正常。约 80%的患者血清乙型肝炎表面抗原在发病 12 周后消失。如果 6 个月后血清乙型肝炎表面抗原持续存在，患者则可能转入慢性化，自行恢复的可能性很小。部分患者可出现急性肝衰竭，一般在 4 周内发生。患者出现凝血功能障碍、肝性脑病、多器官衰竭等，如不治疗，病死率极高。

(二)慢性肝炎

既往有乙型肝炎或 HBsAg 阳性者或急性肝炎病程超过 6 个月，患者可转为慢性肝炎。常见症状为乏力、全身不适、食欲减退、肝区不适或疼痛、腹胀、低热，体征为面色晦暗、巩膜黄染，可有蜘蛛痣或肝掌，肝大、质地中等或充实感，有叩痛，脾大严重者可有黄疸加深、腹水、下肢水肿、出血倾向及肝性脑病。患者的临床表现轻重不同，病情较轻者症状不明显或虽有症状与体征，但生化指标仅轻度异常，也可出现显著肝功能异常。重度肝炎者有明显或持续的症状，如乏力、食欲缺乏、腹胀、稀便等，可伴有肝病面容、肝掌、蜘蛛痣或肝脾大。慢性肝炎也可进展成为肝硬化、肝癌。

三、诊断与鉴别诊断

(一)诊断

既往有乙型肝炎病史或 HBsAg 阳性＞6 个月，现 HBsAg 和(或)HBV-DNA 仍为阳性者可诊断为慢性 HBV 感染。根据 HBV 感染者的血清学、病毒学、生物化学试验及其他临床和辅助检查结果，可将慢性 HBV 感染分为以下几种。

1.慢性 HBV 携带者

多为年龄较轻的处于免疫耐受期的 HBsAg、HBeAg 和 HBV-DNA 阳性者，1 年内连续随访 2 次以上，每次至少间隔 3 个月均显示血清谷丙转氨酶(GPT)和谷草转氨酶(GOT)在正常范围内，肝组织学检查无病变或病变轻微。

2.HBeAg 阳性慢性乙型肝炎

血清 HBsAg 阳性，HBeAg 阳性，HBV-DNA 阳性，GPT 持续或反复异常，或肝组织学检查有肝炎病变。

3.HBeAg 阴性慢性乙型肝炎

血清 HBsAg 阳性，HBeAg 持续阴性，HBV-DNA 阳性，GPT 持续或反复异常，或肝组织学有肝炎病变。

4.非活动性 HBsAg 携带者

血清 HBsAg 阳性，HBeAg 阴性，抗-HBe 阳性或阴性，HBV-DNA 低于检测下限，1 年内连续随访 3 次以上，每次至少间隔 3 个月，GPT 均在正常范围内。肝组织学检查显示组织学活动指数评分<4 分或根据其他半定量计分系统判定病变轻微。

5.隐匿性慢性乙型肝炎

血清 HBsAg 阴性，但血清和(或)肝组织中 HBV-DNA 阳性，并有慢性乙型肝炎的临床表现。除 HBV-DNA 阳性外，患者可有血清抗-HBs、抗-HBe 和(或)抗-HBc 阳性，但约 20%的隐匿性慢性乙型肝炎患者的血清学标志物均为阴性。诊断主要通过 HBV-DNA 检测，有时需采用多区段套式聚合酶链反应(polymerase chain reaction，PCR)辅以测序确认。因常规荧光定量 PCR 检测的灵敏度受限且受引物序列变异影响，可能会存在一定程度的漏检，尤其对抗-HBc 持续阳性者。诊断需排除其他病毒及非病毒因素引起的肝损害。

6.乙型肝炎肝硬化

建立 HBV 相关肝硬化临床诊断的必备条件，包括组织学或临床提示存在肝硬化的证据；病因学明确的 HBV 感染证据。通过病史或相应的检查予以明确或排除其他常见的引起肝硬化的病因，如 HCV 感染、乙醇和药物等。

(二)鉴别诊断

需要和其他病毒性肝炎、药物性肝炎、乙型肝炎、丙型肝炎合并感染等相鉴别，血清标志物及病毒滴度检测有助于鉴别。

四、治疗方案

(一)治疗目标和预后评估

1.治疗目标

乙型肝炎的治疗目标是最大限度地长期抑制 HBV 复制，减轻肝细胞炎性坏死及肝纤维化，达到延缓和减少肝衰竭、肝硬化失代偿、HCC 及其他并发症的发生，从而改善生活质量和延长生存时间的目的。在治疗过程中，对于部分适合的患者应尽可能追求慢性乙型肝炎的临床治愈，即停止治疗后持续的病毒学应答、HBsAg 消失，并伴有 GPT 复常和肝脏组织学的改善。治疗终点包括以下 3 个。

(1)理想的终点:HBeAg 阳性与 HBeAg 阴性患者停药后获得持久的 HBsAg 消失,可伴或不伴 HBsAg 血清学转换。

(2)满意的终点:HBeAg 阳性患者停药后获得持续的病毒学应答,GPT 复常,并伴有 HBeAg 血清学转换;HBeAg 阴性患者停药后获得持续的病毒学应答和 GPT 复常。

(3)基本的终点:如无法获得停药后持续应答,抗病毒治疗期间长期维持病毒学应答(HBV-DNA 检测不到)。

2.预后评估

乙型肝炎患者的疗效预测和监测指标包括 GPT 复常、HBV-DNA 检测不到、HBeAg 血清学转换等。血清 HBsAg 和 HBeAg 定量、抗-HBc 定量、ccc DNA 定量、HBV 核心相关抗原(HBcrAg)定量、超灵敏 HBV-DNA 等检测可用于预测抗病毒治疗效果。持续有效的抗病毒治疗可减轻和逆转肝脏炎症活动度和纤维化程度,延缓和减少肝硬化及其并发症的发生。治疗 24 周时的病毒学应答不仅可预测患者抗病毒治疗的长期疗效,还可预测耐药性发生风险。肝瞬时弹性测定有助于判断患者的肝脏纤维化程度。

(二)药物治疗

1.干扰素

(1)包括干扰素 α(IFN-α)和聚乙二醇化干扰素(Peg IFN-α)。HBeAg 阳性的慢性乙型肝炎患者具有以下因素者接受 Peg IFN-α 治疗时 HBeAg 血清学转换率更高:①HBV-DNA$<2\times10^8$IU/mL;②高 GPT 水平;③基因型为 A 或 B 型;④基线低 HBsAg 水平;⑤肝组织炎症坏死 G2 以上。而 HBeAg 阴性慢性乙型肝炎患者还无有效的治疗前预测病毒学应答的因素。在有抗病毒指征的患者中,相对年轻的患者(包括青少年患者)、希望近年内生育的患者、期望短期完成治疗的患者、初次接受抗病毒治疗的患者可优先考虑 Peg IFN-α 治疗。

(2)普通 IFN-α 治疗慢性乙型肝炎患者具有一定的疗效,Peg IFN-α 相较于普通 IFN-α 能取得更高的 HBeAg 血清学转换率、HBV-DNA 抑制及生化学应答率。多项国际多中心随机对照临床试验显示,HBeAg 阳性慢性乙型肝炎患者采用 Peg IFNα-2a 每周线 GPT>2 倍正常上限值(upper limit of normal,ULN)的患者停药 24 周的 HBeAg 血清学转换率为 44.8%,GPT>5 倍 ULN 的患者为 61.1%;停药 24 周时的 HBsAg 转换率在 2.3%~3%。国外研究显示,对于 HBeAg 阳性慢性乙型肝炎,应用 Peg IFNα-2b 也可取得类似的 HBV-DNA 抑制、HBeAg 血清学转换、HBsAg 清除率,停药 3 年的 HBsAg 清除率为 11%。对 HBeAg 阴性慢性乙型肝炎患者(60%为亚洲人)用 Peg IFNα-2a 治疗 48 周,停药随访 24 周时 HBV-DNA<2 000 IU/mL 的患者占 43%,停药后随访 48 周时为 42%;HBsAg 消失率在停药随访 24 周时为 3%,停药随访至 3 年时增加至 8.7%,停药 5 年增加至 12%。有研究显示,延长 Peg IFN-α 的疗程至 2 年可提高治疗应答率。

(3)干扰素的不良反应及其处理。①流感样综合征:表现为发热、头痛、肌痛和乏力等,可在睡前注射 IFN-α 或在注射的同时服用解热镇痛药。②一过性外周血细胞减少:中性粒细胞绝对计数$\leqslant0.75\times10^9$/L 和(或)血小板$<50\times10^9$/L,应降低 IFN-α 的剂量;1~2 周后复查,如恢复,则逐渐增加至原量。中性粒细胞绝对计数$\leqslant0.5\times10^9$/L 和(或)血小板$<25\times10^9$/L,则应暂停使用 IFN-α。对中性粒细胞明显降低者,可试用粒细胞集落刺激因子或粒细胞巨噬细胞集落刺激因子治疗。③精神异常:可表现为抑郁、妄想、重度焦虑等精神病症状。对症状严重者应及时停用 IFN,必要时会同精神心理方面的专科医师进一步诊治。④自身免疫病:一些患者可出现自

身抗体，仅少部分患者出现甲状腺疾病、糖尿病、血小板计数减少、银屑病、白斑、类风湿关节炎和系统性红斑狼疮样综合征等，应请相关科室的医师会诊来共同诊治，严重者应停药。⑤其他少见的不良反应包括肾脏损害、心血管并发症、视网膜病变、听力下降和间质性肺炎等，应停止干扰素治疗。

(4)IFN-α 治疗的绝对禁忌症包括妊娠或短期内有妊娠计划、精神病病史(具有精神分裂症或严重的抑郁症等病史)、未能控制的癫痫、肝硬化失代偿期、未控制的自身免疫病、伴有严重感染、视网膜疾病、心力衰竭、慢性阻塞性肺疾病等。IFN-α 治疗的相对禁忌症包括甲状腺疾病，既往抑郁症史，未控制的糖尿病、高血压，治疗前中性粒细胞计数$<1.0\times10^9/L$和(或)血小板计数$<50\times10^9/L$。

2.核苷(酸)类似物

(1)恩替卡韦(entecavir，ETV)：Ⅲ期随机对照双盲临床试验表明，在 HBeAg 阳性慢性乙型肝炎患者中，ETV 治疗 48 周时的 HBV-DNA 转阴(<300 copies/mL)率为 67%、HBeAg 血清学转换率为 21%、GPT 复常率为 68%、肝组织学改善率为 72%。在 HBeAg 阴性慢性乙型肝炎患者中，ETV 治疗 48 周时的 HBV-DNA 转阴(<300 copies/mL)率为 90%、GPT 复常率为 78%、肝组织学改善率为 70%。ETV 长期治疗随访研究表明，HBeAg 阳性慢性乙型肝炎患者接受 ETV 治疗 5 年，HBV-DNA 转阴(<300 copies/mL)率可达 94%、GPT 复常率为 80%。在核苷(酸)类似物(nucleosideanaloge，NA)初治乙型肝炎患者中(HBeAg 阳性或阴性)，ETV 治疗 5 年的累积耐药发生率为 1.2%；然而，在已发生拉米夫定(LAM)耐药的患者中，ETV 治疗 5 年的累积耐药发生率升高至 51%。应用 ETV 治疗 5 年的肝脏组织学研究显示，96%获得肝纤维化改善，40%肝硬化逆转。

应用恩替卡韦治疗的过程中，严重肝病患者有发生乳酸酸中毒的报告，应引起关注。

(2)富马酸替诺福韦酯(tenofovir disoproxil fumarate，TDF)：Ⅲ期随机对照双盲临床试验表明，在 HBeAg 阳性慢性乙型肝炎患者中，TDF 治疗 48 周的 HBV-DNA 转阴(<400 copies/mL)率为 76%、HBeAg 血清学转换率为 21%、GPT 复常率为 68%。在 HBeAg 阴性慢性乙型肝炎患者中，TDF 治疗 48 周的 HBV-DNA 转阴(<400 copies/mL)率为 93%、GPT 复常率为 76%。肝组织学研究表明，TDF 治疗 5 年的组织学改善率为 87%、纤维化逆转率为 51%；在治疗前被诊断为肝硬化的患者中(Ishak 评分为 5 或 6 分)，经过 5 年的治疗后，71%的患者的 Ishak 评分下降至少 1 分。长期随访研究表明，经过 8 年的 TDF 治疗，HBeAg 阳性患者的 HBV-DNA 转阴(<400 copies/mL)率为 98%、HBeAg 血清学转换率为 31%、HBsAg 消失率为 13%；HBeAg 阴性患者的 HBV-DNA 转阴(<400 copies/mL)率为 99.6%。未检测到 TDF 的相关耐药性。TDF 治疗 NA 经治患者 48～168 周的研究显示，无论是 LAM 耐药、ADV 耐药、ETV 耐药，还是 ADV 应答不佳、LAM 和 ADV 联合耐药等情况，TDF 都表现出较高的病毒学应答，且耐受性良好。在长期治疗过程中，2.2%的患者发生血肌酐升高≥44.2 mmol/L，1%的患者发生肌酐清除率低于 50 mL/min，长期用药的患者应警惕肾功能不全和低磷性骨病的发生。

(3)替比夫定(telbivudine，LDT)：国内随机双盲多中心Ⅲ期临床试验的 52 周结果，以及全球多中心研究的 104 周结果均表明，LDT 的抗病毒活性优于 LAM，且耐药发生率低于 LAM，但总体耐药率仍然偏高。国内外临床研究提示，基线 HBV-DNA<109 copies/mL 的 HBeAg 阳性患者，或 HBV-DNA<107 copies/mL 的 HBeAg 阴性患者，经 LDT 治疗 24 周时如达到 HBV DNA<300 copies/mL，治疗到 1 和 2 年时有更好的疗效和较低的耐药发生率。LDT 的总体不

良事件发生率和拉米夫定相似，但治疗 52 和 104 周时发生 3～4 级肌酸激酶(CK)升高者为分别 7.5%和 12.9%，而 LAM 组分别为 3.1%和 4.1%。有个案发生肌炎、横纹肌溶解和乳酸酸中毒等的报告，应引起关注。

(4)阿德福韦酯(adefovir dipivoxil，ADV)：国内外随机双盲临床试验表明，HBeAg 阳性慢性乙型肝炎患者口服 ADV 可明显抑制 HBV-DNA 复制、促进 GPT 复常、改善肝组织炎症坏死和纤维化。对 HBeAg 阳性患者治疗 1、2、3 和 5 年时，HBV-DNA＜1 000 copies/mL 者分别为 28%、45%、56%和 58%，HBeAg 血清学转换率分别为 12%、29%、43%和 48%，耐药率分别为 0、1.6%、3.1%和 20%。对 HBeAg 阴性患者治疗 5 年，HBV-DNA＜1 000 copies/mL 者为 67%、GPT 复常率为 69%；治疗 5 年时，有肝脏炎症坏死和纤维化程度改善者分别为 83%和 73%。治疗 5 年时患者的累积耐药基因突变发生率为 29%、病毒学耐药发生率为 20%、临床耐药发生率为 11%；轻度肌酐升高者为 3%。ADV 联合 LAM，对于 LAM 耐药的慢性乙型肝炎能有效抑制 HBV-DNA、促进 GPT 复常，且联合用药者对 ADV 的耐药发生率更低。ADV 长期治疗应警惕肾功能不全和低磷性骨病的发生。

(5)拉米夫定(lamivudine，LAM)：国内外随机对照临床试验结果表明，每天 1 次口服 100 mg LAM 可明显抑制 HBV-DNA 水平；HBeAg 血清学转换率随治疗时间延长而提高，治疗 1、2、3、4 和 5 年时分别为 16%、17%、23%、28%和 35%。随机双盲临床试验表明，慢性乙型肝炎伴明显的肝纤维化和肝硬化代偿期患者经拉米夫定治疗 3 年可延缓疾病进展、降低肝功能失代偿及肝癌的发生率。肝硬化失代偿期患者经拉米夫定治疗后也能改善肝功能，延长生存期。随治疗时间延长，病毒耐药突变的发生率增高(第 1、2、3 和 4 年分别为 14%、38%、49%和 66%)。

五、药学监护要点

(一)干扰素 α

应监测血常规，发生中性粒细胞或血小板减少时应降低 IFN-α 的剂量；1～2 周后复查，如恢复，则逐渐增加至原量。中性粒细胞绝对计数≤0.5×10^9/L 和(或)血小板＜25×10^9/L，则应暂停使用 IFN-α。对中性粒细胞明显降低者，可试用粒细胞集落刺激因子或粒细胞巨噬细胞集落刺激因子治疗。

(二)NA

1.治疗前的相关指标基线检测

生化学指标，主要有 GPT、GOT、胆红素、清蛋白等；病毒学标志，主要有 HBV-DNA 和 HBeAg、抗-HBe；根据病情需要，检测血常规、血清肌酐和肌酸激酶等；肝脏无创性肝纤维化检测，如肝脏弹性检测；如条件允许，治疗前后可考虑肝穿刺检查。

2.治疗依从性

密切关注患者的治疗依从性问题，包括用药剂量、使用方法、是否有漏用药物或自行停药等情况，确保患者已经了解随意停药可能导致的风险，提高患者的依从性。

3.少见、罕见不良反应的预防和处理

NA 的总体安全性和耐受性良好，但在临床应用中确有少见、罕见严重不良反应的发生，如肾功能不全(主要见于阿德福韦酯)、低磷性骨病(主要见于阿德福韦酯、替诺福韦)、肌炎(主要见于替比夫定)、横纹肌溶解(主要见于替比夫定)、乳酸酸中毒(可见于拉米夫定、恩替卡韦、替比夫定)等,应引起关注。建议治疗前仔细询问相关病史,以减少风险。对治疗中出现血肌酐、CK或乳酸脱氢酶明显升高,并伴相应的临床表现如全身情况变差、明显肌痛、肌无力等症状的患者,应密切观察,一旦确诊为尿毒症、肌炎、横纹肌溶解或乳酸酸中毒等,应及时停药或改用其他药物,并给予积极的相应治疗干预措施。

4.耐药监测

耐药性是NA长期治疗CHB所面临的主要问题之一。耐药性可引发病毒学突破、生化学突破、病毒学反弹及肝炎发作,少数患者可出现肝脏失代偿、急性肝衰竭,甚至死亡。

5.停药建议

HBsAg阳性慢性乙型肝炎患者使用NA,建议总疗程至少4年,在达到HBV-DNA低于检测下限、GPT复常、HBeAg血清学转换后再巩固治疗至少3年(每隔6个月复查1次),仍保持不变者可考虑停药,但延长疗程可减少复发;HBeAg阴性慢性乙型肝炎患者治疗达到HBsAg消失且HBV-DNA检测不到,再巩固治疗1年半(经过至少3次复查,每次间隔6个月),仍保持不变时可考虑停药。

(时路路)

第二节　丙型病毒性肝炎

丙型病毒性肝炎是由丙型肝炎病毒(hepatitis C virus,HCV)感染引起的病毒性肝炎。丙型肝炎呈全球性流行,可导致肝脏慢性炎症坏死和纤维化,部分患者可发展为肝硬化甚至肝细胞癌。

一、流行病学与病原学

(一)流行性

丙型肝炎呈全球性流行,不同性别、年龄、种族的人群均对HCV易感。据世界卫生组织统计,全球的HCV感染率约为2.8%,约1.85亿人感染HCV,每年因HCV感染导致的死亡病例约35万例。但是,由于HCV感染具有隐匿性,多数感染者并不知道已感染HCV,因此全球确切的慢性丙型肝炎发病率尚不清楚。我国的HCV流行率为0.43%,在全球范围内属低流行地区,由此推算,我国的一般人群HCV感染者约560万,如加上高危人群和高发地区的HCV感染者约1 000万例。

(二)传播途径

HCV主要经血液传播,主要传播途径:①经输血和血制品、单采血浆还输血细胞传播。②经破损的皮肤和黏膜传播。这是目前最主要的传播方式,包括使用非一次性注射器和针头,未经严格消毒的牙科器械、内镜,侵袭性操作和针刺等。③性传播。与HCV感染者性接触和有多个性伴侣者,感染HCV的风险较高。同时伴有其他性传播疾病者,特别是感染人类免疫缺陷病毒(HIV)者,感染HCV的风险更高。④母婴传播。抗HCV阳性的母亲将HCV传播给新生儿的风险约2%,HCV高载量可能增加传播的风险。

(三)病原学

HCV 属于黄病毒科肝炎病毒属,其基因组为单股正链 RNA,由约 9.6×10^3 个核苷酸组成。HCV 基因组含有 1 个开放读框(ORF),编码 10 余种结构和非结构(NS)蛋白(NS2、NS3、NS4A、NS4B、NS5A 和 NS5B),NS3、NS4A、NS5A 和 NS5B 是目前直接抗病毒药(direct-acting antiviral agent,DAA)的主要靶位。HCV 基因易变异,目前可至少分为 6 个基因型及多个亚型。

二、临床表现

(一)急性丙型病毒性肝炎

急性丙型病毒性肝炎成人患者的病情相对较轻,多数为急性无黄疸型肝炎,以 GPT 升高为主;少数为急性黄疸型肝炎,黄疸为轻度或中度升高,可出现恶心、食欲下降、全身无力、尿黄、眼黄等表现。单纯丙型肝炎病毒感染极少引起肝衰竭。在自然状态下,其中仅有 15%的患者能够自发性清除 HCV 达到痊愈;在不进行抗病毒治疗干预的情况下,85%的患者则发展为慢性丙型病毒性肝炎;儿童急性感染丙型肝炎病毒后,50%可自发性清除 HCV。

(二)慢性丙型病毒性肝炎

症状较轻,表现为肝炎的常见症状,如容易疲劳、食欲欠佳、腹胀等,也可以无任何自觉症状。化验 GPT 反复波动,HCV-RNA 持续阳性。有 1/3 的慢性 HCV 感染者肝功能一直正常,抗 HCV 和 HCV-RNA 持续阳性,肝活检可见慢性肝炎的表现,甚至可发现肝硬化。

(三)肝硬化

感染 HCV 20～30 年有 10%～20%的患者可发展为肝硬化,1%～5%的患者会发生肝细胞癌(HCC)导致死亡。肝硬化一旦出现失代偿情况,如出现黄疸、腹水、静脉曲张破裂出血、肝性脑病等,其生存率则急剧下降。

肝外的临床表现或综合征可能是机体的异常免疫反应所致,包括类风湿关节炎、眼口干燥综合征、扁平苔藓、肾小球肾炎、混合型冷球蛋白血症、B 细胞淋巴瘤和迟发性皮肤卟啉病等。

三、诊断与鉴别诊断

HCV 感染超过 6 个月,或有 6 个月以前的流行病学史,或发病日期不明。抗 HCV 及 HCV-RNA 阳性,肝脏组织病理学检查符合慢性肝炎,或根据症状、体征、实验室及影像学检查结果综合分析,亦可诊断。

(一)实验室检查

1.HCV 血清学检测

(1)HCV 抗体检测:抗 HCV 检测(化学发光免疫分析法或者酶免疫法)可用于 HCV 感染者的筛查。快速诊断测试可以被用来初步筛查抗 HCV。对于抗体阳性者,应进一步检测 HCV-RNA,以确定是否为现症感染。

(2)HCV-RNA 定量检测:HCV-RNA 定量检测应当采用基于 PCR 扩增、灵敏度和精确度高并且线性范围广的方法,其检测结果用于现症感染的确认、抗病毒治疗前的基线病毒载量分析,以及抗病毒治疗过程中及治疗结束后的应答评估。

2.HCV 基因分型

基因分型应当在抗病毒治疗前进行。

(二)辅助检查

1.肝纤维化的无创性诊断

目前常用的方法包括血清学和影像学两大类。血清学方法通常是指包括多种临床指标的模型。其中 APRI(GOT/PLT 的比率指数)和 FIB-4(年龄×GOT/PLT×GPT 的平方根)简单易行,但敏感度和特异度不高。

2.瞬时弹性成像(TE)

作为一种较为成熟的无创性检查,其优势为操作简便、重复性好,能够较准确地识别轻度肝纤维化和进展性肝纤维化或早期肝硬化。

(三)影像学检查

1.超声检查

操作简便、直观、无创和价廉,已成为肝脏检查的最常用的重要方法。该方法可以协助判断肝脏和脾脏的大小和形态、肝内的重要血管情况及肝内有无占位性病变。

2.CT 检查

目前是肝脏病变诊断与鉴别诊断的重要影像学检查方法,用于观察肝脏形态,了解有无肝硬化,及时发现占位性病变和鉴别其性质。动态增强多期扫描对于 HCC 的诊断具有高敏感度和特异度。

3.MRI 检查

磁共振成像(MRI)无放射性辐射,组织分辨率高,可以多方位、多序列成像,对肝脏的组织结构变化如出血性坏死、脂肪变性及肝内结节的显示和分辨率优于 CT 和超声。动态增强多期扫描及特殊增强剂显像对鉴别良性和恶性肝内占位性病变优于 CT。

(四)病理学诊断

(1)肝活组织检查对丙型病毒性肝炎的诊断、炎症活动度和纤维化分期评价、疗效和预后判断等方面至关重要。

(2)丙型病毒性肝炎鉴别诊断主要需排除或明确是否合并其他嗜肝病毒性肝炎(如乙型病毒性肝炎、丁型病毒性肝炎)或非嗜肝病毒性肝炎(如巨细胞病毒、EB 病毒等)。血清学检测和 HCV-RNA 定量检测及必要时肝脏穿刺活检有助于鉴别诊断。

四、治疗方案

(一)治疗目标和预后评估

抗病毒治疗的目标是清除 HCV,获得治愈,清除或减轻 HCV 相关性肝损害,逆转肝纤维化,阻止进展为肝硬化失代偿期、肝衰竭或 HCC,提高患者的长期生存率与生活质量,预防 HCV 传播。其中进展期肝纤维化及肝硬化患者 HCV 的清除可降低肝硬化失代偿的发生率,降低 HCC 的发生率但不能完全避免其发生,需长期监测 HCC 的发生情况;肝硬化失代偿期患者 HCV 的清除有可能降低肝移植的需求,对该部分患者中长期生存率的影响需进一步研究;肝移植患者移植前抗病毒治疗可改善移植前的肝功能及预防移植后再感染,移植后抗病毒治疗可提高生存率。

(二)药物治疗

1.PR 方案

PR 方案为 Peg IFN-α+利巴韦林,可应用于所有基因型的 HCV 现症感染,同时无治疗禁忌证的患者。Peg IFN-α 的治疗禁忌症包括妊娠或短期内有妊娠计划，具有精神分裂症或严重抑郁症等病史，未控制的神经系统疾病如癫痫，未控制的甲状腺疾病，未控制的自身免疫病，肝硬化失代偿期，哺乳期女性，伴有严重感染、视网膜疾病、心力衰竭、慢性阻塞性肺疾病等基础疾病，未控制的高血压，未控制的糖尿病，除肝移植外的实体器官移植，对 IFN 的不良反应高度不耐受，2 岁以下的儿童，未戒掉的酗酒或吸毒。利巴韦林(RBV)的禁忌证包括妊娠或短期内有妊娠计划、严重的心脏病、对 RBV 的不良反应高度不耐受者。Peg IFNα-2a 的剂量为 180 μg，每周1 次，皮下注射；按《中国国家处方集》，Peg IFNα-2b 的推荐剂量为 1.5 μg/kg，每周 1 次，皮下注射。PR 方案的基本疗程推荐为 48 周。由于 Peg IFN-α 和 RBV 的不良反应多，故目前已退出新版指南的推荐用药。

2.直接抗病毒药

目前指南中抗 HCV 的首选药物治疗方案为无 IFN、无 RBV，基于 DAA 治疗的方案。直接抗病毒药(DAA)通过直接抑制 HCV 蛋白酶、RNA 聚合酶或病毒的其他位点来抑制病毒，目前分为 2 类：全基因型药物和基因特异性药物。

(1)全基因型药物：索磷布韦(SOF)400 mg，一次 1 片，一天 1 次；索磷布韦/维帕他韦(SOF/VEL)(400 mg 索磷布韦和 100 mg 维帕他韦)，一次 1 片，一天 1 次；索磷布韦/维帕他韦/伏西瑞韦(SOF/VEL/VOX)(400 mg 索磷布韦、100 mg 维帕他韦和 100 mg 伏西瑞韦)，一次 1 片，一天 1 次；格卡瑞韦/哌仑他韦(GLE/PIB)(100 mg 格卡瑞韦和 40 mg 哌仑他韦)，一次 3 片，一天 1 次。

(2)基因特异性药物：索磷布韦/雷迪帕韦(SOF/LDV)(400 mg 索磷布韦和 90 mg 雷迪帕韦)，一次 1 片，一天 1 次；帕利普韦/奥比塔韦/利托那韦(OBV/PTV/RTV)(75 mg 帕利普韦、12.5 mg 奥比塔韦和 50 mg 利托那韦)，一次 2 片，一天 1 次；达塞布韦(DSV)250 mg，一次 1 片，一天 2 次(早和晚)；格佐普韦/艾尔巴韦(GZR/EBR)(100 mg 格佐普韦和 50 mg 艾尔巴韦)，一次 1 片，一天 1 次。

五、药学监护要点

(一)PR 方案

治疗前应检测肝肾功能、血常规、甲状腺功能、自身抗体、血糖、尿常规、眼底，可检测 IL-[B]基因分型。治疗期间每月检查 GPT，治疗结束后 6 个月内每 2 个月检测 1 次。即使患者的 HCV 未能清除，也应定期复查 GPT。在治疗过程中采用敏感、准确的 HCV-RNA 检测方法监测疗效。在基线及治疗 4、12、24、48 周以及治疗结束后 24 周监测血清 HCV-RNA 水平，有助于监测疗效并指导疗程的决策。所有患者在每次随访中均应评估不良反应，包括严重乏力、抑郁、失眠、皮肤反应和呼吸困难等。在开始治疗后的第 1 个月内应每周检查 1 次血常规，以后间隔 4～8 周检查 1 次直至 6 个月，然后每 3 个月检查 1 次；如遇血细胞明显减低者，可以增加血常规的检测频率。一过性外周血细胞减少、中性粒细胞绝对计数≤0.75×10^9/L 和(或)PLT＜50×10^9/L 应降低 IFN-α 的剂量；1～2 周后复查，如恢复，则逐渐增加至原量。中性粒细胞绝对计数≤0.5×10^9/L 和(或)PLT＜25×10^9/L，则应暂停使用 IFN。对中性粒细胞明显降低者，可试用粒细胞集落刺激因子或粒细胞巨噬细胞集落刺激因子治疗。在治疗中出现治疗相关的贫血时采取下列步骤处理：在患者无明显的心血管疾病时出现血红蛋白＜100 g/L 且≥85 g/L；或当患者心血管疾病稳定时，在治疗期间的任意 4 周内血红蛋白下降≥20 g/L 时 RBV 应减量至 600 mg/d，不推荐恢复至最初的用药剂量。患者无明显的心血管疾病时，血红蛋白下降至 85 g/L 以下；或者患者心血管疾病稳定时，在减量治疗 4 周后血红蛋白仍持续低于 120 g/L，应该停用 RBV。当恢复正常值后可重新开始使用 RBV 600 mg/d，可根据临床实际情况进一步增加到 800 mg/d，但不推荐恢复至最初的剂量。所有患者在治疗过程中每 12 周、治疗结束后每 3～6 个月检测甲状腺功能；如治疗前就已存在甲状腺功能异常，则应每月检查甲状腺功能。对于老年患者，治疗前应做心电图检查和心功能判断。应定期评估精神状态，对出现明显的抑郁症和有自杀倾向的患者应停药并密切防护，给予相应的治疗。

(二)DAA

(1)DAA 的疗程一般为 8～12 周，应在治疗前进行 HCV 基因型分型，并在治疗前及治疗后的 12 周和 24 周检测 HCV-RNA 定量。

(2)DAA 可能影响 OATP、P-gp、BCRP 等转运蛋白或细胞色素酶 CYP 家族。影响药物代谢的最常见的途径是通过诱导或抑制 CYP450，进而导致药物暴露水平异常。SOF 为基础方案(含 SOF 的 Harvoni 或 Sovaldi 联合其他 DAA 的方案)，与抗心律失常药胺碘酮合并用药时可出现心脏及肝胆事件。心脏事件包括症状性心动过缓、起搏器干预和致死性心搏骤停。机制目前仍不清楚，可能的机制为联合 DAA 给药后，DAA 可在结合位点取代胺碘酮，将其以游离的活性形式释放到血液中，导致心率减慢。

(3)有些药物与索非布韦合用可能减少索非布韦的血药浓度，导致索非布韦的疗效降低。例如抗癫痫药(如卡马西平、苯妥英钠、磷苯妥英钠、苯巴比妥、奥卡西平)；抗结核药(如利福布汀、利福平、利福喷汀)；抗艾滋病毒的蛋白酶抑制剂(如替拉那韦、利托那韦)；有些草药也可能与索非布韦发生相互作用；国外的研究发现一种可以用来治疗抑郁症的金丝桃属草药圣约翰草(贯叶连翘)与索非布韦同时服用，可以降低索非布韦在血中的药物浓度，导致疗效下降。

(4)在达卡他韦与索非布韦联合治疗的研究中，常见的不良事件是头痛和恶心，少数患者可出现血磷降低和血糖升高。目前的研究显示，达卡他韦与口服避孕药、依非韦伦、阿扎那韦/利托那韦、奥美拉唑、咪达唑仑等有相互作用。

(5)此外，HCV 感染合并 HBV 感染的患者使用 DAA 有乙型肝炎再激活的报道，因此需要警惕 DAA 药物导致的乙型肝炎再激活。

(时路路)

第三节　自身免疫性肝炎

一、定义与流行病学

自身免疫性肝炎(autoimmune hepatitis，AIH)是一种针对肝细胞的自身免疫反应所介导的肝脏实质炎症，以血清自身抗体阳性、高免疫球蛋白 G 和(或)γ-球蛋白血症、肝组织学上存在界面性肝炎为特点，如不治疗常可导致肝硬化、肝衰竭。此病多见于女性。AIH 的临床表现多样，一般表现为慢性、隐匿性起病，但也可表现为急性发作，甚至引起急性肝衰竭。免疫抑制剂治疗可显著改善 AIH 患者的生化指标及临床症状，甚至能逆转肝纤维化，从而显著改善患者的预后和生存质量。

AIH 呈全球性分布，多见于女性，男女比例约 1∶4，可发生于任何年龄段，但大部分患者的年龄>40 岁。我国一项全国范围内的回顾性调查发现，AIH 的峰值年龄为 51 岁（范围在 14～77 岁），89%为女性。北欧白人的平均年发病率在(1.07～1.9)/100 000，患病率为 16.9/100 000；亚太地区的患病率介于(4～24.5)/100 000，年发病率在(0.67～2)/100 000。

二、临床表现

AIH 的临床表现多样，大多数 AIH 患者起病隐匿，一般表现为慢性肝病。最常见的症状包括嗜睡、乏力、全身不适等。体检可发现肝大、脾大、腹水等体征，偶见周围性水肿。约 1/3 的患者诊断时已存在肝硬化表现，少数患者以食管-胃底静脉曲张破裂出血引起的呕血、黑便为首发症状。少部分患者可伴发热症状。10%～20%的患者没有明显症状，仅在体检时意外发现血清氨基转移酶水平升高。这些无症状的患者进展至肝硬化的风险与有症状的患者相近。AIH 常合并其他器官或系统性自身免疫病如慢性淋巴细胞性甲状腺炎、糖尿病、炎症性肠病、类风湿关节炎、干燥综合征、银屑病和系统性红斑狼疮等。如 AIH 和其他自身免疫病同时存在可按主要疾病类型处理，糖皮质激素剂量以能否控制疾病活动为主。

约 25%的 AIH 患者表现为急性发作，甚至可进展至急性肝衰竭。部分患者病情可呈波动性或间歇性发作，临床和生化异常可自行缓解，甚至在一段时间内可完全恢复，但之后又会复燃。这种情况需要高度重视，因为这些患者的肝组织学仍表现为慢性炎症的持续活动，不及时处理可进展为肝硬化。

三、诊断与鉴别诊断

临床上遇到不明原因的肝功能异常或肝硬化的任何年龄、性别患者，均应考虑 AIH 的可能性。既往诊断 AIH 多沿用国际自身免疫性肝炎工作组(IAIHG)提出的 AIH 描述性诊断和评分系统，但该系统应用起来较为繁杂，不便于被临床广泛应用。IAIHG 又提出 AIH 简化诊断积分系统，该系统仅包括血清 lgG、自身抗体、病理学以及除外病毒性肝炎，每部分最高计 2 分，共计 8 分，积分 6 分者为可能 AIH，积分=7 分者可确诊 AIH。当其积分=6 时诊断 AIH 的特异性为 97%，敏感性为 88%；积分=7 时诊断的特异性为 99%，敏感性为 81%。Czaja 等发现简化的评分系统在排除 AIH 时具有更高的特异性(90%)，但简化的评分系统诊断 AIH 的敏感性相对较低(95%)。Qiu 等验证了简化积分系统在我国 AIH 患者中具有良好的敏感性和特异性，认为其诊断“可能”和“确诊”AIH 的敏感性、特异性分别为 95%、90%和 62%、99%。在简化诊断系统中，肝组织病理学是诊断的必备条件，因此对于临床上疑诊为 AIH 的患者需尽量完善肝活组织检查以明确诊断。但简化积分系统容易漏诊部分不典型患者如自身抗体滴度低或阴性和(或)血清 IgG 水平较低甚至正常的患者，因此对于疑似患者而简易诊断不能确定的患者，建议再以综合诊断积分系统进行综合评估。

抗核抗体和抗平滑肌抗体等自身抗体缺乏疾病特异性，低滴度的自身抗体也可见于其他多种肝内外疾病如病毒性肝炎、非酒精性脂肪性肝病、肝豆状核变性等肝病以及系统性红斑狼疮、类风湿关节炎等自身免疫病。因此，需进行仔细的鉴别诊断。

四、治疗方案

(一)治疗目标

AIH 治疗的总体目标是获得肝组织学缓解,防止肝纤维化发展和肝衰竭发生,提高患者的生存期和生存质量。临床上可行的治疗目标是获得完全生化缓解即血清氨基转移酶(GPT/GOT)和IgG 水平均恢复正常,而肝组织缓解则是治疗的重要目标。

(二)药物治疗

对免疫抑制治疗应答是 AIH 的特点之一,IAIHG 推荐对确定或可能诊断的 AIH 患者进行免疫抑制治疗,以改善患者的生活质量和预后。常用的一线治疗药物主要有泼尼松(龙)、硫唑嘌呤、布地奈德等。

1.激素和免疫抑制剂治疗

通常采用糖皮质激素单药治疗诱导缓解治疗,泼尼松或泼尼松龙的起始剂量在 40～60 mg/d,服用 4 周后复查肝功能,如肝功能稳定,嘱患者逐渐减量(每 2 周减 5 mg)至 5～10 mg/d维持治疗;也可采用糖皮质激素联合硫唑嘌呤(50 mg/d)诱导治疗,尤其是对于糖皮质激素不良反应风险增加的患者(如具有脆性糖尿病、骨质疏松症、情感不稳定、精神病史和控制不良的高血压患者),泼尼松或泼尼松龙的起始剂量为 30 mg/d,如肝功能稳定,嘱患者逐渐减量(每 2 周减 5 mg)至 5～10 mg/d 维持治疗,硫唑嘌呤无须减量。维持治疗可采用泼尼松或泼尼松龙(5～10 mg/d)单药或联合硫唑嘌呤(50 mg/d)治疗,也可单用硫唑嘌呤(50 mg/d)维持治疗。治疗应强调个体化原则。

2.泼尼松的不良反应

(1)泼尼松治疗 2 年,80%的患者出现轻症反应,主要为外貌改变,包括满月脸、水牛背、妊娠纹、体重增加、痤疮、秃发和面部多毛等。13%的患者出现严重不良反应,包括椎体压缩性骨折、脆性糖尿病、精神病、胰腺炎、机会性感染、控制不良的高血压和恶性肿瘤。严重并发症不常见,但常发生在泼尼松单药(20 mg/d)长程(超过 18 个月)治疗之后。糖皮质激素的相关不良反应是 AIH 停药的最常见的原因,约 13%的患者因此停药,其中 47%不能忍受外貌改变或肥胖,27%为椎体压缩性骨折,20%为脆性糖尿病。

(2)综合考虑疗效和不良反应之间的利弊,已有多项临床试验表明,对大多数 AIH 患者而言,泼尼松和硫唑嘌呤联合治疗是最佳治疗方案。在联合治疗中泼尼松对诱导缓解仍起主要作用,硫唑嘌呤对诱导缓解无作用,但对维持缓解有效,加用硫唑嘌呤,旨在减少泼尼松的用量及不良反应。

3.硫唑嘌呤的不良反应

硫唑嘌呤的主要不良反应是血细胞减少,最严重的是骨髓衰竭。AIH 患者使用硫唑嘌呤治疗血细胞(白细胞、血小板)轻度减少的发生率约 46%(尤其是肝硬化患者),约 6%的患者出现严重的血液学异常。5%的患者在治疗早期即因恶心、呕吐、关节痛、发热、皮疹等而停药。AIH 免疫抑制治疗与恶性肿瘤发生风险增加有关,治疗过程中肝外新生物的发生率为 1/194 人年,10 年后的肿瘤发生率为 3%。肿瘤并无优势的细胞类型,与年龄、性别、治疗药物、累积疗程无关。另外,少见骨髓衰竭、绒毛萎缩、吸收不良、妊娠期致畸等不良反应。一般认为硫唑嘌呤的用量为 50 mg/d 时并发症发生率低于 10%,减少剂量或停药后不良反应可逆转。

4.布地奈德

布地奈德是第二代糖皮质激素，其在肝脏的首关清除率较高(约 90%)。6-OH-布地奈德与糖皮质激素受体的亲和性高，抗炎疗效相当于泼尼松(龙)的 5 倍；而其代谢产物(16-OH-泼尼松龙)无糖皮质激素活性。因此，布地奈德的主要作用部位为肠道和肝脏，而全身不良反应较少。研究表明，布地奈德和硫唑嘌呤联合治疗方案较传统联合治疗方案能更快诱导缓解，而糖皮质激素的相关不良反应显著减轻，可作为 AIH 的一线治疗方案。目前多用于需长期应用泼尼松(龙)维持治疗的 AIH 患者，以期减少糖皮质激素的不良反应。

(三)治疗指征

所有活动性 AIH 患者均应接受免疫抑制治疗，并可根据疾病活动度调整治疗方案和药物剂量，具体如下。

(1)中度以上炎症活动的 AIH 患者、急性[GPT 和(或)GOT 超过正常上限的 10 倍]甚至重症(伴出凝血异常，即国际标准化比值>1.5)应及时启动免疫抑制治疗，以免出现急性肝衰竭。

(2)对于轻微炎症活动的老年(>65 岁)患者需平衡免疫抑制治疗的益处和风险，进行个体化处理。暂不启动免疫抑制治疗者需严密观察，如患者出现明显的临床症状或出现明显的炎症活动患者可进行治疗。

(3)从肝组织学角度判断，存在中度以上界面性肝炎是治疗的重要指征。桥接性坏死、多小叶坏死或塌陷性坏死、中央静脉周围炎等特点提示急性或重症 AIH，需及时启动免疫抑制治疗。轻度结膜炎患者可视年龄而区别对待。轻度界面性肝炎的老年患者可严密观察、暂缓用药，特别是存在免疫抑制剂反指征者。而存在轻度结膜炎的年轻患者仍有进展至肝硬化的风险，可酌情启动免疫抑制治疗。对非活动性肝硬化 AIH 患者则无须免疫抑制治疗，但应长期密切随访(如每 3～6 月随访 1 次)。

(四)治疗评估及处理

1.完全缓解

诱导治疗至少 2 年，从理论上讲，应达到完全缓解时停药。血清 GPT、GOT 及 γ-球蛋白水平是预测治疗应答的最常用、最简便的生化指标。治疗前生化指标异常，预测肝组织学异常的准确率为 91%～98%；治疗后生化指标复常，预测肝组织学异常的准确率仅 36%～44%。这是因为肝组织学复常滞后于生化指标复常 3～6 个月，因此完全缓解应有肝活检依据。治疗结束前，肝活检是确认疾病完全缓解、理想治疗终点的唯一方法。治疗过程中血清 GOT、γ-球蛋白正常的患者，约 55%仍存在界面性肝炎，此类患者停药后易复发。停药前通过肝活检识别这类患者，调整和延长治疗。因此，推荐 AIH 患者在停止免疫抑制治疗前进行肝活检。

2.治疗失败

治疗失败是指患者遵循标准治疗，但临床、实验室和组织学恶化，并出现黄疸、腹水和肝性脑病，在 3～6 周至少 9%的患者治疗失败。可以通过终末期肝病模型(MELD)评分早期识别以后会发生治疗失败、肝衰竭死亡或需要肝移植的患者。早期识别可能会对糖皮质激素治疗失败的患者可以通过调整治疗方案(包括及时肝移植)改善预后。

治疗失败的患者可大剂量泼尼松单药(60 mg/d)，或泼尼松(30 mg/d)联合硫唑嘌呤(150 mg/d)，此剂量至少维持 1 个月，血清 GOT 水平提高后泼尼松和硫唑嘌呤每月减量直至维持剂量。

3.不完全应答

在标准治疗的 AIH 者中，约 13%的患者泼尼松不能诱导缓解或呈部分缓解，继续治疗的药效-风险比降低，超过 3 年的标准治疗，每年诱导缓解率仅 7%，而药物不良反应发生率则增加。对标准治疗不完全应答的患者，可选择低剂量泼尼松（<10 mg/d）或硫唑嘌呤[2 mg/(kg·d)]维持治疗。

4.复发

（1）复发是指在治疗诱导缓解和停药后疾病的再活动，特征是血清 GOT 水平超过 3 倍 ULN 和(或)血清 γ-球蛋白超过 20 g/L。停药后复发是 AIH 治疗的最主要的问题。停药 6 个月后复发者为 50%，停药 3 年后复发者为 70%，曾认为与过早停药有关，肝组织学显示非特异性炎症或汇管区炎症而停药者的复发率为 50%，肝硬化复发率在 87%～100%，即使组织学恢复至正常肝结构，亦有 20%的复发率，目前认为复发与免疫抑制剂不能完全阻断 AIH 的发病机制有关。

（2）停药后首次复发，应再次治疗，治疗方案是泼尼松联合硫唑嘌呤，直至再次临床和实验室缓解，然后泼尼松减量而硫唑嘌呤加量，泼尼松逐渐减量停药，硫唑嘌呤增加剂量至 2 mg/(kg·d)维持治疗。对硫唑嘌呤不耐受的患者可小剂量泼尼松（=10 mg/d）维持治疗。先前复发患者，至少治疗 24 个月后，血清 GOT 或 GPT 持续正常，从长期硫唑嘌呤或小剂量泼尼松维持治疗逐渐减量的决定必须慎重权衡利弊。

（五）辅助治疗

目的主要是防治或减少标准治疗可能引起的或已发生的不良反应，如骨质疏松症。因此，除常规支持疗法外，宜加用维生素 D 每周 50 000 U、钙每天 1 000 mg，口服；有症状性骨质疏松症者，可用有机双膦酸盐类化合物制剂，如依替膦酸及阿仑膦酸钠，后者每周 70 mg，一次口服，服用后宜多饮水。其他辅助治疗根据相应变化调整。

（六）肝移植

肝移植是终末期 AIH 患者的唯一选择，肝移植的指征包括急性肝衰竭、失代偿性肝硬化 MELD 评分=15 分或符合移植标准的肝细胞肝癌。移植后的 5 年生存率为 86%，移植后的 4.6 年±1 年至少 17%复发，更多见于免疫抑制治疗不当的 AIH 患者。AIH 复发者应给予适宜剂量的泼尼松联合硫唑嘌呤治疗，或加大剂量的糖皮质激素和优化的钙神经素抑制剂（首选他克莫司），抑制血清 GOT、GPT 水平。糖皮质激素和钙神经素抑制剂治疗血清 GOT 或 GPT 水平不能复常者，加用吗替麦考酚酯（2 g/d）。若治疗应答仍不充分，用环孢素替代他克莫司或西罗莫司替代钙神经素抑制剂。复发 AIH 治疗有效后不建议停用糖皮质激素，否则可能导致移植物失败。对可能进展至移植物失败的难治性复发性 AIH 应考虑再次肝移植。

五、药学监护要点

（1）注意应根据血清氨基转移酶和 IgG 恢复情况调整泼尼松（龙）的剂量，并密切监测其不良反应。

（2）需长期接受激素治疗的患者，建议治疗前行基线骨密度测定并每年监测随访。

（3）在治疗前已存在血细胞减少者或肝硬化者慎用硫唑嘌呤，硫唑嘌呤用药过程中也应注意监测血常规，防止骨髓抑制发生。

（时路路）

第四节 酒精性肝病

一、定义与流行病学

酒精性肝病是由于长期大量饮酒所致的肝脏疾病，疾病谱包括酒精性脂肪肝、酒精性肝炎、酒精性肝纤维化和酒精性肝硬化。严重酗酒时可诱发广泛性肝细胞坏死甚至肝衰竭。

全球范围内，酒精摄入是肝脏疾病的一个主要病因。在欧美国家，酒精性肝病更是导致肝硬化的头号病因。西方国家的研究数据显示，酒精性肝硬化是欧洲肝移植的重要原因之一。从全球看，饮酒是死亡的第七大危险因素，占女性死亡的 2.2%和男性死亡的 6.8%。在 15～49 岁人群中，3.8%的女性死亡要归于乙醇，男性占 12.2%。我国目前尚缺乏全国性大规模流行病学调查资料，但地区性流行病学调查显示人群中嗜酒者的比例及酒精性肝病的患病率呈逐年上升的趋势。华北地区一般人群中嗜酒者的比例由 0.21%上升至 14.3%；21 世纪初，南方及中西部省份流行病学调查显示饮酒人群增至 30.9%～43.4%，酒精性肝病占同期肝病住院患者的比例也在不断上升；酒精性肝硬化在肝硬化的病因构成比从 10.8%上升到 24.0%。女性酒精性肝病的患病率低于男性，主要是由于女性嗜酒人群比例明显低于男性；而女性比男性则更易患酒精性肝病，可能与雌激素促进酒精性肝损害的作用有关。我国酒精性肝病主要以酒精性肝炎为主，西方国家酒精性肝病的发病形式主要以酒精性脂肪肝为主，可能与遗传背景、饮食习惯和生活方式不同有关。

二、临床表现与临床分型

(一)临床表现

患者的临床表现因饮酒的方式、个体对乙醇的敏感性以及肝组织损伤的严重程度不同而有明显的差异。症状一般与饮酒的量和酗酒的时间长短有关。临床症状为非特异性，可无症状，或右上腹胀痛、食欲缺乏、乏力、体重减轻、黄疸等，随着病情加重，可有神经系统症状、蜘蛛痣、肝掌等表现。GOT/GPT＞2、GGT 升高、MCV 升高为酒精性肝病的特点，禁酒后这些指标可明显下降，通常 4 周内恢复正常(但 GGT 恢复较慢)，有助于诊断。

(二)临床分型

轻症酒精性肝病、酒精性脂肪肝、酒精性肝炎、酒精性肝纤维化、酒精性肝硬化。

三、诊断与鉴别诊断

(一)诊断

1.饮酒史

饮酒史是诊断酒精性肝病的必备条件，应详细询问患者饮酒的种类、每天摄入量、持续饮酒时间和饮酒方式等。目前乙醇摄入的安全量尚有争议，我国现有的酒精性肝病诊断标准为有长期饮酒史，一般超过 5 年，折合乙醇量男性＝40 g/d、女性＝20 g/d；或 2 周内有大量饮酒史，折合乙醇量＞80 g/d。但应注意性别、遗传易感性等因素的影响。乙醇量(g)换算公式＝饮酒量

(mL)×乙醇含量(%)×0.8。单纯饮酒不进食或同时饮用多种不同的酒更容易发生酒精性肝病。

2.诊断思路

酒精性肝病的诊断需要过量饮酒的证据和肝病的证据,没有单一的实验室指标能够确定乙醇为肝病的病因。酒精性肝病的诊断思路:是否存在肝病;肝病是否与饮酒有关;是否合并其他肝病;如确定为酒精性肝病,其临床病理属于哪个阶段。可根据饮酒史、临床表现和有关实验室及辅助检查进行分析,必要时行肝穿刺活组织检查进一步明确诊断。

(二)鉴别诊断

应与非酒精性脂肪性肝病、病毒性肝炎、药物性肝损伤、自身免疫性肝病等其他原因引起的肝病相鉴别。酒精性肝病和慢性病毒性肝炎的关系密切,慢性乙型、丙型肝炎患者对乙醇的敏感度增高,容易发生酒精性肝病;反之,酒精性肝病患者对病毒性肝炎的易感性也增加。

四、治疗方案

酒精性肝病尚缺乏特异性治疗,其治疗原则为戒酒和营养支持,减轻酒精性肝病的严重程度;改善已存在的继发性营养不良和对症治疗酒精性肝硬化及其并发症。是否需要药物干预、用哪些药物干预应根据患者病情,采取个体化治疗。

(一)药物治疗

1.糖皮质激素

(1)糖皮质激素可改善重症酒精性肝炎患者的28天生存率。对于酒精性肝病患者,患者与正常对照的凝血酶原时间(PT)差×4.6,加上血清胆红素水平(μmol/L),计算Maddrey判断函数,判断函数>32分者为重症酒精性肝炎,是应用糖皮质激素治疗的指征。此外,还有其他一些评分系统用于判断酒精性肝炎的严重程度,如格拉斯哥酒精性肝炎评分,应用年龄、中性粒细胞计数和肌酐值等计算的ABIC评分,MELD等。

(2)评估糖皮质激素的疗效,采用Lille评分对糖皮质激素治疗的效果和停药进行评估。应用基线至第7天的胆红素水平变化计算Lille评分,如果Lille评分<0.45分,表明患者对激素治疗有应答;如果评分>0.45分,则说明患者对激素治疗无效。研究表明,目前只有40%~50%的患者对激素治疗发生应答。对激素治疗无应答的患者如继续接受激素治疗,则有并发肺炎、泌尿系统感染等风险,并且死亡率较高。研究表明,糖皮质激素治疗在提高患者的28天短期生存率方面有一定益处,但对90天及半年生存率的改善效果不明显。

2.其他药物

(1)美他多辛是一种新型的调节乙醇代谢的药物,它可减少乙醇及其代谢产物对肝脏或其他组织的毒性反应时间,从而预防谷胱甘肽耗竭和脂质过氧化,改变乙醇引起的精神异常和行为异常。在临床研究和临床实践中,美他多辛适用于急、慢性酒精中毒,疗效好,安全性高,因此可作为治疗急、慢性酒精中毒性疾病的常规用药。

(2)己酮可可碱是一种非选择性磷酸二酯酶抑制剂,它可降低*TNF*基因下游许多效应细胞因子的表达,具有拮抗炎症细胞因子的作用,但仍需进行临床试验。

(3)S-腺苷蛋氨酸治疗可以改善酒精性肝病患者的临床症状和生物化学指标。

(4)多烯磷脂酰胆碱对酒精性肝病患者有防止组织学恶化的趋势。甘草酸类制剂、水飞蓟宾类、多烯磷脂酰胆碱和还原型谷胱甘肽等药物有不同程度的抗氧化、抗炎、保护肝细胞膜及细胞器等作用,临床应用可改善肝脏生物化学指标。

(二)一般治疗

酒精性肝病患者需要良好的营养支持,应在戒酒的基础上提供高蛋白、低脂饮食,并注意补充 B 族维生素、维生素 C、维生素 K 及叶酸。酒精性肝硬化患者主要补充蛋白质热量的不足,重症酒精性肝炎患者应考虑夜间加餐(约 2 900 kJ/d),以防止肌肉萎缩、增加骨骼肌容量。韦尼克脑病症状明显者及时补充 B 族维生素。

(三)肝移植

严重的酒精性肝硬化患者可考虑肝移植。早期肝移植可提高患者的生存率,但要求患者肝移植前戒酒 3～6 个月,并且无其他脏器的严重酒精性肝损害。

五、药学监护要点

(1)注意糖皮质激素治疗的指征,治疗前后应密切评估激素的疗效及不良反应。

(2)营养支持非常重要,药物干预应个体化治疗,避免过度治疗。

(时路路)

第五节　非酒精性脂肪性肝病

一、定义与流行病学

非酒精性脂肪性肝病(nonalcoholic fatty liver disease,NAFLD)的定义需要有脂肪肝的影像学或组织学证据和无继发的肝脏脂肪沉积病因,如大量饮酒、使用致脂肪变性的药物或遗传性疾病。在大多数患者中,NAFLD 与代谢性危险因素有关,如肥胖、糖尿病和血脂异常,与胰岛素抵抗(IR)和遗传易感密切相关。组织学上 NAFLD 进一步分为非酒精性脂肪肝(NAFL)、非酒精性脂肪性肝炎(NASH)及其相关肝硬化和肝细胞癌。NAFL 的定义为有肝脏脂肪变性,但无肝细胞炎症损害(气球样变)的肝细胞损害证据。NASH 的定义为有肝脏脂肪变性和肝细胞炎症损害(气球样变)伴或不伴有纤维化。

根据人群研究与使用的定义不同,报道的 NAFLD 发病率大相径庭。NAFLD 是欧美等西方发达国家肝功能酶学异常和慢性肝病的最常见的原因,随着肥胖症和代谢综合征在全球的流行,近年来中国的 NAFLD 增长迅速且呈低龄化发病的趋势,相关研究统计我国目前的 NAFLD 发病率处于世界中等水平,而北京、上海等个别城市的发病率高于这个水平。

二、病因与发病机制

肥胖是 NAFLD 一种常见并已证实的危险因素。过高的体重指数(BMI)和内脏型肥胖是公认的 NAFLD 危险因素。与欧美国家相比,我国 NAFLD 的病因构成基本相近,即与肥胖、糖尿病、代谢综合征相关疾病为主。有数据表明,甲状腺功能减退、垂体功能低下、性腺功能减退、睡眠呼吸暂停和多囊卵巢综合征是独立于肥胖之外的发生 NAFLD 的重要危险因素。

NAFLD 是遗传-环境-代谢应激相关性疾病,“二次打击学说”和“四步骤学说”似乎可解释其复杂的发病机制。初次打击主要为IR,IR通过促进外周脂解增加和高胰岛素血症引起肝细胞脂肪储积(单纯性脂肪肝);反应性氧化代谢产物增多,导致脂质过氧化伴细胞因子、线粒体解偶联蛋白-2以及Fas配体被诱导活化,进而引起脂肪变的肝细胞发生气球样变和坏死性炎症(脂肪性肝炎)为二次打击;肝脏炎症的持续存在则不可避免地导致肝星形细胞活化和增殖,从而启动肝脏基质的修复反应(肝纤维化,第三步);伴随于进展性肝纤维化的肝脏微循环障碍所继发的缺血性坏死可导致肝小叶结构改建,从而诱发肝硬化(第四步)。此外,肠道菌群紊乱、肠源性内毒血症、睡眠呼吸暂停综合征以及肝组织铁负荷过重均可作为二次打击的组分参与NAFLD的发生和发展。

三、病理表现

(一)病理特征

NAFLD的病理特征为肝腺泡3区大泡性或以大泡为主的混合性肝细胞脂肪变,伴或不伴有肝细胞气球样变、小叶内混合性炎症细胞浸润以及窦周纤维化。与成人不同,儿童的NASH汇管区病变(炎症和纤维化)通常较小叶内严重。

(二)病理学诊断与临床疗效评估

推荐NAFLD的病理学诊断与临床疗效评估参照美国国立卫生研究院NASH临床研究网病理工作组指南,常规进行NAFLD活动度积分(NAFLD activity score,NAS)和肝纤维化分期。

1.NAS积分(0～8分)

(1)肝细胞脂肪变:0分(＜5%);1分(5%～33%);2分(34%～66%);3分(＞66%)。

(2)小叶内炎症(20倍镜计数坏死灶):0分(无);1分(＜2个);2分(2～4个);3分(＞4个)。

(3)肝细胞气球样变:0分(无);1分(少见);2分(多见)。

2.肝纤维化分期(0～4)

0:无纤维化。1a:肝腺泡3区轻度窦周纤维化。1b:肝腺泡3区中度窦周纤维化。1c:仅有门脉周围纤维化。2:肝腺泡3区窦周纤维化合并门脉周围纤维化。3:桥接纤维化。4:高度可疑或确诊肝硬化,包括NASH合并肝硬化、脂肪性肝硬化以及肝硬化。

四、临床表现与辅助检查

(一)临床表现

1.代谢综合征

NAFLD与代谢综合征组分通常合并存在。肥胖症,即腰围＞90 cm(男性)和＞80 cm(女性)和(或)BMI＞25 kg/m^2;血清甘油三酯(TG)＝1.7 mmol/L或高TG血症;高密度脂蛋白胆固醇(HDL-C)降低;血压增高或原发性高血压;空腹血糖(FPG)增高或2型糖尿病。然而,20%～25%的NAFL患者在确诊时BMI、血脂、血糖等均处于正常范围内,这些“隐源性脂肪肝”通常有近期体重和腰围增加史,其与普通NAFLD患者一样。

2.肝病相关表现

大多数患者无肝病相关表现,即使出现也无特异性。最常见的症状为乏力,但乏力程度与病情严重程度无相关性。多数患者存在睡眠紊乱(夜间打鼾和夜间睡眠不宁),醒来后感到疲乏。部分患者存在上腹不适,以儿童多见。半数以上患者体检时发现肝大,而脾大少见。少数出现肝掌和蜘蛛痣,发展到肝硬化失代偿期可出现腹水、消化道出血、肝性脑病等并发症。

(二)辅助检查

1.人体学指标

疑似 NAFLD 患者需常规测量身高、体重、腰围和血压,计算 BMI 明确有无体重超标,腰围可反映内脏型肥胖。

2.实验室检查

血清 GPT、GOT、γ-谷氨酰转移酶(GGT)水平轻度增高持续半年以上是 NAFLD 常见的生化异常。氨基转移酶水平与肝脏组织学改变的相关性很差,氨基转移酶增高与否并不证实脂肪性肝炎。氨基转移酶异常与 NAFLD 患者肝组织学改变的一致率仅在 20%~30%。对于疑似 NAFLD 患者应检测空腹血糖、血脂、尿酸及血红蛋白,必要时完善胰岛素、C 肽检测等。同时需检查 HBV、HCV 等其他肝病相关化验。

3.肝脏弹性纤维

通过肝脏弹性反映纤维化程度,特别是磁共振成像指导下的弹性检测,目前普遍认为是反映肝纤维化指标的较好的检测方法,应用最多的是 FibroScan 和 FibroTouch,但其对 NASH 的诊断相对较差。

4.磁共振质谱分析

对肝脏脂肪定量的分析是"金标准",甚至超过肝穿刺,因为它的采样面积大。

5.肝活检

目前肝活检仍然是诊断 NAFLD 的"金标准",尤其对于高度怀疑有进展性肝纤维化,甚至早期肝硬化患者,肝穿刺是必要的。其病理表现如前所述。

五、诊断与鉴别诊断

(一)诊断

明确 NAFLD 的诊断需符合以下 3 项条件:无饮酒史或饮酒折合乙醇量<每周 140 g(女性<每周 70 g);除外病毒性肝炎、药物性肝病、全胃肠外营养、肝豆状核变性、自身免疫性肝病等可导致脂肪肝的特定疾病;肝活检组织学改变符合脂肪性肝病的病理学诊断标准。

(二)鉴别诊断

1.鉴于肝组织学诊断难以确定者

(1)肝脏影像学表现符合弥漫性脂肪肝的诊断标准且无其他原因可解释。

(2)有代谢综合征相关组分的患者出现不明原因的血清 GPT 和(或)GOT、GGT 持续增高半年以上,减肥和改善 IR 后,异常酶谱和影像学脂肪肝改善甚至恢复正常者可确诊为 NAFLD。

(3)NAS 为半定量评分系统而非诊断程序:NAS<3 分可排除 NASH,>4 分则可诊断为 NASH,介于两者之间为 NASH 可能,不伴有小叶内炎症、气球样变和纤维化但肝脂肪变>33%者为 NAFL,脂肪变达不到此程度者仅称为肝细胞脂肪变。

2.与其他疾病鉴别

(1)在通过影像学或病理学脂肪肝归结为 NAFLD 之前,需除外酒精性肝病、慢性丙型肝炎、自身免疫性肝病、肝豆状核变性等可导致脂肪肝的特定肝病;除外药物(他莫昔芬、胺碘酮、丙戊酸钠、甲氨蝶呤、糖皮质激素等)、全胃肠外营养、炎症性肠病、甲状腺功能减退症以及一些与 IR 相关的综合征等可导致脂肪肝的特殊情况。

(2)在通过血清氨基转移酶和(或)GGT 增高归结为 NAFLD 之前,需除外病毒性肝炎、自身免疫性肝病、肝豆状核变性、药物性肝病等其他类型的肝病,除外肝脏恶性肿瘤、感染和胆道疾病。

(3)NAFLD需与酒精性脂肪肝及其他明确的损肝因素所致的脂肪肝鉴别。

六、治疗方案

(一)治疗目标和原则

1.治疗目标

控制代谢紊乱,防治2型糖尿病和血管事件;逆转肝细胞脂肪病变,减少胆囊炎和胆石症的发生率;防治NASH,阻止肝纤维化进展,减少肝硬化的发生率。

2.治疗原则

有效的治疗NAFLD的方法包括生活方式干预、外科治疗和药物治疗,具体采用哪些治疗取决于病理组织学改变情况。对于NASH患者,治疗取决于基础疾病。

(二)治疗方法

1.生活方式干预和减重手术

(1)通过饮食控制和运动减肥,改善NAFLD/NASH患者的肝功能和组织结构。应用低热量饮食减肥可改善NAFLD患者的肝功能和脂肪变性。运动可改善心血管健康,并且减轻外周、脂肪和肝脏的胰岛素抵抗。在一项研究中,对地中海饮食和一种等热量的低脂肪、高碳水化合物饮食进行比较,结果显示地中海饮食与肝脏脂肪减少和胰岛素敏感性提高有关,体重减轻无差异;限制碳水化合物饮食与减少热量饮食组的体重减轻相似,但限制碳水化合物组的肝脏脂肪减少百分率更高。

(2)对于不能减重或者严重肥胖的NAFLD/NASH患者,减重手术对改善其肝脂肪变性和NASH相关性肝炎有效。

2.药物治疗

NAFLD/NASH的药物治疗主要针对代谢综合征相关疾病,如肥胖、2型糖尿病、血脂异常和高血压等。目前,有多种药物用于评估NAFLD/NASH的治疗,但是尚无证实有效的疗法。

(1)胰岛素增敏剂:有研究表明,应用吡格列酮30 mg/d持续96周可改善组织学特征,特别是肝纤维化水平,可修复脂肪性肝炎,改善GPT、GOT、肝脏脂肪变及肝小叶组织炎症程度。应用吡格列酮15 mg/d持续8周,空腹血糖、甘油三酯和血清胰岛素水平明显下降。经肝穿证实为NASH的非糖尿病患者,应用吡格列酮16周可明显降低胰岛素抵抗评分。有证据表明噻唑烷二酮类药物(吡格列酮和罗格列酮)对肝脏组织学改变有正面影响,但也有一些不良反应,如增高心血管事件风险、促进骨质流失、导致骨质疏松症和增加骨折的发生率,特别是在绝经后妇女容易发生。对于患有膀胱癌的患者,FDA建议避免吡格列酮的应用。由于冠状动脉事件风险增加,在欧洲罗格列酮不再销售,并且在美国也严格限制使用。日本胃肠病学会和日本肝病学会制定的NAFLD/NASH循证医学临床治疗指南推荐吡格列酮用于存在IR的NASH患者。美国肝病研究协会、美国胃肠病协会指南推荐对于肝穿证实的NASH患者可应用吡格列酮治疗,但长期应用该药的疗效和安全性有待于进一步研究。

(2)抗氧剂:在NASH患者中氧化应激是肝细胞损害和疾病进展的关键机制。维生素E是一种抗氧剂,并被研究用于治疗NASH。维生素E的作用:①使用维生素E与NASH患者的氨基转移酶下降有关;②评估有组织学终点的研究表明在成人NASH中维生素E可导致脂肪变性、炎症和气球样变改善，以及脂肪性肝炎的消退；③维生素 E 对肝脏纤维化并无影响。维生素 E 为一种亲脂的抗氧剂，可抑制脂质过氧化，抑制炎症细胞因子（如 TNF-α），降低氨基转移酶水平，改善肝脏脂肪变和炎症，延缓 NAFLD 进展。而另一项研究表明，应用维生素 E 400 IU/d 会增加患前列腺癌的风险。使用 800 IU/d 维生素 E(α-生育酚)可改善肝脏组织学，因此可作为非糖尿病患者且肝活检证实为 NASH 患者的一线用药。在进一步支持其有效性的数据获取之前，不推荐维生素 E 用于治疗糖尿病患者的 NASH、无肝活检的 NAFLD、NASH 相关的肝硬化或隐匿性肝硬化。

(3)降脂药：NAFLD 和 NASH 患者的心血管疾病风险增加，几项研究表明心血管疾病是其最常见的死亡原因。NAFLD 患者应行心血管疾病风险分层，并相应处理其心血管危险因素。在 NAFLD 患者中，血脂异常的治疗应在心血管风险减少的总体框架中考虑。目前研究最多的降脂药为他汀类药物，他汀类药物是通过抑制 3-羟基-3-甲基戊二酰-辅酶 A 还原酶来发挥作用的，有研究证明该药可改善 NASH 患者的肝脏生化学指标和组织学改变。最初认为他汀类药物治疗高脂血症时可引起肝脏氨基转移酶升高，损害肝脏功能，但临床实践中严重的肝损害罕见。目前没有证据显示接受他汀类药物的慢性肝病包括 NAFLD 和 NASH 患者的严重肝损害风险高于那些无肝病的患者，因而他汀类药物可用于治疗 NAFLD 和 NASH 患者的血脂异常。

(4)抗高血压药：血压控制的目标是减少心血管疾病的危险因素。肾素-血管紧张素-醛固酮系统可调节胰岛素敏感性，并与 NAFLD/NASH 的发病机制相关。研究表明氯沙坦可改善血清氨基转移酶水平和肝脏组织学改变，但对于血压正常者需注意其降压作用。

3.肝移植

对于伴有肝衰竭的进展期 NASH 患者建议进行肝移植，因为肝移植后的整体生存率与因其他肝病所致的肝衰竭而接受肝移植手术的患者相同。

七、药学监护要点

目前缺乏诊断非酒精性脂肪性肝病的特异用药，药学监护可参考糖尿病和高血压等用药。需要注意的是当患者使用他汀类降脂药物时，由于他汀类药物可导致 GPT、GOT 升高，需密切监测患者肝功能变化。极少数患者可发生他汀类药物所致肝脏功能衰竭。

（时路路）

第六节 肝 硬 化

一、概述

肝硬化是各种慢性肝病进展至以肝脏弥漫性纤维化、假小叶形成、肝内外血管增殖为特征的病理阶段，代偿期无明显临床症状，失代偿期以门静脉高压和肝功能严重损伤为特征，患者常因并发腹水、消化道出血、脓毒症、肝性脑病、肝肾综合征和癌变等导致多脏器功能衰竭而死。

（一）病因

引起肝硬化的常见病因：HBV、HCV 感染；酒精性肝病；非酒精性脂肪性肝病；自身免疫性肝病，包括原发性胆汁性肝硬化（原发性胆汁性胆管炎）、自身免疫性肝炎和原发性硬化性胆管炎等；遗传、代谢性疾病，主要包括肝豆状核变性、血色病、肝淀粉样变、遗传性高胆红素血症、α1-抗胰蛋白酶缺乏症、肝性卟啉病等；药物或化学毒物等；寄生虫感染，主要有血吸虫病、华支睾吸虫病等；循环障碍所致，常见的有布-加综合征和右心功能衰竭；不能明确病因的肝硬化等。

（二）病理生理

肝硬化的形成是一种损伤后的修复反应，发生在慢性肝损伤的患者中。在这一过程中，肝星状细胞活化是中心环节，还包括了正常肝细胞外基质的降解，纤维瘢痕组织的聚集、血管扭曲变形以及细胞因子的释放等。代偿期肝硬化无明显病理生理特征，失代偿期主要出现门静脉高压和肝功能减退两大类病理生理变化。

1.门静脉高压

肝硬化时，由于肝纤维化和假小叶的形成，压迫肝内小静脉及肝窦，使血管扭曲、闭塞，肝内血液循环障碍，门静脉回流受阻，是门静脉压升高最主要的原因。同时，门静脉血中去甲肾上腺素、5-羟色胺、血管紧张肽等活性物质增加，作用于门静脉肝内小分支和小叶后小静脉壁，使其呈持续性收缩状态。

2.肝功能减退

由于肝脏慢性炎症导致肝细胞坏死，而新生的肝细胞又不能完全行使正常功能，故导致肝功能减退，如清蛋白和凝血因子的合成、胆色素的代谢、有害物质的生物转化、雌激素的灭活等受到影响而引起各种临床表现。

二、病理表现

肝硬化在发展早期，随着炎症水肿进展，肝脏可出现肿大；到晚期肝脏缩小，质地变硬，表面有弥漫性大小不等的结节和塌陷，边缘薄，包膜厚。肝脏切面同样可见大小不等的圆形结节，周围有结缔组织间隔包绕。肝硬化按照形态分为小结节型、大结节型、大小结节混合型及不完全分割型。我国对于肝硬化常用的分类方法是结合病因的综合分类法：门脉性、坏死性、胆汁性、瘀血性、寄生虫性和色素性肝硬化。不同病因的肝硬化的病理特点也不尽相同，但总体上包括以下病理特点：①肝小叶结构破坏，细胞广泛变性坏死；②肝小叶纤维支架塌陷，残存肝细胞再生，形成再生结节；③广泛增生的纤维组织将肝小叶分割包绕成大小不等的圆形或椭圆形肝细胞团，即假小叶；④假小叶内肝细胞索排列紊乱，小叶中央静脉缺如、偏位或有 2 个以上。肝血管受到再生结节的挤压，相互出现交通支，形成肝内分流。

三、临床表现与辅助检查

（一）临床表现

肝硬化起病缓慢、症状隐匿，根据肝功能储备可分为代偿期和失代偿期。代偿期指肝硬化早期，Child-Pugh 评分为 A 级。患者并无明显的临床症状，此期患者可有轻度乏力、食欲缺乏、腹胀、腹泻、食欲减退等症状，但无明显的肝衰竭表现。相关腹部影像学检查可提示肝、脾轻度肿大，血液生化检查提示肝功能及凝血功能轻度异常，可有门静脉高压，如轻度食管静脉曲张，但无腹水、肝性脑病或上消化道出血。失代偿期指肝硬化中晚期，Child-Pugh 评分为 B～C 级。此期患者症状较重，有明显的肝功能异常，如清蛋白＜35 g/L、凝血酶原活动度＜60％、明显黄疸等。患者可出现腹水、肝性脑病及门静脉高压引起的食管-胃底静脉明显曲张或破裂出血。

(二)辅助检查

1.实验室检查

血常规常提示“三系”减少,尤其血小板减少最明显。有黄疸时尿胆红素/尿胆原阳性。肝功能代偿期时可正常,失代偿期时表现为清蛋白减少、清蛋白/球蛋白倒置等。凝血功能在代偿期时多为正常,失代偿期时凝血酶原活动度降低。

2.影像学检查

B 超检查或 CT 检查可见肝脏缩小、表面呈锯齿状,肝实质呈结节样,门静脉内径增宽,脾脏增大等。胃镜检查可见食管-胃底静脉曲张、门静脉高压性胃病等表现。

3.组织病理学检查

肝活检组织病理学检查仍被认为是诊断肝纤维化和肝硬化的“金标准”。对于不明原因的肝硬化进行肝脏病理活检具有重要意义,且可作为肝纤维化分级和分期的依据。具体病理表现如上所述。

四、诊断与鉴别诊断

(一)诊断

首先,确定患者有无肝硬化。肝活检组织病理学检查至今仍被认为是诊断肝纤维化和肝硬化的“金标准”,结合患者的症状及相关实验室检查确定肝硬化程度。其次,肝硬化的病因为何,结合详细的病史、实验室检查尽可能地作出病因诊断;有哪些并发症,肝硬化一旦确定,应进行全面检查了解患者有无食管-胃底静脉曲张、腹水、肝性脑病等;患者的肝功能储备如何,因肝硬化患者的预后和各种并发症的病死率及一些治疗措施的远期疗效都取决于肝功能储备,因此对患者进行肝功能储备分级非常重要。目前常用的肝功能分级方法为英国外科医师 Pugh 等改良的 Child 分级方法,简称 Child-Pugh 分级(表 5-1)。

表 5-1 肝硬化患者的 Child-Pugh 分级标准

临床或生化指标	分数		
	1	2	3
肝性脑病/级	无	1～2	3～4
腹水	无	轻度	中至重度
总胆红素/(μmol/L)*	＜34	34～51	＞51
清蛋白/(g/L)	＝35	28～35	＝28
凝血酶原时间延长/秒	1～3	4～6	＞6

注:* PBC 或 PSC,总胆红素＜68 μmol/L 为 1 分,68～170 μmol/L 为 2 分,＞170 μmol/L 为 3 分。总分:A 级＝6 分,B 级为 7～9 分,C 级＝10 分。

(二)鉴别诊断

肝硬化的临床表现比较复杂,需与有类似表现的疾病相鉴别。有腹水时需与结核性腹膜炎、癌性腹膜炎、卵巢癌、缩窄性心包炎等相鉴别,上消化道出血应与消化性溃疡、出血性胃炎、胃黏膜脱垂、胆道出血等相鉴别,脾大需与白血病、血吸虫病等可引起脾大的其他疾病相鉴别。

五、治疗

肝硬化诊断明确后,应尽早开始综合治疗。重视病因治疗,必要时抗炎抗肝纤维化,积极防治并发症，随访中应动态评估病情。若药物治疗欠佳，可考虑胃镜、血液净化（人工肝）、介入治疗，符合指征者进行肝移植前准备。

（一）病因治疗

病因治疗是肝硬化治疗的关键，只要存在可控制的病因，均应尽快开始病因治疗。针对病因的治疗可以改善肝硬化的预后，提高患者生存。

（二）抗炎抗肝纤维化治疗

（1）对某些疾病无法进行病因治疗，或充分病因治疗后肝脏炎症和（或）肝纤维化仍然存在或进展的患者，可考虑给予抗炎抗肝纤维化的治疗。

（2）常用的抗炎保肝药物有甘草酸制剂、双环醇、多烯磷脂酰胆碱、水飞蓟宾类、腺苷蛋氨酸、还原型谷胱甘肽等。这些药物可通过抑制炎症反应，解毒，免疫调节，清除活性氧和自由基，调节能量代谢，改善肝细胞膜稳定性、完整性及流动性等途径，达到减轻肝组织损害，促进肝细胞修复和再生，减轻肝内胆汁淤积，改善肝功能的目的。

（3）在抗肝纤维化治疗中，目前尚无抗纤维化西药经过临床有效验证，中医中药发挥了重要作用。目前常用的抗肝纤维化药物包括安络化纤丸、扶正化瘀胶囊、复方鳖甲软肝片等。在病因治疗基础上加用这些药物治疗慢性乙型肝炎患者可进一步减轻肝纤维化。

（三）治疗和预防并发症

由于肝功能减退和门静脉高压，肝硬化患者可以发生多种并发症。在病因治疗和抗炎抗纤维化治疗的基础上，密切监控肝硬化相关并发症并积极预防和治疗对于改善患者预后至关重要。

（时路路）

第七节　肝　结　核

肝结核较为少见，因缺乏特异的症状和体征，故临床误诊误治率较高。多数肝结核为全身粟粒性结核的一部分，称为继发性肝结核，患者主要表现为肝外肺、肠等结核引起的临床表现，一般不出现肝病的临床症状，经过抗结核治疗肝内结核可随之治愈，临床上很难作出肝结核的诊断。据报道，死于粟粒性结核的病例尸检资料显示肝结核发生率可达100%；造成死亡的慢性肺结核中，肝内结核可达50%～99%。原发性肝结核是指结核累及肝脏，并成为其全部临床表现的原因，或者当发生肝结核时，其他部位的结核病灶已自愈或非常隐匿而未发现，肝脏为唯一发现结核的器官。此时，患者有结核病的全身表现和（或）肝病的局部表现，如发热、畏寒、盗汗、乏力、消瘦、恶心、呕吐、腹胀、腹泻、肝区疼痛及触痛、肝大及黄疸等。

一、病因及发病机制

肝脏血运和淋巴丰富，一般进入人体的结核杆菌均能到达肝脏。但肝脏的再生修复能力较强，并且具有丰富的单核吞噬细胞系统，胆汁也有抑制结核菌生长的作用，因此并非侵入肝脏的结核菌都能形成病灶。只有当机体免疫功能低下或大量结核菌侵入肝脏或肝脏本身存在某些病变，如脂肪肝、肝纤维化、肝硬化或药物损伤时才较容易发生肝结核。

近年发现人类免疫缺陷病毒（HIV）感染者或其患者肝结核发病率显著增加，提示细胞免疫在肝结核的发生发展中占有重要地位。

结核杆菌侵入肝脏的途径:①肝动脉,为引起肝结核的主要途径。全身血行播散性结核病,或身体任何部位的活动性结核病灶,由于机体免疫力降低,或由于某些局部因素,结核病灶破溃,结核杆菌进入血液循环,经肝动脉进入肝脏。②门静脉,少数肝结核病可经门静脉途径感染。门静脉系统源头的器官或组织结核病如肠结核或肠系膜淋巴结结核病灶中的结核杆菌通过门静脉而侵入肝脏。③脐静脉,胎儿期胎盘结核病灶中的结核杆菌通过脐静脉进入胎儿体内引起先天性肝结核。④淋巴系统,肝内淋巴管直接与腹腔淋巴丛、腹膜后淋巴结相通,故腹腔内结核可经淋巴入肝形成感染灶。⑤直接蔓延,肝脏邻近器官组织的结核病灶可直接侵及肝脏。

二、病理

肝结核的基本病理变化为肉芽肿。可因侵入的结核菌数量、部位和机体免疫功能状态等因素的差异发展成不同的病理类型。

(一)粟粒型

粟粒型最常见,为全身血行播散性粟粒型结核的一部分。病变为粟粒大小至 2 cm,质硬,呈白色或灰白色多发小结节,可广泛散布于全肝。此型病情严重,临床诊断困难,多为尸检或剖腹探查时发现。

(二)结节型

结节型较少见。病灶比较局限,形成 2～3 cm 以上、质硬、灰白色的单发或多发结节,甚至融合成团块,酷似肿瘤,又称结核瘤。

(三)脓肿型

结核病灶中心坏死形成白色或黄白色干酪样脓液,可单发或多发,脓腔多为单房,多房少见。

(四)胆管型

肝结核病变累及胆管或脓肿破入胆管形成胆管结核病变,表现为胆管壁增厚、溃疡或狭窄。此型很少见。

(五)肝浆膜型

肝浆膜型表现为肝包膜发生粟粒性结核灶或包膜增生肥厚形成所谓的“糖衣肝”。较为罕见。

三、临床表现

肝结核无特异症状和体征,少数病例可无任何表现,往往在体检或因其他疾病行 B 超、CT 等影像学检查时发现肝有占位病变。

(一)全身症状

一般有发热(80%),乏力、食欲缺乏(75%),盗汗、消瘦(42%),及腹胀、恶心、呕吐、腹泻等症状。

(二)局部表现

肝大(88%)多在肋下 2～6 cm,中等硬度,有轻至中度压痛及肝区叩击痛;脾大(45%)多为轻度,约半数以上有触痛;黄疸(10%)多为轻至中度。

四、辅助检查

(一)实验室检查

常有不同程度贫血(80%),白细胞数多正常或偏低,少数可增高,脾大时可有全血细胞减少。红细胞沉降率增快。结核菌素试验常呈强阳性。肝功能轻至中度受损,表现为胆红素升高、白蛋白降低、球蛋白升高、转氨酶和碱性磷酸酶升高。

(二)影像学检查

腹部X线平片可见肝脏普遍性增大,若肝内有钙化灶对诊断有帮助,如呈弥漫性粟粒状钙化则支持诊断。B超、CT或MRI检查可发现较大结节、钙化灶和脓肿。B超主要表现为低回声;如同时存在纤维化和钙化,则其内声影不均,并可出现点状强回声;形成脓肿时表现为弱回声,其内声影不均或无回声。CT多表现为低密度占位性病变或液性脓肿样病灶,有的伴高密度点状钙化灶,周边可有增强;粟粒型者多有肝大,偶见散在多发小结节病灶。MRI检查呈现一般脓肿性病灶或实体占位病变,T_1多为低信号病灶,T_2可为等强度或高信号病灶。

(三)腹腔镜检查

可见肝脏表面有散在或孤立的黄白色或乳白色结节及多发的粟粒状结节,同时做镜下直视活检可明确诊断。

五、诊断

肝结核的临床表现和常规检查均无特异性,临床诊断比较困难,尤其对肝外无结核病灶的原发性肝结核更是如此,多数病例需经腹腔镜或B超引导下经皮肝穿刺活检才能确诊。因此凡遇到下列情况应警惕肝结核的可能性:①长期不明原因的发热,伴畏寒、乏力、盗汗、食欲缺乏及肝区疼痛;②体检发现肝脾大、肝区压痛、腹水、黄疸;③红细胞沉降率增快、消瘦、贫血、肝功能试验异常。对这类患者应进行结核菌素皮试、影像学检查如腹部CT、B超等,必要时行腹腔镜检查并取材活检。对于高度疑似但又不能确诊的病例可试用抗结核药物治疗。

六、治疗

(一)一般治疗

适当休息,加强营养;对体弱、病重者应加强支持治疗。

(二)护肝治疗

由于本病存在有肝功能损害,而大多数抗结核药物都有肝毒性,所以对肝结核患者的护肝治疗十分重要。

(三)抗结核治疗

抗结核化学药物治疗应遵循早期、联合、适量、规律和全程用药的原则,方法与血行播散性结核相同,采用WHO提出的督导下短程化疗。具体方案可选用2SRHZ/4R_3H_3、2ERHZ/4R_2H_2等,疗程6~9个月(S为链霉素,H为异烟肼,R为利福平,Z为吡嗪酰胺,E为乙胺丁醇,药物前的数字代表月数,药物后右下角的数字表示每周用药次数)。初期如出现高热可在有效抗结核药物治疗的同时加用泼尼松10 mg,3次/天,热退可尽快减少剂量。耐药结核病尤其是多药耐药结核病(MDR-TB)是目前临床结核病防治中所面临的最为棘手的问题。对于MDR-TB的控制,最重要的措施在于预防其发生。对已经出现的 MDR-TB，应尽早进行有效治疗，方案至少包含 4 种药物，必要时 6～7 种药物，根据病变范围、药物效力、药敏试验并参考以前的用药史决定，并力争做到个体化。

(四)结核性肝脓肿的处理

在积极全身抗结核治疗的同时，对脓肿反复穿刺抽脓并用 0.5%SM 冲洗脓腔后注入 INH 50～100 mg，可加快脓肿的愈合。

(姜文杰)

第八节 肝 脓 肿

一、细菌性肝脓肿

(一)流行病学

细菌性肝脓肿通常指由化脓性细菌引起的感染，故亦称化脓性肝脓肿。本病病原菌可来自胆管疾病(占 16%～40%)，门静脉血行感染(占 8%～24%)，经肝动脉血行感染报道不一，最多者为 45%，直接感染者少见，隐匿感染占 10%～15%。致病菌以革兰阴性菌最多见，其中 2/3 为大肠埃希菌，粪链球菌和变形杆菌次之；革兰阳性球菌以金黄色葡萄球菌最常见。临床常见多种细菌的混合感染。细菌性肝脓肿 70%～83%发生于肝右叶，这与门静脉分支走行有关。左叶者占 10%～16%；左右叶均感染者为6%～14%。脓肿多为单发且大，多发者较少且小。少数细菌性肝脓肿患者的肺、肾、脑及脾等亦可有小脓肿。尽管目前对本病的认识、诊断和治疗方法都有所改进，但病死率仍为 30%～65%，其中多发性肝脓肿的病死率为 50%～88%，而孤立性肝脓肿的病死率为 12.5%～31%。本病多见于男性，男女比例约为2∶1。但目前的许多报道指出，本病的性别差异已不明显，这可能与女性胆管疾病发生率较高，而胆源性肝脓肿在化脓性肝脓肿发生中占主导地位有关。本病可发生于任何年龄，但中年以上者约占 70%。

(二)病因

肝由于接受肝动脉和门静脉双重血液供应，并通过胆管与肠道相通，发生感染的机会很多。但是在正常情况下由于肝的血液循环丰富和单核-吞噬细胞系统的强大吞噬作用，可以杀伤入侵的细菌并且阻止其生长，不易形成肝脓肿。但是如各种原因导致机体抵抗力下降时，或当某些原因造成胆管梗阻时，入侵的细菌便可以在肝内重新生长引起感染，进一步发展形成脓肿。化脓性肝脓肿是一种继发性病变，病原菌可由下列途径进入肝。

1.胆管系统

这是目前最主要的侵入途径，也是细菌性肝脓肿最常见的原因。当各种原因导致急性梗阻性化脓性胆管炎，细菌可沿胆管逆行上行至肝，形成脓肿。胆管疾病引起的肝脓肿占肝脓肿发病率的21.6%～51.5%，其中肝胆管结石并发肝脓肿更多见。胆管疾病引起的肝脓肿常为多发性，以肝左叶多见。

2.门静脉系统

腹腔内的感染性疾病，如坏疽性阑尾炎、内痔感染、胰腺脓肿、溃疡性结肠炎及化脓性盆腔炎等可均引起门脉属支的化脓性门静脉炎，脱落的脓毒性栓子进入肝形成肝脓肿。近年来由于抗生素的应用，这种途径的感染已大为减少。

3.肝动脉

体内任何部位的化脓性疾病，如急性上呼吸道感染、亚急性细菌性心内膜炎、骨髓炎和痈等，病原菌由体循环经肝动脉侵入肝。当机体抵抗力低下时，细菌可在肝内繁殖形成多发性肝脓肿，多见于小儿败血症。

4.淋巴系统

与肝相邻部位的感染如化脓性胆囊炎、膈下脓肿、肾周围脓肿、胃及十二指肠穿孔等，病原菌可经淋巴系统进入肝，亦可直接侵及肝。

5.肝外伤后继发感染

开放性肝外伤时，细菌从创口进入肝或随异物直接从外界带入肝引发脓肿。闭合性肝外伤时，特别是中心型肝损伤患者，可在肝内形成血肿，易导致内源性细菌感染。尤其是合并肝内小胆管损伤，则感染的机会更高。

6.医源性感染

近年来，由于临床上开展了许多肝脏手术及侵入性诊疗技术.如肝穿刺活检术、经皮肝穿刺胆管造影术(percutaneous transhepatic cholangiography，PTC)、内镜逆行胰胆管造影术(endoscopic retrograde cholangiopancreatography，ERCP)等，操作过程中有可能将病原菌带入肝形成肝的化脓性感染。肝脏手术时由于局部止血不彻底或术后引流不畅，形成肝内积血积液时均可引起肝脓肿。

7.其他

有一些原因不明的肝脓肿，如隐源性肝脓肿，可能肝内存在隐匿性病变。当机体抵抗力减弱时，隐匿病灶“复燃”，病菌开始在肝内繁殖，导致肝的炎症和脓肿。Ranson 指出，25％隐源性肝脓肿患者伴有糖尿病。

(三)病理

细菌性肝脓肿的病理变化与细菌的感染途径、种类、数量、毒性、患者全身情况和治疗及时与否等因素密切相关。化脓性细菌侵入肝脏后，发生炎症反应，或形成许多小脓肿，在适当的治疗下，散在的小脓肿多能吸收机化，但在病灶较密集部位由于肝组织的破坏，小的脓肿可融合成一个或数个较大的脓肿。细菌性肝脓肿可以是多发的，也可以是单发的。从病因角度来看，血源性感染者常至多发性，病灶多见于右叶或累及全肝；胆源性肝脓肿亦常为多发且与胆管相通；外伤性和隐源性脓肿多属单发性。细菌性肝脓肿常有肝增大，重量增加，肝包膜有炎性改变，常与周围脏器如膈肌、网膜粘连，脓腔大小不一，相互融合，坏死区域可构成蜂窝状外观。显微镜下见门脉炎症，静脉壁有圆形细胞浸润，管腔内存在白细胞及细胞碎片，脓腔内含有坏死组织。由化脓性胆管炎所致的多发性脓肿，脓腔内有胆汁性脓液。当脓肿转为慢性后，周围肉芽组织和纤维组织增生，脓肿周围形成一定厚度的纤维组织膜。肝脓肿可侵蚀并穿破邻近脏器，可向膈上穿入胸腔，造成脓肿-肺-支气管瘘；可穿入腹腔导致化脓性腹膜炎；胆源性脓肿可并发胆管出血，脓肿愈合后，可能因门静脉血栓形成而导致门静脉高压症。由于肝脏血供丰富，肝脓肿形成发展过程中，大量细菌毒素被吸收，临床上可表现为严重的全身毒血症，如寒战、高热甚至中毒性休克等一系列全身性感染的表现。

(四)临床表现

细菌性肝脓肿并无典型的临床表现,急性期常被原发性疾病的症状所掩盖,一般起病较急,全身脓毒性反应显著。

1.寒战和高热

多为最早也是最常见的症状。患者在发病初期骤感寒战,继而高热,热型呈弛张型,体温在38~40 ℃,最高可达41 ℃,伴有大量出汗,脉率增快,一天数次,反复发作。

2.肝区疼痛

由于肝增大和肝被膜急性膨胀,肝区出现持续性钝痛;出现的时间可在其他症状之前或之后,亦可与其他症状同时出现,疼痛剧烈者常提示单发性脓肿;疼痛早期为持续性钝痛,后期可呈剧烈锐痛,随呼吸加重者提示脓肿位于肝膈顶部;疼痛可向右肩部放射,左肝脓肿也可向左肩部放射。

3.乏力、食欲缺乏、恶心和呕吐

由于伴有全身毒性反应及持续消耗,患者可出现乏力、食欲缺乏、恶心、呕吐等消化道症状。少数患者还出现腹泻、腹胀以及顽固性呃逆等症状。

4.体征

肝区压痛和肝增大最常见。右下胸部和肝区叩击痛;若脓肿移行于肝表面,则其相应部位的皮肤呈红肿,且可触及波动性肿块。右上腹肌紧张,右季肋部饱满,肋间水肿并有触痛。左肝脓肿时上述症状出现于剑突下。并发于胆管梗阻的肝脓肿患者常出现黄疸。其他原因的肝脓肿,一旦出现黄疸,表示病情严重,预后不良。少数患者可出现右侧反应性胸膜炎和胸腔积液,可查及肺底呼吸音减弱、啰音和叩诊浊音等。晚期患者可出现腹水,这可能是由于门静脉炎以及周围脓肿的压迫影响门静脉循环及肝受损,长期消耗导致营养性低蛋白血症引起。

(五)诊断及鉴别诊断

1.病史及体征

在急性肠道或胆管感染的患者中,突然发生寒战、高热、肝区疼痛、压痛和叩击痛等,应高度怀疑本病的可能,做进一步详细检查。

2.实验室检查

白细胞计数明显升高,总数达$(1\sim2)\times10^{10}$/L或以上,中性粒细胞在90%以上,并可出现核左移或中毒颗粒,ALT、碱性磷酸酶升高,其他肝功能检查也可出现异常。

3.B超检查

B超检查是诊断肝脓肿最方便、简单又无痛苦的方法,可显示肝内液性暗区,区内有“絮状回声”并可显示脓肿部位、大小及距体表深度,并用以确定脓腔部位作为穿刺点和进针方向,或为手术引流提供进路。此外,还可供术后动态观察及追踪随访。能分辨肝内直径2 cm以上的脓肿病灶,可作为首选检查方法,其诊断阳性率可达96%以上。

4.X线片和CT检查

X线片检查可见肝阴影增大、右侧膈肌升高和活动受限,肋膈角模糊或胸腔少量积液,右下肺不张或有浸润,以及膈下有液气面等。肝脓肿在CT图像上均表现为密度减低区,吸收系数介于肝囊肿和肝肿瘤之间。CT可直接显示肝脓肿的大小、范围、数目相位置,但费用昂贵。

5.其他

如放射性核素肝扫描(包括ECT)、选择性腹腔动脉造影等对肝脓肿的诊断有一定价值。但这些检查复杂费时，因此在急性期患者最好选用操作简便、安全、无创伤性的B超检查。

（六）鉴别诊断

1.阿米巴性肝脓肿

阿米巴性肝脓肿的临床症状和体征与细菌性肝脓肿有许多相似之处，但两者的治疗原则有本质上的差别，前者以抗阿米巴和穿刺抽脓为主，后者以控制感染和手术治疗为主，故在治疗前应明确诊断，阿米巴肝脓肿常有阿米巴肠炎和脓血便的病史，发生肝脓肿后病程较长，全身情况尚可，但贫血较明显。肝显著增大，肋间水肿，局部隆起和压痛较明显。若粪便中找到阿米巴原虫或滋养体，则更有助于诊断。此外，诊断性肝脓肿穿刺液为"巧克力"样，可找到阿米巴滋养体。

2.胆囊炎、胆石症

此类病有典型的右上部绞痛和反复发作的病史，疼痛放射至右肩或肩胛部，右上腹肌紧张，胆囊区压痛明显或触及增大的胆囊，X线检查无膈肌抬高，运动正常。B超检查有助于鉴别诊断。

3.肝囊肿合并感染

这些患者多数在未合并感染前已明确诊断。对既往未明确诊断的患者合并感染时，需详细询问病史和仔细检查，亦能加以鉴别。

4.膈下脓肿

膈下脓肿往往有腹膜炎或上腹部手术后感染史，脓毒血症和局部体征较化脓性肝脓肿为轻，主要表现为胸痛，深呼吸时疼痛加重。X线检查见膈肌抬高、僵硬、运动受限明显，或膈下出现气液平。B超可发现膈下有液性暗区。但当肝脓肿穿破合并膈下感染者，鉴别诊断就比较困难。

5.原发性肝癌

巨块型肝癌中心区液化坏死而继发感染时易与肝脓肿相混淆。但肝癌患者的病史、发病过程及体征等均与肝脓肿不同，如能结合病史、B超和AFP检测，一般不难鉴别。

6.胰腺脓肿

有急性胰腺炎病史，脓肿症状之外尚有胰腺功能不良的表现；肝无增大，无触痛；B超以及CT等影像学检查可辅助诊断并定位。

（七）并发症

细菌性肝脓肿如得不到及时、有效的治疗，脓肿破溃后向各个脏器穿破可引起严重并发症。右肝脓肿可向膈下间隙穿破形成膈下脓肿；亦可再穿破膈肌而形成脓肿；甚至能穿破肺组织至支气管，脓液从气管排除，形成支气管胸膜瘘；如脓肿同时穿破胆管则形成支气管胆瘘。左肝脓肿可穿破入心包，发生心包积脓，严重者可发生心脏压塞。脓肿可向下穿破入腹腔引起腹膜炎。有少数病例，脓肿穿破入胃、大肠，甚至门脉、下腔静脉等；若同时穿破门静脉或胆管，大量血液由胆管排除十二指肠，可表现为上消化道大出血。细菌性肝脓肿一旦出现并发症，病死率成倍增加。

（八）治疗

细菌性肝脓肿是一种继发疾病，如能及早重视治疗原发病灶可起到预防的作用。即便在肝脏感染的早期，如能及时给予大剂量抗生素治疗，加强全身支持疗法，也可防止病情进展。

1.药物治疗

对急性期，已形成而未局限的肝脓肿或多发性小脓肿，宜采用此法治疗。即在治疗原发病灶的同时，使用大剂量有效抗生素和全身支持治疗，以控制炎症，促使脓肿吸收自愈。全身支持疗法很重要，由于本病的患者中毒症状严重，全身状况较差，故在应用大剂量抗生素的同时应积极补液,纠正水、电解质紊乱,给予B族维生素、维生素C、维生素K,反复多次输入少量新鲜血液和血浆以纠正低蛋白血症,改善肝功能和输注免疫球蛋白。目前多主张有计划地联合应用抗生素,如先选用对需氧菌和厌氧菌均有效的药物,待细菌培养和药敏结果再选用敏感抗生素。多数患者可望治愈,部分脓肿可局限化,为进一步治疗提供良好的前提。多发性小脓肿经全身抗生素治疗不能控制时,可考虑在肝动脉或门静脉内置管滴注抗生素。

2.B超引导下经皮穿刺抽脓或置管引流术

适用于单个较大的脓肿,在B超引导下以粗针穿刺脓腔,抽吸脓液后反复注入生理盐水冲洗,直至抽出液体清亮,拔出穿刺针。亦可在反复冲洗吸净脓液后,置入引流管,以备术后冲洗引流之用,至脓腔直径小于1.5 cm时拔除。这种方法简便,创伤小,疗效亦满意。特别适用于年老体虚及危重患者。操作时应注意:①选择脓肿距体表最近点穿刺,同时避开胆囊、胸腔或大血管;②穿刺的方向对准脓腔的最大径;③多发性脓肿应分别定位穿刺。但是这种方法并不能完全替代手术,因为脓液黏稠,会造成引流不畅,引流管过粗易导致组织或脓腔壁出血,对多分隔脓腔引流不彻底,不能同时处理原发病灶,厚壁脓肿经抽脓或引流后,脓壁不易塌陷。

3.手术疗法

(1)脓肿切开引流术:适用于脓肿较大或经非手术疗法治疗后全身中毒症状仍然较重或出现并发症者,如脓肿穿入腹腔引起腹膜炎或穿入胆管等。常用的手术途径有以下几种。①经腹腔切开引流术:取右肋缘下斜切口,进入腹腔后,明确脓肿部位,用湿盐水垫保护手术野四周以免脓液污染腹腔。先试穿刺抽得脓液后,沿针头方向用直血管钳插入脓腔,排出脓液,再用手指伸进脓腔,轻轻分离腔内间隔组织,用生理盐水反复冲洗脓腔。吸净后,脓腔内放置双套管负压吸引。脓腔内及引流管周围用大网膜覆盖,引流管自腹壁戳口引出。脓液送细菌培养。这种入路的优点是病灶定位准确,引流充分,可同时探查并处理原发病灶,是目前临床最常用的手术方式。②腹膜外脓肿切开引流术:位于肝右前叶和左外叶的肝脓肿,与前腹膜已发生紧密粘连,可采用前侧腹膜外入路引流脓液。方法是做右肋缘下斜切口或右腹直肌切口,在腹膜外间隙,用手指推开肌层直达脓肿部位。此处腹膜有明显的水肿,穿刺抽出脓液后处理方法同上。③后侧脓肿切开引流术:适用于肝右叶膈顶部或后侧脓肿。患者左侧卧位,左侧腰部垫一沙袋。沿右侧第12肋稍偏外侧做一切口,切除一段肋骨,在第1腰椎棘突水平的肋骨床区做一横切口,显露膈肌,有时需将膈肌切开到达。肾后脂肪囊区。用手指沿肾后脂肪囊向上分离,显露肾上极与肝下面的腹膜后间隙直达脓肿。将穿刺针沿手指方向刺入脓腔,抽得脓液后,用长弯血管钳顺穿刺方向插入脓腔,排出脓液。用手指扩大引流口,冲洗脓液后,置入双套管或多孔乳胶管引流,切口部分缝合。

(2)肝叶切除术。适用于:①病期长的慢性厚壁脓肿,切开引流后脓肿壁不塌陷,长期留有无效腔,伤口经久不愈合者;②肝脓肿切开引流后,留有窦道长期不愈者;③合并某肝段胆管结石,因肝内反复感染、组织破坏、萎缩,失去正常生理功能者;④肝左外叶内多发脓肿致使肝组织严重破坏者。肝叶切除治疗肝脓肿应注意术中避免炎性感染扩散到术野或腹腔,特别对肝断面的处理要细致妥善,术野的引流要通畅,一旦局部感染,将导致肝断面的胆瘘、出血等并发症。肝脓肿急诊切除肝叶,有使验证扩散的危险,应严格掌握手术指征。

(九)预后

本病的预后与年龄、身体素质、原发病、脓肿数目、治疗及时与合理以及有无并发症等密切相关。有人报道多发性肝脓肿的病死率明显高于单发性肝脓肿。年龄超过50岁者的病死率为

79%,而50岁以下则为53%。手术病死率为10%~33%。全身情况较差,肝明显损害及合并严重并发症者预后较差。

二、阿米巴性肝脓肿

(一)流行病学

阿米巴性肝脓肿是肠阿米巴病最多见的主要并发症。本病常见于热带与亚热带地区。好发于20~50岁的中青年男性,男女比例约为10∶1。脓肿以肝右后叶最多见,占90%以上,左叶不到10%,左右叶并发者亦不罕见。脓肿单腔者为多。国内临床资料统计,肠阿米巴病并发肝脓肿者占1.8%~20%,最高者可达67%。综合国内外报道4 819例中,男性为90.1%,女性为9.9%。农村高于城市。

(二)病因

阿米巴性肝脓肿是由溶组织阿米巴原虫所引起;有的在阿米巴痢疾期间形成,有的发生于痢疾之后数周或数月。据统计,60%发生在阿米巴痢疾后4~12周,但也有在长达20~30年或之后发病者。

溶组织阿米巴是人体唯一的致病型阿米巴,在其生活史中主要有滋养体型和虫卵型。前者为溶组织阿米巴的致病型,寄生于肠壁组织和肠腔内,通常可在急性阿米巴痢疾的粪便中查到,在体外自然环境中极易破坏死亡,不易引起传染;虫卵仅在肠腔内形成,可随粪便排出,对外界抵抗力较强,在潮湿低温环境中可存活12天,在水中可存活9~30天,在低温条件下其寿命可为6~7周。虽然没有侵袭力,但为重要的传染源。当人吞食阿米巴虫卵污染的食物或饮水后,在小肠下段,由于碱性肠液的作用,阿米巴原虫脱卵而出并大量繁殖成为滋养体,滋养体侵犯结肠黏膜形成溃疡,常见于盲肠、升结肠等处,少数侵犯乙状结肠和直肠。寄生于结肠黏膜的阿米巴原虫,分泌溶组织酶,消化溶解肠壁上的小静脉,阿米巴滋养体侵入静脉,随门静脉血流进入肝;也可穿过肠壁直接或经淋巴管到达肝内。进入肝的阿米巴原虫大多数被肝内单核-吞噬细胞消灭;仅当侵入的原虫数目多、毒力强而机体抵抗力降低时,其存活的原虫即可繁殖,引起肝组织充血炎症,继而原虫阻塞门静脉末梢,造成肝组织局部缺血坏死;又因原虫产生溶组织酶,破坏静脉壁,溶解肝组织而形成脓肿。

(三)病理

进入肝内的阿米巴原虫,大部分在小叶间静脉内被消灭,在此过程中只出现肝轻度到中等度增大、肝区隐痛而无明显局限性病变。少量未被消灭的原虫,于门静脉小支内继续繁殖,阻塞了门静脉小支末梢,因原虫不断分泌溶组织酶,使肝细胞溶解破坏,致肝组织呈点状或片状坏死,周围充血,以后坏死斑点逐渐融合成团块样病变,此即所谓阿米巴性肝炎或肝脓肿前期。此期若能得到及时有效治疗,坏死灶可被吸收,代以纤维结缔组织。若得不到及时治疗,病情继续发展,使已变性的肝细胞进一步溶解液化形成肝脓肿;脓肿呈巧克力色(即果酱色),较黏稠、无臭味、脓液中除含有变性坏死的肝细胞外,还有红细胞、白细胞、脂肪、阿米巴滋养体及麦克-雷登结晶等,一般是无菌的。原虫在脓液中很难发现,但在脓肿壁上搔刮则容易找到。除肝脏外,原虫还可经过肝静脉进入体循环,停留在肺、脑等器官,形成阿米巴性肺脓肿或脑脓肿。自阿米巴原虫进入肝脏到脓肿形成,平均需要1个月左右。脓肿可分3层:外层早期为炎性肝细胞,随后有纤维结缔组织伸入,最后形成纤维膜;中层为间质;内层中央区为脓液。脓肿部位以肝右叶居多,尤其是右肝的顶部最为多见,或在其下面近结肠肝曲处,这可能与肝的门静脉血流有关。结肠阿米巴病变以右半结肠为主，而右半结肠的血流通过肠系膜上静脉多沿门静脉主干的右侧流入右半肝，故原虫可随静脉血流进入右半肝。据报道阿米巴性肝脓肿位于右肝者占81%～96%，国内资料为90%～94%。典型的阿米巴性肝脓肿多为单发，文献报道一组3406例阿米巴性肝脓肿中，单发脓肿占83%。脓肿如不及时治疗，可逐渐增大，最大者可容纳数百至上千毫升脓液。慢性脓肿常合并有大肠埃希菌、葡萄球菌、链球菌、变形杆菌、产气杆菌等的继发性感染，如发生穿破则感染率更高。如继发细菌感染，则脓液多呈黄色或绿色，并有臭味，患者可有发热等脓毒血症表现。

(四)临床表现

本病的发展过程一般比较缓慢，急性阿米巴肝炎期较短暂，如不能及时治疗，继之为较长时期的慢性期。其发病可在肠阿米巴病数周至数年之后，甚至可长达30年后才出现阿米巴性肝脓肿。

1.急性肝炎期

在肠阿米巴病过程中，出现肝区疼痛、肝增大、压痛明显，伴有体温升高(持续在38～39 ℃)，脉速、大量出汗等症状亦可出现。此期如能及时、有效治疗，炎症可得到控制，避免脓肿形成。

2.肝脓肿期

临床表现取决于脓肿的大小、位置、病程长短及有无并发症等。但大多数患者起病比较缓慢，病程较长，此期间主要表现为发热、肝区疼痛及肝增大等。

(1)发热：大多起病缓慢，持续发热(38～39 ℃)，常以弛张热或间歇热为主；在慢性肝脓肿患者体温可正常或仅为低热；如继发细菌感染或其他并发症时，体温可高达40 ℃以上；常伴有畏寒、寒战或多汗。体温大多晨起低，在午后上升，夜间热退时有大汗淋漓；患者多有食欲缺乏、腹胀、恶心、呕吐、甚至腹泻、痢疾等症状；体重减轻、虚弱乏力、消瘦、精神不振、贫血等亦常见。

(2)肝区疼病：常为持续性疼痛，偶有刺痛或剧烈疼痛；疼痛可随深呼吸、咳嗽及体位变化而加剧。疼痛部位因脓肿部位而异，当脓肿位于右膈顶部时，疼痛可放射至右肩胛或右腰背部；也可因压迫或炎症刺激右膈肌及右下肺而导致右下肺肺炎、胸膜炎，产生气急、咳嗽、肺底湿啰音等。如脓肿位于肝的下部，可出现上腹部疼痛症状。

(3)局部水肿和压痛：较大的脓肿可出现右下胸、上腹部膨隆，肋间饱满，局部皮肤水肿发亮，肋间隙因皮肤水肿而消失或增宽，局部压痛或叩痛明显。右上腹部可有压痛、肌紧张，有时可扪及增大的肝脏或肿块。

(4)肝增大：肝往往呈弥漫性增大，病变所在部位有明显的局限性压痛及叩击痛。右肋缘下常可扪及增大的肝，下缘钝圆有充实感，质中坚，触痛明显，且多伴有腹肌紧张。部分患者的肝有局限性波动感，少数患者可出现胸腔积液。

(5)慢性病例：慢性期疾病可迁延数月甚至1～2年。患者呈消瘦、贫血和营养性不良性水肿甚至胸腔积液和腹水；如不继发细菌性感染发热反应可不明显。上腹部可扪及增大坚硬的包块。少数患者由于巨大的肝脓肿压迫胆管或肝细胞损害而出现黄疸。

(五)并发症

1.继发细菌感染

多见于慢性病例，致病菌以金黄色葡萄球菌和大肠埃希菌多见。患者表现为症状明显加重，体温上升至40 ℃以上，呈弛张热，白细胞计数升高，以中性粒细胞为主，抽出的脓液为黄色或黄绿色，有臭味，光镜下可见大量脓细胞。但用抗生素治疗难以奏效。

2.脓肿穿破

巨大脓肿或表面脓肿易向邻近组织或器官穿破。向上穿破膈下间隙形成膈下脓肿；穿破膈肌形成脓胸或肺脓肿；也有穿破支气管形成肝-支气管瘘，常突然咳出大量棕色痰，伴胸痛、气促，胸部X线检查可无异常，脓液自气管咳出后，增大的肝可缩小；肝右叶脓肿可穿破至心包，呈化脓性心包炎表现，严重时引起心脏压塞；穿破胃时，患者可呕吐出血液及褐色物；肝右下叶脓肿可与结肠粘连并穿入结肠，表现为突然排除大量棕褐色黏稠脓液，腹痛轻，无里急后重症状，肝迅速缩小，X线显示肝脓肿区有积气影；穿破至腹腔引起弥漫性腹膜炎。有学者报道1 122例阿米巴性肝脓肿，破溃293例，其中穿入胸腔29%、肺27%、心包15.3%、腹腔11.9%、胃3%、结肠2.3%、下腔静脉2.3%、其他9.25。国内资料显示，发生破溃的276例中，破入胸腔37.6%、肺27.5%、支气管10.5%、腹腔16.6%、其他7.6%。

3.阿米巴原虫血行播散

阿米巴原虫经肝静脉、下腔静脉到肺，也可经肠道下至静脉或淋巴道入肺，双肺呈多发性小脓肿。在肝或肺脓肿的基础上易经血循环至脑，形成阿米巴性脑脓肿，其病死率极高。

(六)辅助检查

1.实验室检查

(1)血液常规检查：急性期白细胞总数可达$(10\sim20)\times10^9/L$，中性粒细胞在80%以上，明显升高者应怀疑合并有细菌感染。慢性期白细胞升高不明显。病程长者贫血较明显，红细胞沉降率可增快。

(2)肝功能检查：肝功能多数在正常范围内，偶见谷丙转氨酶、碱性磷酸酶升高，血浆清蛋白下降。少数患者血清胆红素可升高。

(3)粪便检查：仅供参考，因为阿米巴包囊或原虫阳性率不高，仅少数患者的新鲜粪便中可找到阿米巴原虫，国内报道阳性率约为14%。

(4)血清补体结合试验：对诊断阿米巴病有较大价值。有报道结肠阿米巴期的阳性率为15.5%，阿米巴肝炎期为83%，肝脓肿期可为92%～98%，且可发现隐匿性阿米巴肝病，治疗后即可转阴。但由于在流行区内无症状的带虫者和非阿米巴感染的患者也可为阳性，故诊断时应结合具体患者进行分析。

2.超声检查

B超检查对肝脓肿的诊断有肯定的价值，准确率在90%以上，能显示肝浓性暗区。同时B超定位有助于确定穿刺或手术引流部位。

3.X线检查

由于阿米巴性肝脓肿多位于肝右叶膈面，故在X线透视下可见到肝阴影增大，右膈肌抬高，运动受限或横膈呈半球形隆起等征象。有时还可见胸膜反应或积液，肺底有云雾状阴影等。此外，如在X线片上见到脓腔内有液气面，则对诊断有重要意义。

4.CT检查

可见脓肿部位呈低密度区，造影强化后脓肿周围呈环形密度增高带影，脓腔内可有气液平面。囊肿的密度与脓肿相似，但边缘光滑，周边无充血带；肝肿瘤的CT值明显高于肝脓肿。

5.放射性核素肝扫描

可发现肝内有占位性病变，即放射性缺损区，但直径小于2 cm的脓肿或多发性小脓肿易被漏诊或误诊，因此仅对定位诊断有帮助。

6.诊断性穿刺抽脓

这是确诊阿米巴肝脓肿的主要证据，可在B超引导下进行。典型的脓液呈巧克力色或咖啡色，黏稠无臭味。脓液中查滋养体的阳性率很低（为3%～4%），若将脓液按每毫升加入链激酶10 U，在37 ℃条件下孵育30分钟后检查，可提高阳性率。从脓肿壁刮下的组织中，几乎都可找到活动的阿米巴原虫。

7.诊断性治疗

如上述检查方法未能确定诊断，可试用抗阿米巴药物治疗。如果治疗后体温下降，肿块缩小，诊断即可确立。

（七）诊断及鉴别诊断

对中年男性患有长期不规则发热、出汗、食欲缺乏、体质虚弱、贫血、肝区疼痛、肝增大并有压痛或叩击痛，特别是伴有痢疾史时，应疑为阿米巴性肝脓肿。但缺乏痢疾史，也不能排除本病的可能性，因为40%阿米巴肝脓肿患者可无阿米巴痢疾史，应结合各种检查结果进行分析。应与以下疾病相鉴别。

1.原发性肝癌

同样有发热、右上腹痛和肝大等，但原发性肝癌常有传染性肝炎病史，并且合并肝硬化占80%以上，肝质地较坚硬，并有结节。结合B超检查、放射性核素肝扫描、CT、肝动脉造影及AFP检查等，不难鉴别。

2.细菌性肝脓肿

细菌性肝脓肿病程急骤，脓肿以多发性为主，且全身脓毒血症明显，一般不难鉴别。

3.膈下脓肿

常继发于腹腔继发性感染，如溃疡病穿孔、阑尾炎穿孔或腹腔手术之后。本病全身症状明显，但腹部体征轻；X线检查肝向下推移，横膈普遍抬高和活动受限，但无局限性隆起，可见膈下发现液气面；B超提示膈下液性暗区而肝内则无液性区；放射性核素肝扫描不显示肝内有缺损区；MRI检查在冠状切面上能显示位于膈下与肝间隙内有液性区，而肝内正常。

4.胰腺脓肿

本病早期为急性胰腺炎症状。脓毒症状之外可有胰腺功能不良，如糖尿、粪便中有未分解的脂肪和未消化的肌纤维。肝增大亦甚轻，无触痛。胰腺脓肿时膨胀的胃挡在病变部前面。B超扫描无异常所见，CT可帮助定位。

（八）治疗

本病的病程长，患者的全身情况较差，常有贫血和营养不良，故应加强营养和支持疗法，给予高糖类、高蛋白、高维生素和低脂肪饮食，必要时可补充血浆及蛋白，同时给予抗生素治疗，最主要的是应用抗阿米巴药物，并辅以穿刺排脓，必要时采用外科治疗。

1.药物治疗

(1)甲硝唑（灭滴灵）：为首选治疗药物，视病情可给予口服或静脉滴注，该药疗效好，毒性小，疗程短，除妊娠早期均可适用，治愈率70%～100%。

(2)依米丁（吐根碱）：由于该药毒性大，目前已很少使用。对阿米巴滋养体有较强的杀灭作用，为根治肠内阿米巴慢性感染。本品毒性大，可引起心肌损害、血压下降、心律失常等。此外，还有胃肠道反应、肌无力、神经疼痛、吞咽和呼吸肌麻痹。故在应用期间，每天测量血压。若发现血压下降应停药。

(3)氯喹:本品对阿米巴滋养体有杀灭作用。口服后肝内浓度高于血液 200~700 倍,毒性小,疗效佳,适用于阿米巴性肝炎和肝脓肿。成人口服第 1、第 2 天每天 0.6 g,以后每天服0.3 g,3~4 周为 1 个疗程,偶有胃肠道反应、头痛和皮肤瘙痒。

2.穿刺抽脓

经药物治疗症状无明显改善者,或脓腔大或合并细菌感染病情严重者,应在抗阿米巴药物应用的同时,进行穿刺抽脓。穿刺应在 B 超检查定位引导下和局部麻醉后进行,取距脓腔最近部位进针,严格无菌操作。每次尽量吸尽脓液,每隔 3~5 天重复穿刺,穿刺术后应卧床休息。如合并细菌感染,穿刺抽脓后可于脓腔内注入抗生素。近年来,也加用脓腔内放置塑料管引流,收到良好疗效。患者体温正常,脓腔缩小为 5~10 mL 后,可停止穿刺抽脓。

3.手术治疗

常用术式有 2 种。

(1)切开引流术。下列情况可考虑该术式:①经抗阿米巴药物治疗及穿刺抽脓后症状无改善者;②脓肿伴有细菌感染,经综合治疗后感染不能控制者;③脓肿穿破至胸腔或腹腔,并发脓胸或腹膜炎者;④脓肿深在或由于位置不好不宜穿刺排脓治疗者;⑤左外叶肝脓肿,抗阿米巴药物治疗不见效,穿刺易损伤腹腔脏器或污染腹腔者。在切开排脓后,脓腔内放置多孔乳胶引流管或双套管持续负压吸引。引流管一般在无脓液引出后拔除。

(2)肝叶切除术:对慢性厚壁脓肿,引流后腔壁不易塌陷者,遗留难以愈合的无效腔和窦道者,可考虑做肝叶切除术。手术应与抗阿米巴药物治疗同时进行,术后继续抗阿米巴药物治疗。

(九)预后

本病预后与病变的程度、脓肿大小、有无继发细菌感染或脓肿穿破以及治疗方法等密切相关。根据国内报道,抗阿米巴药物治疗加穿刺抽脓,病死率为 7.1%,但在兼有严重并发症时,病死率可增加 1 倍多。本病是可以预防的,主要在于防止阿米巴痢疾的感染。只要加强粪便管理,注意卫生,对阿米巴痢疾进行彻底治疗,阿米巴肝脓肿是可以预防的;即使进展到阿米巴肝炎期,如能早期诊断、及时彻底治疗,也可预防肝脓肿的形成。

(姜文杰)

第九节 肝 衰 竭

肝衰竭是多种因素引起的严重肝脏损害,导致其合成、解毒、排泄和生物转化等功能发生严重障碍或失代偿,出现以凝血功能障碍、黄疸、肝性脑病、腹水等为主要表现的一组临床症候群。我国《肝衰竭诊疗指南》根据病理组织学特征和病情发展速度,将肝衰竭分为急性、亚急性、慢加急性、慢性 4 类。我国目前临床上以慢加急性肝衰竭为主,疾病进展快,病死率较高。

一、病因

在我国,引起肝衰竭的首要病因是肝炎病毒(主要是乙型肝炎病毒)、其次是药物及肝毒性物质(如乙醇、化学制剂等)。在欧美国家,药物是引起急性、亚急性肝衰竭的主要原因;酒精性肝损害常引起慢性或慢加急性肝衰竭。儿童肝衰竭还可见于遗传代谢性疾病。

二、病理

目前，肝衰竭的病因、分类、分期与肝组织学改变的关联性尚未取得共识。以乙型肝炎病毒(hepatitis B virus，HBV)感染所致肝衰竭为例，各类肝衰竭典型病理表现为急性肝衰竭肝细胞一次性坏死，坏死面积≥肝实质的2/3为大块坏死；或亚大块坏死(1/3～2/3肝实质)，肝窦网状支架不塌陷或非完全塌陷。亚急性肝衰竭肝组织呈新旧不等的亚大块坏死或桥接坏死；较陈旧的坏死区网状纤维塌陷，或有胶原纤维沉积；残留肝细胞有程度不等的再生，并可见细小胆管增生和胆汁淤积。慢加急性肝衰竭在慢性肝病病理损害的基础上，病因不同，形态学表现不一，HBV相关慢加急性肝衰竭的病理表现为肝硬化/肝纤维化基础上沿中央静脉分布的亚大块肝实质坏死(坏死面积15%～90%)，酒精性慢加急性肝衰竭以严重的炎症和肝细胞变性为特征。此外严重的淤胆、卵圆细胞来源的肝再生以及病理上表现的脓毒血症均是所有慢加急肝衰竭病理共有的特征。而慢性肝衰竭主要为弥漫性肝脏纤维化以及异常结节形成，可伴有分布不均的肝细胞坏死。

三、发病机制

肝衰竭的发病机制十分复杂，受多种因素影响，具体机制目前尚未完全明确，主要包括以下2个方面。

(一)各种因素对肝细胞的直接损伤

各型肝炎病毒都可引起肝衰竭，这些病毒的致病性与其数量、毒力、变异有关。大量临床研究发现肝炎病毒感染，特别是肝炎病毒的重叠感染或混合感染和变异株的感染与肝衰竭的发生密切相关。

(二)免疫损伤机制

1.固有免疫系统功能紊乱

固有免疫在急性、亚急性和慢加急性肝衰竭的发生发展过程中发挥着主要作用。固有免疫系统受到病原刺激，可产生一种非病原特异性的炎症反应，其主要效应细胞是吞噬细胞如巨噬细胞、中性粒细胞和单核细胞，在肝内则为Kupffer细胞。肝衰竭发生过程中，Kupffer细胞的功能紊乱可能发挥了重要作用。

2.细胞因子的作用

细胞因子由活化的免疫细胞和某些基质细胞分泌，可介导和调节免疫。一些促炎因子(如IL-1、IL-6、IL-17、IL-18、TNF-α)和抑炎因子(如IL-4、IL-10、IL-13)的失衡与肝衰竭发生时免疫功能的紊乱有直接关系。细胞因子参与肝衰竭的发生机制主要包括以下2种：①参与肝衰竭、肝细胞坏死发生过程；②参与构成抑制肝细胞再生的细胞外环境，导致肝衰竭时肝细胞再生障碍。

3.微循环障碍与门静脉高压

肝衰竭时内毒素作用于肝窦内皮细胞及微血管，引起肝微循环障碍；肝衰竭患者往往会表现为更严重的高动力循环状态，心排血量增加，周围循环充血且低应答，平均动脉压下降，内脏血管充血，门静脉高压，甚至导致肾灌注不足。肝脏微循环障碍及门静脉高压，使肝细胞营养供应不足，药物难以进入肝脏发挥作用，代谢废物难以排出，从而进一步加重肝细胞损伤，损伤的肝脏进一步释放血管活性物质和各种细胞因子，形成恶性循环，导致肝脏进行性损伤，启动多器官功能衰竭甚至危及生命。

四、肝衰竭分类和诊断

(一)分类

肝衰竭分为4类:急性肝衰竭、亚急性肝衰竭、慢加急性肝衰竭和慢性肝衰竭。

(二)临床诊断

1.急性肝衰竭

急性起病,2周内出现Ⅱ度以上肝性脑病并有以下表现者:①极度乏力,有明显厌食、腹胀、恶心、呕吐等消化道症状;②短期内黄疸进行性加深;③出血倾向明显,血浆凝血酶原活动度≤40%(或国际标准化比值≥1.5),且排除其他原因;④肝脏进行性缩小。

2.亚急性肝衰竭

起病较急,2~26周出现以下表现者:①极度乏力,有明显的消化道症状;②黄疸迅速加深,血清总胆红素大于正常值上限10倍或每天上升≥17.1 μmoL/L);③伴或不伴有肝性脑病;④出血倾向明显,凝血酶原活动度≤40%(或国际标准化比值≥1.5)并排除其他原因者。

3.慢加急性肝衰竭

东西方诊断上存在差异。西方以酒精性(西方型)为主,因此几乎所有的西方型慢加急性肝衰竭均发生在肝硬化基础上。而东方型慢加急性肝衰竭以HBV为代表,可以发生在肝硬化或非肝硬化基础上。

西方型慢加急性肝衰竭的诊断标准按照CLIF-OF标准(表5-2),以多脏器衰竭的数量作为评判依据。

表5-2 CLIF-OF评分

检测项目		1分	2分	3分
肝脏	TB(μmol/L)	<102.6	102.6~205.2	≥205.2
肾脏	Cr(μmol/L)	<176.8	176.8~309.4	≥309.4或肾脏透析
神经	HE分级	0	Ⅰ~Ⅱ	Ⅲ~Ⅳ
凝血	国际标准化比值	<2.0	2.0~2.5	≥2.5
循环	平均动脉压(mmHg)	≥70	<70	使用升压药
呼吸	SpO_2/FiO_2	>357	215~357	≤214

上述六大脏器中出现以下任何一种情况均诊断为慢加急性肝衰竭:①单独肾衰竭;②一个脏器衰竭合并肾或神经系统损伤;③两个或以上脏器衰竭。其中达到肾衰竭的评分为2分,其余五个脏器衰竭需达到3分。

东方型慢加急性肝衰竭诊断根据亚太肝病协会共识意见来进行诊断。

慢性肝病基础上,短期内发生急性或亚急性肝功能失代偿的临床症候群,表现为:①极度乏力,有明显的消化道症状;②黄疸迅速加深,血清总胆红素大于正常值上限10倍或每天上升≥17.1 μmoL/L);③出血倾向明显,凝血酶原活动度≤40%(或国际标准化比值≥1.5)并排除其他原因者;④失代偿性腹水;⑤伴或不伴肝性脑病。

东西方定义和诊断标准主要差异如下:①包含的器官不同。东方诊断标准侧重于肝衰竭的表现,而西方诊断标准强调多器官功能衰竭。②肝衰竭的诊断标准不同。东方诊断标准侧重于早期，国际标准化比值≥1.5，有或无肝性脑病，而西方对凝血和神经系统衰竭的诊断标准分别是国际标准化比值≥2.5，肝性脑病Ⅲ/Ⅳ期，侧重于病情晚期。

4.慢性肝衰竭

在肝硬化基础上，肝功能进行性减退和失代偿：①血清总胆红素明显升高；②清蛋白明显降低；③出血倾向明显，凝血酶原活动度≤40%（或国际标准化比值≥1.5）并排除其他原因者；④有腹水或门静脉高压等表现；⑤肝性脑病。

（三）分期

根据临床表现的严重程度，亚急性肝衰竭和慢加急性（亚急性）肝衰竭可分为早期、中期和晚期。

1.早期

早期：①极度乏力，并有明显厌食、呕吐和腹胀等消化道症状；②黄疸进行性加深（血清总胆红素≥171 μmoL/L 或每天上升≥17.1 μmoL/L）；③有出血倾向，30%<凝血酶原活动度≤40%（或 1.5<国际标准化比值≤1.9）；④未出现肝性脑病或其他并发症。

2.中期

在肝衰竭早期表现基础上，病情进一步发展，出现以下 2 条之一者：①出现Ⅱ度以下肝性脑病和（或）明显腹水、感染；②出血倾向明显（出血点或瘀斑），20%<凝血酶原活动度≤30%（或 1.9<国际标准化比值≤2.6）。

3.晚期

在肝衰竭中期表现基础上，病情进一步加重，有严重出血倾向（注射部位瘀斑等），凝血酶原活动度≤20%（或国际标准化比值≥2.6），并出现以下 4 条之一者：肝肾综合征、上消化道大出血、严重感染、Ⅱ度以上肝性脑病。

（四）肝衰竭诊断格式

肝衰竭不是一个独立的临床疾病，而是一种功能性诊断。在临床实际应用中，完整的诊断应包括病因、临床类型及分期。例如：病毒性肝炎、慢性肝衰竭、乙型肝衰竭、慢加急性肝衰竭（早期）。

五、实验室检查

（一）血清胆红素测定

常呈进行性增高，多超过 171 μmoL/L，最高可达 800 μmoL/L 以上。

（二）血清转氨酶

血清丙氨酸氨基转移酶（ALT）及天门冬氨酸氨基转移酶（AST）常明显升高，尤以后者升高明显。AST/ALT 比值对估计预后有意义，存活者比值介于 0.31～0.63，死亡者多在 1.20～2.26。肝衰竭时，由于肝细胞大量坏死，ALT 及 AST 活性反而迅速下降。与此形成对比的是，血清胆红素显著升高，此现象称为“胆酶分离”现象，对肝衰竭的诊断及预后意义重要。

（三）血清胆固醇与胆固醇酯

胆固醇与胆固醇酯主要在肝细胞内合成。如低于 2.6 mmoL/L 则提示预后不良，急性肝衰竭时胆固醇脂也常明显下降。

（四）血清胆碱酯酶活力

胆碱酯酶有 2 种，乙酰胆碱酯酶和丁酰胆碱酯酶。后者在肝细胞内合成，肝衰竭时此酶活力常明显下降。

（五）血清蛋白

最初可在正常范围内，如清蛋白逐渐下降则预后不良。但这种变化的敏感度不高，主要系因清蛋白的半衰期可达3周，其合成明显降低需2～3周才逐渐显现。

（六）凝血功能检查

1.凝血酶原时间

凝血因子Ⅰ、Ⅱ、Ⅴ、Ⅶ、Ⅹ中任何一种缺乏均可致凝血酶原时间延长。凝血酶原时间的表示方法有3种：①凝血酶原时间延长的秒数，比对照值延长3秒为异常；②国际标准化比值，＞1.2为异常；③凝血酶原活动度，由凝血酶原时间计算而来。凝血酶原时间测定是目前最常用的估价肝细胞功能指标之一，但需排除维生素K缺乏所致的凝血酶原时间延长。

2.活化部分凝血活酶时间

参与内源性凝血系统的任何因子缺乏时均可致活化部分凝血活酶时间延长。活化部分凝血活酶时间延长首先提示因子Ⅷ、Ⅸ、Ⅺ、Ⅻ缺乏，但也提示Ⅰ、Ⅱ、Ⅴ、Ⅹ因子缺乏。肝衰竭时活化部分凝血活酶时间延长较为常见。

3.纤维蛋白原定量

由于肝细胞合成能力降低及并发弥漫性血管内凝血等原因，可出现血浆纤维蛋白原含量降低。

4.凝血因子测定

Ⅱ、Ⅴ、Ⅶ、Ⅸ、Ⅹ等因子明显减少。

（七）其他检查

肝炎病毒标志物及其他病毒抗体的检查有助于病因的诊断。血氨、血浆氨基酸测定有助于肝性脑病的诊断及处理。细菌学检查及鲎试验有利于确定感染的存在。电解质检查对监测患者病情极为重要。

（八）其他脏器功能衰竭指标

参见CLIF-OF标准。

六、肝衰竭的治疗

（一）病因治疗

所有的肝衰竭患者应明确病因，并给予必要的病因特异性治疗，包括发病原因及诱因。针对单一病因急性肝衰竭的特异治疗手段很少，例如以N-乙酰半胱胺酸治疗对乙酰氨基酚过量引起的急性肝衰竭，立即分娩以治疗妊娠相关的急性肝衰竭。其他虽在使用但未被证明有效的治疗措施包括：应用活性炭和静脉应用大剂量青霉素治疗蘑菇中毒；应用糖皮质激素治疗自身免疫性肝炎；应用铜螯合剂、血浆去除术和抗氧化剂治疗Wilson病；对HBV DNA阳性的肝衰竭患者，不论其检测出的HBV DNA滴度高低，建议立即使用核苷（酸）类药物抗病毒治疗；应用血流动力学支持疗法治疗休克或缺血引起的肝损伤；应用外科减压手术或经颈静脉肝内门体分流术治疗急性Budd-Chiari综合征。

（二）内科综合治疗

1.支持治疗

（1）卧床休息。

（2）加强病情监测：应加强多学科协作综合治疗，并进行凝血功能、血氨及血液生物化学指标的监测，床边B超监测肝脏大小及腹水变化。

(3)推荐肠道内营养，供给足够热量，饮食以高碳水化合物、低动物蛋白、低脂肪为宜。每天总热量成人应在126～210 kJ/kg(35～50 kcal/kg)。入液量应控制在2 000 mL左右，并补充足量的B族维生素、维生素C、维生素K等。临床上多给10%～20%葡萄糖，同时配给支链氨基酸。

(4)积极纠正低蛋白血症，补充清蛋白或新鲜血浆，并酌情补充凝血因子。

(5)纠正电解质、酸碱平衡：定期随访血气及电解质检查，及时发现，及时纠正。

(6)保持室内空气流动，注意消毒隔离，加强口腔护理及肠道管理，预防医院内感染发生。

2.其他治疗

(1)免疫调节治疗：目前对于肾上腺皮质激素在肝衰竭治疗中的应用尚存在不同意见。非病毒感染性肝衰竭，如自身免疫性肝病及急性乙醇中毒(严重酒精性肝炎)等是其适应证。其他原因所致的肝衰竭早期，若病情发展迅速且无严重感染、出血等并发症者，可酌情使用并及早停药。后期为调节肝衰竭患者机体的免疫功能、减少感染等并发症，可酌情使用胸腺素α_1等免疫调节剂。

(2)促进肝细胞再生：疗效不肯定，但可试用。①肝细胞生长因子及肝细胞刺激物质，有促进DNA合成，促进肝细胞再生，抑制肿瘤坏死因子，增加Kupffer细胞功能，增加肝细胞对氨基酸的摄取，增加ATP酶活性等作用。②前列腺E1，能改善组织灌流，但对已有出血的患者不能应用。③生长激素可增加肝细胞再生能力，提高巨噬细胞吞噬功能，增加肠黏膜屏障功能，可考虑使用。

(3)微生态调节治疗：可应用肠道微生态调节剂、乳果糖等，减少肠道细菌易位或降低内毒素血症及肝性脑病发生。

3.并发症防治

(1)脑水肿治疗：对于列入肝移植的患者应行颅内压监测；颅内高压发生后，应给予甘露醇及过度通气。但是预防性应用上述方法并无好处，不予推荐。皮质类固醇类药物不宜应用于控制急性肝衰竭患者的颅内高压。

(2)肝性脑病的治疗方式如下。

寻找并消除诱因：及时控制感染和上消化道出血并清除积血，避免快速和大量的排钾利尿和放腹水。注意纠正水、电解质和酸碱平衡失调。缓解便秘，并控制使用麻醉、止痛、安眠、镇静等药物。当患者狂躁不安或有抽搐时，禁用吗啡及其衍生物、水合氯醛、哌替啶及速效巴比妥类。必要时可减量使用(常量的1/2或1/3)地西泮(安定)、东莨菪碱，并减少给药次数。异丙嗪、氯苯那敏(扑尔敏)等抗组胺药有时可作为安定替代药。

乳果糖：乳果糖在结肠内被乳酸菌、厌氧菌等分解为乳酸和醋酸，降低结肠pH，使肠腔呈酸性，从而减少氨的形成与吸收；其轻泻作用有助于肠内含氮毒性物质的排出；肠道酸化后，促进乳酸杆菌等有益菌大量繁殖，抑制产氨细菌生长，氨生成减少。剂量为每次15～30 mL，每天3～4次口服。从小剂量开始，根据每天2～3次软便，调整剂量。严重肝性脑病时，可用乳果糖置入鼻胃管给药，一般为15～45 mL每8～12小时1次；或乳果糖300 mL置于1 L水中灌肠保留1小时，每2小时1次，直到症状改善。乳果糖还可以用于复发性肝性脑病的预防，其可以改善轻微型肝性脑病患者的认知和生活质量。

抑制肠道细菌生长：利福昔明-α是一种口服后肠道吸收极少的广谱抗生素，其对肝性脑病有良好的疗效，具有耐受性好、起效快等优点。可作为Ⅰ～Ⅲ度肝性脑病的治疗和预防复发性肝性脑病发作，推荐剂量是800～1 200 mg/d，分次口服或与乳果糖合用。含有双歧杆菌、乳酸杆菌等的微生态制剂可起到维护肠道正常菌群、抑制有害菌群、减少毒素吸收的作用。

促进氨的转化和代谢：L-鸟氨酸-L-天门冬氨酸中的鸟氨酸能增加氨基甲酰磷酸合成酶和鸟氨酸氨基甲酰转移酶活性，其本身也是鸟氨酸循环的重要物质，可促进尿素合成。天门冬氨酸可促进谷氨酰胺合成酶的活性，促进脑、肝、肾的利用和消耗氨以合成谷氨酸和谷氨酰胺而降低血氨，减轻脑水肿。每天静脉滴注20 g，能显著降低肝性脑病患者血氨，改善临床症状，安全性好。

(3)抗感染治疗：应行定期监测培养，以早期发现潜在的细菌或真菌感染，以便根据培养结果尽早采取适当治疗措施。

(4)肾功能不全处理：密切注意肝衰竭患者的液体复苏及血管内血容量的维持。伴急性肾衰竭患者如需要透析支持，建议采用持续性而不是间歇性血液透析。

(5)出血的防治：只有在出血和进行侵入性操作前才推荐对血小板减少症和凝血时间延长者进行补充治疗。急性肝衰竭患者应接受H_2受体阻滞剂或质子泵抑制剂治疗，以预防因为应激性溃疡导致的酸相关性胃肠道出血。

(三)人工肝支持系统

人工肝是指通过体外的机械、物理化学或生物装置，清除各种有害物质，补充必需物质，改善内环境，暂时替代衰竭肝脏部分功能的治疗方法，能为肝细胞再生及肝功能恢复创造条件或等待机会进行肝移植。人工肝支持系统分为非生物型、生物型和组合型三种。非生物型人工肝已在临床广泛应用并被证明确有一定疗效。生物型及组合生物型人工肝不仅具有解毒功能，而且还具备部分合成和代谢功能，是人工肝发展的方向，现正处于临床研究阶段。

(四)肝细胞和干细胞移植

利用动物或人肝细胞经微载体、球形体、微囊凝胶滴等植入系统植入人的腹腔或脾脏，以取代人的肝脏功能。在动物实验模型中已证实纯化肝脏干细胞灌注具有治疗肝衰竭潜力，但是否适用于人类尚待研究。

(五)原位肝移植

肝移植是目前治疗肝衰竭的有效手段，中长期(5年)生存率可达到70%。应掌握时机。

七、预后

肝衰竭尚缺乏敏感、可靠的临床评估指标或体系。多因素预后评价模型如序贯器官衰竭评估、终末期肝病模型、Child-Pugh评分等，以及单因素指标如凝血酶原时间、V因子、国际标准化比值、肾功能、胆红素水平、血钠、动脉血pH等对肝衰竭预后评估有一定价值，可在临床上参考使用。

(姜文杰)

第十节 肝性脑病

肝性脑病(hepaticenc ephalopathy，HE)是由严重肝病引起的以代谢紊乱为基础、中枢神经系统功能失调的综合征。其主要临床表现为意识障碍、行为失常和昏迷。

一、病因和诱因

导致 HE 的原发疾病包括肝硬化、重症肝炎、肝癌、妊娠期急性脂肪肝、严重胆管感染、门腔静脉分流术后或其他弥漫性肝病的终末期。其中肝硬化最为多见，可达 70%，其中又以肝炎后肝硬化最多见。肝性脑病的常见诱因：①低钾性碱中毒，因进食量减少、呕吐、腹泻、排钾利尿、放腹水、继发性醛固酮增多症等引起低钾血症及代谢性碱中毒。②氨摄入过多，如摄入过多的含氮食物、药物或因上消化道出血致大量血浆蛋白在肠内分解产氨。③低血容量与缺氧，如上消化道出血、放腹水、利尿等。④便秘。⑤感染。⑥低血糖。⑦其他，如镇静安眠药、手术和麻醉等。

二、发病机制

肝性脑病的发病机制尚未完全阐明，其病理生理基础是由于肝衰竭和门腔静脉间的侧支循环形成，来自肠道的有害物质（主要是含氮物质）未能经肝细胞代谢解毒和（或）经侧支循环绕过肝进入体循环。关于 HE 的发病机制目前有如下假说。

（一）氨中毒学说

氨是促发 HE 的主要神经毒素。虽然肾脏、肌肉均可产氨，但肠道是氨产生的主要部位。正常人胃肠道每天可产氨 4 g，大部分由尿素经肠道细菌的尿素酶分解产生，小部分由食物中的蛋白质被肠道细菌的氨基酸氧化酶分解产生。氨在肠道的吸收主要以非离子型氨（NH_3）弥散进入肠黏膜，其吸收率比离子型氨（NH_4^+）高得多。游离的 NH_3 有毒性，且能透过血-脑屏障；NH_4^+ 呈盐类形式存在，相对无毒，不能透过血-脑屏障。NH_3 与 NH_4^+ 的互相转化受 pH 影响。当结肠内 $pH>6$ 时，NH_3 大量弥散入血；$pH<6$ 时，则 NH_3 从血液转至肠腔，随粪便排泄。健康的肝脏能将来自门静脉血流的氨转变为尿素和谷氨酰胺，使之极少进入体循环。肝衰竭时，肝脏对氨的代谢能力明显减退；当有门体分流存在时，肠道的氨不经肝脏代谢而直接进入体循环，血氨升高。上述多种诱因均可致氨的生成和吸收增加，使血氨进一步升高。

氨对脑功能的影响是多方面的：①干扰脑细胞三羧酸循环，使脑细胞的能量供应不足。②增加脑对芳香氨基酸如酪氨酸、苯丙氨酸、色氨酸的摄取，这些物质对脑功能有抑制作用。③脑星形胶质细胞含有谷氨酰胺合成酶，可促进氨与谷氨酸合成谷氨酰胺，谷氨酰胺是一种很强的细胞内渗透剂，如合成过多可导致星形胶质细胞肿胀，形成脑水肿。④氨还可直接干扰神经细胞的电活动。

（二）假神经递质学说

神经冲动的传导是通过神经递质来完成的。神经递质分兴奋和抑制两类，正常两者保持生理平衡。兴奋性神经递质有儿茶酚胺中的多巴胺和去甲肾上腺素、乙酰胆碱、谷氨酸和门冬氨酸等。食物中的芳香族氨基酸如酪氨酸、苯丙氨酸等经肠菌脱羧酶的作用分别转变为酪胺和苯乙胺。若肝对酪胺和苯乙胺的清除发生障碍，此两种胺可进入脑组织，在脑内经 β 羟化酶的作用分别形成 β-羟酪胺和苯酒精胺。后两者的化学结构与正常的神经递质去甲肾上腺素相似，但不能传递神经冲动或作用很弱，因此称为假性神经递质。当假性神经递质被脑细胞摄取并取代了突触中的正常递质，则神经传导发生障碍。

（三）γ-氨基丁酸/苯二氮䓬（GABA/BZ）复合体学说

大脑神经元表面 GABA 受体与 BZ 受体及巴比妥受体紧密相连，组成 GABA/BZ 复合体，共同调节氯离子通道。复合体中任何一个受体被激活均可促使氯离子内流而使神经传导被抑制。研究表明，尽管 HE 脑内抑制性递质 GABA/BZ 未增加，但在氨的作用下，脑星形胶质细胞 BZ 受体表达上调。BZ 受体拮抗剂对部分 HE 患者有苏醒作用，支持这一假说。

(四)色氨酸

正常情况下色氨酸与清蛋白结合不易进入血-脑屏障，肝病时清蛋白合成降低，加之血浆中其他物质对清蛋白的竞争性结合造成游离的色氨酸增多，游离的色氨酸可通过血-脑屏障，在大脑中代谢生成5-羟色胺(5-HT)及 5-羟吲哚乙酸(5-HITT)，二者都是抑制性神经递质，参与肝性脑病的发生，与早期睡眠方式及昼夜节律改变有关。

三、临床表现

肝性脑病的临床表现因原有肝病的性质、肝细胞损害的轻重缓急以及诱因的不同而很不一致。急性肝性脑病常见于暴发性肝炎所致的急性肝衰竭，诱因不明显，患者在起病数周内即进入昏迷直至死亡，昏迷前可无前驱症状。慢性肝性脑病多是门体分流性脑病，由于大量门体侧支循环和慢性肝衰竭所致，以慢性反复发作性木僵与昏迷为突出表现，常有诱因。根据意识障碍程度，神经系统表现和脑电图改变，将肝性脑病分为四期。

(一)一期(前驱期)

有轻度性格、行为失常，常表现为欣快激动、焦虑、淡漠少语、健忘等。可有扑翼样震颤(即当患者两臂向前平伸手指分开时，可见两上肢向外偏斜并有急促而不规则扑翼样抖动；让患者紧握医师手一分钟，可感到患者的手在抖动)。此期脑电图一般正常。常因症状不明显被忽视。

(二)二期(昏迷前期)

嗜睡、行为异常(衣冠不整或随地便溺)、言语不清、书写障碍及定向力障碍。体检时有健反射亢进、肌张力增高、踝阵挛、锥体束征阳性等。扑翼样震颤阳性，脑电图可见特征性的异常波形。

(三)三期(昏睡期)

以昏睡、精神错乱、神志不清为主，大部分时间处于昏睡状态，强烈刺激可唤醒。可有精神错乱和严重幻觉，有扑翼样震颤，各种神经体征持续或加重，脑电图明显异常。

(四)四期(昏迷期)

昏迷状态，任何刺激都不能唤醒。由于患者不能合作，扑翼样震颤无法引出。深昏迷时各种反射消失、肌张力下降、瞳孔散大。锥体束征呈阳性，脑电图明显异常。

以上各期界限不十分明显，其临床表现亦有重叠，在病情进展或经治疗好转时分期也随之变化。有少数患者可出现暂时或永久的智能减退、共济失调或截瘫，其原因是肝硬化、慢性肝性脑病并发中枢神经系统器质性损害。

亚临床或隐性肝性脑病是指患者的症状不明显，仅在做精细的智力试验或电生理检测时，可做出诊断的肝性脑病，也称此期为 0 期。

四、辅助检查

(一)血氨

慢性肝性脑病、门体分流性脑病多伴有血氨增高，而急性肝性脑病血氨可正常。

(二)脑电图

脑电图是大脑细胞活动时所发出的电活动，正常人的脑电图呈 α 波，每秒 8～13 次。肝性脑病患者的脑电图表现为节律变慢。Ⅱ～Ⅲ期患者表现为δ波或三相波，每秒4～7次；昏迷时表现为高波幅的δ波，每秒少于4次。脑电图的改变特异性不强，尿毒症、呼吸衰竭、低血糖亦可有类似改变。此外，脑电图对亚临床肝性脑病和Ⅰ期肝性脑病的诊断价值较小。

（三）诱发电位

诱发电位是大脑皮质或皮质下层接受到由各种感觉器官受刺激的信息后所产生的电位，其有别于脑电图所记录的大脑自发性电活动。诱发电位检查多用于轻微肝性脑病的诊断和研究。

（四）心理智能测验

心理智能测验的方法有多种，但临床常用数字连接试验和数字符号试验。数字连接试验是让患者将随机印在纸上的25个阿拉伯数字从小到大用笔快速连接起来，并记录所用的时间（包括连错后纠正的时间），超过30秒即为异常。数字符号试验是将1～9的数字与九个不同的符号相对应，让患者在90秒内尽快写出与随机排列数字相对应的符号。这两种试验方法简便，结果容易计量，对亚临床肝性脑病的诊断和随访很有帮助。

（五）其他

肝功能检查、B超及CT检查等，对肝性脑病的病因诊断和鉴别诊断有意义。

五、诊断和鉴别诊断

（1）肝性脑病的主要诊断依据：①有严重肝病和（或）广泛门体侧支循环形成的基础。②有诱发肝性脑病的诱因。③有意识障碍、精神失常、昏睡或昏迷的临床表现，体检可见扑翼样震颤。④肝功能异常、血氨升高。⑤脑电图异常。对肝硬化患者进行简易智力测验和（或）诱发电位检查可发现亚临床型肝性脑病。

（2）有少部分HE患者肝病史不明确，以精神症状为突出表现，易被误诊。因此对精神错乱患者，应警惕肝性脑病的可能性。肝性脑病还应与可引起昏迷的其他疾病，如糖尿病、低血糖、尿毒症、脑血管意外、脑部感染和镇静药过量等相鉴别。进一步追问肝病病史，检查肝脾大小、肝功能、血氨、脑电图等将有助于诊断与鉴别诊断。

六、治疗

根据患者病因和发病机制，采取综合性的治疗措施，总体的原则是去除引起肝性脑病发作的诱因，保护肝功能，治疗氨中毒和调节神经递质。

（一）去除诱因

1.慎用镇静药和对肝细胞有损害的药物

因肝病严重时，肝细胞代谢解毒能力下降，延长了药物在体内的半衰期，同时肝性脑病者大脑对药物的敏感性亦增强，一般不能耐受麻醉、镇痛、镇静等药物，易诱发肝昏迷，应尽量避免使用。如患者出现精神亢奋、烦躁症状可试用小剂量地西泮、异丙嗪、氯苯那敏（扑尔敏）等，而禁用鸦片类、巴比妥类、苯二氮䓬类镇静药。

2.纠正电解质和酸碱平衡紊乱

肝硬化患者由于进食量少，利尿过度，大量排放腹水等造成低钾性碱中毒，诱发或加重肝性脑病。因此利尿药的剂量不宜过大，大量排放腹水时应静脉输入足量的清蛋白以维持有效血容量和防止电解质紊乱。肝性脑病患者应经常检测血清电解质、血气分析等，如有低血钾或碱中毒应及时纠正。

3.止血和清除肠道积血

上消化道出血是肝性脑病的重要诱因。因此,食管静脉曲张破裂出血者应采取各项紧急措施进行止血,并输入血制品以补充血容量。清除肠道积血可采取以下措施:乳果糖、乳梨醇或25%硫酸镁口服或鼻导泻;用生理盐水或弱酸液(如醋酸)进行灌肠。

4.积极防治感染

失代偿期肝硬化患者易并发感染,必要时给予抗生素预防性治疗。一旦发生感染应积极控制,选用对肝损害小的广谱抗生素静脉给药。

5.其他

如患者有缺氧应予吸氧,低血糖者及时纠正,注意防治便秘。

(二)减少肠内有毒物质的生成和吸收

1.限制蛋白质的摄入

起病数天内禁食蛋白质。Ⅰ～Ⅱ期患者应限制蛋白质在 20 g/d 之内,如病情好转,每 3～5 天可增加 10 g 蛋白质,待患者完全恢复后可摄入 0.8～1.0 g/(kg·d)蛋白质。由于植物蛋白质富含支链氨基酸和非吸收纤维,后者可促进肠蠕动,被细菌分解后还可降低结肠的 pH,可以加速毒物排出和减少氨吸收。因此,肝性脑病患者应首选植物蛋白。限制蛋白质的同时应保证热量供给和各种维生素的补充。

2.灌肠或导泻清除肠内积食及积血

方法如前。

3.口服抗生素

可抑制肠道产尿素酶的细菌,减少氨的生成。常用新霉素,口服或鼻饲,1.0～2.0 g,每天 4 次。因长期使用新霉素可引起听力和肾功能损害,服用时间一般不超过 1 个月。甲硝唑每次 200 mg,口服,每天4 次,疗效与新霉素相似,但对胃肠反应较大,可引起呕吐、恶心等症状,胃肠疾病较重者慎用。利福昔明口服,每天 1.2 g。氨卡西林也可选用。

4.乳果糖或乳梨醇

乳果糖口服到达结肠被细菌分解成乳酸和醋酸,使肠腔内呈酸性,能减少氨的形成和吸收,并有轻度导泻作用。临床常用剂量为每天 30～60 g,分 3 次口服,调整剂量以每天 2～3 次软便为宜。不良反应有腹胀或腹痛、恶心、呕吐等。乳梨醇的疗效与乳果糖相似,但其甜度低,口感好,不良反应亦少。其剂量为每天 30～40 g,分 3 次口服。

(三)促进体内氨的代谢

L-鸟氨酸-L-门冬氨酸是一种鸟氨酸和门冬氨酸的混合制剂,能促进体内的尿素循环(鸟氨酸循环)而降低血氨。每天静脉注射 20 g 可降低血氨,改善症状,不良反应为恶心、呕吐。鸟氨酸-α-酮戊二酸降氨机制与 L-鸟氨酸-L-门冬氨酸相同,但其疗效相对较差。谷氨酸钠或钾、精氨酸等药物理论上有降氨的作用,但至今为止无证据肯定其疗效,故近年已较少用于临床。

(四)GABA/BZ 复合受体拮抗剂

氟马西尼可以拮抗内源性苯二氮䓬所致的神经抑制。对于Ⅲ～Ⅳ期患者具有促醒作用。静脉注射氟马西尼起效快,往往在数分钟之内,但维持时间很短,通常在 4 小时之内。其用量为 0.5～1 mg 静脉注射或1 mg/h持续静脉滴注。

(五)减少或拮抗假性神经递质

支链氨基酸制剂是一种以亮氨酸、异亮氨酸、缬氨酸等为主的复合氨基酸。其机制为竞争性抑制芳香族氨基酸进入大脑，减少假神经递质的形成，其疗效尚有争议，但对于不能耐受蛋白质的营养不良者，补充支链氨基酸有助于改善氮平衡。

（六）人工肝

用分子吸附剂再循环系统，血液灌流、血液透析等方法可清除血氨和其他毒性物质，对于急、慢性肝性脑病均有一定疗效。

（七）肝移植

肝移植是治疗各种终末期肝病的一种有效手段，严重和顽固性的肝性脑病有肝移植的指征。

七、预后

肝性脑病的诱因明确且易消除者预后良好。肝功能较好，且门腔静脉分流术后进高蛋白饮食引起的肝性脑病经适当处理恢复者预后较好。如肝功能甚差又出现腹水、黄疸、出血倾向者预后较差。而暴发性肝炎伴肝性脑病患者预后最差。

八、预防

积极防治各种肝病。肝病患者应避免一切诱发肝性脑病的因素。严密观察肝病患者，及时发现肝性脑病的前驱期和昏迷期的表现，并进行适当治疗。

（姜文杰）

第十一节　原发性肝癌

一、病因

目前认为肝炎病毒有 A、B、C、D、E、G 等数种以及输血传播病毒 TTV。已经有大量的研究证明，与肝癌有关的肝炎病毒为 HBV、HCV。即 HBV 与 HCV 慢性感染是肝癌的主要危险因素。

（一）乙型肝炎病毒与肝癌发病密切相关

HBV 与肝癌发病间的紧密联系已得到公认，国际癌症研究中心已经确认了乙型肝炎在肝癌发生中的病因学作用。据估计，全球有 3.5 亿慢性 HBV 携带者。世界范围的乙型肝炎表面抗原(HBsAg)与肝癌关系的生态学研究发现，HBsAg 的分布与肝癌的地理分布较为一致，即亚洲、非洲为高流行区。当然在局部地区，HBsAg 的分布与肝癌的地理分布不一致。例如，格陵兰 HBsAg 的流行率很高，但肝癌发病率却很低。病例研究发现，80％以上的肝癌患者都有 HBV 感染史。分子生物学研究发现，与 HBV 有关的 HCC 中，绝大多数的病例可在其肿瘤细胞 DNA 中检出 HBV DNA 的整合。研究发现，慢性 HBV 感染对肝癌既是启动因素，也是促进因素。

（二）丙型肝炎病毒(HCV)与肝癌发病的关系

据估计全球有 1.7 亿人感染 HCV。丙型肝炎在肝癌发生中的重要性首先是由日本学者提出的。IARC 的进一步研究也显示了肝癌与丙型肝炎的强烈的联系。

但有研究发现，HCV 在启东 HCC 及正常人群中的感染率并不高，因此 HCV 可能不是启东肝癌的主要病因。最近启东的病例对照研究显示，HCV 在启东 HBsAg 携带者中的流行率也不高(2.02%)，HBsAg 携带者中肝癌病例与对照的 HCV 阳性率并无显著差别。

二、诊断和分期

(一)肝癌的分期

原发性肝癌的临床表现因不同的病期而不同，其病理基础、对各种治疗的反应及预后相差较大，故多年来许多学者都曾致力于制定出一个统一的分型分期方案，以利于选择治疗、评价结果和估计预后。与其他恶性肿瘤一样，对肝癌进行分期的目的是：①指导临床制订合理的治疗计划。②根据分期判断预后。③评价治疗效果并在较大范围内进行比较。

因此，理想的分期方案应满足以下两个要求：①分期中各期相应的最终临床结局差别明显。②同一分期中临床结局差别很小。

1.Okuda 分期标准

日本是肝癌高发病率国家。Okuda 等根据早期肝癌研究和治疗的进展，回顾总结了850 例肝细胞肝癌病史与预后的关系，认为肝癌是否已占全肝的 50%、有无腹水、清蛋白是否大于30 g/L及胆红素是否少于 30 mg/L 是决定生存期长短的重要因素，并以此提出 3 期分期方案(表 5-3)。

表 5-3 Okuda 肝癌分期标准

分期	肿瘤大小		腹水		清蛋白		胆红素	
	>50% (+)	<50% (−)	(+)	(−)	<0.3 g/L (3 g/dL)(+)	>0.3 g/L (3 g/dL)(−)	>0.175 μmol/L (3 mg/dL)(+)	<0.175 μmol/L (3 mg/dL)(−)
Ⅰ	(−)		(−)		(−)		(−)	
Ⅱ	1 或 2 项(+)							
Ⅲ	3 或 4 项(+)							

与非洲南部的肝癌患者情况不同，日本肝癌患者在确诊前大多已经合并了肝硬化，并有相应的症状。而且随着诊断技术的提高，小肝癌已可被诊断和手术切除。因此，Okuda等认为以清蛋白指标替代 Primack 分期中的门脉高压和体重减轻来进行分期的方案更适用于日本的肝癌患者。Okuda 称Ⅰ期为非进展期，Ⅱ期为中度进展期，Ⅲ期为进展期。对850 例肝癌患者的分析表明，Ⅰ、Ⅱ、Ⅲ期患者中位生存期分别为 11.5 个月、3.0 个月和 0.9 个月，较好地反映了肝癌患者的预后。

2.国际抗癌联盟制定的 TNM 分期

根据国际抗癌联盟(UICC)制定并颁布的常见肿瘤的 TNM 分期，肝癌的 TNM 分期如表 5-4。

表 5-4 UICC 肝癌 TNM 分期

分期	T	N	M
Ⅰ	T_1	N_0	M_0
Ⅱ	T_2	N_0	M_0
ⅢA	T_3	N_0	M_0

续表

分期	T	N	M
ⅢB	$T_1 \sim T_3$	N_1	M_0
ⅣA	T_4	N_0,N_1	M_0
ⅣB	$T_1 \sim T_4$	N_0,N_1	M_1

表中,T——原发肿瘤,适用于肝细胞癌或胆管(肝内胆管)细胞癌。

T_x:原发肿瘤不明。

T_0:无原发病证据。

T_1:孤立肿瘤,最大直径在 2 cm 或以下,无血管侵犯。

T_2:孤立肿瘤,最大直径在 2 cm 或以下,有血管侵犯;或孤立的肿瘤,最大直径超过 2 cm,无血管侵犯;或多发的肿瘤,局限于一叶,最大的肿瘤直径在 2 cm 或以下,无血管侵犯。

T_3:孤立肿瘤,最大直径超过 2 cm,有血管侵犯;或多发肿瘤,局限于一叶,最大的肿瘤直径在 2 cm 或以下,有血管侵犯;或多发肿瘤,局限于一叶,最大的肿瘤直径超过 2 cm,有或无血管侵犯。

T_4:多发肿瘤分布超过一叶;或肿瘤侵犯门静脉或肝静脉的一级分支;或肿瘤侵犯除胆囊外的周围脏器;或穿透腹膜。

注:依胆囊床与下腔静脉之投影划分肝脏之两叶。

N——区域淋巴结,指肝十二指肠韧带淋巴结。

N_x:区域淋巴结不明。

N_0:区域淋巴结无转移。

N_1:区域淋巴结有转移。

M——远处转移。

M_x:远处转移不明。

M_0:无远处转移。

M_1:有远处转移。

3.我国通用的肝癌分型分期方案

根据肝癌的临床表现,全国肝癌防治研究协作会议上通过了一个将肝癌分为 3 期的方案。该方案如下。

Ⅰ期:无明确的肝癌症状与体征者。

Ⅱ期:介于Ⅰ期与Ⅲ期之间者。

Ⅲ期:有黄疸、腹水、远处转移或恶病质之一者。

此项方案简单明了,便于掌握,在国内相当长的时间内被广泛采用,并被收录入中华人民共和国卫生健康委员会医政司编制的《中国常见恶性肿瘤诊治规范》,作为我国肝癌临床分期的一个标准。

(二)肝癌的临床表现

1.首发症状

原发性肝癌患者首先出现的症状多为肝区疼痛,其次为食欲缺乏、上腹肿块、腹胀、乏力、消瘦、发热、腹泻、急腹症等。也有个别患者以转移灶症状为首发症状，如肺转移出现咯血，胸膜转移出现胸痛，脑转移出现癫痫、偏瘫，骨转移出现局部疼痛，腹腔淋巴结或胰腺转移出现腰背疼痛等。肝区疼痛对本病诊断具有一定的特征性，而其他症状缺乏特征性，常易与腹部其他脏器病变相混淆而延误诊断。

2.常见症状

(1)肝区疼痛：最为常见的症状，主要为肿物不断增长，造成肝被膜张力增大所致。肿瘤侵及肝被膜或腹壁、膈肌是造成疼痛的直接原因。肝区疼痛与原发性肝癌分期早晚有关，早期多表现为肝区隐痛或活动时痛，中、晚期疼痛多为持续性胀痛、钝痛或剧痛。疼痛与肿瘤生长部位有关，右叶肿瘤多表现为右上腹或右季肋部痛，左叶肿瘤可表现为上腹偏左或剑突下疼痛。当肿瘤侵及肝被膜时，常常表现为右肩背疼痛。当肿瘤突然破裂出血时，肝区出现剧痛，迅速波及全腹，表现为急腹症症状，伴有生命体征变化。

(2)消化道症状：可出现食欲缺乏、腹胀、恶心、呕吐、腹泻等。食欲缺乏和腹胀较为常见。食欲缺乏多为增大的肝脏或肿物压迫胃肠道及患者肝功能不良所致。全腹胀往往为肝功能不良伴有腹水所致。腹泻多较为顽固，每天次数可较多，为水样便或稀软便，易与慢性肠炎相混淆。大便常规检查常无脓血。

(3)发热：大多为肿瘤坏死后吸收所致的癌热，表现为午后低热，无寒战，小部分患者可为高热伴寒战。消炎痛可暂时退热。部分患者发热为合并胆管、腹腔、呼吸道或泌尿道感染所致。经抗生素治疗多可控制。

(4)消瘦、乏力、全身衰竭：早期患者可无或仅有乏力，肿瘤组织大量消耗蛋白质及氨基酸，加之患者胃肠道功能失调特别是食欲缺乏、腹泻等，使部分患者出现进行性消瘦才引起注意。当患者进入肿瘤晚期，可出现明显的乏力，进行性消瘦，直至全身衰竭出现恶病质。

(5)呕血、黑便：较为常见，多与合并肝炎后肝硬化、门静脉高压有关，也可为肿瘤侵入肝内门静脉主干造成门静脉高压所致。食管、胃底静脉曲张破裂出血可引起呕血，量较大。门脉高压所致脾大、脾亢引起血小板减少是产生出血倾向的重要原因。

(6)转移癌症状：肝癌常见的转移部位有肺、骨、淋巴结、胸膜、脑等。肿瘤转移到肺，可出现咯血；转移至胸膜可出现胸痛、血性胸腔积液；骨转移常见部位为脊柱、肋骨和长骨，可出现局部明显压痛、椎体压缩或神经压迫症状；转移至脑可有神经定位症状和体征。肿瘤压迫下腔静脉的肝静脉开口时可出现 Budd-Chiari 综合征。

3.常见体征

(1)肝大与肿块：肝大与肿块是原发性肝癌最主要、最常见的体征。肿块可以在肝脏局部，也可全肝大。肝表面常局部隆起，有大小不等的结节，质硬。当肝癌突出于右肋下或剑突下时，可见上腹局部隆起或饱满。当肿物位于膈顶部时，X 线可见膈局部隆起，运动受限或固定。少数肿物向后生长，在腰背部即可触及肿物。

(2)肝区压痛：当触及肿大的肝脏或局部性的肿块时，可有明显压痛，压痛的程度与压迫的力量成正比。右叶的压痛有时可向右肩部放射。

(3)脾大：常为合并肝硬化所致。部分为癌栓进入脾静脉，导致脾瘀血而肿大。

(4)腹水：多为晚期征象。当肝癌伴有肝硬化或肿瘤侵犯门静脉时，可产生腹水，多为漏出液。当肿瘤侵犯肝被膜或癌结节破裂时，可出现血性腹水。肝癌组织中的肝动脉-门静脉瘘引起的门脉高压症临床表现以腹水为主。

(5)黄疸:多为晚期征象。当肿瘤侵入或压迫大胆管时或肿瘤转移至肝门淋巴结而压迫胆总管或阻塞时,可出现梗阻性黄疸,黄疸常进行性加重,B 超或 CT 可见肝内胆管扩张。当肝癌合并较重的肝硬化或慢性活动性肝炎时,可出现肝细胞性黄疸。

(6)肝区血管杂音:肝区血管杂音是肝癌较特征性体征。肝癌血供丰富,癌结节表面有大量网状小血管,当粗大的动脉突然变细,可听到相应部位连续吹风样血管杂音。

(7)胸腔积液:常与腹水并存,也可为肝肿瘤侵犯膈肌,影响膈肌淋巴回流所致。

(8)Budd-Chiari 综合征:当肿物累及肝静脉时,可形成癌栓,引起肝静脉阻塞,临床上可出现肝大、腹水、下肢肿胀等,符合 Budd-Chiari 综合征。

(9)转移灶体征:肝癌肝外转移以肺、骨、淋巴结、脑、胸膜常见,转移至相应部位可出现相应体征。

4.影像学检查

(1)肝癌的超声诊断:肝癌根据回声强弱(与肝实质回声相比)可分为如下 4 型。①弱回声型:病灶回声比肝实质为低,常见于无坏死或出血、质地相对均匀的肿瘤,提示癌组织血供丰富,一般生长旺盛。该型较常见,约占 32.1%。②等回声型:病灶回声强度与同样深度的周围肝实质回声强度相等或相似,在其周围有明显包膜或者晕带围绕,或出现邻近结构被推移或变形时,可有助于病灶的确定。该型最少见。约占 5.6%。③强回声型:其内部回声比周围实质高。从组织学上可有两种不同的病理学基础,一种是回声密度不均匀,提示肿瘤有广泛非液化性坏死或出血,或有增生的结缔组织;另一种强回声密度较均匀,是由其内弥漫性脂肪变性或窦状隙扩张所致。强回声型肝癌最常见,约占 42.7%。④混合回声型:瘤体内部为高低回声混合的不均匀区域,常见于体积较大的肝癌,可能是在同一肿瘤中出现各种组织学改变所致。此型约占 15.5%。

肝癌的特征性图像。①晕征:大于 2 cm 的肿瘤随着肿瘤的增大,周边可见无回声晕带,一般较细而规整,晕带内侧缘清晰是其特征,是发现等回声型肿块的重要指征。声晕产生的原因之一为肿瘤周围的纤维结缔组织形成的假性包膜所致;也可能是肿块膨胀性生长,压迫外周肝组织形成的压缩带;或肿瘤本身结构与正常肝组织之间的声阻差所致。彩超检查显示,有的晕圈内可见红、蓝彩色动静脉血流频谱,故有的声晕可能由血管构成。声晕对于提示小肝癌的诊断有重要价值。②侧方声影:上述晕征完整时,声束抵达小肝癌球体的侧缘容易发生折射效应而构成侧方声影。③镶嵌征:在肿块内出现极细的带状分隔,把肿瘤分成地图状,有时表现为线段状,此特征反映了癌组织向外浸润性生长与纤维结缔组织增生包围反复拮抗的病理过程,多个癌结节也可形成这样的图像。镶嵌征是肝癌声像图的重要特征,转移癌则罕见此征象。④块中块征:肿块内出现回声强度不同、质地不同的似有分界的区域,反映了肝癌生长发育过程中肿块内结节不同的病理组织学表现,如含肿瘤细胞成分、脂肪、血供等不同的结构所形成的不同回声的混合体。

(2)肝癌的 CT 表现:现在从小肝癌和进展期肝癌的 CT 表现及肝癌的 CT 鉴别诊断三方面分别讲述。

小肝癌的 CT 表现(图 5-1、图 5-2):小肝癌在其发生过程中,血供可发生明显变化。增生结节、增生不良结节以及早期分化好的肝癌以门脉供血为主,而明确的肝癌病灶几乎均仅以肝动脉供血。其中,新生血管是肝癌多血供的基础。因此,肝脏局灶性病变血供方式的不同是 CT 诊断及鉴别诊断的基础。小的明确的肝癌表现为典型的高血供模式:在动脉期出现明显清晰的增强,而在门静脉期对比剂迅速流出。早期分化好的肝癌、再生结节或增生不良结节均无此特征,而表现为与周围肝组织等密度或低密度。

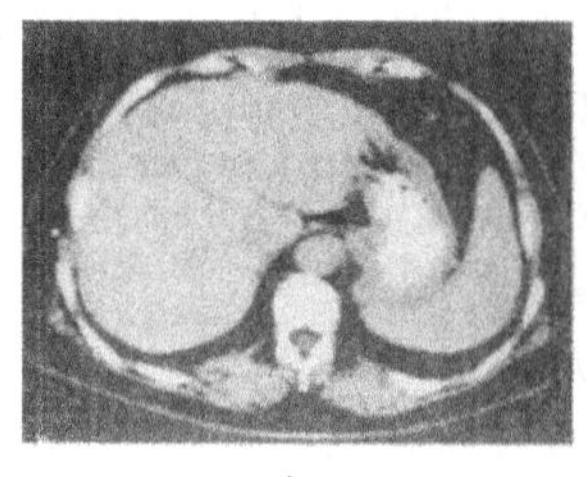
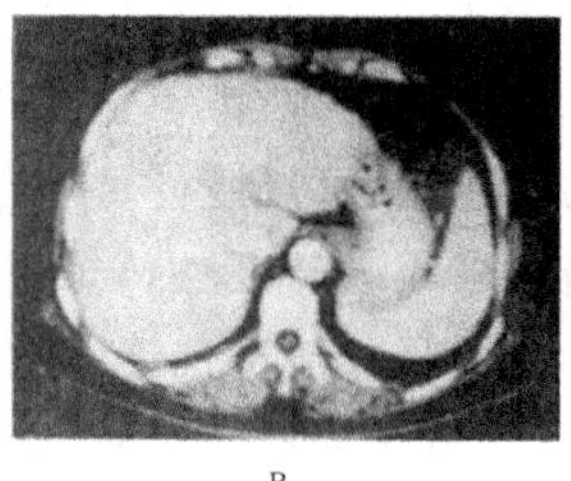
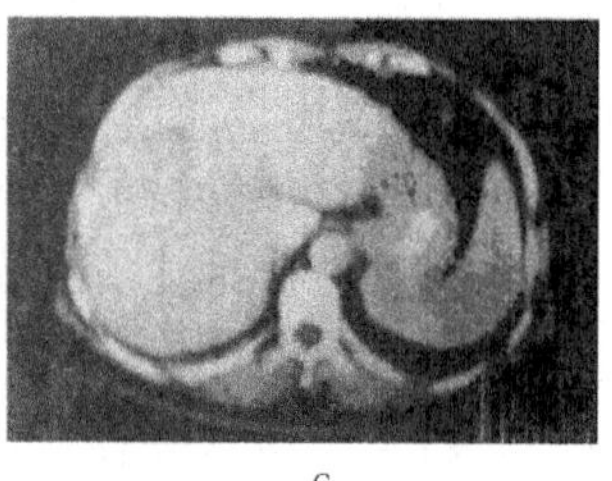

A B C

图 5-1 小肝癌(直径约 2 cm)CT 扫描影像(一)

A.平扫显示肝脏右叶前上段圆形低密度结节影;B.增强至肝静脉期,病灶为低密度,其周围可见明确的小卫星结节病灶;C.延迟期,病灶仍为低密度

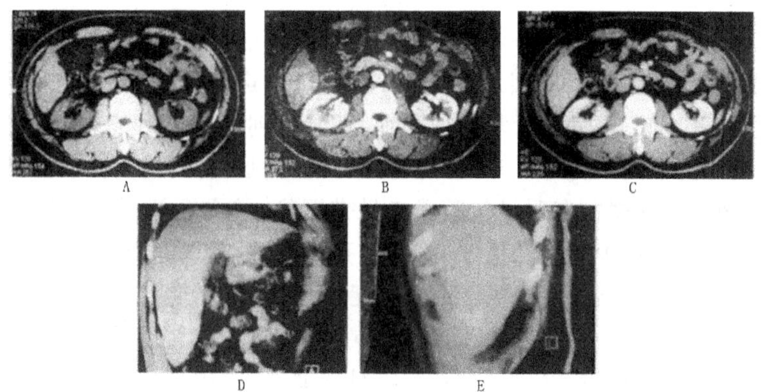

图 5-2 小肝癌(直径约 2 cm)CT 扫描影像(二)

A.平扫,可见边缘不清的低密度灶;B.动脉晚期,病变呈中度不规则环形增强;C.门脉期,病变内对比剂流出,病变密度减低;D.冠状位重建影像,可清晰显示病变;E.矢状位重建影像,病变呈不规则环形增强

形态学上,小肝癌直径小于 3 cm,呈结节状,可有假包膜。病理上 50%～60%的病例可见假包膜。由于假包膜较薄,其 CT 检出率较低。CT 上假包膜表现为环形低密度影,在延迟的增强影像上表现为高密度影。

进展期肝癌的 CT 表现:进展期肝癌主要可分为 3 种类型(巨块型、浸润型和弥漫型)。①巨块型肝癌边界清楚,常有假包膜形成。CT 可显示 70%～80%的含有假包膜的病例,表现为病灶周围环形的低密度影,延迟期可见其增强;肿瘤内部密度不均,尤其在分化较好的肿瘤有不同程度的脂肪变性。②浸润型肝癌表现为不规则、边界不清的肿瘤,肿瘤突入周围组织,常侵犯血管,尤其是门静脉分支,形成门脉瘤栓。判断有无门脉瘤栓对于肝癌的分期及预后至关重要。③弥漫型肝癌最为少见,表现为肝脏多发的、弥漫分布的小癌结节,这些结节大小和分布趋向均匀,彼此并不融合,平扫为低密度灶。

(3)肝癌的 MRI 表现:肝癌可以是新发生的,也可以由不典型增生的细胞进展而来。在肝硬化的肝脏,肝癌多由增生不良结节发展而来。近来,一个多中心的研究结果显示,增生不良结节为肝癌的癌前病变。过去肝癌在诊断时多已为进展期病变,但近年来随着对肝硬化及病毒性肝炎患者的密切监测、定期筛查,发现了越来越多的早期肝癌。

组织学上,恶性细胞通常形成不同厚度的梁或板,由蜿蜒的网状动脉血管腔分隔。肝癌多由肝动脉供血,肝静脉和门静脉沿肿瘤旁增生,形成海绵状结构。

影像表现(图 5-3、图 5-4):肝癌的 MRI 表现可分为 3 类。孤立结节/肿块的肝癌占 50%,多发结节/肿块的肝癌占 40%,而弥漫性的肝癌占不到 10%。肿瘤内部有不同程度的纤维化、脂肪变、坏死及出血等使肝癌 T_1、T_2 加权像的信号表现多种多样。肝癌最常见的表现是在 T_1 加权像上为略低信号,在 T_2 加权像上为略高信号,有时在 T_1 加权像上也可表现为等信号或高信号。有文献报道 T_1 加权像上表现为等信号的多为早期分化好的肝癌,而脂肪变、出血、坏死、细胞内糖原沉积或铜沉积等均可在 T_1 加权像上表现为高信号。此外,在肝血色病基础上发生的肝癌亦表现为在所有序列上相对的高信号。T_2 加权像上高信号的多为中等分化或分化差的肝癌。有文献报道 T_2 加权像上信号的高低与肝硬化结节的恶性程度相关。肝癌的继发征象有门脉瘤栓或肝静脉瘤栓、腹水等,在 MRI 上均可清晰显示。

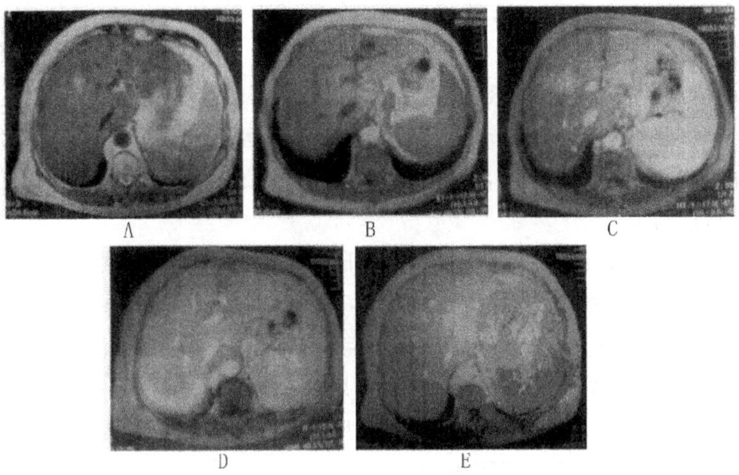

图 5-3 小肝癌(直径约 2 cm)MRI 表现

A.T_2 加权像,可见边界不光滑之结节影,呈高信号;B.屏气的梯度回波的 T_1 加权像,病灶呈略低于肝脏的信号;C.动脉期,病灶明显均匀强化,边缘不清;D.门脉期,病灶内对比剂迅速流出,病变信号强度降低;E.延迟期,未见病灶强化

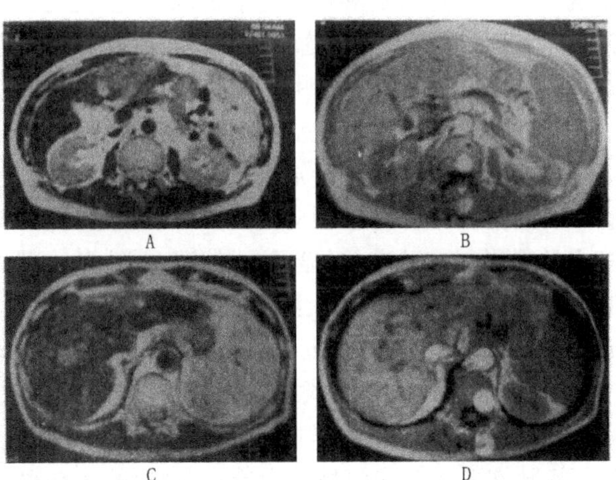

图 5-4 肝硬化(多年,多发肿块/结节型肝癌)表现

A、C 为 T_2 加权像,B、D 为 T_1 加权像;A、B 上可见肝左叶较大的不规则肿块影,边缘不光滑,呈略低 T_1 信号,略高 T_2 信号;C、D 上肝右叶前段可见小结节,呈略低 T_1 信号,略高 T_2 信号

早期肝癌常在 T_1 加权像上表现为等/高信号，在 T_2 加权像上表现为等信号。可能是由于其中蛋白含量较高所致。直径小于 1.5 cm 的小肝癌常在 T_1 加权像和 T_2 加权像上均为等信号，因此只有在针剂动态增强的早期才能发现均匀增强的病变。肝动脉期对于显示小肝癌最为敏感，该期小肿瘤明显强化。但此征象并不特异，严重的增生不良结节也表现为明显强化。比较特异的征象是增强后 2 分钟肿瘤信号快速降低，低于正常肝脏的信号，并可在晚期显示增强的假包膜。有学者报道，肝硬化的实质中出现结节内结节征象提示早期肝癌，表现为结节外周低信号的铁沉积和等信号的含铁少的中心。

肝癌多血供丰富。对比剂注射早期的影像观察有助于了解肿瘤的血管结构。由于 MRI 对针剂比 CT 图像对碘剂更加敏感，所以 MRI 有助于显示肝癌，尤其是直径小于 1.5 cm 的肿瘤。Oi 等比较了多期螺旋 CT 和动态针剂增强的 MRI，结果显示早期针剂增强影像检出 140 个结节，而早期螺旋 CT 发现 106 个结节。在动态增强的 MRI 检查中，肝细胞特异性对比剂的应用改善了病变的显示情况。如 Mn-DPDP 的增强程度与肝癌的组织分化程度相关，分化好的比分化差的病变强化明显，良性的再生结节也明显强化。而在运用单核-吞噬细胞系统特异性对比剂 SPIO 时，肝实质的信号强度明显降低，肝癌由于缺乏 Kupffer 细胞，在 T_2 加权像上不出现信号降低，相对表现为高信号。

(4)肝癌的 DSA 表现：我国原发性肝癌多为肝细胞癌(HCC)，多数有乙肝病史并合并肝硬化。肝癌大多为富血管性的肿块，少数为乏血管性。全国肝癌病理协作组依据尸检大体病理表现，将肝癌分为三型。①巨块型：为有完整包膜的巨大瘤灶，或是由多个结节融合成的巨块，直径多在 5 cm 以上，占 74%；②结节型：单个小结节或是多个孤立的大小不等的结节，直径小于 3 cm 者称为小肝癌，约占 22%。③弥漫型：病灶占据全肝或某一叶，肝癌常发生门静脉及肝静脉内瘤栓，分别占 65%和 23%。也可长入肝胆管内。

肝脏 DSA 检查可以确定肿块的形态、大小和分布，显示肝血管的解剖和供血状态，为外科切除或介入治疗提供可靠的资料。由于肝癌的供血主要来自肝动脉，故首选肝动脉 DSA，对已疑为结节小病变者可应用慢注射法肝动脉 DSA，疑有门静脉瘤栓者确诊需门静脉造影。

肝癌的主要 DSA 表现如下。①异常的肿瘤血管和肿块染色：这是肝癌的特征性表现。肿瘤血管表现为粗细不等、排列紊乱、异常密集的形态，主要分布在肿瘤的周边。造影剂滞留在肿瘤毛细血管内和间质中，则可见肿块“染色”，密度明显高于周边的肝组织。肿瘤较大时，由于瘤体中心坏死和中央部分的血流较少，肿瘤中心“染色”程度可减低。②动脉分支的推压移位：瘤体较大时可对邻近的肝动脉及其分支造成推移，或形成“握球状”包绕。瘤体巨大时甚至造成胃十二指肠动脉、肝总动脉或腹腔动脉的推移。弥漫型肝癌则见血管僵直、间距拉大。③“血管湖”样改变：其形成与异常小血管内的造影剂充盈有关，显示为肿瘤区域内的点状、斑片状造影剂聚积、排空延迟，多见于弥漫型肝癌。④动-静脉瘘形成：主要是肝动脉-门静脉瘘，其次是肝动脉-肝静脉瘘。前者发生率很高，有学者统计高达 50%以上，其发生机制在于肝动脉及分支与门静脉相伴紧邻，而肿瘤导致二者沟通。DSA 可检出两种类型。一为中央型，即动脉期见门脉主干或主枝早期显影；一为外周型，即肝动脉分支显影时见与其伴行的门脉分支显影，出现“双轨征”。下腔静脉的早期显影提示肝动-静脉瘘形成。⑤门静脉瘤栓：依瘤栓的大小和门静脉阻塞程度出现不同的征象，如腔内局限性的充盈缺损、门脉分支缺如、门脉不显影等。

上述造影征象的出现随肿瘤的病理分型而不同。结节型以肿瘤血管和肿瘤染色为主要表现，肿块型则还有动脉的推移，而弥漫型则多可见到血管湖和动-静脉瘘等征象。

5.并发症

(1)上消化道出血:原发性肝癌多合并有肝硬化,当肝硬化或门静脉内癌栓引起门静脉高压时,常可导致曲张的食管胃底静脉破裂出血。在手术应激状态下或化疗药物作用下,门静脉高压性胃黏膜病变可表现为大面积的黏膜糜烂及溃疡出血。上消化道出血往往加重患者的肝性脑病,成为肝癌患者死亡的原因之一。上消化道出血经保守治疗可有一部分患者症状缓解,出血得到控制。

(2)肝癌破裂出血:为肿瘤迅速增大或肿瘤坏死所致,部分为外伤或挤压所致肿瘤破裂出血,常出现肝区突发剧痛。肝被膜下破裂可出现肝脏迅速增大、肝区触痛及局部腹膜炎体征,B超或CT可证实。肝脏完全破裂则出现急腹症,可引起休克,出现移动性浊音,腹穿结合B超、CT检查可证实。肝癌破裂出血是一种危险的并发症,多数患者可在短时间内死亡。

(3)肝性脑病:常为终末期表现,多由肝硬化或肝癌多发引起门静脉高压、肝功能失代偿所致,也可因上消化道出血、感染或电解质紊乱引起肝功能失代偿所致,常反复发作。

(4)旁癌综合征:原发性肝癌患者由于肿瘤本身代谢异常而产生或分泌的激素或生物活性物质引起的一组症候群称为旁癌综合征。了解这些综合征,对于肝癌的早期发现有一定现实意义。治疗这些症候群,有利于缓解患者痛苦,延长患者生存期。当肝癌得到有效治疗后,这些症候群可恢复正常或减轻。

低血糖症:原发性肝癌并发低血糖的发生率达8%~30%。按其临床表现和组织学特征大致分为两型。A型为生长快、分化差的原发性肝癌病程的晚期,患者有晚期肝癌的典型临床表现,血糖呈轻中度下降,低血糖易控制;B型见于生长缓慢、分化良好的原发性肝癌早期,患者无消瘦、全身衰竭等恶病质表现,但有严重的低血糖,而且难以控制,临床上需长期静脉滴注葡萄糖治疗。发生低血糖的机制尚未完全明确,可能包括:①葡萄糖利用率增加,如肿瘤释放一些体液性因素具有类似胰岛素样作用,或肿瘤摄取过多的葡萄糖。②肝脏葡萄糖产生率降低,如肿瘤置换大部分正常肝组织或肝癌组织葡萄糖代谢改变,并产生抑制正常肝脏代谢活性的物质。

红细胞增多症:原发性肝癌伴红细胞增多症,发生率为2%~12%,肝硬化患者出现红细胞生成素增多症被认为是发生癌变的较敏感指标。其与真性红细胞增多症的区别在于白细胞与血小板正常、骨髓仅红系增生、动脉血氧饱和度减低。红细胞增多症患者,外周血象红细胞(男性高于6.5×10^{12}/L,女性高于6.0×10^{12}/L)、血红蛋白(男性高于175 g/L,女性高于160 g/L)、血细胞比容(男性超过54%,女性超过50%)明显高于正常人。少数肝硬化伴晚期肝癌患者红细胞数不高,但血红蛋白及血细胞比容相对增高,可能与后期血清红细胞生成素浓度增高,反馈抑制红细胞生成有关,患者预后较差。原发性肝癌产生红细胞增多症机制不明,可能的解释为:①肝癌细胞合成胚源性红细胞或红细胞生成素样活性物质。②肝癌产生促红细胞生成素原增多,并释放某种酶,把促红细胞生成素转变为有生物活性的红细胞生成素。

高钙血症:肝癌伴高血钙时。血钙浓度大多超过2.75 mmol/L,表现为虚弱、乏力、口渴、多尿、厌食、恶心,如血钙超过3.8 mmol/L时,可出现高血钙危象,造成昏迷或突然死亡。此高血钙与肿瘤骨转移时的高血钙不同,后者伴有高血磷,临床上有骨转移征象。高血钙症被认为是原发性肝癌旁癌综合征中最为严重的一种。高血钙产生的可能原因为:①肿瘤分泌甲状旁腺激素或甲状旁腺激素样多肽,它通过刺激成骨细胞功能,诱导骨吸收增强,使骨钙进入血流;它能使肾排泄钙减少而尿磷增加,因此出现高血钙与低血磷症。②肿瘤和免疫炎症细胞产生的许多细胞活素具有骨吸收活性。③肿瘤可能制造过多的活性维生素D样物质,它们促进肠道钙的吸收而导致血钙增高。

高纤维蛋白原血症：高纤维蛋白原血症可能与肝癌有异常蛋白合成有关，约有 1/4 可发生在 AFP 阴性的肝癌患者中。当肿瘤被彻底切除后，纤维蛋白原可恢复正常血清水平，故可以作为肿瘤治疗彻底与否的标志。

血小板增多症：血小板增多症的产生机制可能与促血小板生成素增加有关。它和原发性血小板增多症的区别在于血栓栓塞、出血不多见，无脾大，红细胞计数正常。

高脂血症：高脂血症可能与肝癌细胞自主合成胆固醇有关。伴有高脂血症的肝癌患者，血清胆固醇水平与 AFP 水平平行，当肿瘤得到有效治疗后，血清胆固醇与 AFP 可平行下降，当肿瘤复发时，可再度升高。

降钙素增高：肝癌患者血清及肿瘤中降钙素含量可增高，可能与肿瘤异位合成降钙素有关。当肿瘤切除后，血清降钙素可恢复至正常水平。肿瘤分化越差，血清降钙素水平越高。伴高血清降钙素水平的肝癌患者，生存期较短，预后较差。

性激素紊乱综合征：肝癌组织产生的绒毛膜促性腺激素，导致部分患者血清绒毛膜促性腺激素水平增高。原发性肝癌合并的性激素紊乱综合征主要有肿瘤性青春期早熟、女性化和男性乳房发育。性早熟可见于儿童患者，几乎均发生于男性，其血清及尿中绒毛膜促性腺激素活性增高。癌组织中可检出绒毛膜促性腺激素，血中睾酮达到成人水平，睾丸正常大小或轻度增大，Leydig 细胞增生，但无精子形成。女性化及乳房发育的男性患者，血中催乳素及雌激素水平可增高，这与垂体反馈调节机制失常有关。当肿瘤彻底切除后，患者所有女性的特征均消失，血清中性激素水平恢复正常。

三、治疗

（一）治疗原则

原发性肝癌采用以手术为主的综合治疗。

（二）具体治疗方法

1.手术切除

手术切除是目前治疗肝癌最有效的方法。

（1）适应证：肝功能无显著异常，肝硬化不严重，病变局限，一般情况尚好，无重要器官严重病变。

（2）禁忌证：黄疸、腹水、明显低蛋白血症和肝门静脉或肝静脉内癌栓的晚期肝癌患者。

（3）手术方式：局限于一叶，瘤体直径小于 5 cm，行超越癌边缘 2 cm，非规则的肝切除与解剖性肝切除，可获得同样的治疗效果。伴有肝硬化时，应避免肝三叶的广泛切除术。全肝切除原位肝移植术不能提高生存率。非手术综合治疗后再行二期切除或部分切除，可以获得姑息性效果。

2.肝动脉插管局部化疗和栓塞术

目前多采用单次插管介入性治疗方法。

（1）适应证及禁忌证：癌灶巨大或弥散不能切除；或术后复发的肝癌，肝功能尚可，为最佳适应证，或作为可切除肝癌的术后辅助治疗。对不可切除的肝癌先行局部化疗及栓塞术，肿瘤缩小后再争取二期手术切除。亦可用于肝癌破裂出血的患者。严重黄疸、腹水和肝功能严重不良应视为禁忌证。

（2）插管方法：经股动脉，选择性肝动脉内置管。

(3)联合用药:顺铂(80 mg/m²)、多柔比星(50 mg/m²)、丝裂霉素(10 mg/m²)、替加氟(500 mg/m²)等。

(4)栓塞剂:采用碘油或吸收性明胶海绵并可携带抗癌药物,或用药微球作栓塞剂。

(5)局部效应:治疗后肿瘤可萎缩(50%~70%)。癌细胞坏死,癌灶有假包膜形成,瘤体或变为可切除,术后患者可有全身性反应,伴有低热,肝区隐痛和肝功能轻度异常,一周内均可恢复。

3.放疗

放疗适用于不宜切除、肝功能尚好的病例。有一定姑息疗效,或结合化疗提高疗效,对无转移的局限性肿瘤也有根治的可能。亦可作为转移灶的对症治疗。

4.微波、射频、冷冻及酒精注射治疗

这些方法适用于肿瘤较小而又不宜手术切除者。在超声引导下进行,优点是安全、简便、创伤小。

5.生物学治疗

生物学治疗主要是免疫治疗。方法很多,疗效均不确定,可作为综合治疗中的一种辅助疗法。

(三)治疗注意事项

(1)肝癌术后是否给予预防性介入治疗,存在争议。

(2)目前手术是公认的治疗肝癌最有效的方法,要积极争取手术机会,可以和其他治疗方法配合应用。

(3)肝癌的治疗要遵循适应患者病情的个体化治疗原则。

(4)各种治疗方法要严格掌握适应证,综合应用以上治疗方法可以取得更好的疗效。

(5)肝癌患者治疗后要坚持随访,定期行 AFP 检测及超声检查,以早期发现复发转移病灶。

(姜文杰)

第六章

胆囊疾病

第一节 胆 石 症

一、定义

胆石症为在胆囊内发生结石的疾病。大多数为多发,单发者多为球形,多发者可为小球形、多面体形或扁片状不等。

二、分类

按化学成分可分为两大类。

(一)胆固醇结石

胆固醇结石以胆固醇为主要成分,其中纯胆固醇结石可为单发或多发,球形,呈皂白色或黄色,剖面见放射状结晶,核心可有少量胆红素,胆固醇含量>90%;另有一种胆固醇混合性结石为多发,多面体形,表面呈褐绿色,可有花纹,剖面分层,可见结晶,胆固醇含量>60%。

(二)胆色素结石

胆色素结石是以胆色素为主的混合性结石,胆固醇含量<45%,可为单发或多发,呈红褐色或黑褐色,形状不定,呈块状或泥样,也可为小砂砾样,较大结石的剖面可见年轮样层状结构,多为胆色素混合性结石;纯胆色素结石呈黑色小结石。

三、病因

(一)胆固醇结石

胆固醇结石的形成认为需具备以下情况。

1.胆汁中的胆固醇过饱和

胆汁中的胆固醇浓度明显增高,胆酸盐和卵磷脂含量相对减少,不足以转运胆汁中的胆固醇,此种胆汁为胆固醇过饱和胆汁,即石胆汁。

2.胆汁中胆固醇的成核过程异常

胆汁中的小泡聚集融合成大泡,使溶解状态的胆固醇析出胆固醇单水结晶,是胆固醇结石形成的最初阶段。在此过程中成石胆汁中的某些成核因子有明显的促成核作用，缩短成核时间；黏糖蛋白还可将胆固醇结晶网结在一起促进结石增长。

3.胆囊功能异常

胆囊结石只在胆囊内发生，切除胆囊后胆固醇结石不再复发，说明胆囊在胆固醇结石形成中的重要性。胆囊对水、电解质的吸收功能增加，使胆汁浓缩，成石胆汁刺激导致胆囊黏膜分泌黏糖蛋白增加，在成核过程中起重要作用。胆囊收缩运动减弱使胆汁滞留于胆囊内形成沉淀物，提供胆固醇结晶聚集和生长所必要的时间和场所。另胆固醇结石在女性多见，雌激素可促进胆汁中的胆固醇过饱和，与胆固醇结石成石有关。

(二)胆色素结石

胆色素结石分黑色和棕色 2 种，在形态学、发病机制和临床相关表现方面均存在差异。黑色结石的形成无明显诱因，主要发生于胆囊且不伴感染。与黑色结石形成的有关因素包括慢性溶血、珠蛋白生成障碍性贫血、心脏瓣膜修复术、年龄增长、长期全胃肠外营养及肝硬化等。棕色结石常发生于胆道，且与细菌和寄生虫感染相关。

四、临床表现与辅助检查

(一)临床表现

早期常无明显症状，伴有轻微不适宜被误认为是胃病而未及时就诊。少数单发的大的胆固醇结石在胆囊内自由存在，不易发生嵌顿，很少产生症状，个别在体检时偶然发现，被称为无症状性胆石症。胆囊内的小结石可嵌顿于胆囊颈部，引起临床症状，尤其在进食油腻食物后胆囊收缩，或睡眠时由于体位改变使症状加重。胆绞痛是其典型的首发症状，右上腹痛，持续伴阵发性加剧，向后背部放射，常伴有恶心、呕吐等，症状也可自行缓解。如胆囊结石嵌顿不缓解，则胆囊增大、积液，合并感染可发展为急性化脓性胆囊炎或胆囊坏疽；如胆囊结石较小，可通过胆囊管排入胆总管，胆绞痛症状暂时缓解。体征常不明显，右上腹胆囊区可有压痛，有时可扪及肿大的胆囊。

(二)辅助检查

1.实验室检查

一般的胆绞痛无血液学和生化学方面的改变。急性胆囊炎常见白细胞增多和核左移，胆囊的炎症和水肿可压迫胆总管造成氨基转移酶和碱性磷酸酶增高。

2.影像学检查

(1)腹部平片检查：价值不大，只有 13%～17%的胆石症含有足够的钙成为阳性结石。

(2)超声检查：特异性和敏感性均很高，超声下结石表现为高回声及后方声影，超声检查未能发现结石并不能排除胆石症的诊断。

(3)CT 检查：和超声检查相比不具优势，但可显示胆管扩张、结石和肿块等。

五、诊断与鉴别诊断

诊断有赖于临床表现和 B 超检查。胆囊结石很常见，并可与其他疾病共存，应通过适当的诊断性检查排除，包括上消化道、结肠、肾和胰腺等疾病。一些腹腔外疾病如心绞痛、降主动脉瘤、脊髓神经痛、胸膜炎、心包炎及代谢性疾病如遗传性血管性水肿、急性间歇性卟啉病也可出现类似的临床表现，应注意相鉴别。

六、治疗方案

胆石症的治疗目的在于缓解症状，减少复发，消除结石，避免并发症。

（一）手术治疗

1.开腹手术

开腹胆囊切除术简单、安全，适用于大部分有症状的胆石症患者，是有并发症的患者的第一选择。胆总管胆石症患者应行胆囊切除术加胆总管探查和取石。肝内胆管结石伴局限性的肝硬化或肝内胆管狭窄者首选肝叶切除术。

2.腹腔镜胆囊切除术

有创伤小、痛苦轻、术后恢复快的特点。绝对禁忌证为不能耐受全麻和无法控制的凝血功能障碍；相对禁忌证包括粘连或炎症、弥漫性腹膜炎。

（二）对症治疗

主要适应证为初次发作的青年患者，经非手术治疗症状迅速缓解者，临床症状不典型，发病已超过 3 天，无紧急手术指征且在非手术治疗下症状有消退者。主要包括卧床休息、禁饮食或低脂饮食、输液、纠正电解质和酸碱紊乱、抗感染、解痉止痛和其他对症治疗。

1.控制饮食

脂肪类食物可促进胆囊收缩素释放而引起胆囊收缩，促进胆汁排泌。因此，为了能够使胆囊及胆管得到适当的休息，在急性发作期应禁食脂肪类食物，而采用高糖流质饮食。富含胆固醇的食物如动物脑、肝、肾，鱼卵，蛋黄等，不论在胆石症发作期或是静止期均少食为宜。无胆总管梗阻或在胆石症静止期，植物油脂有利胆作用，可不必限制。

2.缓解疼痛

轻度疼痛可经控制饮食、休息、肛门排气等治疗而缓解。严重病例除禁食外，应插鼻胃管行胃肠减压，以吸出胃及十二指肠内容物、气体，减少胃十二指肠内容物对胆汁分泌的刺激性，有利于胆汁引流及排出。亦可以消除或减少因胆囊收缩素引起的胆囊收缩作用，从而减少胆绞痛的发作频率和减轻疼痛程度。此外，还可以应用解痉止痛药与镇静药。①硝酸甘油每次 0.3～0.6 mg，每 3～4 小时于舌下含服 1 次。亦可应用作用时间长的硝酸酯类控释制剂。②阿托品每次 0.5 mg 皮下注射或肌内注射，每 3～4 小时肌内注射 1 次；或山莨菪碱 20 mg 加入 10%葡萄糖溶液 250 mL 中静脉滴注，每天 1～2 次。③镇痛药如哌替啶或布桂嗪 50～100 mg 肌内注射，效果较好。上述镇痛药与解痉药合用可以加强止痛效果。但吗啡能引起奥迪括约肌痉挛，故属禁忌。

3.利胆及抗感染治疗

硫酸镁口服有松弛奥迪括约肌的作用，使滞留的胆汁易于排出，口服 50%硫酸镁 10～15 mL，每天 3 次，与餐后口服；胆盐能刺激肝脏分泌大量稀薄的胆汁，有利于冲洗胆管，用于症状缓解期并持续数周，可减少症状复发；去氢胆酸片 0.25 g 或胆酸片 0.2 g，每天 3 次，餐后服用此 2 种药，在胆道梗阻时不宜采用，以免增加胆管压力。抗生素应考虑抗菌谱、药物在胆汁中的浓度及其不良反应，常选用广谱抗生素，尤其对革兰阴性杆菌敏感的抗生素和抗厌氧菌药物，最好按照细菌培养结果来选择；若细菌感染种类不明时，则应优先选择在胆汁中浓度最高的抗生素；必要时在加强抗生素的情况下使用激素治疗，以减轻炎症反应、增强机体应激能力。

4.慢性病例的治疗

可采用利胆药如脱氧胆酸、胆酸钠、消炎利胆片等，同时注意饮食调节，多能控制发作。

5.其他治疗

胆石症的急性发作期伴胆道梗阻时，可出现黄疸及皮肤瘙痒，控制黄疸所致的瘙痒可用炉甘石洗剂洗擦，或应用去双氢麦角碱 1 mg 或考来烯胺等。但考来烯胺对完全梗阻性黄疸的瘙痒无治疗效果，还应注意补充维生素 A、维生素 D、维生素 K 等脂溶性维生素及钙盐。

6.经皮肝穿刺胆管引流术

对严重的胆道梗阻或化脓性胆管炎者可行经皮肝穿刺胆管引流术，以引流胆管、降低胆管压力、控制感染、降低病死率、赢得手术时间等。

7.内镜下十二指肠乳头切开术

此法适应于直径<3 cm 的胆总管结石，乳头狭窄经 ERCP 证实伴有胆总管扩张、淤胆等。术后可自行排石或以取石器械取出石头，同时可在胆总管内放置长引流管行鼻胆管引流。

8.体外震波碎石

效果差，虽可碎石，但不一定能排净，可复发，有并发症，价格贵。胆管内结石可以试用。

(三)药物治疗

1.口服溶石药物治疗

鹅脱氧胆酸和熊去氧胆酸(UDCA)均能增加胆汁中的胆酸浓度，同时继发性减少肝脏内胆固醇分泌；鹅脱氧胆酸可减少胆固醇合成，而熊去氧胆酸可以减少胆固醇吸收，加速结石溶解。熊去氧胆酸的溶石作用较鹅脱氧胆酸快，毒副作用小，价格昂贵，治疗建议剂量为 8～10 mg/(kg·d)，肥胖者需加大剂量。如果连续治疗 6～9 个月仍未见明显的溶石效果，应停止治疗。对含钙阳性结石患者合并较重肠炎、以往患有肝病或糖尿病者则不宜应用。

2.经皮、经肝胆囊置管药物直接溶石

经皮、经肝胆囊置管及十二指肠镜置入鼻胆导管，将导管与胆石接触，注入溶石剂进行溶石治疗。溶解胆固醇结石的药物有单辛酯、甲基叔丁醚；溶解胆色素结石的药物有二甲基亚砜、依地酸二钠等。

七、药学监护要点

(1)注意哌替啶静脉注射后可出现静脉血管扩张、血压下降，尤其与吩噻嗪类药物(如氯丙嗪等)以及与中枢抑制药并用时。本品严禁与单胺氧化酶抑制剂同用，且务必在单胺氧化酶抑制剂停药 14 天以上方可用药，而且应先试用小剂量(1/4 的常用量)，否则会发生难以预料的严重并发症。

(2)注意长期使用 UDCA 可增加外周血小板数量，如治疗中出现症状反复、加重应终止治疗，行外科手术或其他治疗。本品不应与考来烯胺、考来替泊以及含有氢氧化铝和(或)蒙脱石等的抗酸药同时服用，因为这些药可以在肠道中和 UDCA 结合，从而阻碍吸收，影响疗效。如果必须服用上述药物，应在服用该药前或后 2 小时后给予 UDCA。

(3)注意老年患者使用阿托品容易发生抗 M 胆碱样不良反应，如排尿困难、便秘、口干(特别是男性)，也易诱发未经诊断的青光眼，一经发现，应立即停药。

(王海娟)

第二节　胆　囊　炎

一、急性胆囊炎

(一)定义

急性胆囊炎是一种常见的急腹症，由胆囊管梗阻、化学刺激、细菌感染所引起的胆囊急性炎症性病变所致。根据胆囊内有无结石将胆囊炎分为结石性胆囊炎和非结石性胆囊炎，非结石性胆囊炎较少见。

(二)病因

1.胆囊管梗阻

急性胆囊炎患者大部分由于结石梗阻胆囊管所致，此外还有蛔虫、梨形鞭毛虫、华支睾吸虫、炎性渗出物等所致的梗阻及胆囊管扭曲畸形、胆囊管外肿大淋巴结和肿瘤压迫等原因所致的胆囊管梗阻。

2.胰液反流

胆总管和胰管的共同通道发生梗阻时，导致胰液反流进入胆囊，胆汁中的胆盐激活胰酶原引起化学性胆囊炎。

3.细菌感染

大多数致病菌通过胆管逆行进入胆囊，也可自血液循环入侵。入侵的细菌主要为革兰阴性杆菌、厌氧菌等，一旦胆囊胆汁排出不畅或梗阻时，胆囊的内环境有利于细菌繁殖和生长。

4.其他

急性非结石性胆囊炎占急性胆囊炎的 5%～10%。大多数与严重创伤、烧伤、大手术后、长期肠外营养等病因有关，可能与胆囊胆汁淤积和缺血相关。但是约有 70%的急性非结石性胆囊炎不能由上述原因解释。

(三)病理

急性胆囊炎的起始阶段胆囊管梗阻、内压升高，黏膜充血性水肿、渗出物增多，此时为急性单纯性胆囊炎。如果病因没有解除，炎症发展，病变可累及胆囊壁全层，白细胞弥漫浸润，浆膜也有纤维性和脓性渗出物覆盖，称为急性化脓性胆囊炎，还可引起胆囊积脓。如胆囊内压继续增高，致囊壁血液循环障碍，引起胆囊壁组织坏疽，即为急性坏疽性胆囊炎。胆囊壁坏死穿孔发生时会导致胆汁性腹膜炎，穿孔部位常在胆囊颈部或底部。如胆囊穿孔发生过程较慢，被周围大网膜、十二指肠、横结肠粘连包裹可形成胆囊周围脓肿。

(四)临床表现

1.腹痛

腹痛是本病的主要症状，常在进食脂肪餐后或夜间发作，为右上腹部剧烈绞痛或胀痛，可向右肩、右肩胛下区放射。2/3 的患者可有典型胆绞痛的既往史。在老年人中，由于对疼痛的敏感性降低，可无剧烈腹痛，甚至可无腹痛症状。

2.恶心、呕吐和食欲缺乏

患者常有食欲缺乏，反射性恶心、呕吐，呕吐剧烈时可吐出胆汁，引起水、电解质紊乱，呕吐后腹痛不能缓解。

3.全身症状

大多数患者伴有中度发热，当发生化脓性胆囊炎时可有寒战、高热、烦躁、谵妄等症状，甚至可出现感染性休克。10%的患者可出现轻度黄疸。如果嵌于胆囊管或 Hartmann 囊的结石引起胆囊炎，同时压迫胆总管，引起胆总管阻塞（type Ⅰ）；或者胆石症嵌入肝总管，产生胆囊胆管瘘，引起胆管炎或黄疸（type Ⅱ），称为 Mirizzi 综合征。表现为反复发作的胆囊炎、胆管炎及梗阻性黄疸。

4.体征

早期可有右上腹压痛或叩痛。胆囊化脓坏疽时可扪及肿大的胆囊，压痛明显，范围增大，可出现反跳痛和肌紧张。Murphy 征阳性是急性胆囊炎的典型体征。

（五）辅助检查

血白细胞明显增高者提示胆囊化脓或坏疽，血清氨基转移酶和总胆红素可能有升高。超声检查为首选的诊断方法，可显示胆囊增大、囊壁增厚、胆囊周围有渗出液，并可探及胆囊内结石影像。CT 可获得与 B 超相似的效果。胆道核素扫描可提示胆囊管有无梗阻，对诊断也有一定帮助。

（六）诊断与鉴别诊断

本病多见于 40 岁以上的肥胖女性，根据症状、体征、超声等检查，急性胆囊炎的诊断大多都能明确。但需与相关疾病相鉴别，包括急性病毒性肝炎、急性酒精性肝炎、急性胰腺炎、右下肺炎、肾盂肾炎、急性右心衰竭、心肌梗死、消化性溃疡并发急性穿孔、急性盲肠高位或后位阑尾炎等疾病。

二、慢性胆囊炎

（一）定义

慢性胆囊炎是胆囊慢性炎症性病变，可由结石、慢性感染、化学刺激及急性胆囊炎反复迁延发作所致。

（二）病因

1.胆囊结石

约 70%的慢性胆囊炎患者胆囊内存在结石，结石可刺激和损伤胆囊壁并引起胆汁排泌障碍。

2.感染

由细菌、病毒、寄生虫等各种病原体引起胆囊慢性感染。慢性炎症可引起胆管上皮及纤维组织增生，可引起胆管狭窄。

3.化学刺激

胆总管和胰管的共同通道发生梗阻时，导致胰液反流进入胆囊，胆汁中的胆盐激活胰酶原并损伤囊壁的黏膜上皮。此外，胆汁排泌发生障碍，浓缩的胆盐又可刺激囊壁的黏膜上皮造成损害。

4.急性胆囊炎反复发作

急性胆囊炎反复迁延发作，使胆囊壁纤维组织增生和增厚、囊腔萎缩变小并丧失正常功能。

(三)病理

胆囊壁的慢性炎症使囊壁水肿、纤维组织增生和钙化，致囊壁中度增厚，胆囊浆膜面与周围组织发生粘连，瘢痕组织收缩，囊腔变窄甚至闭合，即胆囊纤维化。大部分慢性胆囊炎在镜下见黏膜萎缩，胆囊壁各层有明显的结缔组织增生，淋巴细胞和单核细胞浸润，黏膜上皮向囊壁内凹陷生长，有时深达肌层，形成 Rokitansky-Aschoff 窦。

(四)临床表现

临床症状常不典型，大多数患者有胆绞痛的病史，有厌油脂饮食、腹胀、嗳气等消化不良的症状。也可有右上腹隐痛，极少有发热。体检可发现右上腹胆囊区有轻压痛或不适。

(五)辅助检查

B 超是最重要的辅助手段，可测定胆囊和胆总管的大小、胆石的存在及囊壁的厚度；可发现胆囊缩小、壁厚内存结石、胆囊收缩功能差等。其他还有腹部 X 线、胆囊胆道造影术及放射性核素扫描等检查。

(六)诊断与鉴别诊断

对脂肪饮食不耐受、腹胀及反复发作的餐后上腹部胀痛不适患者，经超声检查显示胆囊结石、囊壁增厚、胆囊萎缩者可确诊为慢性胆囊炎。常需与胆囊胆固醇沉积症、胆囊腺肌增生症、胆囊神经瘤病、消化性溃疡、慢性胃炎、慢性胰腺炎、非溃疡性消化不良等疾病相鉴别。

三、治疗方案

(一)一般治疗

对于急性胆囊炎患者，确诊后一般采用非手术治疗，既能控制炎症，也可作为术前准备。一般经非手术治疗，症状多可缓解，以后再行择期手术。非手术治疗包括卧床休息，禁食，输液，静脉补充营养，维持水、电解质平衡，解痉、镇痛，抗感染治疗和利胆治疗等，必要时进行胃肠减压。腹痛时可给予解痉药和镇痛剂，如阿托品、哌替啶等。

(二)手术治疗

有下列情况时，应经短时的对症治疗准备后，施行紧急手术：①临床症状重，不易缓解，胆囊肿大，且张力较大有穿孔可能者。②腹部压痛明显，腹肌强直，腹膜刺激症状明显，或在观察治疗过程中腹部体征加重者。③化脓性胆囊炎在非手术治疗下症状未能缓解或病情恶化者。④老年患者胆囊容易发生坏疽及穿孔，对症状较重者应及早手术。

(三)药物治疗

1.治疗措施

(1)解痉镇痛对症治疗：有阵发性腹痛者可给予山莨菪碱或阿托品肌内注射。诊断明确而腹痛剧烈者必要时可用哌替啶肌内注射。吗啡可使胆管平滑肌张力增加，故不宜使用。可用 33% 硫酸镁溶液口服或胃管注入利胆治疗。

(2)抗生素的应用：急性胆囊炎应及时控制感染，改善症状。胆道感染的细菌可能为大肠埃希菌、肠球杆菌、肺炎杆菌、其他革兰阴性杆菌和厌氧菌。宜选用在胆汁中浓度高的药物，一般可用第二和三代头孢菌素、氨基糖苷类抗生素、第三代喹诺酮及抗厌氧菌药物。例如头孢哌酮、头孢他啶、头孢曲松、庆大霉素、妥布霉素等均在胆汁内有较高的浓度，有利于胆管感染的治疗；为了控制厌氧菌可加用甲硝唑或替硝唑，对控制肠源性混合型细菌感染效果较好。

（3）口服溶石治疗：各种口服溶石药物如熊去氧胆酸等均是通过降低胆固醇饱和度起到溶石作用，故仅对胆固醇结石有效。

2.治疗药物

（1）茴三硫：能提升肝脏谷胱甘肽水平，增强肝细胞活力，使胆汁分泌增多，有利胆作用。用于胆囊炎、胆石症及消化不适，也用于急、慢性肝炎的辅助治疗。口服，一次 25 mg，一天 3 次。甲状腺功能亢进者慎用，胆管完全梗阻者禁用。

（2）苯丙醇：促进胆汁分泌、帮助消化，并有排出结石及降低胆固醇的作用。用于胆囊炎、胆管感染、胆石症、胆管手术后综合征和高胆固醇血症、脂肪肝、慢性肝炎等。口服，一次 0.1～0.2 g，一天 3 次，饭后服用。如治疗超过 3 周，一天剂量不宜超过 0.1～0.2 g。胆管完全梗阻者禁用，孕妇最初 3 个月应慎用。

（3）曲匹布通：具有选择性松弛胆管平滑肌并直接抑制胆管奥迪括约肌的作用，可使胆管括约肌松弛，使它能降低胆总管与十二指肠汇合部位的通过阻力；能降低胆囊、胆管内压，促进胆汁和胰液排出而改善食欲、消除腹胀；还有解痉镇痛及利胆作用。口服，一次 1 片，一天 3 次，饭后服用，疗程 2～4 周。完全性胆道梗阻、急性胰腺炎患者慎用。

3.其他

慢性胆囊炎以非手术治疗为主，应低脂饮食，可口服硫酸镁或中药利胆，腹痛明显者可用抗胆碱药解除平滑肌痉挛。在急性发作期应积极进行抗感染治疗。对反复发作、伴有较大胆石、胆囊积水或有胆囊壁钙化者行胆囊切除术是合理的根本治疗，也可行腹腔镜下胆囊切除术。

四、药学监护要点

注意服用茴三硫偶可发生荨麻疹样红斑。

（王海娟）

第三节　胆道良性肿瘤

胆道良性肿瘤多见于胆囊，而胆管中则少见。胆囊中最常见为胆囊息肉。胆囊息肉或称胆囊息肉样病变、胆囊隆起样病变是向胆囊腔内突出的局限性息肉样病变的总称。本病自 B 超广泛应用于临床后发现率明显增加，其中以非肿瘤性息肉占绝大多数，如胆固醇息肉、炎性息肉、腺肌瘤样增生。

胆囊息肉可发生在胆囊黏膜上任何部位，大部分为多发，呈蒂状或疣状，向胆囊腔内突出，其基底部与正常胆囊黏膜相连，形态不一，大小不等。但大部分直径小于10 mm。

一、病理

（一）胆固醇息肉

胆固醇息肉最为常见，特点为胆囊黏膜上可见众多的小结节，疣状或带小蒂的赘生物，有的聚集，有的分散；黄色、透明、分叶状；质软易碎，直径一般小于 10 mm。镜检可见表面为柱状上皮细胞，极少有纤维成分。扫描电镜下可见黏膜表面微绒毛上附有胆固醇结晶。

(二)炎性息肉

炎性息肉单发或多发，有蒂或无蒂，呈乳头状，直径<10 mm；外观苍白，呈慢性炎症改变，周围胆囊壁有明显炎症。镜检见表面柱状上皮呈单层或少数呈多层覆盖，部分黏膜呈炎性坏死；黏膜下有淋巴细胞及单核细胞为主的炎性细胞浸润。扫描电镜下提示黏膜表面的绒毛减少、变短或缺损，呈“剥脱”状。

(三)腺瘤样增生

腺瘤样增生也叫增生性息肉，来源于上皮，通常无蒂，表面光滑，直径约 5 mm。单发或多发，多见于胆囊体、底部。组织学的特征为黏膜化生的上皮细胞增生为主，伴有上皮细胞增生，无异型性倾向。

(四)腺肌瘤样增生

腺肌瘤样增生多见于胆囊底部，呈一狭窄环，局部胆囊壁呈局限性增生、肥厚，直径平均为 10 mm。有的可见息肉样物向腔内突出，也有的仅呈颗粒状，肉眼所见有时很难与胆囊癌鉴别。切面呈蜂窝状结构；镜检胆囊黏膜及平滑肌均明显增厚，腺腔由柱状上皮细胞构成，周围有数量不等的平滑肌增生、环绕。

二、临床表现与诊断

本病一般少有明显症状，部分病例可有上腹部不适或右季肋部疼痛，位于胆囊颈部的长蒂息肉或合并结石时可出现疼痛。

由于息肉类型较多，缺乏特异性临床表现，所以术前确诊困难。B 超为首选检查方法，表现为胆囊壁上附着固定的光团而不伴声影，其中胆固醇息肉呈颗粒状或桑葚状不均的高回声，多发常见，直径<5 mm；炎性息肉或腺瘤多呈类圆形或乳头状实质性低回声，无蒂，直径<10 mm；腺肌瘤病的胆囊壁呈局限性增厚，突向腔内，肥厚的胆囊壁中呈小圆形囊泡影像和散在的回声光点；腺癌呈乳头状或结节状肿块向胆囊腔内突出，无蒂，边缘不整齐，回声不均匀的实质性光团，直径多>15 mm。CT 对胆囊息肉病变的诊断价值不如 B 超，内镜超声扫描(EUS)包括经皮肝穿刺胆囊双重造影(PTDCC)和胆囊镜检查(PTDCCS)可以进一步提高胆囊黏膜病变的定性诊断率，其确诊率高达 90%。

三、治疗

对胆囊息肉的治疗方法尚无一致意见，一般认为有临床特征能排除恶变者。如 B 超所见息肉直径<10 mm，多发为主；B 超图像显示布满强回声光点，表面不光滑，常有细蒂垂于胆囊内；年龄<45 岁；不合并结石，也无明显主诉症状可暂缓手术，B 超随访观察。因为胆囊息肉，尤其是最多见的胆固醇息肉迄今尚未见癌变报道，且胆囊切除并非完全没有危险，所以手术指征还应从严掌握。对症状明显，影响工作和生活者，合并慢性胆囊炎及结石者；息肉单发，直径>10 mm，基底较大或有蒂位于胆囊颈部者是胆囊切除的适应证。但目前由于本病术前确诊困难，患者常有恐癌心理，医者存在防止贻误恶变的想法，从而有使手术扩大化的趋势。

(宫少杰)

第四节　原发性胆管癌

原发性胆管癌主要指左右肝管、肝总管、胰腺上胆总管及胆管末端的原发性恶性肿瘤。一般将胆管末端肿瘤归入壶腹周围癌中一并讨论，而由肝内胆小管发生的胆管细胞癌，则归入原发性肝癌中讨论。根据西方文献记载，胆管癌在常规尸检时的发现率为0.01%～0.46%，胆管癌在胆管手术中的发病率平均为0.29%～0.73%，但是胆管癌的发病率在日本和我国均较高；根据发病的部位，则以上段胆管癌的发病率高，国内外均有共同特点。本病发病年龄多为50～70岁，40岁以下少见，患者中以男性为多，男性与女性的比为(2～2.5)：1。

胆管癌的预后不佳。手术切除组一般平均生存期为13个月，很少存活5年。单纯胆管内引流或外引流，其平均生存期仅6～7个月，很少超过1年。一般认为作胆肠内引流的患者较外引流者生存率高。

一、病因

胆管癌的确切病因尚不清楚。临床资料统计显示，胆管癌合并胆管结石者，国内文献统计报道为16.9%，国外为20%～57%。各类胆管癌中以中段胆管癌伴发结石较高，约占35.3%。因此认为胆总管长时间受到结石的慢性刺激，上皮发生增生性改变，可能与胆管癌的发生有关。有人提出慢性溃疡性结肠炎、肝脏华支睾吸虫感染及先天性胆总管囊肿患者较易发生胆管癌。慢性溃疡性结肠炎约有9%的病例并发胆管癌，而先天性胆总管囊肿的癌变率为1%～5%，较正常人高20倍，尤其以Ⅰ型胆总管囊肿病例更多见。如做囊肿肠道内引流术，在残留的囊肿内继发肿瘤的发生率可高达50%，5%～7%肿瘤发生在囊肿的后壁。至于原发性硬化性胆管炎和胆管癌的关系，迄今仍无定论，据统计20%～30%的长期罹患PCC的患者可发生胆管癌，这可能与胆汁淤滞和感染有关，使胆管上皮长期遭受胆汁中的有毒物质、致癌物质，以及慢性炎症的反复损害和刺激，胆管上皮细胞可异型增生和肠上皮化生，甚至诱发癌变。但也有学者认为根本不存在原发性硬化性胆管炎，因经长期随访或术中多次的取样活检，最后结果都证实为肿瘤，因而原发性硬化性胆管炎的本质就是一种进展缓慢的胆管癌。

二、病理

胆管癌可发生在胆管的任何部位。①上段癌：肿瘤位于肝总管和左右肝管汇总处及其近侧胆管的癌，又称Klastkin肿瘤，其发生率在胆管癌中占40%～76%。②中段癌：指肿瘤位于胆囊管到十二指肠上缘一段的胆总管癌。③下段癌：肿瘤位于十二指肠下缘一段的胆总管癌。

胆管癌通常表现为3种形态。①乳头状型：最少见，可发生于胆管的任何部位，癌组织除主要向管腔内生长外，亦可进一步向管壁浸润性发展，如能早期切除，成功率高，预后较好。但此型病灶有时波及胆管的范围较大，或呈多发性病灶。②管壁浸润型：可见于胆管的任何部位，此型最多见。肿瘤可在肝内、外胆管广泛浸润，难以确定肿瘤的原发部位，切除困难，预后不佳。③结节型：较管壁浸润型少见。肿瘤呈结节状向管腔内突出，基底宽，向周围浸润程度较轻，手术切除率较高，预后较好。

胆管癌的组织学类型最主要为分化较好的腺癌。①高分化胆管腺癌：占胆管癌 60%～70%，癌组织在胆管壁内缓慢而呈浸润性生长，可环绕整个管壁，也容易向胆管壁上下蔓延而无明显界限，或肿瘤呈团块状生长。②乳头状腺癌：占胆管癌 15%～20%，多数为分化较好的腺癌，癌组织有同时向胆管腔内和胆管壁内浸润生长的现象。③低分化腺癌：少见，癌组织部分呈腺体结构，部分为不规则的实质肿块，亦可在管壁内浸润生长。④未分化腺癌：较少见，癌细胞在胆管壁内弥漫性浸润，间质少，癌组织侵袭性较大，常可浸及胆管周围脂肪组织或邻近器官。⑤印戒细胞癌：罕见。其他罕见的如鳞状细胞癌、类癌等偶见报道。胆管癌的早期，多数肿瘤生长缓慢，发生转移者少见，其转移主要是沿着胆管壁向上、向下缓慢地浸润扩散。少数肿瘤生长迅速，早期即可发生转移，可累及整个胆管。上段胆管癌可直接侵及肝脏，中下段胆管癌可直接扩展至胆囊、肝总管、胆总管甚至整个胆管，其部位有时难以确定。区域性胆管周围淋巴结常有侵犯，最常见的淋巴转移为肝门部淋巴结，并向胰十二指肠和腹腔内以及肠系膜上血管的周围淋巴结扩散。高位胆管癌易侵犯门静脉，并可形成癌性血栓，导致肝内转移。胆管癌经血液发生远隔器官转移者较少。

三、临床表现

60 岁以上男性发病较多。其主要症状有进行性加重的梗阻性黄疸伴上腹部胀痛、恶心、呕吐、体重减轻、皮肤瘙痒、发热等。少数患者出现胆管炎的表现，部分患者出现食欲缺乏，尿色深黄，粪便呈陶土色等，如肿瘤破溃可出现胆管出血、黑便、贫血等。检查皮肤、巩膜黄染、肝大、质硬，胆囊是否肿大，随胆管癌的部位而异。胆管癌如位于胆囊颈管与肝总管汇合处肝总管的近端，胆囊即不出现肿大。由于胆管癌多发生于上 1/3 胆管处，故胆囊肿大者不多见。胆管癌到了晚期可出现腹水和门静脉高压症状。实验室检查血清胆红素和碱性磷酸酶（AKP）增高明显。Tompkins 发现 91%的早期胆管癌血清胆红素超过0.05 mmol/L，50%的患者血清胆红素超过 3.4 mmol/L。病情进一步发展者则会出现肝功能损害改变，如转氨酶、γ-谷氨酰转肽酶增高。

四、诊断与鉴别诊断

胆管癌诊断方面应根据上述临床表现，体格检查，再辅以辅助性检查，基本上能得以确诊。由于 B 超及经皮穿刺肝胆管成像（PTC）的应用，胆管癌的诊断在手术前已变得可能。凡黄疸患者，首选 B 超检查。B 超检查可区别黄疸是肝外型或肝内型，可确定肿瘤部位、形态和范围，但 5B 超不能确定病变性质，也难以判别胆管狭窄或肿块是肿瘤还是炎性肿块。因而如发现肝外梗阻而又不是结石时，应进一步选用 PTC 检查以确定诊断。PTC 在诊断胆管癌方面有较高价值。它能显示胆管癌部位近端胆管不同形态及肿瘤侵犯情况，还可以判断病灶范围。有报道其确诊率达 94%～100%。术前根据 PTC 影像可提供手术方式选择，以减少术中的盲目性探查。此外经内镜逆行胆胰管成像（ERCP）可观察胆管下端乳头部位癌灶，并可活检以明确病理学诊断，ERCP 配合 PTC 造影可明确癌灶浸润胆管的范围。但如果胆管完全梗阻时，造影不能了解肿瘤的近侧浸润范围，是 ERCP 不如 PTC 之处。CT 在胆管癌的诊断方面能显示癌灶部位，大小以及肝内胆管扩张情况。但 CT 不能显示胆系全貌影像，因而对胆管癌的临床实用价值不高。MRI 和 CT 的效果相当。可做不同切面的成像图以增加对肝内胆管系统改变的立体影像。CT 和 MRI 可通过系列的肝门部位体层扫描，系统了解肝内胆管的改变、肿瘤的范围、有无肝转移。为了清楚了解肝门部入肝血流情况及胆管癌与肝门部各血管的关系，以及门静脉有无被肿瘤侵犯或癌栓有无形成,可应用选择性肝动脉造影和经肝门静脉造影。胆管癌多属血供较少的肿瘤,血管造影一般不能对肿瘤的性质及范围做出诊断,主要显示肝门处血管是否受到侵犯。若肝固有动脉及门静脉主干受侵犯,则表示肿瘤有肝外扩展,难以施行根治性切除,但还需区别血管是受转移还是肿瘤直接侵犯,以便在手术前初步判断定肿瘤能否切除或做何种手术,从而预先做好充分准备。血管造影术可较好地判定胆管癌能否被切除,但血管造影不能显示已经癌转移的情况。我们认为,如果上述检查仍不能确定是否为恶性肿瘤的病例,应早期进行剖腹探查,并取术中病理以防误诊。但有时亦会发生困难,由于胆管癌常在胆管壁内呈潜行性生长,故较难取到合适的标本,切片中常显现为一堆癌细胞被致密的纤维细胞包围,此时常不易与原发性硬化性胆管炎相鉴别,往往经多次多处取病理切片检查,才能明确诊断。测定血清中糖抗原 CA19-9 和 CA50 的浓度来协助诊断,有一定参考价值。

在鉴别诊断方面,胆管癌致黄疸应与黄疸型肝炎相鉴别,及时 B 超检查如发现肝内胆管扩张,胆管内有不伴声影响的光团时,要进行 PTC 或 ERCP 检查。胆管癌又常与肝胆管结石并存,国内统计为16.9%。如果肝胆管结石手术治疗时,如探查发现肝胆管壁增厚、狭窄、变硬明显,术中应选快速病理切片检查,以明确诊断。胆管炎患者,尤其是高龄者,胆管炎经抗感染治疗体温下降,而黄疸不见好转且加深者,要考虑为胆管癌可能。此外胆管癌应与胰头癌,壶腹部癌相鉴别。

五、治疗

目前治疗胆管癌最有效的手段仍为手术切除。其目的为清除肿瘤和恢复胆管的通畅。但由于胆管癌的生物学行为,决定了其手术切除率较低的临床特征。特别是上部胆管癌由于解剖关系复杂,切除难度更大,文献报道能手术切除的胆管癌为 5%～50%,平均为 20%。孟宪民等报道一组 63 例胆管癌患者,其总切除率为 47.6%,其中上部胆管癌为 28.7%,中部胆管癌为 63.6%,下部胆管癌为 80%。手术切除能得到最佳治疗效果,因此黄志强提出除了:①局部转移,腹膜种植不包括在切除范围内;②肝蒂外淋巴结转移;③双侧肝内转移;④双侧二级以上肝管侵犯;⑤肝固有动脉或左右肝动脉同时受累(血管造影发现);⑥双侧门静脉干受累(血管造影发现)等情况外,所有肝门部胆管癌患者宜积极手术探查,争取切除。胆管癌的治疗原则是早期病例以手术切除为主,术后配合放疗及化疗,以巩固和提高手术治疗效果;而对于不能切除的晚期病例,应施行胆管引流手术,以解除胆管梗阻,控制胆管感染,改善肝功能,减少并发症,改善患者生活质量,延长患者生命。凡能耐受手术的患者,都应考虑手术治疗。

(一)术前准备

由于胆管癌所致的胆管梗阻,因而患者肝功均有不同程度的受损。高胆红素血症,低蛋白血症,免疫功能低下和(或)合并的胆管感染等。术后并发症亦明显增多。为提高手术效果,减少并发症,降低手术死亡率,术前应根据病情给予必要的术前准备。

具体措施包括:①营养支持。给予大量维生素 C、维生素 K,纠正电解质、酸碱平衡紊乱,护肝治疗。低蛋白血症、贫血者,应补充新鲜血、清蛋白及支链氨基酸等,力争使血色素上升达 10 g/L,清蛋白>30 g/L。同时,术前 3 天经静脉途径给予广谱抗生素和甲硝唑。②患者情况较差,黄疸时间长,有腹水者,还要应用内科治疗方法消除腹水。③关于术前胆管减压,目前仍有不同看法,有人主张对深度黄疸患者(胆红素超过171 μmol/L时)术前行 PTCD 或鼻胆管引流,经过 10～14 天引流,血清胆红素水平下降到一定程度后考虑手术。但有些患者虽经胆管减压而胆红素下降并不理想，这即延误了手术时间又要承担 PTCD 引流本身带来的一些并发症，特别是胆管感染的风险，因此不主张术前采用 PTCD 减黄，而强调术前做好充分准备的前提下尽早手术解除梗阻，大多数学者更趋向后一种主张。

（二）手术切除可能性的判断

一般根据术前 PTC、CT 和 SCAG 初步估计肿瘤可否切除，但最后仍需依赖术中所见和术中超声，还可采用经皮经肝穿刺胆管造影加以判断。

Iwasaki 认为具有下列条件的胆管癌有切除的可能性：①门静脉和肝动脉未被肿瘤侵犯；②非肿瘤侧的门静脉和肝动脉未被肿瘤侵犯；③远端胆总管应有足够长的正常胆总管以便切除；④胆管癌侵犯近端胆管，至少必须有一侧胆管的二级分支联合部是正常的。

如遇下列情况则不宜行根治性切除：①局部肿瘤转移，如腹膜表面或大网膜上有肿瘤转移结节；②肝、十二指肠韧带外的肝胆管受累；③血管造影显示双侧肝动脉及主干受累；④血管造影显示双侧门静脉其主干受累。

（三）切除的手术方式

一般根据肿瘤所在的部位不同以及分型不同而采取相应的术式。上段胆管癌，由于其解剖位置特殊，肿瘤易侵犯肝门区的重要血管、肝胆管和肝实质致使手术复杂且切除困难，是胆管癌手术治疗中存在的主要问题和困难。由于诊疗技术的进步，手术技巧的提高，胆管癌的切除率已由过去的 15%～20%提高到 50%～60%，有的甚至达到 75%左右，手术死亡率降至 0～9%，1，3，5 年生存率分别为 48%，29%～30%，6%～12.5%。手术切除的范围包括：十二指肠上方的整个胆管、胆囊管、胆囊、肿瘤和近端的肝管，以及十二指肠上方的肝十二指肠韧带内的组织，包括相应的淋巴结；对于浸润较广泛的肿瘤，可能需行肝切除，然后行肝管-空肠 Rouxen-Y 吻合以重建胆汁流通道。具体地讲，对左、右肝管汇合部以下（Ⅰ型）的胆管癌，可采用肝门部胆管、胆总管及胆囊切除，胆肠吻合术；对肝总管疡或肝管分叉部癌（Klatskin 瘤）（Ⅰ型或Ⅱ型），可采用肝方型叶或加部分右前叶切除及肝门部胆管、肝管切除，胆肠吻合术；对左肝管及肝总管的胆管癌（Ⅲ型），可采用肝方型叶或左半肝切除及肝门部胆管、肝外胆管切除、胆肠吻合术；对来源于右肝管，侵犯肝总管的胆管癌（Ⅳ型），可采用肝方型叶或右半肝切除及肝门部胆管、肝外胆管切除，胆肠吻合术；对侵犯左、右二级分支以上肝管并侵犯尾状叶肝管的胆管癌（Ⅴ型），可采用超半肝或三叶肝切除及肝门部胆管、肝外胆管、部分尾状叶切除、胆肠吻合术。肝门部胆管癌连同肝叶和尾状叶切除，是肝胆外科很复杂的手术，创伤大，死亡率高。在术中探查时，可先切开上部胆管，在直视下观察尾状叶肝管开口，然后沿肝总管与门静脉间隙向肝门部分离，显露门静脉汇合部及左右于前壁，触诊其上方，若有肿块，再切除肝方叶或半肝及肝门部胆管和尾状叶。

胆管癌病变可沿黏膜下浸润，为防止肝侧残留病变。至少应在距肿瘤 1.0 cm 处切断胆管，且在术中应行肝侧胆管断端快速病理检查，以排除残留病变。

部分学者不同意对胆管癌进行根治性切除，其理由是胆管癌的生物学特征已决定患者预后不佳，切除术并不能使之改善，建议用姑息手术加其他辅助治疗作为主要治疗手段，究竟如何选择治疗方案，我们认为还应根据具体病例、医院条件、医师的技术水平等情况加以确定。

（四）姑息性手术治疗

由于胆管癌起病隐匿，根治困难，国内资料报道，高位胆管癌切除率仅为 10.4%左右，而达到根治目的的病例更少，因而对无法行根治切除的胆管癌，多数学者主张术中应设法解除胆管梗阻和建立通畅的胆肠内引流，据报道，经胆管引流减压后，可使患者生存期自 9.9 个月延长到

25.3 个月，同时胆管梗阻解除后，可使患者肝功能得到改善，进而改善患者的生活质量，并为其他治疗创造条件。单纯胆管外引流不仅可引起大量胆汁丧失，尚可引起胆管感染、结石形成，进而阻塞引流管等，故现已很少采用此种方法。

1.胆肠内引流术

术式较多，主要根据肿瘤的部位而选择相应的术式。如为中下部胆管癌可选择胆总管、空肠 Roux-en-Y 手术，也可用胆总管加十二指肠内引流术。但应注意无论选用何种术式，吻合口均应尽量远离肿瘤部位以免发生阻塞。对于上段胆管癌的内引流问题较多，如肿瘤尚未侵及肝门，则不行肝管或左右肝管汇合部、空肠 Roux-en-Y 吻合术。如肿瘤已侵及肝门者，可行 Longmine 手术，即经肝左叶第Ⅱ肝管行胆肠内引流术。但从手术需切除肝左外叶，创伤大，且不适用于分叉部阻塞的肝管癌。如果肝左叶尚正常，可采用经肝圆韧带途径行肝左叶第Ⅲ肝管、空肠 Roux-en-Y 吻合术。如果左右肝管分叉部受肿瘤浸润梗阻，则须同时行双侧胆肠吻合术。如果左侧肝管阻塞，右侧代偿扩张时，可单独引流右侧肝管。由于右肝管较短，很难直接作胆肠吻合术，此时可经肝右叶第Ⅴ肝管途径实现内引流术。即将空虚的胆囊在肝脏腹膜联结处切除，从肝脏上分离下来，保留胆囊血供，显露肝裸面，在胆囊床部进行穿刺，寻找肝内胆管，分开肝实质显露扩大的右肝前叶胆管支，将肝管与胆囊作吻合。再作胆囊空肠 Roux-503Y 吻合术。

2.桥式胆肠内引流术

(1)体外：选择肿瘤上方扩张的胆管后，置入 T 或 V、Y 型管，然后行空肠造瘘，术后 1 周将 T 管与空肠造瘘管连接，但胆汁经导管转流入肠道。我们采用此法行千余例高位胆管癌患者，手术创伤小，术后恢复快，多用于晚期高位胆管癌或胆囊癌无法根治切除患者。

(2)体内：探查胆管癌上方扩张的胆管与十二指肠降部中点的距离，再加 10 cm 为架桥所需管长。选择 22～24 号 T 型管，长壁端 4 cm 范围内剪 3～4 个侧孔。纵行切开肿瘤上方扩张的胆管的前壁 1.5 cm，吸净胆汁、置入已修剪过的 T 管短臂，间断缝合胆管壁。在十二指肠降部外侧浆肌层做一荷包缝合，剪开肠壁，插入 T 管长臂，收紧荷包，缝合固定管壁后填入大网膜，完成桥式内引流。桥式内引流术式简单，手术创伤小，又达到了内引流之目的，避免了胆汁丧失，水电解质和酸碱平衡紊乱、肠道菌群失调和消化不良等并发症的发生，尤其适合晚期胆管癌无法行根治性手术或技术条件所限的广大基层医院。

3.置管外引流术

可采用将 T 型管或 V、Y 型管等通过肿瘤占据的管腔达到梗阻上方的扩张肝管和下方的肠管，并将该管引出体外，以便减压、注药或更换新管。此类手术较为简单，在无条件行内引流术时可考虑应用。

(五)辅助性放疗

辅助性放疗对肝门部胆管癌的治疗效果还存在争议。有肿瘤残留或不能切除的胆管癌，有人建议采用常规放疗，但对生存期的益处还没有被证实。外线束放疗或管腔内的近距离放射疗法在小样本病例研究中已表明可能有作用。它可以降低胆管压力及缓解疼痛。但是当前，还没有足够的数据支持某一措施作为常规治疗。放疗的不同强化方法比如近距离放射疗法、术中放射疗法以及化疗和放疗结合(化放疗)已经应用。最常见的放疗形式是外线束放疗。

外线束放疗的效果也存在争议。有人认为它是新辅助或辅助(手术前或后)治疗或非手术胆汁引流后控制肿瘤的一种确定性治疗方法，通常的剂量是 42～50 Gy。最近有人将 91 例患者分成 3 组：单独切除病灶；切除病灶＋外线束放疗；以及切除病灶＋外线束放疗＋近距离放射疗法，结果发现外线束放疗对生存期有益。胆管置入支架(经内镜或经皮肝穿刺)后。也可采用外线束放疗,据报道可以延长平均生存期、减少支架阻塞和提高生活质量。而 Johns Hopkins 研究所的前瞻性研究(到目前是唯一的)了 50 例胆管癌患者,其中行病灶切除 31 例;胆汁引流 19 例。分别接受外线束放疗 23 例;非放疗 27 例。结果发现外线束放疗无论对生存期还是生活质量都没有益处。

回顾性研究已表明外线束放疗与近距离放射疗法联合使用对生存期有帮助。通过这种联合治疗,10%～20%的患者可存活 2 年。其主要局限性是并发症发生率高,比如 Roux 臂狭窄、上消化道出血、门静脉阻塞、腹水和胆管炎(发生率高达 40%～50%)。

从理论上,采用术中放疗伴外线束放疗。可对高度危险复发区域——肝管残端、门静脉、肝动脉分支和肝脏实质产生单次大剂量的辐射(27.5～35 Gy)。63 例ⅣA 期胆管癌患者采用术中放疗结合外线束放疗,5 年生存率有明显的改善(单纯切除病灶的 5 年生存率是 10.5%;而病灶切除+外线束放疗+术中放疗的 5 年生存率是 33.9%,$P=0.01$)。有回顾性分析表明:切缘组织学检查为阳性的患者 5 年生存率可因接受术后体外放疗而增加。然而,这一结论还未被其他研究证实,且缺乏前瞻性随机试验。

(六)辅助性化疗

有远处转移的患者是全身化疗候选者。但目前胆管癌的化疗经验有限,仅有一些Ⅱ期临床试验。最近统计的部分研究病例数少,均为回顾性、单中心研究,缺乏对照组,所以数据质量差。迄今为止,化疗还未表现出对胆管癌患者的生存率有实质性改善。大部分胆管癌的化疗研究是针对单独采用氟尿嘧啶、或与其他药物比如顺铂、甲氨蝶呤、亚叶酸钙、丝裂霉素 C 或干扰素 α 等联合用药。单独使用氟尿嘧啶并没有什么效果。有研究认为氟尿嘧啶与顺铂联合使用是标准治疗之一,据报道反应率为 20%～40%,其他药物比如干扰素 α 和丝裂霉素 C 与氟尿嘧啶联用时反应率是 10%～30%。最近,正在研究一些不同的、新的抗癌药物用于治疗进展期胆管癌。据报道其中有一种核苷类似物(吉西他滨)对治疗进展期胆管癌有效果。

(七)新的辅助性放化疗

从理论上,放疗和化疗的结合对于不能切除胆管癌的治疗是非常有吸引力的。由于手术姑息切除肝门部胆管癌后,放、化疗亦不能延长生存期或提高生活质量,故有人提出了新的辅助性放化疗,即先化疗,随后手术,术后再行化疗及放疗。其理论基础是术前或放疗前行有效地联合化疗,尽可能地杀死大量的敏感肿瘤细胞,然后再手术切除或放疗破坏残存的包括对化疗不敏感的癌细胞。达到治愈肿瘤的目的。现有学者将此方案用于治疗肝门部胆管癌。氟尿嘧啶的潜在放射敏感效应提示:放化疗的联合应用要比单独运用有效。然而这种放化疗的联合使用还没有相关的前瞻性研究结果。

(宫少杰)

第五节 胆 囊 癌

胆囊癌为胆道原发性恶性肿瘤中最常见的疾病,占全部胃肠道腺癌中的 20%。其发病率占全部尸检中的 0.5%,占胆囊手术的 2%。主要发生在 50 岁以上的中老年人,发病率为 5%～

9%,而50岁以下发病率为0.3%~0.7%。女性多见,男女之比为1∶3。胆囊癌的病因并不清楚,一般认为与胆囊结石引起的慢性感染所造成的长期刺激有关。

一、诊断

(一)诊断要点

1.病史

上腹部疼痛不适或有胆囊结石。胆囊炎病史。

2.症状

主要表现为中上腹及右上腹疼痛不适,进行性加重,在后期可见持续性钝痛,腹痛可放射至右肩、背、胸等处。可有乏力、低热、食欲缺乏、嗳气、恶心、腹胀、体重减轻等,晚期可伴有恶病质表现。当肿瘤侵犯十二指肠时可出现幽门梗阻症状。

3.体征

(1)腹胀:50%以上有右上腹压痛。当胆囊管阻塞或肿瘤转移至肝脏或邻近器官时,有时可在右上腹扪及坚硬肿块。

(2)黄疸:晚期可见巩膜、皮肤黄染等。

4.并发症

(1)急性胆囊炎:因肿瘤阻塞胆囊管引起的继发感染。

(2)阻塞性黄疸:约50%患者肿瘤侵犯胆总管可引起阻塞性黄疸。

5.实验室检查

化验检查对早期诊断意义不大。口服胆囊造影剂85%以上不显影,仅1%~2%可有阳性征象,个别情况下X线平片发现“瓷胆囊”,则有诊断意义。

(1)生化检查。①血常规:可呈白细胞增高,中性粒细胞增高,有些病例红细胞及血红蛋白下降。②红细胞沉降率增快。③血生化:部分患者胆红素增高,胆固醇增高,碱性磷酸酶增高。④腹水常规可呈血性。

(2)影像学检查。①胆囊造影:可通过口服法,静脉法或经内镜逆行胆胰管成像或经皮肝穿胆管造影法显示胆囊。如胆囊显影,则呈现胆囊阴影不完整,腔内可有充盈缺损,或有结石阴影,对诊断有一定价值。②B超检查:诊断率50%~90%,可发现胆囊内有实质性光团、无身影,或胆囊壁有增厚和弥漫性不规则低回声区,有时能发现肝脏有转移病灶,B超是早期发现胆囊癌的较好方法。③CT检查:可显示胆囊有无肿大及占位性病变影。诊断准确率70%~80%。④PET、PETCT检查:适用于胆囊肿块良、恶性的鉴别诊断、分期、分级以及全身状况的评估;治疗前后疗效评估;为指导组织学定位诊断及选择正确的治疗方案提供可靠依据。

(3)纤维腹腔镜检查:可见胆囊表面高低不平,或有结石,浆膜失去正常光泽,胆囊肿大或周围粘连,肝门区可有转移淋巴结肿大,但因胆囊区不宜做活检,同时周围粘连往往观察不够满意。所以此方法有一定局限性。

(4)病理学检查:手术探察中标本经病理切片,或腹腔穿刺活检以进行病理学诊断,证实胆囊癌。经腹穿胆囊壁取活组织做细胞学检查,对胆囊癌诊断正确率为85%左右。

(二)鉴别诊断

本病需与慢性胆囊炎、胆囊结石鉴别。

胆囊癌早期表现不明显或表现为右上隐痛、食欲缺乏等,与慢性胆囊炎和胆囊结石相似,可通过B超、CT检查明确诊断，必要时行腹腔镜检查、PETCT检查，均有助于诊断。

二、综合治疗

胆囊癌的治疗方法有手术、化疗、放疗、介入治疗等。对 Nevin Ⅰ、Ⅱ、Ⅲ、Ⅳ期的胆囊癌患者，手术是主要手段。即使是 Nevin Ⅴ期患者，只要没有腹水、低蛋白血症、凝血障碍和心、肺、肝、肾的严重器质性病变，也不应放弃手术探查的机会。

(一)手术治疗

1.纯胆囊切除术

纯胆囊切除术仅适用于术后病理报告胆囊壁癌灶局限于黏膜者或虽然累及肌层，但癌灶处于胆囊底、体部游离缘者。对位于胆囊颈、胆囊管的早期胆囊癌，或累及肌层而位于胆囊床部位者，应再次手术，将胆囊床上残留的胆囊壁、纤维脂肪组织清除，同时施行胆囊三角区和肝十二指肠韧带周围淋巴清除术。

2.根治性胆囊切除术

根治性胆囊切除术适用于 Nevin Ⅱ、Ⅲ期胆囊癌患者。切除范围包括：完整的胆囊切除；胆囊三角区和肝十二指肠韧带骨骼化清除；楔形切除胆囊床深度达 2 cm 的肝组织。

3.胆囊癌扩大根治性切除术

胆囊癌扩大根治性切除术适用于 Nevin Ⅴ期胆囊癌患者，手术方式视肿瘤累及的脏器不同而异。

4.胆囊癌姑息性手术

为解除梗阻性黄疸，可切开肝外胆管，于左、右肝管内植入记忆合金胆管内支架，或术中穿刺胆管置管外引流。为解除十二指肠梗阻，可施行胃空肠吻合术。

(二)放疗

为防止和减少局部复发，一些欧美国家积极主张将放疗作为胆囊癌的辅助治疗。国内已有少数报道，认为术前放疗可略提高手术切除率，且不会增加组织脆性和术中出血，术中放疗具有定位准确，减少或避免正常组织器官受放射损伤的优点，该方法对不能切除的晚期患者有一定的疗效，放疗被认为是最有希望的辅助治疗手段，放、化疗结合使用不仅可以控制全身转移，且放疗疗效可因一些放射增敏剂，如 5-FU 的使用而改善。目前国内病例资料尚少，有待于不断地总结和积累经验。

日本学者高桥等对 14 例胆囊癌进行了总剂量为 30 Gy 的术前放疗，结果发现接受术前放疗者其手术切除率略高于对照组，且不会增加组织脆性和术中出血。术中放疗的优点是定位准确、减少邻近正常组织不必要的放射损伤。照射范围应包括手术切面、肝十二指肠韧带和可疑有残留癌组织的部位。外照射是胆囊癌放疗中最常用的方法。常在术后 13～39 天进行。仪器包括 ^{60}Co，45 兆电子回旋加速器，直线加速器和光子治疗。照射范围为肿瘤周围 2～3 cm 的区域，包括胆囊床、肝门至十二指肠乳头胆管、肝十二指肠乳韧带、胰腺后、腹腔干和肠系膜上动脉周围淋巴结。常用总剂量为 40～50 Gy，共 20～25 次，每周 5 次。

Todoroki 等对 85 例Ⅳ期者行扩大切除术(包括肝叶切除和肝脏胰腺十二指肠切除术)，12 例术后无残留(turnor residue，RT0)，47 例镜下残留(RT1)，26 例肉眼残留(RT2)。所有患者中有 9 例加外照射，1 例行近距放疗，37 例行术中放疗(平均剂量 21 Gy)。术中放疗的 37 例中有 9 例再加外照射。结果辅助性放疗组局部控制率比单纯手术组明显升高(59.1%∶36.1%)，总的

5 年生存率明显增加(8.9%∶2.9%)。辅助性放疗对镜下残留(RT1)组效果最好(5 年生存率为17.2%,而单纯手术组为 0),对无残留组(RT0)和肉眼残留组(RT2)无明显效果。

(三)化疗

1.单药化疗

胆囊癌对多种传统的化疗药物均不敏感。如氟尿嘧啶(5-FU)、丝裂霉素(MMC)、卡莫司汀(BCNU)和顺铂(DDP)等单药疗效都比较低,尚无公认的好的化疗药物,而新一代细胞毒性化疗药的相继问世正在改变这一局面。

鉴于吉西他滨(GEM)与胰腺和胆管组织具有亲和性及多篇报道 GEM 治疗胆囊癌或胆管癌有效,已经开展了多项Ⅱ期临床研究。一般采用常规剂量,即 800~1 200 mg/m^2,静脉滴注 30 分钟,第 1、8、15 天,每 4 周重复;药物耐受性好,Ⅳ度血液学毒性≤5%,非血液学毒性不常见,相当比例的有症状患者症状减轻和(或)体重增加。

临床前研究显示伊立替康(CPT-11)对胆系肿瘤具有活性。因此,Alberts 等设计了一项Ⅱ期临床试验,以评估其临床价值。总共 39 例患者入选,36 例可以评价,均经病理组织学或细胞学检查确诊为局部晚期或转移的胆管癌或胆囊癌。CPT-11 125 mg/m^2,静脉滴注,每周 1 次,连续应用 4 周,间隔 2 周。结果:获得 CR 1 例,PR 2 例,ORR 8%。提示 CPT-11 单药对胆系肿瘤疗效欠佳。毒副反应发生率高,但无特殊和不可预期的毒副反应发生。

2.联合化疗

如上所述,Ⅱ期临床试验提示 GEM 单药对于胆系肿瘤安全有效,已经有报道 GEM 与 DDP、奥沙利铂(L-OHP)、多西他赛(DCT)、CPT-11、Cap、MMC 或 5-FU 静脉持续滴注等组成联合方案,可以提高疗效,尚需进行随机研究证实联合化疗在疗效和生存上的优势。常用方案有 GP 方案和 MF 方案。

(四)介入胆道引流术

胆囊癌胆囊切除术后出现的阻塞性黄疸是难以手术治疗的,因为往往已有肝门的侵犯。通过内窥镜括约肌切开术放置引流管和金属支架管于胆总管的狭窄处可缓解胆道阻塞的症状。PTCD 方法也可缓解胆道阻塞的症状。施行肝内扩张胆管或胆总管与空肠吻合及做 U 管引流也是有效的减黄手术方法。

三、预防与护理

(一)预防

(1)胆囊癌的病因尚不清楚,与胆囊癌发病相关的危险因素有油腻食物饮食、慢性胆囊炎、胆囊结石等,故应注意饮食,预防胆囊炎和胆囊结石。

(2)胆囊腺瘤、腺肌瘤、胰胆管连接异常、瓷性胆囊易伴发胆囊癌,故得此病的患者应积极治疗原发病。

(二)护理

(1)注意心理的护理,家属和医护人员应积极调整患者的情绪,使其保持心情愉快。

(2)长期卧床导致患者出现腹胀、便秘,可按顺时针方向为患者进行腹部按摩,以利肠蠕动增快。

(3)晚期患者发热甚多,如为炎症引起,则需积极行抗感染治疗。常见的则是癌性发热,每天定时发作,多在午后或傍晚开始,夜间消退。发热时,应嘱患者多饮温开水,或淡盐水,或橘汁之类含维生素C、钾的饮料。发热较高者，可用温开水或50%乙醇擦浴，也可针刺曲池、合谷、大椎等穴位。还可用吲哚美辛栓半粒塞肛，最好在发热前大约半小时至1小时用药，以阻止发热。

(4)疼痛患者按规定按时用镇痛药，并鼓励患者放松大脑，解除对癌痛的畏惧心理，多做其他娱乐活动，以分散精力，还可做锻炼，以“静”制痛。特别对晚期癌症剧痛患者的麻醉镇痛药使用不应有太多的顾虑，因为怕药物成瘾而减少或停止使用只会导致痛苦的延续和加重病情。

（宫少杰）

第七章

胰腺疾病

第一节　急性胰腺炎

一、定义与流行病学

急性胰腺炎(acute pancreatitis,AP)是指多种病因引起胰酶激活,即以胰腺局部炎症反应为主要特征,病情较重者可发生全身炎症反应综合征,并可伴有器官功能障碍的疾病。

急性胰腺炎的发病率目前呈逐年上升的趋势。据报道,AP的年发病率在(13～45)/10万,国内发病率的相关数据少见。各地区报道的发病率不同主要由于研究方法和诊断胰腺炎的标准不同。此外各地域不同的生活方式也会造成罹患胰腺炎风险的差异。与其他亚洲国家相比,西方国家和日本易发酒精性胰腺炎。各国发病率的报道差异较大,似乎与肥胖人群增多有关。

二、病因与发病机制

(一)常见病因

常见病因包括胆石症、大量饮酒、高脂血症。胆道结石及胆道感染为急性胰腺炎的最常见的病因。由于解剖上70%～80%的胰管与胆总管汇合成通道共同开口于十二指肠壶腹部,一旦结石嵌顿在壶腹部,将会导致胰腺炎,即"共同通道"学说。另外,大量饮酒也是主要病因之一。目前认为其机制可能为乙醇导致刺激胰腺分泌,增加CCK分泌,导致胰液中的胰酶和蛋白质含量增加,小胰管内形成蛋白栓,阻塞胰液流出;同时乙醇刺激导致壶腹括约肌痉挛,胰液流出不畅。另外,当甘油三酯≥11.3 mmol/L时,胰腺毛细血管内大量的甘油三酯被脂肪酶水解,产生大量的游离脂肪酸引起毛细血管阻塞;同时高脂诱发动脉粥样硬化,致使胰腺出现缺血性损伤。当前研究表明,当甘油三酯≥5.65 mmol/L时可避免胰腺炎复发。

(二)其他病因

其他病因包括壶腹部乳头括约肌功能不良、药物和毒物、外伤、高钙血症、血管炎、先天性疾病(胰腺分裂、环形胰腺、十二指肠乳头旁憩室等)、肿瘤(壶腹癌、胰腺癌)、感染性疾病(柯萨奇病毒、腮腺炎病毒、获得性免疫缺陷病毒感染,蛔虫症)、自身免疫病(系统性红斑狼疮、干燥综合征)、医源性病因(ERCP术后、腹部手术)等。不能确定病因者为特发性。

(三)发病机制

急性胰腺炎的发病机制是一个复杂的、多因素参与的病理生理过程,这些因素相互影响、相互作用,至今还没有完全阐明。

三、病理分型

急性胰腺炎以病理学变化分为间质水肿型胰腺炎和坏死型胰腺炎。

(一)间质水肿型胰腺炎

间质水肿型胰腺炎大体见胰腺水肿,分叶模糊、质脆。显微镜下见间质充血、水肿、炎症细胞浸润和散在脂肪坏死。

(二)坏死型胰腺炎

坏死型胰腺炎大体表现为胰腺呈红褐色、灰褐色,分叶结构消失,同时有较大范围的脂肪坏死。显微镜下见凝固性坏死,细胞结构消失,有明显的炎症细胞和吞噬细胞,间质血管壁坏死导致出血和血管壁血栓形成。

四、临床表现与辅助检查

(一)临床表现

临床表现有消化道表现、并发症表现及临床体征轻者表现。

1.消化道表现

消化道表现主要有腹痛、恶心、呕吐、腹胀、黄疸。腹痛是最常见的症状,表现为突发的上腹部剧痛。但也有腹痛由轻到重进行性加重者。疼痛部位通常与病变部位有关,根据病变部位不同,放射痛的部位也有相应变化。病变位于胰体尾时,疼痛主要位于左上腹,并向后腰部及左肩部放射;病变位于胰体时,疼痛位于上腹部;病变以胰头为主时,右上腹疼痛明显,并向右腰部和右肩放射。

2.并发症表现

伴有恶心、呕吐,呕吐后腹痛不缓解是急性胰腺炎的特点。胰腺炎性渗出致肠麻痹,产生腹胀,大量腹腔渗液可加重腹胀。胆源性可出现黄疸,少数情况当胰头部水肿严重时可压迫胆总管也可引发黄疸。全身表现主要为发热,胸腔积液、腹水,水、电解质紊乱。

3.临床体征轻者表现

临床体征轻者仅表现为轻压痛,重者可出现腹膜刺激征、腹水。偶见腰肋部皮下瘀斑征和脐周皮下瘀斑征。腹部因液体积聚或假性囊肿形成可触及肿块。

(二)辅助检查

1.血清酶学检查

强调血清淀粉酶测定的临床意义,尿淀粉酶变化仅作参考。血清淀粉酶活性高低与病情严重程度不呈相关性。血清脂肪酶活性测定具有重要的临床意义,尤其当血清淀粉酶活性已经下降至正常或其他原因引起血清淀粉酶活性增高时,血清脂肪酶活性测定有互补作用。同样,血清脂肪酶活性与疾病严重程度不呈正相关。

2.血清标志物

推荐使用 CRP,发病 72 小时后 CRP>150 mg/L 提示胰腺组织坏死。动态测定血清 IL-6 水平增高提示预后不良。血清淀粉样蛋白升高对 AP 的诊断也有一定价值。

3.影像学诊断

在发病初期的24～48小时行CT检查，可以初步判断胰腺的组织形态学变化，同时有助于判断有无胆道疾病。发病1周左右的增强CT诊断价值更高，可有效区分液体积聚和坏死的范围。在SAP的病程中，应强调密切随访CT检查，建议按病情需要，平均每周1次。

五、诊断与鉴别诊断

(一)诊断

临床上符合3项中的2项即可诊断：①具有急性胰腺炎特征性腹痛；②血清淀粉酶和(或)脂肪酶≥正常值上限3倍；③急性胰腺炎特征性的CT表现。

1.严重程度分级

轻症急性胰腺炎占AP的多数，不伴有器官功能衰竭及局部或全身并发症，通常在1～2周恢复，病死率极低。中重症急性胰腺炎伴有一过性(≤48小时)器官功能障碍，早期病死率低，后期如坏死组织合并感染则病死率增高。重症急性胰腺炎(severe acute pancreatitis，SAP)占AP的5%～10%，伴有持续(>48小时)的器官功能衰竭，早期病死率高，如后期合并感染则病死率更高。

2.并发症

(1)全身并发症：AP的病程进展过程中可引发全身并发症，包括全身炎症反应综合征、脓毒症、多器官功能障碍综合征、多器官功能衰竭及腹腔间隔室综合征等。

(2)局部并发症：①急性胰周液体积聚发生于病程早期，表现为胰周或胰腺远隔间隙液体积聚，并缺乏完整的包膜，可以单发或多发；②急性坏死物积聚发生于病程早期，表现为混合有液体和坏死组织的积聚，坏死物包括胰腺实质或胰周组织的坏死；③包裹性坏死是一种包含胰腺和(或)胰周坏死组织且具有界限清晰的炎性包膜的囊实性结构，多发生于AP起病4周后；④胰腺假性囊肿有完整的非上皮性包膜包裹的液体积聚，起病4周后假性囊肿的包膜逐渐形成。以上每种局部并发症存在无菌性及感染性2种情况，其中急性坏死物积聚和包裹性坏死继发感染称为感染性坏死。

3.疾病严重程度判定

判断AP严重程度的评分标准较多，可根据临床需要选用，如表7-1所示的Ranson标准、APACHE-Ⅱ标准、CT影像学分级标准。

表7-1 Ranson标准

入院时的指标	入院后48小时的指标
年龄>55岁	血钙浓度<2 mmol/L
血糖>11.1 mmol/L	PaO_2<8.0 kPa(60 mmHg)
GOT>250 U/L	碱缺失>4 mmol/L
LDH>350 U/L	血BUN>1 mol/L
白细胞计数>13×10^9/L	Hct减少>10%
—	体液丢失量>6 L

(1)Ranson标准：需动态观察入院时的5项临床指标和48小时的6项指标，每项1分，合计11分，评分在3分以下为轻症，≥3分为病重，≥5分为预后较差。

(2)APACHE-Ⅱ评分:评分可靠,但计算复杂,评分≥8分者提示预后不良。用于计分的指标有肛温、平均动脉压、心率、呼吸次数、氧分压(kPa)、动脉血pH、血钠(mmol/L)、血钾(mmol/L)、血肌酐(μmol/L)、血细胞比容(%)、白细胞计数($\times10^9$/L)11项。

(3)改良的CT严重指数评分:包含的指标较少且容易判断,常用于炎症反应及坏死程度的判断(表7-2)。

表7-2　急性胰腺炎CT评分

积分	胰腺炎症反应	胰腺坏死	胰腺外并发症
0	胰腺形态正常	无坏死	胸腔积液、腹水,脾、门静脉血栓,胃流出道梗阻等
2	胰腺和(或)胰周炎性改变	坏死≤30%	
4	单个或多个积液区或胰周脂肪坏死	坏死>30%	
评分≥4分为MSAP或SAP			

(二)鉴别诊断

1.胆石症和急性胆囊炎

常有胆绞痛史,疼痛位于右上腹,常放射到右肩部,Murphy征阳性,血及尿淀粉酶轻度升高。B超有助于快速鉴别诊断。

2.消化性溃疡急性穿孔

有溃疡病史,腹痛突然加剧,腹肌紧张。X线透视见膈下有游离气体。血尿淀粉酶正常或轻度升高。

3.急性肠梗阻

腹痛为阵发性,腹胀,呕吐,肠鸣音亢进,可见肠型。腹部X线可见液气平面。血清淀粉酶正常或轻度升高。

4.急性胃肠炎

发病前常有不洁饮食史,主要症状为腹痛、呕吐及腹泻等。血、尿淀粉酶一般正常。

5.心肌梗死

有冠心病病史,有时疼痛限于上腹部。心电图显示心肌梗死征象。血清心肌酶升高。血、尿淀粉酶正常。

6.其他

需注意与肠系膜血管栓塞、脾破裂及异位妊娠破裂等相鉴别。

六、治疗方案

(一)治疗目标和预后评估

AP病情变化较多,应根据症状、体征、实验室检测、影像学变化及时了解病情发展。

1.禁食

食物可刺激胰液分泌,AP发病后短期禁食水,可降低胰液分泌,减轻自身消化。

2.胃肠减压

胃肠减压有助于减轻腹胀,当患者没有胃内容潴留时可停止胃肠减压。

3.液体复苏

液体复苏是早期治疗的重点,是维持血容量及水、电解质平衡的重要措施。由于全身炎症反应综合征引起毛细血管渗漏综合征，导致血液成分大量渗出，造成血容量丢失与血液浓缩。补液不充分是SAP的常见原因之一。如心功能容许，在最初的48小时内静脉补液量及速度为200～250 mL/h，或使尿量维持在>0.5 mL/(kg·h)。复苏液首选乳酸林格液，还应根据病情补充适量的清蛋白、血浆或血浆代用品，维持血浆胶体渗透压，代谢性酸中毒时应积极补充碳酸氢钠。扩容治疗需避免液体复苏不足或过度，可通过动态监测中心静脉压或毛细血管楔压、心率、血压、尿量、血细胞比容及混合静脉血氧饱和度等作为指导。

4.维持器官功能

(1)针对呼吸衰竭的治疗：给予鼻导管或面罩吸氧，维持氧饱和度在95%以上。当出现急性肺损伤、呼吸窘迫时可应用机械通气，并根据尿量、血压、血气分析结果等调整补液量，总液量宜<2 000 mL，且适当使用利尿药。

(2)针对急性肾衰竭的治疗：早期预防急性肾衰竭主要是容量复苏等支持治疗，稳定血流动力学；治疗急性肾衰竭主要采用连续性肾脏替代治疗，清除体内有害代谢产物或毒物。

(3)其他器官功能的支持：如出现肝功能异常时可予以保肝药，急性胃黏膜损伤需应用质子泵抑制剂或H_2受体拮抗剂。

(二)药物治疗

1.生长抑素及其类似物(奥曲肽)

生长抑素及其类似物(奥曲肽)的治疗机制为天然生长抑素由胃肠黏膜D细胞合成，奥曲肽为天然生长抑素的八肽类似物，可减少胰腺内/外分泌及胃、小肠和胆囊分泌，降低酶活性，是目前治疗胰腺炎的有效药物。

(1)生长抑素。①给药说明：生长抑素用于急性胰腺炎，首先以250 μg用可配伍溶液缓慢静脉注射作为负荷剂量，而后3～6 mg加入可配伍溶液(0.9%氯化钠注射液或5%葡萄糖注射液)中，以250 μg/h缓慢静脉滴注或微量泵泵入，维持12～24小时。在连续给药过程中应不间断地注入，换药间隔最好不超过3分钟，最好通过输液泵给药，连续用药72～120小时。为预防ERCP术后胰腺炎，应于术前2～3小时开始用药，以250 μg/h连续静脉滴注至术后24小时。②禁忌证：对本品过敏者，孕妇、哺乳期妇女禁用。1型糖尿病患者使用本药后每隔3～4小时应测试血糖，应尽可能地避免使用葡萄糖作为溶媒。③不良反应：少数患者用药后出现恶心、眩晕、面部潮红、腹痛、腹泻和血糖轻微变化。④药物相互作用：由于本药对阿片类镇痛药活性的拮抗，可使阿片类的镇痛作用下降。

(2)奥曲肽：本药为人工合成的八肽类化合物，为天然生长抑素的同系物，具有与生长抑素类似的作用，作用较生长抑素更强、更持久。①给药说明：预防胰腺疾病的胰腺术后并发症，皮下注射，一次0.1 mg，一天3次，持续治疗7天。首次注射应在术前至少1小时进行。急性重型胰腺炎，皮下注射，一次0.1～0.2 mg，每8小时1次，持续治疗5～14天。胰腺损伤，一次0.1 mg，每8小时1次，持续治疗7～14天至瘘管闭合。注射前使药液达到室温，并避免短期内同一部位多次重复注射，可减少局部不适。两餐之间或卧床休息时注射给药，可减少胃肠道不良反应。在0.9%氯化钠注射液或5%葡萄糖溶液中奥曲肽可保持理化性质稳定达24小时，但由于奥曲肽会影响葡萄糖的体内平衡，故建议使用0.9%氯化钠注射液而不用葡萄糖。尽管在25 ℃以下稀释药液可维持理化活性达24小时，但考虑到微生物污染，配制好的药液应当立即使用。②禁忌证：对本药过敏者、孕妇(国内资料建议禁用)、哺乳期妇女、儿童禁用。③不良反应：注射局部反应，包括疼痛、注射部位针刺或烧灼感伴红肿。这些现象极少超过15分钟，注射前使药液达室温则可减少局部不适。胃肠道反应,包括食欲缺乏、恶心、呕吐、痉挛性腹痛、胀气、稀便、腹泻及脂肪痢。在罕见的病例中,胃肠道反应可类似于急性肠梗阻伴进行性严重的上腹痛、腹部触痛、肌紧张和腹胀,长期使用可能导致胆石症形成。低血糖。由于本品可抑制 GH、胰高血糖素和胰岛素释放,故本品可能引起血糖调节紊乱。由于可降低患者的餐后糖耐量,少数长期给药者可引致持续性的高血糖症,曾观察到低血糖的出现。其他如少数报道出现急性胰腺炎,停药后可逐渐消失;在罕见的情况下曾报道醋酸奥曲肽治疗引起患者脱发;长期应用本品且发生胆石症者也可能出现胰腺炎;个别患者发生肝功能失调,包括缓慢发生的高胆红素血症伴碱性磷酸酶、谷氨酰转移酶和氨基转移酶轻度增高。④药物相互作用:本药可改变接受胰岛素治疗的糖尿病患者对胰岛素的需求量;可降低肠道对环孢素的吸收,也可延迟西咪替丁的吸收。

2.H_2受体拮抗剂和质子泵抑制剂

(1)质子泵抑制剂(PPI):通过抑制壁细胞的 H^+,K^+-ATP 酶活性,具有强烈地抑制胃酸分泌的作用。一般推荐每次奥美拉唑 40 mg、每次泮托拉唑 40 mg、每次兰索拉唑 30 mg,每天 1~2 次,静脉滴注。

(2)H_2受体拮抗剂(H_2RA):通过抑制壁细胞的组胺 H_2受体,抑制壁细胞胃酸的分泌,但不如 PPI。可选用西咪替丁每次 200~400 mg,每 4~6 小时给药 1 次,一般每天不超过 1.6 g;或每次法莫替丁 20 mg,每天 2 次,静脉滴注给药。

3.抑制胰酶活性药物

多在发病早期应用,主要有抑肽酶、加贝酯、乌司他丁。

(1)抑肽酶:抑肽酶通过酶上的丝氨酸活性部分,形成抑肽酶-蛋白酶复合物而达到抑制人体的胰蛋白酶、纤溶酶、血浆及组织中的血管舒缓素的作用,中断瀑布效应。①给药说明:应早应用,剂量宜大。②变态反应试验:临用前,将本品 1 瓶溶于 5%葡萄糖注射液 10 mL 中,抽出 1 mL,再用 5%葡萄糖注射液稀释成每毫升含 2 500 U 抑肽酶的溶液,静脉注射 1 mL,严密观察 15 分钟,如果发生变态反应,则不能使用。③参考剂量:第 1 天 50 000 U/h,总量 100 000~250 000 U,随后 20 000~40 000 U/d,疗程 1~2 周。④禁忌证:对抑肽酶过敏者。⑤不良反应:少数患者可出现变态反应、过敏性休克等,应立即停药。输注过快有时出现恶心、呕吐、发热、瘙痒、荨麻疹等。较少见的不良反应有治疗胰腺炎时可出现凝血功能障碍。输注抑肽酶后可能出现血栓性静脉炎。⑥药物相互作用:本品可抑制血管紧张素转换酶抑制药(如卡托普利)的降压作用。本品有拮抗纤维蛋白溶酶(如阿替普酶、阿尼普酶、链激酶、尿激酶等)的作用,可用于抑制这些药物引起的出血。本品可干扰出凝血时间、血清肌酐激酶、血清肌酐、氨基转移酶等的检验值。

(2)加贝酯:加贝酯为一种非肽类蛋白分解酶抑制剂,该药为从大豆中提取的小分子膜酶拮抗剂,对胰蛋白酶、血管舒缓素、磷脂酶 A2 等均有极强的抑制作用,对肝胰壶腹部奥迪括约肌有松弛作用。①给药说明:每次 100 mg,每天 3 次,连续 3 天;症状减轻后每次 100 mg,每天 1 次,均静脉滴注给药,疗程 7~10 天。先将本品用注射用水溶解,再用 5%葡萄糖注射液或林格注射液稀释后静脉滴注,滴速为 1 mg/(kg·h),不宜>2.5 mg/(kg·h)。药液应新鲜配制,仅供静脉滴注使用,如多次使用应更换注射部位,切勿使药液漏出血管外。②禁忌证:对本药过敏者;对多种药物有过敏史者;脑动脉瘤或脑出血者;未控制的严重高血压者;未控制的出血患者;孕妇;儿童。③不良反应:滴注本药后,少数患者出现滴注部位血管局部疼痛、皮肤刺激症状和轻度浅表性静脉炎,偶有皮疹、颜面潮红、过敏症状;极少数患者出现胸闷、呼吸困难、血压下降等过敏性休克的症状。④药物相互作用：接受本药治疗期间如同时使用抗血小板药如阿司匹林等应谨慎。

(3)乌司他丁：是从人尿中提取的糖蛋白，为一种蛋白酶抑制剂，可以抑制胰蛋白等各种胰酶。此外，它还有稳定溶酶体膜、抑制溶酶体酶释放、抑制心肌抑制因子产生和炎症介质释放的作用。①给药说明：用法为 10 万 U 可配伍溶液(5%葡萄糖注射液或 0.9%氯化钠注射液) 500 mL静脉滴注，1～2 小时滴完，每天 1～3 次。随症状缓解而减量。②禁忌证：对本品过敏者禁用；妊娠中给药的安全性尚未得到证实；动物实验显示本药在乳汁中有分布，哺乳期妇女用药期间应停止哺乳。③不良反应：血液系统偶见白细胞减少或嗜酸性粒细胞增多；消化系统偶见恶心、呕吐、腹泻，偶有氨基转移酶升高；局部偶见血管痛、发红、瘙痒、皮疹等。

4.镇痛药

AP 患者常有剧烈疼痛，多数患者在静脉滴注生长抑素或奥曲肽后疼痛可缓解，疼痛剧烈时可考虑镇痛治疗，可给予阿片类镇痛药如盐酸哌替啶，不推荐应用吗啡或胆碱能受体拮抗剂如阿托品、山莨宕碱等，因为前者会收缩壶腹乳头括约肌，后者会诱发或加重肠麻痹。盐酸哌替啶注射液用法：肌内注射，一次 50～100 mg。根据《处方管理办法》，需要有资质的医师使用“麻、精一”粉红色处方开具，每张处方限 1 次用量。用于镇痛的极量为一次 150 mg，一天 600 mg。因本品具有耐受性和成瘾性，一般不应连续使用，治疗剂量时可出现轻度眩晕、出汗、口干、恶心、呕吐、心动过速、直立性低血压等。

5.营养支持

(1)对于轻症急性胰腺炎患者，在短期禁食期间通过静脉补液提供能量即可。SAP 时，在肠蠕动尚未恢复时应先给予肠外营养。每天补充能量 104.6～125.6 kJ/(kg・d)，肥胖和女性减10%。热氮比以 418.6 kJ∶1 g 或氨基酸 1.2 g/(kg・d)为宜，根据血电解质水平补充钾、钠、氯、钙、镁、磷，并注意补充水溶性和脂溶性维生素，采用全营养混合液方式输入。高脂血症患者由于血脂过高，在发病初期应以碳水化合物供能为主，禁止静脉输入脂肪乳剂，防止血脂进一步升高而加重胰腺炎，当血甘油三酯≤5.65 mmol/L 时可适量给予中/长链脂肪乳剂，并监测血脂变化。

(2)一旦腹痛缓解、肠功能恢复，应尽早进行肠内营养。肠内营养是维持肠黏膜屏障，防止肠道衰竭、菌群移位的重要措施。采用鼻空肠管或鼻胃管输注法，注意营养制剂的配方、温度、浓度和输注速度，并依据耐受情况进行调整。恢复饮食应从少量、无脂、低蛋白饮食开始，逐渐增加食量和蛋白量，直至恢复正常饮食。

6.预防和抗感染

除胆源性胰腺炎外，AP 早期为化脓性炎症，不推荐静脉使用抗菌药预防感染。预防感染可采取：导泻清洁肠道，减少肠腔内细菌生长，促进肠蠕动，维护肠黏膜屏障，如 33%硫酸镁溶液一次 30～50 mL 口服；尽早恢复肠内营养，有助于保护肠黏膜，减少细菌移位。

AP 常易继发细菌感染，尤其 SAP，其感染源多来自肠道，通常为肠杆菌科细菌、肠球菌属和拟杆菌属等厌氧菌的混合感染。一旦确诊感染，应尽早开始抗菌药的经验性治疗，应选用能覆盖革兰阴性杆菌和脆弱拟杆菌等厌氧菌、极性小、脂溶性高、能透过血胰屏障的抗菌药，如喹诺酮类或第三、第四代头孢菌素类联合抗厌氧菌的硝基咪唑类。严重败血症或上述抗菌药无效时可使用碳青霉烯类。若怀疑真菌感染，可经验性应用抗真菌药。获得病原学检测结果后应根据治疗反应和检查结果调整治疗方案。应重视感染病灶的有效引流，有手术指征者应进行外科处理。

抗感染药物的选择如下。

(1)青霉素类:哌拉西林、阿洛西林和美洛西林对革兰阴性杆菌的抗菌作用较强。除对部分肠杆菌科细菌外,对铜绿假单胞菌亦有良好的抗菌作用。适用于肠杆菌科细菌及铜绿假单胞菌所致的胆道感染、腹腔感染等。①哌拉西林:静脉给药,一次 3～4 g,每 6 小时 1 次,一天最大剂量不超过 24 g。婴幼儿和 12 岁以下的儿童一天 100～200 mg/kg。肾功能不全者适当减量。静脉滴注时将静脉滴注液至少稀释至 50～100 mL,20～30 分钟滴入。②阿洛西林:静脉滴注。一般细菌性感染一次 2 g,每 6 小时 1 次,疗程 7～14 天。严重感染可增至一次 3 g,每 4 小时 1 次;或一次 4 g,每 6 小时 1 次,疗程 7～14 天。儿童一次 75 mg/kg,一天 2～4 次。肾功能不全时,肌酐清除率 Ccr＞30 mL/min 者不须调整剂量;Ccr 在 10～30 mL/min 者推荐一次 2 g,每 8 小时1 次;Ccr＜10 mL/min 者推荐一次 3 g,每 12 小时 1 次。在严重肝脏疾病时应减少剂量,但目前尚无关于肝功能不全时的具体推荐用量。静脉滴注时可加入适量 5％葡萄糖氯化钠注射液或 5％～10％葡萄糖注射液中,滴速不宜太快。③美洛西林:一般感染肌内注射,一次 2～3 g,每 6 小时 1 次。重症感染静脉给药,一次 3 g,每 4 小时 1 次。极重感染静脉给药,可增至一天 24 g,分 6 次给药。稀释液在冰箱内保存不得超过 24 小时(本药溶于 5％葡萄糖注射液中,在 20 ℃以下,24 小时内超过 10％的药物会分解)。对青霉素或青霉素类抗菌药过敏者禁用本品。无论采用何种给药途径,用青霉素类抗菌药前必须详细询问患者有无青霉素类过敏史、其他药物过敏史及过敏性疾病史,并须先做青霉素皮肤试验。老年人的肾功能呈轻度减退,本品主要经肾脏排出,故治疗老年患者感染时宜适当减量应用。

(2)头孢菌素类:第三代头孢菌素的主要品种有头孢噻肟、头孢曲松、头孢他啶、头孢哌酮。适用于敏感肠杆菌科细菌等革兰阴性杆菌所致的严重感染,如血流感染、腹腔感染等。治疗腹腔感染时需与抗厌氧菌药(如甲硝唑)合用。头孢他啶、头孢哌酮尚可用于铜绿假单胞菌所致的各种感染。第三代口服头孢菌素主要用于治疗敏感菌所致的轻、中度感染,也可用于经第三代头孢菌素注射剂治疗后的序贯治疗;但需注意第三代口服头孢菌素均不宜用于铜绿假单胞菌和其他非发酵菌感染。第四代头孢菌素如头孢吡肟的抗菌谱和临床适应证与第三代头孢菌素相似,可用于对第三代头孢菌素耐药而对其敏感的产气肠杆菌、阴沟肠杆菌、沙雷菌属等细菌所致的感染。①头孢曲松:肌内注射、静脉给药,每 24 小时 1～2 g 或每 12 小时 0.5～1 g,最高剂量为一天 4 g,疗程 7～14 天。肌内注射时,本药 1 g 溶于 1％盐酸利多卡因 3.5 mL 中,不宜在同一处肌内注射 1 g 以上的剂量;静脉注射时,本药 1 g 溶于 10 mL 灭菌注射用水中,一般注射时间为 2～4 分钟;静脉滴注时,本药 2 g 溶于 4 mL 0.9％氯化钠注射液或 5％葡萄糖注射液中,再用同一溶剂稀释至 100～250 mL,如使用剂量＞50 mg/kg,输注时间应 30 分钟以上。②头孢他啶:静脉给药,中度感染一次 1 g,一天 2～3 次;重度感染一次可增至 2 g,一天 2～3 次。胆道感染一天 4～6 g,分 2～3 次给药,疗程 10～14 天。本药 1～2 g 用 5％葡萄糖注射液或 0.9％氯化钠注射液 100 mL 稀释后静脉滴注 20～30 分钟,稀释液在室温下存放不宜超过 24 小时。65 岁以上老年患者的剂量可减至正常剂量的 1/2～2/3,一天最高剂量不超过 3 g。肾功能不全者给予首次饱和量 1 g,以后根据 Ccr 调整药物剂量(表 7-3)。对于透析患者,建议用 1 g 负荷量,每次血液透析后再加用 1 g;对腹膜透析患者可用 1 g 负荷量,接着每 12 小时给予 0.5 g。③头孢哌酮:肌内注射或静脉给药,一般感染一次 1～2 g,每 12 小时 1 次;严重感染一次 2～3 g,每 8 小时 1 次;一天剂量不宜超过 9 g。每 1～2 g 药物溶解于 100～200 mL 5％葡萄糖注射液、0.9％氯化钠注射液或其他可配伍稀释液中,其浓度为 5～25 mg/mL,30～60 分钟快速静脉滴注。肾功能不全时的剂量:如患者的肾小球滤过率低于 18 mL/min 或血清肌酐高于 35 μg/mL,则一天最高剂量为 4 g;如使用一天 2～4 g 的常用量,则肾衰竭患者无须调整剂量。血液透析时本药的血清半衰期略微缩短,血液透析后的给药时间需予以调整。肝功能不全时的剂量:严重胆道梗阻、严重肝脏疾病或同时存在肾功能不全者需调整剂量。如患者同时存在肝、肾功能不全,应监测本药的血清浓度,并根据需要调整剂量;如不能监测血清浓度,则剂量不应超过一天 2 g。④头孢噻肟:成人肌内注射或静脉注射,一次 0.5～1 g(0.5～1 支),每 6 小时 1 次;严重感染患者的一天剂量可加大至 6～8 g(6～8 支)。肾功能减退患者应用本品须适当减量。肌酐清除率低于 10 mL/min、25 mL/min、50 mL/min 和 80 mL/min 时,每 6 小时给予的剂量分别为 0.5 g、1 g、1.5 g 和 2 g。无尿患者每天的维持剂量为 1.5 g,分 3 次给药。血液透析和腹膜透析能有效清除本品,透析期间为维持有效血药浓度,应每 6～12 小时给予 1 g。配制肌内注射液时,1 g 本品加 4 mL 灭菌注射用水使溶解。静脉注射时,可将 1 g 本品溶于 10 mL 灭菌注射用水、5%葡萄糖注射液或氯化钠注射液中,配制成的溶液 3～5 分钟徐缓注入。供静脉滴注时,先将 4 g 本品溶于 20 mL 灭菌注射用水中,然后再适量稀释。⑤头孢吡肟:成人和 16 岁以上的儿童或体重为 40 kg 或 40 kg 以上的儿童患者可根据病情,一次 1～2 g,每 12 小时 1 次,静脉滴注,疗程 7～10 天;轻、中度尿路感染一次 0.5～1 g,静脉滴注或深部肌内注射,疗程 7～10 天;重度尿路感染一次 2 g,每 12 小时1 次,静脉滴注,疗程 10 天;对于严重感染并危及生命时,可以每 8 小时 2 g 静脉滴注。用于中性粒细胞减少伴发热的经验性治疗,一次 2 g,每 8 小时 1 次静脉滴注,疗程 7～10 天或至中性粒细胞减少缓解;如发热缓解但中性粒细胞仍处于异常低水平,应重新评价有无继续使用抗生素治疗的必要。对肾功能不全患者,如肌酐清除率≤60 mL/min,则应调节本品的用量,弥补这些患者减慢的肾清除速率。这些患者使用头孢吡肟的起始剂量与肾功能正常的患者相同,维持剂量和给药间隔时间见表 7-4。禁用于对任何一种头孢菌素类抗菌药有过敏史及有青霉素过敏性休克史的患者。用药前必须详细询问患者既往有否对头孢菌素类、青霉素类或其他药物的过敏史。有青霉素类、其他 β-内酰胺类及其他药物过敏史的患者,有明确应用指征时应谨慎使用本类药物。在用药过程中一旦发生变态反应,须立即停药。如发生过敏性休克,须立即就地抢救并予以肾上腺素等相关治疗。本类药物多数主要经肾脏排泄,中度以上肾功能不全患者应根据肾功能适当调整剂量。中度以上肝功能减退时,头孢哌酮、头孢曲松可能需要调整剂量。头孢哌酮可导致低凝血酶原血症或出血,合用维生素 K 可预防出血;本药亦可引起双硫仑样反应,用药期间及治疗结束后的 72 小时内应戒酒或避免摄入含乙醇的饮料。头孢曲松与含钙药物(包括含钙溶液)联用有出现头孢曲松-钙盐沉淀而导致严重不良反应的风险,故不宜将两者混合或同时使用,即使是在不同部位使用不同的给药方式,且在使用本药后的 48 小时内不宜使用含钙药物。

表 7-3 肾功能不全者的剂量调整

肌酐清除率/(mL/min)	建议剂量/g	给药间隔时间/小时
31～50	1	12
16～30	1	24
6～15	0.5	24
<6	0.5	48

表 7-4 肾功能不全成人患者的推荐维持给药方案

肌酐清除率/(mL/min)	推荐维持给药方案(根据感染情况确定用量)
>60,正常给药方案	每次 0.5 g/1 g/2 g,每 12 小时 1 次或每次 2 g,每 8 小时 1 次
30～60	每次 0.5 g/1 g/2 g,每 24 小时 1 次或每次 2 g,每 12 小时 1 次
11～29	每次 0.5 g/1 g/2 g,每 24 小时 1 次
<11	每次 0.25 g/0.5 g/1 g,每 24 小时 1 次
血液透析 *	每次 0.5 g,每 24 小时 1 次

注:* 血液透析患者在治疗第 1 天可给予负荷剂量 1 g,以后每天 0.5 g。透析当天,头孢吡肟应在透析结束后使用。每天的给药时间应尽可能相同。

(3)单环 β-内酰胺类:单环 β-内酰胺类对肠杆菌科细菌、铜绿假单胞菌等需氧革兰阴性菌具有良好的抗菌活性,对需氧革兰阳性菌和厌氧菌无抗菌活性。该类药物具有肾毒性低、免疫原性弱以及与青霉素类、头孢菌素类交叉过敏少等特点。现有品种为氨曲南,适用于敏感革兰阴性菌所致的腹腔感染,需与甲硝唑等抗厌氧菌药物合用。病原菌未查明患者的经验性治疗时宜联合抗革兰阳性菌药物。本品尚可与其他药物联合治疗产金属 β-内酰胺酶革兰阴性菌感染,但应注意细菌可能同时产水解氨曲南的 β-内酰胺酶。可用于替代氨基糖苷类药物与其他抗菌药联合治疗肾功能损害患者的需氧革兰阴性菌感染,并可在密切观察的情况下用于对青霉素类、头孢菌素类过敏的患者。用法用量见表 7-5。对肌酐清除率<10～30 mL/(min · 1.73 m^2)的肾功能损害者,首次用量为 1 g 或 2 g,以后用量减半;对肌酐清除率<10 mL/(min · 1.73 m^2)者,如依靠血液透析的严重肾衰竭患者,首次用量为 0.5 g、1 g 或 2 g,维持剂量为首次剂量的 1/4,间隔时间为 6、8 或 12 小时;对严重或危及生命的感染者,每次血液透析后,在原有的维持剂量上增加首次用量的 1/8。禁用于对氨曲南过敏的患者。

表 7-5 氨曲南的用法用量

感染类型	剂量/g	间隔时间/小时
中至重度感染	1 或 2	8 或 12
危及生命或铜绿假单胞菌严重感染	2	6 或 8

(4)β-内酰胺类/β-内酰胺酶抑制剂:目前临床应用的主要品种有阿莫西林克拉维酸、氨苄西林舒巴坦、头孢哌酮舒巴坦、哌拉西林他唑巴坦,但氨苄西林不能很好地透过血胰屏障。阿莫西林克拉维酸对大肠埃希菌、沙门菌属等肠杆菌科细菌,脆弱拟杆菌,梭杆菌属等厌氧菌具有良好的抗菌作用。头孢哌酮舒巴坦、哌拉西林他唑巴坦对大肠埃希菌、克雷伯菌属、肠杆菌属等肠杆菌科细菌,铜绿假单胞菌以及拟杆菌属等厌氧菌具有良好的抗菌活性。头孢哌酮舒巴坦对不动杆菌属具有抗菌活性。头孢哌酮舒巴坦对嗜麦芽窄食单胞菌亦具抗菌活性。可用于上述敏感菌引起的腹腔感染。①阿莫西林克拉维酸:成人一次 1.2 g(1 支),一天 3～4 次,疗程 10～14 天。取本品 1 次用量溶于 50～100 mL 氯化钠注射液中。②头孢哌酮舒巴坦:本品的成人每天推荐剂量见表 7-6。上述剂量分等量,每 12 小时给药 1 次。在严重感染或难治性感染时,本品的每天剂量可增加到 12 g(2∶1 头孢哌酮舒巴坦,即头孢哌酮 8 g、舒巴坦 4 g)。舒巴坦的每天推荐最大剂量为 4 g。③哌拉西林他唑巴坦:肾功能明显降低的患者(肌酐清除率<30 mL/min)的舒巴坦清除减少,应调整头孢哌酮舒巴坦的用药方案;肌酐清除率为 15～30 mL/min 的患者每天舒

巴坦的最高剂量为 2 g，分等量，每 12 小时注射 1 次；肌酐清除率＜15 mL/min 的患者每天舒巴坦的最高剂量为 1 g，分等量，每 12 小时注射 1 次。遇严重感染，必要时可单独增加头孢哌酮的用量。在血液透析患者中，舒巴坦的药动学特性有明显改变。头孢哌酮在血液透析患者中的血清半衰期轻微缩短，因此应在血液透析结束后给药。用药前必须详细询问药物过敏史并进行青霉素皮肤试验，对青霉素类药物过敏者或青霉素皮试阳性患者禁用。对以上复合制剂中的任一成分过敏者亦禁用该复合制剂。有头孢菌素类或舒巴坦过敏史者禁用头孢哌酮舒巴坦。有青霉素类过敏史的患者确有应用头孢哌酮舒巴坦的指征时必须在严密观察下慎用，但有青霉素过敏性休克史的患者不可选用头孢哌酮舒巴坦。应用本类药物时如发生变态反应，须立即停药；一旦发生过敏性休克，应就地抢救，并给予吸氧及注射肾上腺素、肾上腺皮质激素等抗休克治疗。中度以上肾功能不全患者使用本类药物时应根据肾功能减退程度调整剂量。

表 7-6 头孢哌酮舒巴坦的成人每天推荐剂量

比例	头孢哌酮舒巴坦/g	头孢哌酮/g	舒巴坦/g
2∶1	1.5～3.0	1.0～3.0	0.5～1.0

(5)喹诺酮类：临床上常用环丙沙星、左氧氟沙星和莫西沙星，抗菌谱覆盖革兰阴性菌，对衣原体属、支原体属、军团菌等细胞内病原体或厌氧菌的作用强，但对脆弱类杆菌不敏感。其中环丙沙星对铜绿假单胞菌有较强的抗菌活性，用于腹腔、胆道感染时需与甲硝唑等抗厌氧菌药物合用。莫西沙星可单药治疗轻症复杂性腹腔感染。①左氧氟沙星：一次 500 mg，一天 1 次。肾功能不全者应减量或延长给药时间，重度肾功能不全者慎用。②莫西沙星：推荐剂量为一次 0.4 g，一天 1 次。肾功能受损患者[包括肌酐清除率≤30 mL/(min · 1.73m^2)]和慢性透析如血液透析和持续性不卧床的腹膜透析患者无须调整剂量。对喹诺酮类药物过敏的患者禁用。18 岁以下的未成年患者避免使用本类药物。制酸药和含钙、铝、镁等金属离子的药物可减少本类药物的吸收，应避免同用。妊娠期及哺乳期患者避免应用本类药物。本类药物偶可引起抽搐、癫痫、意识改变、视力损害等严重的中枢神经系统不良反应，在肾功能减退或有中枢神经系统基础疾病的患者中易发生，因此本类药物不宜用于有癫痫或其他中枢神经系统基础疾病的患者。肾功能减退患者应用本类药物时需根据肾功能减退程度减量用药，以防发生由于药物在体内蓄积而引起的抽搐等中枢神经系统严重不良反应。本类药物可能引起皮肤光敏反应、关节病变、肌腱炎、肌腱断裂(包括各种给药途径，有的病例可发生在停药后)等，并偶可引起心电图 QT 间期延长等。加替沙星可引起血糖波动，用药期间应注意密切观察。

(6)碳青霉烯类：为广谱抗菌药，分为具有抗非发酵菌作用和不具有抗非发酵菌作用两组，前者包括亚胺培南西司他丁(西司他丁具有抑制亚胺培南在肾内被水解的作用)、美罗培南、帕尼培南倍他米隆(倍他米隆具有减少帕尼培南在肾内蓄积中毒的作用)、比阿培南和多尼培南；后者为厄他培南。亚胺培南、美罗培南、帕尼培南、比阿培南等对各种革兰阳性球菌、革兰阴性杆菌(包括铜绿假单胞菌、不动杆菌属)和多数厌氧菌具强大的抗菌活性，对多数 β-内酰胺酶高度稳定，但对甲氧西林耐药葡萄球菌和嗜麦芽窄食单胞菌等的抗菌作用差。厄他培南与其他碳青霉烯类抗菌药有 2 个重要差异：血半衰期较长，可每天 1 次给药；对铜绿假单胞菌、不动杆菌属等非发酵菌的抗菌作用差。适用于多重耐药但对本类药物敏感的需氧革兰阴性杆菌所致的严重感染，包括肺炎克雷伯菌、大肠埃希菌、阴沟肠杆菌、枸橼酸杆菌属、黏质沙雷菌等肠杆菌科细菌，铜绿假单胞菌，不动杆菌属等细菌所致的腹腔感染；脆弱拟杆菌等厌氧菌与需氧菌混合感染的重症患者。

①亚胺培南西司他丁：肾功能正常和体重≥70 kg 的成年患者使用本品静脉滴注的剂量见表 7-7。对于肾功能不全患者，需要根据表 7-7 确定每天所需总剂量，然后根据表 7-8 确定实际给药方案和剂量。②美罗培南：成人剂量的治疗剂量和疗程需根据感染类型和严重程度及患者的情况决定。推荐每天剂量为治疗肺炎、尿路感染、妇科感染如子宫内膜炎、皮肤及附属器感染时每次 0.5 g，每 8 小时 1 次；治疗医院获得性肺炎、腹膜炎、推定有感染的中性粒细胞减低患者及败血症时每次 1 g，每 8 小时 1 次；治疗脑膜炎时每次 2 g，每 8 小时 1 次。对于肌酐清除率<50 mL/min的严重肾功能障碍患者，应采取减少给药剂量或延长给药间隔等措施，随时观察患者的情况。禁用于对本类药物及其配伍成分过敏的患者。本类药物不宜用于治疗轻症感染，更不可作为预防用药。本类药物所致的严重中枢神经系统反应多发生在原本患有癫痫等中枢神经系统疾病的患者及肾功能减退患者未减量用药者，因此上述基础疾病的患者应慎用本类药物。中枢神经系统感染患者不宜应用亚胺培南西司他丁，有指征可应用美罗培南或帕尼培南倍他米隆时仍需严密观察抽搐等严重不良反应。肾功能不全者及老年患者应用本类药物时应根据肾功能减退程度减量用药。碳青霉烯类抗菌药与丙戊酸或双丙戊酸联合应用，可能导致后两者的血药浓度低于治疗浓度，增加癫痫发作风险，因此不推荐本品与丙戊酸或双丙戊酸联合应用。

表 7-7　亚胺培南西司他丁的用法用量

感染程度	剂量(亚胺培南)	给药间隔时间	每天总剂量
轻度 *	250 mg	6 小时	1.0 g
中度	500 mg	8 小时	1.5 g
	1 000 mg	12 小时	2.0 g
严重的敏感细菌感染	500 mg	6 小时	2.0 g
由不太敏感的病原菌所引起的严重和(或)威胁生命的感染(主要为某些铜绿假单胞菌株)	1 000 mg	8 小时	3.0 g
	1 000 mg	6 小时	4.0 g

注：* 对体重<70 kg 的患者，给药剂量须进一步按比例降低。常用于免疫力低下的移植患者，肿瘤化疗患者以及年老体衰患者的轻度感染。由于本品有高度的抗菌作用，推荐的最高总剂量不超过每天 50 mg/kg 或每天 4 g，选择较低剂量使用。然而，在治疗肾功能正常的囊性纤维化患者情况下，本品的剂量可用至每天 90 mg/kg，分次给药，但每天不超过 4 g。

表 7-8　肾功能不全和体重≥70 kg 成年患者推荐治疗方案

每天总剂量	肌酐清除率[mL/(min·1.73m²)]		
	41～70	21～40	6～20
1.0 g	250 mg 每 8 小时 1 次	250 mg 每 12 小时 1 次	250 mg 每 12 小时 1 次
1.5 g	250 mg 每 6 小时 1 次	250 mg 每 8 小时 1 次	250 mg 每 12 小时 1 次
2.0 g	500 mg 每 8 小时 1 次	250 mg 每 6 小时 1 次	250 mg 每 12 小时 1 次
3.0 g	500 mg 每 6 小时 1 次	500 mg 每 8 小时 1 次	500 mg 每 8 小时 1 次
4.0 g	750 mg 每 8 小时 1 次	500 mg 每 6 小时 1 次	500 mg 每 8 小时 1 次

(7)硝基咪唑类：硝基咪唑类有甲硝唑、替硝唑和奥硝唑等，对拟杆菌属、梭杆菌属、普雷沃菌属、梭菌属等厌氧菌均具高度抗菌活性，适用于各种厌氧菌感染，包括腹腔感染等的混合感染。

通常需与抗需氧菌的抗菌药联合应用。禁用于对硝基咪唑类药物过敏的患者。妊娠早期(3 个月内)患者应避免应用。哺乳期患者用药期间应停止哺乳。本类药物可能引起粒细胞减少及周围神经炎等,神经系统基础疾病及血液病患者慎用。用药期间禁止饮酒及含乙醇的饮料,以免产生双硫仑样反应。肝功能减退可使本类药物在肝脏代谢减慢而导致药物在体内蓄积,因此肝病患者应减量应用。

7.中医中药治疗

可以使用中医中药治疗,促进胃肠功能恢复及胰腺炎症吸收,包括理气攻下的中药内服、外敷或灌肠等。生大黄对 AP 有效,生大黄对胰蛋白酶、胰脂肪酶、胰淀粉酶具有明显的抑制作用,有利于抑制胰酶的自身消化;生大黄所含的番泻苷甲可以促进肠道排空,有助于减轻肠腔内细菌、毒素在肠屏障功能受损时的细菌移位及减轻肠道炎症反应;生大黄具有止血和降低血管通透性的作用,防止和改善休克的产生及胰腺的血液循环。用法为生大黄 25～30 g/d,用开水 100～200 mL 浸泡 15～30 分钟,去渣分 3 次服用或灌肠。

七、药学监护要点

(1)监测患者的生命体征及腹痛情况是否改善,监测腹部影像学等情况,注意有无继发性脏器损害或囊肿形成。应密切监测患者有无寒战、发热、意识不清、休克等症状。如出现上述症状,需及时行 ERCP 或手术治疗解除胆道梗阻。

(2)监测血常规、血淀粉酶、降钙素原、肝肾功能、电解质、血气分析等指标,评估患者的病情进展及治疗效果。

(3)应用抗菌药应注意评估药物抗感染治疗的指征,经验性应用前应送病原学检查,根据病情及病原学检查结果调整。抗菌药选择抗菌谱为针对革兰阴性菌和厌氧菌为主、脂溶性强、可有效通过血胰屏障的药物。

(4)使用生长抑素及奥曲肽应注意滴速,并监测患者的血糖,防止低血糖发生。

(5)注意不同剂型的质子泵抑制剂的使用方法、质子泵抑制剂的配伍禁忌等。

(王海娟)

第二节　慢性胰腺炎

一、定义与流行病学

慢性胰腺炎(chronic pancreatitis,CP)为各种不同病因引起的胰腺组织和功能持续性损害。病理表现为不同程度的腺泡萎缩或胰管变形、胰腺纤维化或钙化,甚至胰腺假性囊肿形成。由于炎症持续不断地发展,导致腺体发生一系列复杂、不可逆性的损害。

研究显示英国和美国的慢性胰腺炎发病率约为 4/10 万,芬兰的慢性胰腺炎发病率为 13.4/10 万。德国、丹麦、波兰、捷克共和国、法国发病率介于二者之间。我国缺乏近期的慢性胰腺炎的流行病学数据。早期的调查显示我国慢性胰腺炎发病率从 3.08/10 万增加至 13.52/10 万。

二、病因与发病机制

CP 的致病因素较多，但酗酒是主要因素，多数患者的饮酒时间至少超过 4 年。但有 5%～15%的酗酒者并不发生慢性胰腺炎，可能饮食过多脂肪和蛋白质是其前提条件。吸烟对发生酒精性胰腺炎并非起重要作用，但吸烟可能增加慢性胰腺炎钙化的风险。遗传性胰腺炎多为年轻时发病，特点为胰腺钙化，常伴严重的脂肪泻。其他还包括胆道疾病、高脂血症、高钙血症、胰腺先天性异常、胰腺外伤或手术、急性胰腺炎导致胰管狭窄、自身免疫病等。

三、病理与分类

基本病理特征包括胰腺实质慢性炎症损害和间质纤维化、胰腺实质钙化、胰管扩张及胰管结石等改变。临床上根据其病理变化分为 3 种类型。

(一)慢性阻塞性胰腺炎

通常由于胰腺坏死感染等因素侵犯胰管引起胰腺狭窄，狭窄远端胰管扩张；胰管内无钙化及结石，胰管上皮完整。

(二)慢性钙化性胰腺炎

多为散在性斑点状，常伴有胰管上皮萎缩和胰管内蛋白栓塞，主胰管呈节段性狭窄、扩张、钙化或者伴有结石，部分侧支伴有不规则扩张。酒精性慢性胰腺炎属于此种类型，最为常见。

(三)慢性炎症性胰腺炎

呈弥漫性纤维化，可见单核细胞浸润、胰腺实质受到破坏。慢性胆管炎导致的胰管系统发生炎症属于此种类型。

四、临床表现与辅助检查

(一)临床表现

CP 的早期临床表现无特异性，多数患者均是在病情发展至进展期甚至并发症期(出现明显的腹部疼痛、体重减轻及消化不良等症状)方至医院就诊。临床以反复发作的上腹部疼痛和胰腺内/外分泌功能不全为主要症状。顽固性腹痛是 CP 最常见的临床表现，腹痛的典型表现为发作性上腹部疼痛，常因高脂饮食或饮酒诱发，随着胰腺外分泌功能不断下降，疼痛程度会减轻，甚至消失。但需要注意的是约有 20%的患者并无腹痛症状，而是以内/外分泌功能障碍为首发症状。内分泌功能不全早期患者可出现糖耐量异常，后期表现为糖尿病症状；外分泌功能不全早期患者无特殊症状，后期可出现脂肪泻、消瘦及营养不良的表现。如果胰脂肪酶分泌不低于正常的 10%，一般不出现脂肪泻，而且不引起消瘦，因为患者可以通过增加饮食而摄取能量，除非因疼痛而影响进食。严重脂肪泻患者排便可达每天 3～4 次，但一般不伴严重腹痛。

(二)辅助检查

主要包括超声与内镜超声(EUS)检查、腹部 CT 检查、腹部磁共振成像(MRI)检查、腹部磁共振胆胰管成像(MRCP)检查、ERCP 检查等。

1.EUS 检查

可发现胰腺多数形态改变(胰管狭窄、扩张、结石或钙化及囊肿等征象)，方便快捷，是较好的初筛工具，但敏感性和特异性较差。EUS 除显示形态特征外，还可以辅助穿刺活检组织学诊断。

2.腹部CT检查

CT检查对CP的诊断有重要意义，是诊断CP的首选检查方法。典型的慢性胰腺炎CT影像包括胰腺弥漫性增大或萎缩、胰腺钙化、结石形成、主胰管扩张及假性囊肿形成等征象。需要注意的是腹部CT对中、晚期病变的诊断准确性较高，对早期病变的诊断价值有限。

3.腹部MRI和MRCP检查

MRI的诊断价值与CT相似，但对胰腺结石的显示不如CT。MRCP可以清晰显示胰管病变的部位、程度和范围，有利于胰头部位肿块的鉴别诊断。此外，其他MRI技术如MR灌注、MR扩散、促胰液素-磁共振胰胆管成像等有助于CP的早期诊断。

4.ERCP检查

主要显示胰管形态改变，可以观察到胰腺内分布不均匀的分支胰管呈不规则扩张或主胰管不规则扩张，易于发现胰管内的结石。但作为有创性检查，目前多被其他无创性检查措施如MRCP和超声内镜(EUS)所替代，但在诊断困难的情况下仍具有非常重要的价值。

5.胰管镜检查

对胰腺癌的鉴别诊断和早期诊断有一定意义，可直接观察胰管内病变并进行活检，可以收集胰液及细胞学活检等。但该方法的难度较大，目前尚未普及。

6.实验室检查(胰腺内/外分泌功能检测)

CP时胰腺内/外分泌功能可能发生改变，但目前的检测手段均是在胰腺功能大部分受损后才能有阳性。

(1)胰腺外分泌功能检测：分为直接外分泌功能和间接外分泌功能试验。包括促胰液素试验、Lundh试餐试验，血/尿苯甲酰-酪氨酰-对氨基苯甲酸试验、粪便弹力蛋白酶Ⅰ测定及^{13}C呼气试验等。该检查的敏感度和特异性较差，临床诊断价值有限。

(2)胰腺内分泌功能检测：包括血清胆囊收缩素测定、血浆胰多肽测定及血浆胰岛素浓度测定等。继发于CP的糖尿病现归类为ⅢC型，诊断标准为糖化血红蛋白＞6.5%、空腹血糖≥7 mmol/L。这些指标通常在患者胰腺内分泌功能损失90%以上才出现变化，敏感性较差。

7.组织学活检

组织学活检是诊断CP的最准确的检查方法，主要用于临床上与胰腺癌的鉴别诊断。但因其对胰腺有创伤性，存在一定的风险，故一般在B超(超声内镜)或CT监视下甚至胰管镜下取活组织。

五、诊断与鉴别诊断

(一)诊断

慢性胰腺炎的最终诊断主要依据临床表现和影像学检查，胰腺内/外分泌功能检测可以作为诊断的补充。病理学诊断是慢性胰腺炎的确定标准。诊断标准：①1种及1种以上的影像学检查显示CP的特征性形态改变；②组织病理学检查显示CP的特征性改变；③患者有典型的上腹部疼痛或其他疾病不能解释的腹痛，伴或不伴体重减轻；④血清或尿胰酶水平异常；⑤胰腺外分泌功能异常。①或②任何一项典型表现，或者①或②疑似表现加③、④和⑤中的任何两项可以确诊。①或②任何一项疑似表现考虑为可疑患者，需要进一步临床观察和评估。

(二)鉴别诊断

1.胰腺癌

因胰腺癌和慢性胰腺炎均可有上腹部持续性疼痛，向腰背部放射，食欲减退，脂肪泻，体重减轻及糖尿病等症状，有的患者上腹部可扪及包块和黄疸等体征，鉴别较为困难。胰腺病理学检查可确诊。血清 CA199 升高及 MRCP 可见胰管分支中断有助于鉴别诊断。

2.Vater 壶腹癌和胆总管癌

Vater 壶腹癌通过 ERCP 下活检病理组织学检查可明确诊断。胆总管癌通过影像学检查一般可作出鉴别。

3.胃癌

常表现为上腹隐痛、食欲缺乏、体重减轻及腹胀，与慢性胰腺炎的表现相似，胃镜检查可以确诊。

4.慢性肠系膜上静脉血栓形成

常表现为餐后脐周压榨样疼痛、钝痛、绞痛，可向背部或下腹部放射。选择性肠系膜血管造影可发现血管病变。

六、治疗方案

(一)止痛

1.非镇痛药

(1)胰酶制剂:CP 患者外分泌不足可使胆囊收缩素(CCK)对胰腺的刺激加重，使疼痛剧烈，胰酶制剂可抑制 CCK 释放和胰酶分泌，以缓解疼痛。

(2)H_2受体拮抗剂或质子泵抑制剂:可降低胰液的分泌量，降低胰管内压以减轻疼痛。另外可提高 pH，保持胰酶活性的最佳 pH＞6.0。

(3)CCK 受体拮抗剂丙谷胺:本药为胆囊收缩素受体和促胃液素受体拮抗剂，能抑制胃酸和胃蛋白酶分泌，减少对胰腺的刺激性。给药说明:口服给予，一次 10～15 mg/kg，一天 3 次，餐前 15 分钟服用，疗程视病情而定。用药期间应避免烟、酒、刺激性食物和精神创伤。胆囊管及胆道完全梗阻患者禁用。本品无明显的不良反应，偶有口干、便秘、瘙痒、失眠、腹胀、下肢酸胀等不良反应，一般不需要特殊处理;个别报道有暂时性白细胞减少和轻度氨基转移酶升高。本药中毒的主要表现为皮疹及胃肠道症状。与其他抑酸药合用可能增强抑制胃酸分泌的作用;可拮抗氟哌啶醇的作用使运动障碍加重，治疗亨廷顿舞蹈症时两者不能合用。

(4)奥曲肽:每次餐前 0.1～0.2 mg 皮下注射，症状减轻后改为中、晚餐前或仅在中餐前注射 1 次，以后再改为口服胰酶制剂。

2.镇痛药

(1)宜以非甾体抗炎药开始，如果有必要，可使用曲马朵或丙氧酚类镇痛药。上述药物不能缓解疼痛或有并发症，可使用阿片类镇痛药。吗啡能引起奥迪括约肌痉挛，应避免使用。

(2)盐酸曲马朵为非阿片类中枢性镇痛药。曲马朵为消旋体，其右旋对映体作用于阿片受体，而左旋对映体则抑制神经元突触对去甲肾上腺素的再摄取，并增加神经元外的 5-羟色胺浓度，从而影响痛觉传递，产生镇痛作用。

(3)常规剂量为一天剂量不超过 400 mg。口服给药的用量视疼痛程度而定，用于中度疼痛时单次剂量为 50～100 mg，必须时 4～6 小时后可重复使用。连续用药不超过 48 小时，累积用量不超过 800 mg。肌内注射时一次 50～100 mg，必须时可重复。皮下注射时一次 50～100 mg，必须时可重复。静脉注射时一次 100 mg，缓慢注射。肝、肾功能不全时应延长给药间隔时间。药物在超过 75 岁老年人体内的清除时间可能延长，因此应酌情延长给药间隔时间，2 次给药间隔不少于 8 小时。

(4)对本品过敏者;乙醇、镇痛药、镇静药、其他中枢神经系统作用药物急性中毒的患者;严重脑损伤、意识模糊、呼吸抑制者禁用。乳汁中的药物浓度为母体血药浓度的 0.1%,哺乳期妇女用药应权衡利弊,但单次给药不需终止哺乳。

(5)不良反应常见出汗、嗜睡、头晕、恶心、呕吐、食欲减退及排尿困难等。少见心悸、心动过缓、直立性低血压或循环性虚脱,尤其在患者精神紧张或静脉注射时;偶见胸闷。还可见头痛、干呕、便秘、胃肠道刺激症状、皮肤瘙痒、皮疹、口干、疲倦、耳鸣。极少见乏力、情绪改变、认知和感知改变。静脉注射速度过快可出现面部潮红、多汗和一过性心动过速。

(6)本药与地西泮合用时镇静和镇痛作用增强,合用时应适当减量。本药与地高辛合用可增加地高辛的不良反应,如恶心、呕吐、心律失常。卡马西平可降低本药的血药浓度,从而减弱本药的镇痛作用。本品与华法林合用可增加出血风险。西咪替丁对本药的影响甚微。

(二)胰酶不足的替代方案

胰酶制剂有助于改善消化吸收不良、脂肪泻,比较理想的胰酶制剂应是肠溶性、高脂酶含量、微粒型、不含胆酸。目前常用的有胰酶肠溶胶囊、复方消化酶胶囊、米曲菌酶肠溶胶囊等。正餐给予 3 万～4 万 U 脂肪酶的胰酶,辅餐给予 1 万～2 万 U 脂肪酶的胰酶,效果不佳可增加剂量或联合服用质子泵抑制剂。

1.胰酶肠溶胶囊

(1)用法用量:口服,成人一次 0.3～0.9 g(2～6 粒),一天 3 次,餐前服用。

(2)禁忌证:大剂量胰酶可致腹泻、恶心、肠道痉挛或腹部疼痛,还可使血和尿中的尿酸含量增多。如服用过量或出现严重不良反应,请立刻就医。

(3)不良反应:由于胰酶的来源,偶见对制剂中动物蛋白的变应反应。对胃肠道的作用,偶有腹泻、便秘、胃部不适、恶心的报道;对泌尿生殖系统的作用,长期大量服用的儿童患者中有高尿酸血症、高尿酸尿症和尿石症的报道;对皮肤的作用,有过敏引起的皮疹发生。

(4)药物相互作用。①阿卡波糖、米格列醇:由于胰酶为糖类裂解剂,因此与阿卡波糖、米格列醇等合用时可能加速这些降血糖药的降解,从而降低其疗效。因此应避免与之同时使用。②西咪替丁、雷尼替丁、法莫替丁、尼扎替丁等:胰酶与上述药物合用时,由于这些 H_2 受体拮抗剂均可升高胃内 pH,抑制胃液对胰酶的破坏作用,可能增加口服胰酶的疗效。因此,胰酶在与上述 H_2 受体拮抗剂合用时可能需要降低其剂量。③叶酸:胰酶可能妨碍叶酸的吸收,因此服用胰酶的患者可能需要补充叶酸。④酸性药物:胰酶在酸性条件下易破坏,服用时不可咀嚼,不宜与酸性药物同服。⑤铁:同时服用胰酶和铁补剂可能会引起铁吸收的降低。⑥锌:胰酶可能会促进锌的吸收。

2.复方消化酶胶囊

(1)用法用量:口服,一次 1～2 粒,一天 3 次,饭后服用。

(2)注意事项:服用时可将胶囊打开,但不可嚼碎药片。对本品过敏者禁用,过敏体质者慎用。本品性状发生改变时禁止使用。请将本品放在儿童不能接触的地方。儿童必须在成人监护下使用。

(3)不良反应:呕吐、泄泻、软便,可能发生口内不快感。

(4)药物相互作用:铝制剂可能影响本品的疗效。

3.米曲菌肠溶胶囊

(1)用法用量:成人和12岁以上的儿童请于饭中或饭后吞服1片。原则上讲,治疗持续时间不限。

(2)禁忌证:禁用于对其中的某一活性成分或其他成分过敏者,因为当他们遇到米曲菌霉提取物时会产生呼吸道和皮肤反应。禁用于急性胰腺炎和慢性胰腺炎的急性发作期,但对存在胰酶缺乏的患者在饮食恢复期给药有时会有帮助。如果出现与肠梗阻类似的症状,应立刻就医。

(3)不良反应:服用胰酶后,个别病例会出现变态反应的最初症状(如皮疹、打喷嚏、支气管痉挛)及变态反应的消化道症状。给患者服用高剂量的胰酶制剂,个别病例会导致黏膜纤毛炎、回肠结肠炎和升结肠病症。

(三)胰酶内分泌不足的替代方案

主要是糖尿病的治疗。

(四)营养

营养不良者给予足够的热量、高蛋白、低脂饮食(脂肪摄入量限制在总热量的50%以下,一般不超过75 g/d),严重脂肪泻患者可静脉给予中/长链甘油三酯(MCT/LCT)。少量多餐加上胰酶制剂,补充脂溶性维生素A、维生素D、维生素K及水溶性维生素B_{12}、叶酸等,有条件者可应用要素饮食或全肠外营养。

(五)自身免疫性胰腺炎的治疗

糖皮质激素是治疗自身免疫性胰腺炎的有效方法,大多数患者接受治疗后病情可以控制。常用药物为泼尼松口服,起始剂量为30～40 mg/d,症状缓解后,2～4周后减量至2.5～5 mg/d,维持6～12个月。治疗期间通过监测血清IgG4及影像学复查评估疗效。需要注意的是,尽管激素治疗有效,但不能完全逆转胰腺的形态学改变。

七、药学监护要点

(一)疼痛的治疗

非镇痛药包括胰酶制剂、抗氧剂等对缓解疼痛可有一定效果;疼痛治疗主要依靠选择合适的镇痛药,初始宜选择非甾体抗炎药,效果不佳可选择弱阿片类药物,仍不能缓解甚至加重时选用强阿片类镇痛药。如存在胰头肿块、胰管梗阻等因素,应选择手术治疗。

(二)胰腺内分泌功能不全的治疗

根据糖尿病进展程度及并发症情况,一般首选二甲双胍控制血糖,必要时加用促胰岛素分泌药物,对于症状性高血糖、口服降血糖药物疗效不佳者选择胰岛素治疗。CP合并糖尿病的患者对胰岛素敏感,需特别注意预防低血糖发作。

(王海娟)

第八章

老年消化系统疾病

第一节　急性胃黏膜病变

急性胃黏膜病变又称应激性黏膜病变、应激性溃疡、急性糜烂性胃炎和急性出血性胃炎等，是指机体在药物(特别是 NSAIDs)、严重创伤、复杂手术、危重疾病等严重应激状态下发生的急性消化道黏膜糜烂、溃疡、出血等病变，严重者可导致消化道穿孔使患者全身情况进一步恶化。老年人因心脑血管疾病、骨关节疾病等需要长期服用非甾体抗炎药(nonsteroidal antiinflammatory drugs,NSAIDs)，且部分老年患者合并有动脉硬化、心功能不全、慢性阻塞性肺疾病等，造成胃黏膜长期慢性缺血、淤血及缺氧等，再加之有神经精神因素，如脑血管意外应激状态、过度精神紧张、兴奋等造成胃黏膜微循环障碍缺血，以致胃黏膜损伤、糜烂和出血。

一、发病率

目前，国内尚缺少急性胃黏膜病变的流行病学研究数据。据国外研究报道，约 6%的危重患者发生不同程度的急性胃黏膜病变。在这些患者中，15%～50%表现为隐性出血，5%～25%为显性出血，0.6%～5.0%为大出血。西班牙研究表明：使用 NSAIDs 或阿司匹林造成的病死率为 21.0/100 万～24.8/100 万，其中绝大多数为老年患者。最近一项研究表明急性胃黏膜病变已是我国上消化道出血的第 2 位常见原因。

二、应激源与危险因素

应激源有药物，如 NSAIDs、激素、抗生素等；严重颅脑、颈脊髓外伤；严重烧伤，烧伤面积>30%；严重创伤、多发伤；各种困难、复杂的手术；脓毒症；多脏器功能障碍综合征；休克，心、肺、脑复苏后；严重心理应激，如精神创伤、过度紧张等；心脑血管意外等。对于危重患者，在上述应激源存在的情况下，以下危险因素会增加急性胃黏膜病变并发出血的风险：机械通气>48 小时；凝血机制障碍；原有消化道溃疡或出血病史；大剂量使用糖皮质激素或合并使用 NSAIDs；急性肾衰竭；急性肝功能衰竭；急性呼吸窘迫综合征；器官移植等。对于非重症患者需综合评估风险，如独立危险因素越多，急性胃黏膜病变出血的风险越高。

三、发病机制

正常的胃黏膜屏障能够保护胃黏膜结构和功能的完整性。胃黏膜屏障的保护机制包括黏膜面富含碳酸氢钠的黏液保护层、黏膜上皮的不断更新、跨黏膜的酸碱交换以及正常的黏膜微循环。胃黏膜结构和功能的完整性依赖于正常的黏膜保护机制和胃酸分泌之间的平衡，如果这一平衡被打破，则易发生急性胃黏膜病变，目前认为胃黏膜防御功能降低与胃黏膜损伤因子作用相对增强是急性胃黏膜病变发生的主要机制。

(一)胃黏膜防御功能降低

黏膜微循环障碍导致缺血，使黏膜屏障(碳酸氢盐)及上皮屏障功能降低，且老年人的胃黏膜防御功能较年轻人差，易发生急性胃黏膜病变。

(二)胃黏膜损伤因子增强

应激状态下胃酸分泌增加，其他损伤因子如胃蛋白酶原等分泌增多，以及在缺血情况下可产生各类炎症介质。

(三)神经内分泌失调

下丘脑、室旁核和边缘系统是应激的整合中枢，促甲状腺素释放激素、5-羟色胺、儿茶酚胺等中枢介质导致急性胃黏膜病变。

四、临床表现

(一)临床特征

通常无明显的前驱症状，主要表现为上腹痛或反酸；部分患者可表现为上消化道出血、呕血和(或)黑便，重者可出现失血性休克，部分患者可发生穿孔，表现为急腹症。

(二)内镜特征

病变以胃底、胃体部最多，也可见于胃窦、食管、十二指肠及空肠。典型内镜表现：多发性糜烂、溃疡为主，前者表现为多发性出血点、出血斑或斑片状血痂，溃疡深度可至黏膜下层、固有肌层，甚至达浆膜层。

五、诊断

内镜是诊断的金标准，有应激源病史及相关危险因素、出现上腹痛和(或)上消化道症状、体征及实验室检查异常，内镜检查发现糜烂、溃疡等病变存在，即可确诊急性胃黏膜病变。

六、治疗

(一)一般治疗

尽量避免对胃肠道有较强刺激性的药物，老年人如有心血管问题必须服用 NSAIDs，需要完善幽门螺杆菌检测，如有阳性需根除。如服药期间有过严重并发症或者有症状，建议同时服用护胃抑酸药物。积极处理基础疾病和危险因素，消除应激源。对原有溃疡病史者，在重大手术前可进行胃镜检查，以明确是否合并溃疡。

(二)药物治疗

药物治疗的目的是提高胃内 pH，促进胃黏膜修复。常用的药物包括抑酸药[质子泵抑制剂(PPI)、H_2受体阻滞剂(H_2RA)]、黏膜保护剂(铝碳酸镁、磷酸铝凝胶等)。PPI 是预防和治疗急性胃黏膜病变的首选药物，推荐在原发病发生后以标准剂量PPI静脉滴注，每12小时1次，至少连续3天。患者病情稳定，可耐受肠内营养或已进食、临床症状开始好转或转入普通病房后可改为口服用药或逐渐停药。

(三)内镜或介入治疗

部分急性胃黏膜病变出现消化道大出血的患者，内科保守治疗效果欠佳，需要行内镜下止血或介入栓塞治疗，从而达到止血的目的。

七、总结

老年人急性胃黏膜病变发病率高，需要强调早期诊断，以免出现严重的不可控制的并发症。在积极治疗的同时，需要依据其应激源的情况，指导患者进行预防。

（王　勇）

第二节　胃　下　垂

胃下垂是指站立位时，胃位置下降，胃小弯角切迹低于髂嵴连线。本症是内脏下垂的一部分，易发于瘦长无力体型的老年人，是老年人的常见病和多发病。多见于瘦长无力体型者、久病体弱者、经产妇、多次腹部手术有切口疝者和长期卧床少动者。

一、病理病因

正常腹腔内脏位置的固定主要靠3个因素：横膈的位置和膈肌的活动力；腹肌力量，腹壁脂肪层厚度的作用；邻近脏器或某些相关韧带的固定作用。凡能影响造成膈肌位置下降的因素，如膈肌活动力降低，腹腔压力降低，腹肌收缩力减弱，胃膈韧带、胃肝韧带、胃脾韧带、胃结肠韧带过于松弛等，均可导致下垂。进入老年期后，身体的功能发生衰退，固定胃的韧带和腹肌变得松弛，横膈肌悬吊力也有些不足，加之腹内压因腹肌无力而下降，于是便会发生胃下垂。瘦长无力体型者因下坠力度大，胃下垂尤甚。

二、发病机制

由于病因及原发性疾病和体质的不同，其肌力低下的程度、韧带松弛的程度有一定的差异，其下垂程度不同，临床表现也不同。如无力型者往往伴全身脏器下垂，其悬吊、固定脏器的组织韧带全部为低张力。而慢性消耗性疾病或久卧少动者，往往是腹肌张力下降，膈肌悬吊力不足和胃肝韧带松弛为主，常不合并全身脏器下垂。

三、临床表现

轻度胃下垂多无症状，中度以上者常出现胃肠动力差，消化不良的症状。

(一)腹胀及上腹不适

患者多自述腹部有胀满感、沉重感、压迫感。

(二)腹痛

多为持续性隐痛。常于餐后发生，与食量有关。进食量愈大，其疼痛时间愈长，且疼痛亦较重。同时疼痛与活动有关，饭后活动往往使疼痛加重。

(三)恶心、呕吐

常于饭后活动时发作，尤其进食过多时更易出现。这是因为一次进入较大量食物，加重了胃壁韧带之牵引力而致疼痛，随之出现恶心、呕吐。

(四)便秘

便秘多为顽固性，其主要原因可能是同时有横结肠下垂，使结肠肝曲与脾曲呈锐角，而致通过缓慢。

(五)神经精神症状

由于胃下垂的多种症状长期折磨患者，使其精神负担过重，因而产生失眠、头痛、头昏、迟钝、忧郁等神经精神症状。还可有低血压、心悸以及站立性昏厥等表现。

四、体征

查体可见瘦长体型，肋下角常<90°。站立时由于胃下垂，上腹部常可触及较明显的腹主动脉搏动。部分患者可有上腹轻压痛，压痛点不固定。冲击触诊或快速变换体位可听到脐下振水声。有些瘦长体型患者可触及下垂的肝、脾、肾等脏器。

五、并发症

病程较长者，由于心理精神因素或贫血、消瘦等因素，患者常有头昏、头痛、失眠、心悸、乏力等症状，少数甚至出现忧郁症的症状。

六、辅助检查

(一)实验室检查

可出现营养不良相关指标如贫血、低蛋白血症等。

(二)其他辅助检查

1.X 线检查

胃肠钡餐造影可见。

(1)胃体明显向下、向左移位，重者几乎完全位于脊柱中线的左侧。

(2)胃小弯角切迹低于髂嵴连线水平。

(3)无张力型胃其胃体呈垂直方向，体部较底部宽大，胃窦部低于幽门水平以下，胃蠕动减弱或见有不规则的微弱蠕动收缩波，钡餐滞留，6 小时后仍有 1/4～1/3 残留胃内。

(4)十二指肠球部受牵拉，其上角尖锐，十二指肠第二部常位于幽门管后面，即向左偏移。

(5)十二指肠第 3 段可因肠系膜动脉压迫而呈十二指肠壅滞。

根据站立位胃角切迹与两侧髂嵴连线的位置，将胃下垂分为三度。轻度，角切迹的位置低于髂嵴连线下 1.0～5.0 cm；中度，角切迹的位置位于髂嵴连线下 5.1～10.0 cm；重度，角切迹的位置低于髂嵴连线下 10.1 cm 以上。

2.饮水超声波检查

饮水后测知胃下缘移入盆腔内。

七、诊断

(1)多发生于瘦长体型,经产妇及消耗性疾病进行性消瘦等。

(2)不同程度的上腹部饱胀感,食后尤甚,嗳气、厌食、便秘、腹痛。腹胀可于餐后、站立过久和劳累后加重,平卧时减轻。

(3)肋下角常<90°。站立时触及较明显的腹主动脉搏动;振水声;以双手托扶下腹部,往上则上腹坠胀减轻;可触及下垂的肝、脾、肾等脏器。

(4)X线钡餐造影检查可见胃小弯角切迹、胃幽门管低于髂嵴连线水平;胃呈长钩形或无张力型,上窄下宽,胃体与胃窦靠近,胃角变锐。胃的位置及张力均低,整个胃几乎位于腹腔左侧。

八、鉴别诊断

(一)急性胃扩张

急性胃扩张常发生于创伤、麻醉和外科手术后数小时至一两天内或饱餐后不久出现,患者感上腹胀满或持续性胀痛,继而出现呕吐,主要为胃内容物,量小,但发作频繁,虽吐而腹胀不减,患者可迅速出现水电解质紊乱,甚至休克,X线腹部平片可见扩大的胃、饱和致密的食物残渣阴影,服少量的钡剂可见扩张的胃型。询问病史有助鉴别。

(二)胃潴留

功能性胃潴留多由于胃张力缺乏所致。此外,胃部或其他腹部手术引起的胃运动障碍,中枢神经系疾病、糖尿病所致的神经病变,以及迷走神经切断术等均可引起本病。尿毒症、酸中毒、低钾血症、低钠血症、全身或腹腔内感染、剧烈疼痛、严重贫血以及抗精神病药物和抗胆碱能药物的应用也可致本病。呕吐为本病的主要表现,日夜均可发生。呕吐物常为宿食,一般不含胆汁,上腹饱胀和疼痛亦多见。如有呕吐宿食,空腹时腹部有振水音,即提示胃潴留。进食4小时后,仍可从胃反出或自胃腔内抽出食物则可获证实。胃肠钡餐检查时,钡剂在4小时后的存留50%,或6小时后仍未排空,均为本症之佐证。

九、治疗

(一)内科治疗

(1)加强锻炼,增强腹肌张力,并少吃多餐,纠正不良的习惯性体位。

(2)增加营养,并给予助消化剂,必要时给蛋白合成制剂及胰岛素等以增加腹腔内脂肪,加强腹肌张力。胰岛素(普通胰岛素)4~8 U,餐前半小时皮下注射,以促进食欲。苯丙酸诺龙25 mg肌内注射,每周2次,1个月后每周1次,连用3个月。

(3)对症治疗:对无力型胃可用促胃动力药,胃痛者可用镇痛药,便秘者可用润滑剂。

(4)可试用加兰他敏氢溴酸盐10 mg,每天3次,口服或25 mg,每天1次,肌内注射。一般从小剂量开始逐渐增加,20~40天为1个疗程,视患者病情而定,经1~2个疗程后,病情仍未改善,应停用。

(5)可试用三磷腺苷20 mg,每天2次,在早、午餐前半小时肌内注射,25天为1个疗程,间隔10天再进行第2疗程,总有效率为98.5%。

(6)必要时可放置胃托或腹带辅助治疗。

(二)中医治疗

近年来,以中药配合针灸、推拿治疗胃下垂,取得了较好的治疗效果,积累了丰富的经验,而且大量的临床报道表明,中医药治疗疗效肯定,不良反应较少,能有效改善患者症状。

中医辨证论治认为胃下垂主要因为饮食不节、过度劳倦、情志所伤和禀赋不足等原因导致身体羸瘦而成。病位主要在脾胃。其病证表现以虚证为多,或虚实夹杂。其病为本虚标实,在本为脾胃虚弱、中气下陷;在标为食滞、饮停、气滞和血瘀。根据不同的辨证分型予以中药治疗。

其他治法包括单方验方、灸法及推拿。

(三)手术治疗

适用于症状严重,内科治疗无效的重度胃下垂者。

十、预后

一般来说,胃下垂预后较好,但也因患者的体质,慢性疾病等因素影响和治疗不及时而发生慢性扩张、胃扭转、直立性晕厥、心悸、低血压等。

(王　勇)

第三节　上消化道出血

一、概述

上消化道出血是指屈氏韧带以上的消化道,包括食管、胃、十二指肠或胰、胆等病变引起的出血,胃空肠吻合术后的空肠病变出血亦属这一范围。上消化道大量出血是指在数小时内失血量超出 1 000 mL 或循环血容量的 20%,其临床主要表现为呕血和(或)黑便,往往伴有血容量减少引起的急性周围循环衰竭。上消化道出血是老年人常见的急症。我国是世界上人口老龄化增长速度最快的国家之一,随着人口老龄化,老年性上消化道出血的发生率呈大幅度上升趋势。老年人由于伴随疾病多,病情复杂,重要器官的代偿能力低,对出血的耐受性差,一旦发生出血,常常病情危重,并发症多。老年人动脉硬化、血管退行性变,出血后往往不易止血,易出现上消化道大出血,而且再出血率高,失血性休克和多脏器功能衰竭发生率高,病死率高。有资料报道,老年人上消化道出血的病死率(12.9%～18.7%)明显高于中青年人(7%)。

二、病因

上消化道出血的原因有很多,大多数是上消化道本身病变所致,少数是全身疾病的局部表现。最常见的病因依次是消化性溃疡、肝硬化所致的食管-胃底静脉曲张破裂、急性胃黏膜病变、胃癌。其他少见的病因有食管裂孔疝、食管炎、贲门黏膜撕裂综合征、黏膜下恒径动脉破裂出血、胃淋巴瘤、胆道或十二指肠憩室出血等。老年人上消化道出血仍以消化性溃疡占首位,老年人由于动脉硬化以及合并各种慢性疾病,循环功能减退,胃黏膜下血管增厚、变细、局部血流减少,以致胃黏膜营养不良,分泌功能低下,使胃黏膜上皮细胞屏障功能及修复功能受损,胃黏膜慢性缺血、缺氧,导致黏膜充血、水肿、糜烂、溃疡形成。老年人心脑血管病、糖尿病、退行性骨关节病、慢性肺病、肾病、肿瘤等慢性疾病较多，老年人群中普遍长期使用一种到多种药物，常见的有NSAIDs、抗血小板聚集药物、扩血管药物、抗凝剂、抗生素、糖皮质激素、抗肿瘤药物等，这些药物如NSAIDs能抑制胃黏膜内源性前列腺素的合成，减少黏膜血流，减少黏液及碳酸氢盐的分泌，破坏胃黏膜屏障，从而削弱黏膜屏障抵御侵袭因素的能力，加重或促进消化性溃疡的形成。

三、临床表现

上消化道大量出血的临床表现取决于出血病变的性质、部位、出血量与速度，并与患者出血前的全身状况如有无贫血及心、肾、肝功能有关。

（一）呕血与黑便

呕血与黑便是上消化道出血的特征性表现，上消化道大量出血后均有黑便。出血部位在幽门以上者常有呕血和黑便，如出血量少而速度慢的幽门以上病变出血仅见黑便而无呕血；在幽门以下者表现为黑便，而出血量大、速度快的幽门以下病变可因血液反流入胃，引起呕血。

呕血与黑便的颜色、性质与出血量和速度有关。呕血多棕褐色，呈咖啡渣样，表明血液在胃内停留时间长，经胃酸作用形成正铁血红素所致。如呕血呈鲜红色或有血块提示出血量大且速度快，表明血液在胃内停留时间短，未经胃酸充分混合即呕出。黑便呈柏油样，黏稠而发亮，是因血红蛋白中铁与肠内硫化物作用形成硫化铁所致；当出血量大且速度快时，血液在肠内推进快，粪便可呈暗红甚至鲜红色，但需与下消化道出血鉴别。

（二）失血性周围循环衰竭

上消化道大量出血时，由于循环血容量迅速减少，静脉回心血量相应不足，心排血量降低，导致急性周围循环衰竭。其程度轻重因出血量大小和失血速度快慢而异。患者表现为头昏、心悸、乏力、出汗、口渴、晕厥等一系列组织缺血的现象。出血性休克早期体征有脉搏细速、脉压变小，血压可因机体代偿作用而正常甚至一时偏高，此时应特别注意血压波动，尤其是脉压情况。呈现休克状态时，患者表现为烦躁不安、面色苍白、口唇发绀、呼吸急促，皮肤湿冷，呈灰白色或紫灰花斑，体表静脉塌陷；严重者反应迟钝、意识不清，收缩压＜10.6 kPa（80 mmHg），脉压＜3.3～4.0 kPa（25～30 mmHg），心率每分钟120次以上。休克时尿量减少，若补足血容量后仍少尿或无尿，应考虑并发急性肾衰竭。

（三）贫血及血常规变化

上消化道大量出血后，均有急性失血性贫血。在出血的早期，血红蛋白浓度、红细胞计数与血细胞比容无明显变化。在出血3后，因组织液渗入血管内，使血液稀释，才出现贫血，24～72小时血液稀释到最大限度。出血24小时内网织红细胞即见增高，出血停止后逐渐降至正常，如出血不止则可持续升高。白细胞计数在出血2～5小时升高，血止2～3天恢复正常。贫血程度除取决于失血量外，还和出血前有无贫血、出血后液体平衡状况等因素有关。

（四）发热

上消化道大量出血后，多数患者在24小时内出现发热，一般不超过38.5 ℃，持续3～5天降至正常。发热机制可能与急性周围循环衰竭，循环血容量减少，导致体温调节中枢功能障碍有关，失血性贫血亦为影响因素之一。

（五）氮质血症

上消化道大量出血后，由于大量血液蛋白质的消化产物在肠道被吸收，引起血中尿素氮浓度增高，称为肠源性氮质血症。血尿素氮多在一次出血后数小时开始上升，24～48小时达到高峰，一般不超过 14.3 mmol/L(40 mg/dL),3～4 天降到正常。如血尿素氮持续增高>4 天,血容量已基本纠正且出血前肾功能正常,则提示上消化道有活动性出血或再次出血。上消化道大量出血后,使肾血流量和肾小球滤过率减少,导致氮质潴留,是血尿素氮的增高的肾前性因素。如无活动性出血,而血容量也已基本补足但少尿,血尿素氮不能降到正常,应考虑急性肾衰竭,或失血、休克加重了原有的肾病发生肾衰竭。

四、实验室和其他检查

(一)实验室检查

测定红细胞技术、白细胞计数、血小板计数、血红蛋白浓度、血细胞比容、肝功能、肾功能、大便隐血等,这些检查有助于估计失血量及动态观察有无活动性出血,判断治疗效果及协助病因诊断。

(二)内镜检查

在急性上消化道出血时,胃镜检查是首选的诊断方法,可以直接观察出血部位,明确出血的病因诊断,同时对出血灶进行止血治疗。其诊断价值比 X 线钡剂检查高,阳性率一般在 80%～90%。胃镜检查的最好时机是在出血后 24 小时进行。如若延误时间,一些浅表性黏膜损害部分或全部修复,从而使诊断的阳性率大大下降。临床研究证实,老年人上消化道出血胃镜检查是安全可靠的,不仅可明确病因,同时部分患者在镜下可成功止血,起治疗作用。但对合并有严重心、肺、脑疾病者,应严格掌握胃镜检查适应证,凡有休克、低血压[收缩压<12.0 kPa(90 mmHg)或较基础收缩压降低>4.0 kPa(30 mmHg)]、血红蛋白<50 g/L)、烦躁、心律失常、意识障碍等禁忌证,应先行抢救,待病情稳定好转,血红蛋白上升至 70 g/L 后再行胃镜检查。危重患者内镜检查时应进行血氧饱和度和心电、血压监护。

(三)X 线钡餐检查

X 线钡餐检查适用于有胃镜检查禁忌证、不愿进行胃镜检查者。X 线钡剂造影一般主张在出血停止、病情稳定 3 天后谨慎操作。其对急性消化道出血病因诊断的阳性率不高。

(四)选择性动脉造影检查

当消化道出血经内镜和 X 线检查未能发现病变时,或因各种原因不能接受内镜检查者应做选择性动脉造影,如腹腔动脉、肠系膜上动脉造影帮助确定出血部位,尤其对血管性病变有很高的诊断价值,要求在活动性出血时进行,出血速度至少在 0.5～1.0 mL/min(750～1 500 mL/d),阳性率 50%～77%。

(五)其他检查

放射性核素显像检查法可发现活动性出血的部位,其方法是静脉注射 ^{99m}锝胶体后作腹部扫描,以探测标记物从血管外溢的证据,可起到初步的定向作用。

五、诊断

(一)上消化道出血诊断的确立

根据呕血、黑便、失血性周围循环衰竭的临床表现,呕吐物或大便隐血试验呈强阳性,红细胞计数、血细胞比容、血红蛋白浓度下降,可诊断为上消化道出血。但要注意以下情况:鉴别口、鼻、咽喉部位出血时吞下血液引起的呕血、黑便;排除黑便与服用某些药物和食物有关,如铁剂、铋剂或进食动物的血液;呕血与咯血的鉴别;上消化道出血与下消化道出血的鉴别;患者先出现急性周围循环衰竭而未见呕血与黑便，应做直肠指检。

(二)出血部位与病因的诊断

详细询问病史有助于明确出血的病因及部位，慢性、周期性、节律性上腹疼痛，出血前数天疼痛加剧，出血后疼痛减轻或缓解，这些症状对溃疡病的诊断很有帮助。但老年人由于应激能力及免疫能力低下，对疼痛反应不敏感，而且老年上消化道出血的患者常由于冠心病及骨关节病等伴存疾病，较长时间服用水杨酸制剂等非甾体抗炎药，使得老年上消化道出血起病隐匿，消化性溃疡的节律性、周期性疼痛规律表现不明显，常为无痛的慢性出血，以黑便为首发症状。有酗酒或服用某些药物(如阿司匹林、吲哚美辛、利血平、肾上腺皮质激素等)或应激状态者，可能为急性胃黏膜病变。既往有病毒性肝炎、血吸虫病或长期酗酒病史，体检发现有黄疸、肝掌、蜘蛛痣、脾大、腹壁静脉曲张、腹水等体征，可以诊断肝硬化，肝硬化并发出血并不完全是由于食管-胃底静脉曲张破裂，有 1/3 的病例合并溃疡病或糜烂性胃炎出血。当临床不能肯定出血病因时，应尽快做胃镜检查，以便及时做出判断。此外，中年以上患者近期出现上腹疼痛，食欲减退及消瘦，贫血与出血的程度不相称，或上腹触及包块者，应警惕胃癌的可能。

(三)病情评估

主要包括对患者病情严重程度、有无活动性出血及出血预后的评估。

1.病情严重程度的评估

病情严重程度与失血量呈正相关，因呕吐与黑便混有胃内容物与粪便，且部分血液潴留在胃肠道内未排出，故难以根据呕血或黑便量准确判断出血量。临床上常根据临床综合指标判断失血量的多寡，对出血量的判断通常分为大量出血(急性循环衰竭，需输血纠正者。一般出血量在 1 000 mL 以上或血容量减少 20%以上)、显性出血(呕血或黑便，不伴循环衰竭)和隐性出血(粪隐血试验阳性)。更准确的判断可以根据血容量减少导致周围循环的改变(伴随症状、脉搏和血压、化验检查)来判断失血量，休克指数(心率/收缩压)是判断失血量的重要指标。

2.是否存在活动性出血的评估

临床上出现下列情况考虑有活动性出血。

(1)呕血或黑便次数增多，呕吐物呈鲜红色或排出暗红血便，或伴有肠鸣音活跃。

(2)经快速输液输血，周围循环衰竭的表现未见明显改善，或虽暂时好转而又再恶化，中心静脉压仍有波动，稍稳定又再下降。

(3)红细胞计数、血红蛋白测定与血细胞比容继续下降，网织红细胞计数持续增高。

(4)补液与尿量足够的情况下，血尿素氮持续或再次增高。

(5)胃管抽出物有较多新鲜血。

(四)预后的评估

1.病情严重程度分级

一般根据年龄、有无伴发病、失血量等指标将急性上消化道出血分为轻、中、重度。年龄超过 65 岁、伴发重要器官疾病、休克、血红蛋白浓度低、需要输血者、食管胃底静脉曲张破裂出血、恶性肿瘤出血、合并凝血功能障碍的出血及慢性肝病出血再出血危险性增高，病死率增高。

2.判断患者病情严重程度及预后

评价系统包括 Rockall 评分、Blatchford 评分以及 Child-Pugh 分级。近期有学者提出 AIMS65 评分系统，显示出良好的预测能力，且临床上简便易行。

六、治疗

上消化道出血病情急、变化快，严重者可危及生命，应采取积极措施进行抢救。抗休克、迅速补充血容量应放在一切医疗措施的首位。

（一）一般急救措施

患者应卧床休息，保持呼吸道通畅，避免呕血时血液吸入引起窒息，必要时吸氧。活动性出血期间禁食。严密监测生命指征，监测意识状态、脉搏和血压、肢体温度、皮肤和甲床色泽、周围静脉特别是颈静脉充盈情况、尿量等，意识障碍和排尿困难者需留置尿管，危重大出血者必要时进行中心静脉压测定，老年患者常需心电、血氧饱和度、呼吸监护。记录呕血、黑便和便血的频度、颜色、性质、次数和总量，定期复查红细胞计数、血红蛋白、血细胞比容与血尿素氮等。推荐对活动性出血的非静脉曲张性出血患者应插入胃管，以观察出血停止与否，并胃管给药。

（二）迅速补充血容量

老年人对缺血耐受力差补充血容量应更为积极，输血指征应相对放宽。在着手准备输血时，立即静脉输入生理盐水、林格液、5%～10%葡萄糖液。强调不要一开始单独输血而不输液，因为患者急性失血后血液浓缩，血较黏稠，此时输血并不能更有效地改善微循环的缺血、缺氧状态。因此，主张先输液，或者紧急时输液、输血同时进行。遇血源缺乏，可用右旋糖酐或其他血浆代用品暂时替代，但右旋糖酐 24 小时不宜超过 1 000 mL。

紧急输血指征：改变体位出现晕厥、血压下降和心率加快；失血性休克；血红蛋白＜70 g/L 或血细胞比容＜25%。

当收缩压在 6.7 kPa(50 mmHg)以下时，输液、输血速度要适当加快，甚至需加压输血，以尽快把收缩压升高在 10.6～12.0 kPa(80～90 mmHg)水平，血压能稳住则减慢输液速度。输入库存血较多时，每 600 mL 血应静脉补充葡萄糖酸钙 10 mL。对肝硬化或急性胃黏膜损害的患者，尽可能采用新鲜血。对于有心、肺、肾疾病及老年患者，要防止因输液、输血量过多、过快引起的急性肺水肿。因此，必须密切观察患者的一般状况及生命体征变化，尤其要注意颈静脉的充盈情况。最好通过测定中心静脉压来监测输入量。

血容量已补足的指征：四肢末端由湿冷，青紫转为温暖，红润；脉搏由快、弱转为正常、有力；收缩压接近正常，脉压＞4.0 kPa(30 mmHg)；肛温与皮温差从＞3 ℃转为＜1 ℃；尿量＞30 mL/h；中心静脉压恢复正常[0.5～1.3 kPa(5～13 cmH_2O)]。

（三）止血

应针对不同的病因，采取相应的止血措施。

1.非食管静脉曲张出血的治疗

(1)药物止血。①抑酸药物：主要有 H_2RA 及 PPI 两类。血小板聚集需要 pH＞6.0，而血凝块溶解发生于 pH＜6.0。研究表明，H_2RA 不能可靠和恒定地增加胃内 pH 至 6，因此不推荐常规使用 H_2RA。而 PPI 对溃疡出血患者有益。PPI 能迅速提高胃内 pH，既可促进血小板聚集和纤维蛋白凝块的形成，避免血凝块过早溶解，有利于止血和预防再出血，又可治疗消化性溃疡。诊断明确后推荐使用大剂量 PPI 治疗：奥美拉唑（如洛赛克）80 mg 静脉推注后，以 8 mg/h 输注持续 72 小时。其他 PPI 针剂还有泮托拉唑、兰索拉唑、埃索美拉唑。H_2RA 常用药物包括西咪替丁、雷尼替丁、法莫替丁等，口服或静脉滴注，可用于低危患者。②生长抑素及其类似物：生长抑素为由 14 个氨基酸组成的肽类激素，主要药理作用为收缩内脏血管，使门脉主干血流减少

25%～35%，从而降低门脉压 12.5%～16.7%。其类似物有奥曲肽，主要用于食管-胃底静脉曲张破裂所致的出血，但同时还有抑制胃酸和胃蛋白酶及刺激黏液分泌的作用，尚有促进血小板聚集和血块收缩作用，故也可用于消化性溃疡及糜烂性胃炎出血。李兆申等用奥曲肽 100 μg 静脉滴注，每 6 小时 1 次，持续 3 天治疗非静脉曲张性上消化道出血，总有效率为 92.5%。但是，目前尚无足够的数据建议常规使用这些药物。③凝血酶：作用于凝血的第三阶段，使纤维蛋白原变为纤维蛋白而起到局部止血作用。口服量：轻中度出血 2 000 IU，2～4 小时 1 次，重度出血 10 000～20 000 IU，1～2 小时 1 次，均以生理盐水配制。此外，用药同时应给予 H_2RA 或 PPI 等抑酸剂，因为低 pH 环境可使凝血酶失活而影响疗效。④纠正出、凝血机制障碍的药物：血凝酶具有类凝血激酶及类凝血酶的作用，可促进出血部位血小板聚集及凝血酶形成而缩短出血时间，减少出血量。常规用量为 1～2 kU，每天 2 次，静脉注射或肌内注射，也可局部喷洒。⑤止血药物：止血药物对非静脉曲张性上消化道出血的确切效果未能证实，不作为一线药物使用，对有凝血功能障碍者，可静脉注射维生素 K_1，为防止继发性纤溶，可使用氨甲苯酸等。对插入胃管者可灌注冰冻去甲肾上腺素溶液（去甲肾上腺素 8 mg，加入冰生理盐水 100～200 mL），应避免滥用止血药。

（2）内镜下止血：消化性溃疡出血约 80%不经特殊处理可自行止血，其余患者则会持续出血或再出血。内镜如见到有活动性出血或暴露血管的溃疡应进行内镜止血。内镜治疗有激光、热治疗、注射治疗及止血夹等方法。其中热治疗、注射治疗及止血夹应用较多，效果颇好。①内镜下直接对出血灶喷洒止血药物：药物喷洒方法适用于上消化道黏膜疾病所致的非动脉性出血，如消化性溃疡急性胃黏膜病变等引起的静脉性出血，尤其是弥漫性渗血者。常用药物有凝血酶、去甲肾上腺素冰盐水、5%～10%孟氏液等。②内镜下局部药物注射：注射法无需特殊器材，技术要求也不高，价廉易行，安全有效，是治疗溃疡性出血中应用最为广泛的治疗方法。此法适用于喷血或血管裸露。常用的药物有肾上腺素、无水乙醇、硬化剂（常用 1%乙氧硬化醇或 5%鱼肝油酸钠）、利多卡因高渗盐水肾上腺素混合液。另外，还有高渗盐水巴曲酶注射液和孟氏液等。应用较多的是肾上腺素，因为肾上腺素无组织损伤性，大剂量使用无全身反应。将注射针经内镜钳道插入，在距出血血管周围 1～2 mm 处选 3～4 个点注射药物，深度≤3 mm，止血后再观察数分钟后退镜。注射硬化剂时，每点注射不宜超过 2 mL 以免形成溃疡。③氩离子凝固术（APC）及电凝、微波和激光治疗：APC 是一种非接触性点凝固术，它可产生轴向和侧向的电流传导，使凝血区与干燥区具有同样恒定的深度，由于 APC 探头不直接接触病变组织，故治疗中不会发生热探头与电凝的组织粘连的现象；而普通电凝、微波和激光在控制出血的过程中不可避免地会增加局部黏膜的损伤，从而导致患者再出血的发生。此类方法对于急性上消化道出血效果有限，小的点片状出血的患者在药物喷洒治疗的同时采用上述治疗，效果较好。④止血夹止血：此方法止血效果确切、可靠，目前应用广泛。无论是否有无活动性出血，止血夹主要适合较粗的露出血管，直接夹在溃疡底部露出的血管上，恒径动脉综合征也非常适合金属夹止血。怀疑溃疡穿孔出血者为使用止血夹的禁忌证，恶性肿瘤出血亦不适宜使用止血夹止血。出血的溃疡直径略大于止血夹张开最大径又无明确露出血管者，亦可用数个止血夹将溃疡封闭，先从溃疡两侧边缘开始，使溃疡直径缩小后，再向中心部位放置止血夹。内镜观察困难的部位如球部后壁等不适宜应用止血夹止血。止血夹还可与纯乙醇注射法联合应用。

（3）介入治疗。选择性血管造影及栓塞治疗：对内镜诊治失败的患者，选择该方法具有患者配合度好、即时止血、创伤小等优势，更适合心肺功能差的老年患者。可选择性胃左动脉、胃十二指肠动脉、脾动脉或胰十二指肠动脉血管造影，针对造影剂外溢或病变部位采用明胶海绵颗粒、聚乙烯醇颗粒或钢圈栓塞。栓塞完毕后复查造影确定出血动脉栓塞是否彻底，有无继续出血征象。近年来大量文献报道该方法临床效果好，安全性高。

2.食管静脉曲张出血的治疗

(1)药物治疗。①血管加压素：血管加压素(VP)是从神经垂体提取的9肽物质，止血成功率40%～60%。国内常用制剂为垂体后叶素，除含VP外，还含缩宫素(催产素)。由于其疗效确切、价格便宜，迄今仍是治疗急性曲张静脉破裂出血的一线药物之一。它可收缩内脏血管，减少门脉血流量，降低门静脉及其侧支压力，从而达到治疗门脉高压症的目的。由于VP有较多严重不良反应，可诱发心绞痛、心律失常等，于老年人不宜。仅在受经济等条件限制，不得已时，谨慎使用。有心脏病、高血压者禁用，与硝酸酯类合用可减轻其不良反应。②生长抑素及其类似物：生长抑素及其类似物是目前治疗急性食管胃底曲张静脉破裂出血的主要药物。其作用机制：选择性收缩内脏血管平滑肌、抑制其他有血管扩张作用的物质增加食管下端括约肌压力，减少侧支循环血流；抑制促胃液素分泌，减少胃酸形成，减少再出血危险性；减少肝动脉血流量，降低肝内血管阻力。生长抑素的人工合成物思他宁为14肽胃肠激素，半衰期短(2～3分钟)，但起效快。生长抑素类似物奥曲肽是由8个氨基酸组成的环形多肽，半衰期90～120分钟。二者疗效相当。研究证实，生长抑素及其类似物治疗急性食管胃底曲张静脉破裂出血止血效果确切，总止血率达73%，短期止血率达90%，但是否能降低患者死亡率尚有争议。③血管加压素衍生物：包括特利加压素、三甘氨酰赖氨酸加压素等。其理化性质更为稳定，不良反应有所减小，在临床中也有所应用，可作为内镜下治疗的有效补充。有学者认为，特利加压素可能是唯一可降低门脉高压症食管胃底静脉曲张出血病死率的药物。④抑制胃酸及其他止血药：虽然控制胃酸不能直接对食管静脉曲张出血起止血作用，但严重肝病时常合并应激性溃疡或糜烂性胃炎，故肝硬化发生上消化道出血时可给予控制胃酸的药物。雷尼替丁对肝功能无明显影响，较西咪替丁为好。所以从静脉滴入，每次150 mg，每12小时一次。一般止血药物如酚磺乙胺等效果不肯定，补充维生素K_1有些帮助。

(2)气囊压迫止血：常用双气囊三腔管。气囊填塞对中、小量食管静脉曲张出血效果较佳，对大出血可作为临时应急措施。气囊压迫止血率80%～90%，但再出血率在50%～60%。食管囊和胃囊注气后的压力要求在4.7～5.3 kPa(35～40 mmHg)，使之足以克服门脉压。初压可维持12～24小时，以后每4～6小时放气一次，视出血活动程度，每次放气5～30分钟，然后再注气，以防止黏膜受压过久发生缺血性坏死。另外，要注意每1～2小时用水冲洗胃腔管，以免血凝块堵塞孔洞，影响胃腔管的使用。止血24小时后，放气观察1～2天才拔管。拔管前先喝些花生油，以便减少气囊与食管壁的摩擦。气囊填塞常见并发症：①气囊向上移位，堵塞咽喉引起窒息死亡。当患者有烦躁不安，或气囊放置位置不当，食管囊注气多于胃囊或胃囊注气过多破裂时尤易发生。为防止意外，应加强监护，床头置一把剪刀，随时在出现紧急情况时剪断皮管放气。②吸入性肺炎。③食管黏膜受压过久发生坏死，食管穿孔。

(3)内镜下曲张静脉套扎术及硬化剂治疗：内镜下介入治疗对门脉高压症食管胃底曲张静脉破裂出血有确切疗效。当药物治疗无法控制出血时，急诊内镜治疗可明显降低急性出血死亡率。内镜下硬化剂治疗的主要作用机制：造成食管静脉内血栓形成；使静脉周围组织凝固坏死逐渐形成纤维化，增加静脉覆盖层；使静脉管壁增厚、血管变硬。内镜下硬化剂治疗急症出血止血率90%以上，曲张静脉消失率在56%～88%。但内镜下硬化剂治疗有食管狭窄、穿孔等并发症，还可继发或加重胃底静脉曲张，复发出血率较高，在31%～58%。内镜下曲张静脉套扎术，用橡皮圈套扎曲张的静脉，几天后，局部溃疡形成，被套扎住的静脉脱落，血管完全栓塞，曲张静脉变细或程度减轻。此种疗法无食管穿孔等并发症，无全身不良反应，疗效与硬化剂疗法相似。急症出血止血率在90%～95%，多次结扎，曲张静脉消失率在55%～80%，复发出血率在33%～43%。

(4)经颈静脉肝内门体静脉分流术是在肝实质内开通门静脉与肝静脉之间的通道并放置支架，可有效降低门脉压，从而治疗急慢性食管、胃的静脉曲张破裂出血。适用于难以控制的食管、胃底静脉曲张破裂出血及食管、胃底静脉曲张破裂出血经内镜治疗后复发患者。患者在经颈静脉肝内门体静脉分流术后可出现肝性脑病、肝功能损害、肝性脊髓病、支架功能失常等并发症。因此，临床医师应该严格掌握适应证、准确选择患者、术后严密随访，使患者最大程度受益。

(四)手术治疗

老年上消化道出血应以内科综合治疗为主，急诊手术往往并发症及病死率比择期手术高，所以尽可能先采取内科止血治疗，急诊手术是内科综合治疗失败的被迫选择。但经内科积极治疗48小时以上仍有继续出血；24小时内输血1 500 mL仍不能维持血压的稳定者，而出血部位明确时，应进行手术治疗。门静脉高压症的外科治疗适应证为食管-胃底静脉曲张破裂出血，经非手术治疗无效；巨脾伴脾功能亢进；手术方式包括门-腔静脉分流术、门-体静脉分流术和脾切除术等。

(五)其他治疗

1.处理继发病变

急性肾衰竭，按休克引起的急性肾衰竭处理。对感染、肝性脑病等给予相应治疗。对于失血后贫血，可补充铁剂并适当增加蛋白质营养，血止后一般恢复较快。老年人严重贫血可能加重原有的心、脑、肾等损害，必要时应输红细胞补充。

2.治疗伴随病变

老年人往往有心脏等重要器官的基础疾病。消化道出血后，这些伴随病变可能与失血性损害相互牵连而影响病情的演变。因此，在消化道出血的治疗、抢救中，应兼顾并重视心肺等伴随病变的治疗，这往往成为抢救能否成功的关键。

3.上消化道出血后老年人的抗凝与抗血小板治疗

上消化道出血治疗后停止，评估再出血风险较低(Rockall积分<5)，则可继续应用双联抗血小板治疗(亦即在出血停止后24小时即可恢复双联抗血小板治疗)；如果出血停止，但再出血风险较高(Rockall积分≥5)，则重新启用氯吡格雷，继续停用阿司匹林，2周后恢复阿司匹林的使用(即在出血停止后24小时恢复氯吡格雷，2周后恢复阿司匹林)；如果消化道出血持续，则继续停用双联抗血小板治疗，力争在1～2周重新启用氯吡格雷。有证据表明，患者止血后，在PPI的保护下重新启用抗血小板药物是相对安全的，但需密切监测患者溃疡出血复发的可能。

七、总结

综上所述，老年人上消化道出血的临床特点是发病急、进展快、临床经过凶险、合并症和并发症多、再出血率和病死率高。因此，抢救老年人消化道出血常须兼顾止血治疗、并发症治疗、原发病治疗以及伴随病变的治疗，临床上及时救治抢救循环衰竭、迅速对患者出血量、活动性出血情况以及再出血的危险性做出判断和选择合理的治疗措施是提高成功率的关键。药物治疗是贯穿整个治疗的重要环节，但药物的使用过程中，需要严密监控药物不良反应，有效止血的同时还需预防血栓性疾病出现，并针对性地对药物剂量有所调整。而内镜检查既可明确病因，又可直视下根据病灶情况选择单独使用一种方法或联合使用几种方法镜下止血。镜下止血具有疗效迅速确切、并发症少等优点，可大大提高本病的抢救成功率。对于老年且有其他合并症者，外科手术病死率和并发症较高，因此不宜首选。此外，老年人出血复发率高、出血时间长、治疗时间久，故应重视再出血的预防。

（王　勇）

第四节　吸收不良综合征

吸收不良综合征是指各种原因引起小肠消化吸收功能减损，造成营养物质不能正常吸收而从粪便中排泄，导致营养物质缺乏的一种临床综合征。该病易发于老年及儿童。老年吸收不良综合征已成为老年患者慢性腹泻及体重减轻的重要原因之一，常被误诊为“慢性肠炎”或“慢性腹泻”。由于老年吸收不良综合征的病理生理、临床特征和自然病程相对独特，其临床诊治更具挑战。

一、病因及发病机制

（一）消化机制障碍

消化机制障碍主要指对脂肪、糖和蛋白质的消化不良，脂肪消化不良尤为突出。胰腺外分泌功能不全是老年吸收不良综合征较常见的原因之一。胆盐缺乏时可影响脂溶性维生素的吸收，因结合性胆盐的合成与排泄障碍可发生脂肪泻。

1.胰酶缺乏

(1)胰腺功能不足：慢性胰腺炎、晚期胰腺癌、胰腺切除术后。

(2)胰脂肪酶失活：胃泌素瘤。

2.胆盐缺乏影响混合微胶粒的形成

(1)胆盐合成减少：严重慢性肝细胞疾病。

(2)肠肝循环受阻：远端回肠切除，界限性回肠炎、胆道梗阻或胆汁性肝硬化。

(3)胆盐分解：小肠细菌过度繁殖，细菌分解胆盐，使小肠吸收水和电解质障碍，肠黏膜细胞向肠腔分泌水、电解质增加，引起腹泻。如胃切除术后胃酸缺乏、糖尿病或原发性肠运动障碍。

(4)胆盐与药物结合：如新霉素、碳酸钙、考来烯胺、秋水仙碱、刺激性泻剂等。

3.食物与胆汁、胰液混合不均

胃-空肠吻合毕氏Ⅱ式术后。

4.肠黏膜刷状缘酶缺乏

乳糖酶、蔗糖酶、肠激酶缺乏。

（二）吸收及转运机制障碍

1.有效吸收面积不足

老年人小肠绒毛变短导致吸收面积减小；部分肠切除、肠瘘、胃肠道短路手术的老年患者，小肠有效吸收面积不足。

2.黏膜损害

肠黏膜损害，吸收细胞受损，不成熟的隐窝细胞增生替代受损的吸收细胞。这些细胞加工脂肪的结构与功能不全，如乳糜泻、热带性脂肪泻等。

3.黏膜转运障碍

肠黏膜酶缺乏如乳糖酶、蔗糖酶、海藻糖酶缺乏及单糖转运障碍等均可影响小肠消化和吸收过程而致吸收不良。

4.小肠壁浸润性病变或损伤

小肠绒毛剥脱或肿胀变形，肠壁受损，淋巴管阻塞，致营养物质吸收障碍。如惠普尔病、淋巴瘤、放射性肠炎、克罗恩病、淀粉样变、嗜酸细胞性肠炎等。

5.肠系膜血运障碍

如肠系膜动脉硬化或动脉炎。

(三)其他因素

类癌综合征、糖尿病、肾上腺功能不全、甲状腺功能亢进或减退、充血性心衰、低球蛋白血症等许多疾病亦可引起吸收不良。

二、临床表现

(一)腹泻、腹痛等胃肠道症状

腹泻是老年吸收不良综合征最常见且最具特征性的症状，典型患者粪便多不成形，为糊状或水样便，粪便酸臭或恶臭，量多，常为脂肪泻，粪便色淡有油脂样光泽或泡沫；少数轻症或不典型病例可无腹泻，仅有腹鸣、腹胀、腹部不适，少有腹痛；部分患者可有食欲缺乏及恶心、呕吐。

(二)营养缺乏症状

蛋白质和碳水化合物吸收障碍、脱水、食欲减退、低钾血症可导致老年患者消瘦、乏力、易疲劳、水肿及低蛋白血症，严重者可出现恶病质。

(三)维生素及电解质缺乏症状

老年吸收不良综合征患者可出现不同程度的维生素缺乏及电解质不足症状。如维生素 D 及钙吸收障碍，可有骨痛、手足搐搦，甚至病理性骨折；B 族维生素吸收不良可出现舌炎、口角炎、周围神经炎等；维生素 B_{12}、叶酸及铁吸收不良可引起贫血；钾离子补充不足可加重无力、软弱，引起生理性少尿、夜尿增多等；继发性吸收不良综合征除上述吸收不良表现外，还具有原发病表现，如肝炎、肝硬化患者肝功能减退，胰腺疾病及糖尿病患者的原发症状等。

三、诊断与鉴别诊断

老年吸收不良综合征症状多不典型，腹胀、腹泻、贫血或腹痛为其主要表现。因此，对老年人不明原因的消瘦，伴腹胀、腹泻、贫血及腹痛，需考虑是否为吸收不良综合征所致。通过尿糖试验、粪脂定量测定及呼吸试验进行综合分析，加以确诊。与中青年吸收不良综合征患者相比，老年吸收不良综合征患者初次就诊时更易误诊，延误诊断更久。这主要归咎于老年患者的临床表现和体征不典型，这些特点使准确诊断老年吸收不良综合征患者具有一定的挑战性。

(一)诊断

老年患者凡是发生慢性腹泻、消瘦、营养不良者均应注意是否患有吸收不良综合征。

1.既往史

应注意以下病史的收集，如胃肠手术史、腹部放疗史、长期服药史、长期饮酒史、热带地区旅行史、其他消化道疾病史（如克罗恩病、白塞病、乳糖耐受不良、慢性胰腺炎、结核病等）。

2.血液检查

大细胞性贫血提示叶酸或维生素 B_{12} 缺乏，可做血清叶酸和维生素 B_{12} 检测（维生素 B_{12} 吸收试验不超过 10%；小细胞性贫血常提示缺铁性贫血。

3.血生化检查

血清电解质、血浆清蛋白、胆固醇等均可出现降低，低蛋白血症提示小肠黏膜损伤或失蛋白肠病；低钙、高磷、碱性磷酸酶升高常是骨软化的结果。

4.小肠吸收功能检查

（1）脂肪吸收试验：粪脂肪苏丹Ⅲ染色可作为对怀疑脂肪吸收不良的一种初筛试验，条件允许者，可做粪便脂肪定量，24 小时粪便脂肪定量＞6 g 即为脂肪吸收不良，若同时有相应症状即可诊断吸收不良综合征。^{14}C 油三酯呼气试验可以估计人体消化、吸收及代谢甘油三酯的能力。虽然 ^{14}C 呼气试验诊断脂肪吸收不良有一定的敏感性和特异性，但目前仅在专门的临床中心可行。

（2）碳水化合物吸收试验：D-木糖试验、乳糖耐量试验、氢呼气试验等。

（3）蛋白质吸收试验：粪便氮定量试验、^{51}Cr 清蛋白试验等。

5.胰腺功能检查

胰功肽试验，苯甲酰-L-酪氨酸-对氨基苯甲酸口服后，在小肠经糜蛋白酸酶分解，游离的对氨基苯甲酸易被小肠吸收，经肾排出，收集 6 小时尿测定其排出量，可反映胰腺外分泌功能，正常值 55%～75%。

6.X 线检查

钡餐 X 线全消化道检查可了解小肠分泌与运动功能及有关病变，如肠管是否扩张、狭窄、积液及钡剂沉积“蜡管”征等。钡餐通过时间延缓。吸收不良综合征的 X 线检查阳性率一般在 80%～90%。小肠吸收不良常表现为小肠黏膜皱襞增粗，呈雪片状，肠管扩张。

7.腹部超声检查

腹部超声经常用来检查胆管阻塞、胰腺钙化、胰导管扩张及胰腺肿块等，但对诊断胰腺肿瘤敏感性较低。腹部超声常用于评估肠壁的厚度、肠壁形态的改变、瘘管、脓肿及炎症性肠病。

8.腹部 CT 检查

腹部 CT 可用于检查胰腺肿块、腹部淋巴结肿大（提示小肠淋巴瘤）、慢性胰腺炎（出现钙化、萎缩、胰导管扩张和狭窄）等。

9.内镜检查

可通过电子肠镜钳取空肠黏膜或回肠黏膜组织进行活组织检查，观察小肠绒毛、皱襞的变化，对诊断有很大价值。

（二）鉴别诊断

（1）消化吸收过程中任何环节发生障碍均可引起吸收不良综合征，主要是鉴别其病因。本病应与慢性结肠炎、慢性痢疾、克罗恩病、肠结核、肠肿瘤、结核性腹膜炎、巨结肠及食物不耐受（如乳糖不耐受）等相鉴别。

（2）对于长期腹泻、体重减轻的原发性吸收不良综合征需鉴别脂肪痢及热带性腹泻。

(3)继发性吸收不良综合征多见于胃肠手术后(如食管部分切除、食管胃切除术、胃全切除术、部分胃切除术、迷走神经切断术、小肠切除术等),肠道炎症及肿瘤疾病,胆管及胰腺疾病,盲袢综合征和其他需要做手术的小肠病变均应与相应的疾病鉴别。

四、治疗

(一)治疗原则

(1)能确定原发疾病的,积极治疗原发疾病。

(2)难以确定原发疾病的或病因不明的,先给予营养支持及对症支持,后再积极寻找病因。

(3)提高生活质量和降低不良事件的发生率。老年患者因多种药物和不同的用法使其依从性差。因此,每天单次给药能增加患者的依从性,从而提高治愈机会。

(二)治疗方法

1.病因治疗

(1)乳糜泻患者,给予无麦胶饮食治疗,如大米、大豆、玉米、荞麦、木薯、马铃薯等,有效则需要终身坚持,症状较重时如出现明显脱水、低蛋白血症、电解质紊乱等,需对症支持治疗,应避免含麦胶食物(如小麦、大麦和燕麦等),对于难治性乳糜泻患者可使用糖皮质激素如泼尼松龙30～40 mg每天晨起顿服,并在症状缓解后逐渐减少剂量,需注意激素不良反应,免疫抑制剂如硫唑嘌呤,对于改善症状也有帮助,少数乳糜泻患者可出现严重并发症如小肠腺癌、难治性腹泻、T细胞相关性淋巴瘤等,因预后差,主要是对症支持治疗。

(2)炎症性肠病患者药物治疗:①氨基水杨酸(5-氨基水杨酸),如柳氮磺吡啶、美沙拉嗪、奥沙拉秦、巴柳氮等,是炎症性肠病患者诱导和维持缓解的主要药物,可用于急性发作和维持缓解期的治疗,其在中青年和老年患者中的疗效类似。②糖皮质激素,通常能显著抑制炎症反应,迅速缓解症状。对炎症性肠病急性发作且足量5-氨基水杨酸治疗无效时有使用指征,但其不良反应导致其长期使用受到限制,可引起水钠潴留、骨质疏松症、肥胖,加重低钾,增加糖尿病、机会性感染及死亡的风险。且老年患者骨质疏松和骨坏死的风险也相应增加,甚至导致其他一系列不良反应。因而糖皮质激素需慎用,且不能作为维持缓解的药物长期使用。③免疫调节剂包括硫代嘌呤(巯嘌呤、硫唑嘌呤)、钙神经素抑制剂(环孢素、他克莫司)、甲氨蝶呤等免疫抑制剂对中青年患者和老年患者的药效并无明显差异。这可能与多数老年患者合并多种基础疾病,身体健康状况弱于中青年,导致免疫抑制剂并未在老年患者中广泛应用有一定关系。④生物制剂如肿瘤坏死因子抑制剂(非一线治疗)包括英夫利昔单抗、阿达木单抗、赛妥珠单抗等,用于治疗中重度克罗恩病和标准治疗疗效不佳的克罗恩病患者。老年患者使用生物制剂的不良事件发生率比青中年患者高。在使用时尤其要权衡老年患者使用该类药物的利与弊。

(3)胆汁酸性腹泻可使用考来烯胺每次4 g,每天3～4次,待症状缓解后可减少用量,维持量为每天4～8 g。由于考来烯胺在肠道内可与胆汁酸络合,阻止其促分泌作用,从而缓解腹泻。但长期服用可导致肠内结合胆盐减少,影响肠道内胆汁酸微胶粒的形成,引起脂溶性维生素和脂肪吸收不良,因此在服用考来烯胺的同时需补充维生素A、D、K等脂溶性维生素及钙盐。

(4)乳糖酶缺乏和乳糖不耐受症患者应避免使用乳糖及含乳糖食物,可加用益生菌如乳酸杆菌、双歧杆菌三联或四联活菌、地衣芽孢杆菌等,能酵解乳糖只产酸不产气,不增加肠道渗透压,同时促进短链脂肪酸的吸收,有利于减轻症状,也可外源性补充乳糖酶,乳酸菌、大肠埃希菌、芽孢杆菌均可产生乳糖酶,酵母菌和真菌是商品乳糖酶的重要来源。

(5)胰源性消化障碍可使用消化酶类药物。

(6)肠道特异性感染性疾病如热带口炎性疾病、惠普尔病,使用抗生素疗效显著。疗效与患者对抗生素的敏感性相关,青年患者与老年患者的临床疗效无显著差异。

(7)其他病因明确的吸收不良综合征可针对相应病因治疗。

2.营养支持治疗

(1)饮食调节:进食高蛋白、高热能、低脂肪、无刺激半流质饮食或软食,蛋白质每天在 100 g 以上,脂肪在 40 g 以下,植物油不能过多,由于老年人胃动力减弱,胃排空时间延长,胃酸、消化酶分泌减少、消化功能减低,因此宜进食易消化饮食,可少量多餐,晚餐可进食稀粥、面条等半流质饮食。在腹泻期间,脂肪量应低于每天 30 g,腹泻严重者可给予中链脂肪酸,严重者给予肠外营养。中老年人肠蠕动减慢多有便秘,宜多进食粗纤维饮食,多吃新鲜蔬菜、水果,通便的同时改善肠道菌群,可促进食物吸收且能调节血糖、血脂。

(2)对症治疗:贫血者补充铁剂、B 族维生素,必要时输血治疗,结合临床症状,补充相应维生素如维生素 A、C、D、E、K 等,对于脱水、低蛋白血症、电解质紊乱等采用静脉补液、输注清蛋白等来纠正。有腹胀者可给予促胃肠动力药如莫沙必利、多潘立酮及消化酶制剂如复方消化酶、复方阿嗪米特等,有感染者可使用抗生素治疗。

3.中医辨证论治

脾胃虚弱型者补脾运中,用参苓白术散加减;脾肾阳虚型者温补脾肾,用四神丸或附子理中汤加减;肝脾不和型者调和肝脾,用痛泻要方加味。

五、预后

老年患者记忆力下降,病史采集欠完整,临床表现不典型,因此容易误诊为慢性腹泻或其他疾病,确诊存在一定困难,老年患者全身多器官功能衰退,肠梗阻、感染性休克、低血容量性休克等为临床常见并发症,且老年患者并存多种疾病,治疗存在难度,均影响老年人吸收不良综合征的预后。

(王　勇)

第五节　腹　内　疝

腹内疝是腹腔脏器离开原来的位置,通过腹腔内一个正常或异常的孔道或裂隙突入到腹腔内某一解剖间隙而形成。疝孔通常是正常解剖结构,如裂孔、隐窝和陷凹,也可以是各种原因导致的病理性缺损。腹内疝的发生率为 0.2%～0.9%,占肠梗阻病因 0.5%～5.8%。

腹内疝的疝内容物主要是胃和肠管,若胃肠进入腹膜囊内(如腹膜隐窝疝),使疝出物具有疝囊,则为典型的腹内疝,没有疝囊者为非典型腹内疝。二者的临床症状一致,均以空腔脏器梗阻为主要症状。据统计,腹内疝引起的机械性肠梗阻占急性肠梗阻的 0.22%～3.5%,是除粘连性肠梗阻、腹外疝嵌顿导致的机械肠梗阻以外的又一常见原因。本病发病急骤、病程进展快、病情险恶,且早期临床表现又不典型,故早期诊断较难,常导致延误治疗,造成严重后果,甚至死亡。凡临床有胃肠道梗阻症状者,特别是在某种手术或外伤后,在进行鉴别诊断时应考虑有腹内疝存在的可能。

随着人口老龄化的进程日益推进，老年患者因各种疾病行手术治疗者越来越多，继发腹内疝发病率逐年增高。

一、病因与分类

(一)病因

1.正常或异常腹内间隙、裂孔的存在

正常或异常腹内间隙、裂孔的存在是发生老年腹内疝的解剖学基础。

(1)正常的腹内间隙孔。①小网膜孔：游离的小肠袢(偶尔为横结肠、胆囊)有时可通过网膜孔进入小网膜囊内，形成网膜孔疝。疝环口的前壁为肝十二指肠韧带，比较坚韧，容易发生嵌顿、绞窄。偶尔肠袢也可以从胃结肠韧带或肝胃韧带上的裂孔进入小网膜囊。多与肠系膜过长等因素有关。②后腹膜隐窝：正常的后腹膜有许多隐窝，如十二指肠旁隐窝、盲肠周围隐窝、乙状结肠间隐窝及膀胱上隐窝等。正常情况下各后腹膜隐窝均较浅小，不致引起病理现象并形成疝环，如在胚胎发育过程中发生异常，导致上述隐窝变大、变深时则形成疝环，小肠可在腹压增高时进入隐窝内形成疝，疝一旦形成，即逐渐增大，以致大部小肠进入疝内，被包裹在后腹膜囊中。

(2)先天性异常裂孔或间隙：肠系膜上可有先天性的缺损或裂孔，如先天性小肠系膜裂孔、横结肠系膜裂孔、网膜裂孔和阔韧带裂孔等，肠袢可以穿过裂孔形成内疝，并发生梗阻或嵌顿。

(3)后天形成的裂孔或间隙：包括肠切除术中肠系膜裂孔修复不佳、创伤引起肠系膜撕裂形成的裂孔、胃肠吻合术后形成的异常间隙、乙状结肠造瘘后肠管与侧腹膜间孔隙、粘连束带、手术或感染形成的粘连肠管间的孔隙等，肠袢可疝入上述间隙形成内疝。

2.腹内脏器活动度过大

腹内疝的疝内容物多为腹腔内活动度过大的脏器或器官，如小肠、大网膜、横结肠和乙状结肠等。由于肠管在腹腔内活动范围最大，尤其是肠系膜较长肠管，更容易发生移位并通过上述孔隙疝入形成腹内疝。

3.腹内压增高

此为老年人发生腹内疝的重要原因。正常或异常腹内间隙或裂孔的存在，以及腹内脏器活动度过大为腹内疝发生的先决条件，但并不一定形成内疝；只有在腹内压增高，尤其突然增高的情况下，才有可能使腹腔内活动度过大的脏器(如小肠、大网膜和横结肠等脏器)移位突入较小的孔隙发生内疝。能够引起腹内压增高的因素：咳嗽、排尿费力(尿道狭窄、前列腺肥大等)、排便困难、呕吐、妊娠、腹水、腹部遭受挤压创伤，以及屏气用力剧烈活动等。

(二)分类

腹内疝根据发生原因分为先天性腹内疝和后天性腹内疝。

1.先天性腹内疝

胚胎发育期中肠的旋转不良和固定不正常造成了先天性腹腔内孔隙。依据疝口部位，可以将腹腔内疝分类为十二指肠旁疝、网膜孔疝、小肠系膜疝、盲肠周围疝网膜疝、盆腔内疝、膀胱上疝以及乙状结肠间疝。但也有不少先天性腹内疝到老年才发病。

2.后天性腹内疝

后天性腹内疝与手术或外伤有关，术后腹内疝属于后天性腹内疝中最常见的一种，其发生既与原发疾病有关，又与手术操作不当有关，为老年腹内疝发病率增高的主要原因。病因有粘连型和术后裂隙型。

(1)粘连型:各种腹部手术治疗后均会引起腹腔脏器间、脏器和腹壁出现粘连,并产生裂隙,一旦肠管进入后,即出现腹内疝,而裂隙则成为腹内疝中的疝环结构。

(2)术后裂隙型:①肠吻合术后肠系膜裂口缝合不严密遗留裂隙,术后如有异常肠蠕动,即可发生腹内疝;②结肠造口术以及直肠癌根治术后,腹腔内会形成两个空隙,其中一个是造口旁疝,即腹壁造口的结肠和腹壁间的空隙,如缝闭不良则会形成内疝,其发生率在5%～10%;另外一个是结肠旁沟遗留的一个间隙,当肠管进入后则会形成内疝;③毕Ⅱ式胃次全切除胃空肠吻合术治疗后,输入段空肠进和横结肠以及其系膜形成的裂隙缝合不够严密,当小肠进入后即会形成内疝;④胆总管与空肠 Roux-en-Y 吻合后输入、输出袢间形成的间隙改变致肠管进入形成内疝。

二、临床表现

老年患者反应慢,腹内疝发生后早期症状不典型,常被误诊为普通的粘连性肠梗阻。临床表现为阵发性或持续性腹痛、腹胀伴恶心、呕吐,有时可触及腹部压痛性包块,肠鸣音减弱或消失,老年腹内疝易并发肠梗阻、肠绞窄坏死、肠穿孔和腹膜炎等。有文献报道,老年腹内疝患者出现乳糜性腹膜炎,严重时可出现感染性休克,危及生命。部分患者症状不明显,仅表现为偶尔腹部不适、腹胀及症状消失或不全肠梗阻等。

老年腹内疝患者出现以下4种情况时,应考虑并发肠梗阻可能:①病情急骤,无静止期,服用解痉药物后并未取得较好效果;②早期发生呕吐症状,且呕吐不止,呕吐后伴有腹痛症状;③早期腹胀并不明显,以局限性腹胀为主;④一些患者还会排气、排便,但查体后可见胃肠型和胃肠蠕动波。

三、检查方法

(一)实验室检查

(1)血红蛋白与血细胞比容可因缺水、血液浓缩而升高。

(2)白细胞计数和中性粒细胞计数明显升高时考虑发生肠绞窄。

(3)血清电解质、血气分析等测定可反映水、电解质与酸碱平衡的情况。

(二)影像检查

1.X线检查

(1)腹部透视、腹部平片或CT扫描等除一般肠梗阻征象外,在腹腔内可见有异常积气,或有小肠袢聚在一起。

(2)小网膜孔疝可见胃向左向后移位,结肠向下方移位,成簇的小肠液平面积聚在小网膜囊区域,肠系膜位于下腔和门静脉之间,小网膜囊内有气液平面,肝下间隙可见多个肠袢影。

(3)十二指肠旁疝可见小肠盘绕在一起,积聚在疝囊内,位于中线,不能移动或散解,胃体被牵引向下,结肠在小肠袢包块的后方,疝囊内的小肠扩张并呈淤滞状态。

2.B超检查

腹腔可见异常的团块回声,内有或无肠蠕动,团块内部管状或囊状形态随时间及饮食改变。

3.CT检查

(1)腹内疝CT表现为小肠肠管积液积气,肠管扩张,管径>3 cm,并发肠梗阻腹内疝疝入部分肠管、肠系膜聚拢、走行扭曲;部分病例可见疝口。有腹部手术史者,表现为肠管局部聚拢,肠系膜扭曲明显，未见明显疝囊、疝口影。

(2)CT 通过观察疝口、疝囊以及肠管、系膜、血管走行异常是诊断腹内疝的直接征象，当伴发肠扭转时观察是否肠系膜血管闭塞，肠壁异常强化、漩涡征、靶征、肠腔或腹腔血性渗液、肠系膜静脉或门静脉血栓征、肠壁间或肠系膜积气等，如有则应高度怀疑绞窄性肠梗阻。

4.其他检查

如选择性肠系膜血管造影检查可见肠系膜血管走向和分布异常，有助于诊断。

四、诊断与鉴别诊断

(一)诊断

1.病史

老年腹内疝病史较长，发病缓慢，早期症状不典型，多数表现为慢性单纯性、不完全性机械性肠梗阻症状，且可反复发作，患者易并发肠梗阻、肠绞窄坏死、肠穿孔和腹膜炎，严重时可出现感染性休克，危及生命。

2.辅助诊断

X 线钡剂造影有助于内疝的诊断，并可明确内疝的部位和类型。肠梗阻形成后，腹部 X 线片可显示多个液平。肠系膜血管造影的血管影像可辅助诊断。B 超检查可探测到异常积气，或见小肠袢聚集。

3.剖腹探查

(1)腹内疝特别是小肠内疝是比较急迫凶险的急腹症之一，特别在老年患者，临床表现早期不典型，临床症状与腹部体征不同步，极易误诊或延迟诊断。诊断不及时可导致肠管坏死、穿孔、弥漫性腹膜炎、感染性休克等严重后果，延误手术时机，甚至危及生命。

(2)老年患者出现以下情况应要高度警惕发生腹内疝性肠梗阻的可能，应及时剖腹探查，以确诊是否为腹内疝及腹内疝的部位和类型。①既往有腹部手术史及肠梗阻病史。②发病突然，有重度急性绞窄性肠梗阻症状，且未明确病因。③肠梗阻患者，腹部检查提示包块，但不能用肿瘤、肠套叠解释。④长期腹部胀痛不适患者，突然发生急性机械性肠梗阻，腹部触诊扪及液气状肠袢，改变体位和多次腹部物理检查显示同一部位孤立性肠袢积气及积液影为腹内疝的特征性表现。⑤肠梗阻患者经输液、禁食、胃肠减压 6～8 小时观察无效者。

(二)鉴别诊断

临床疑诊老年腹内疝，应与各种原因所致肠梗阻、胆石症、急性胃扭转、急性胰腺炎等鉴别。依据临床症状及体征，可对腹内疝及其类型进行一定程度鉴别，如术后腹内疝疼痛剧烈，网膜囊疝、隐窝疝多为反复发作的轻度腹痛；高位内疝有频繁呕吐及便秘；非嵌顿性腹内疝多无恶心呕吐和便秘；低位肠管的嵌顿性腹内疝可引起腹胀等。

五、并发症

肠梗阻是老年腹内疝的主要并发症，因老年患者反应迟钝，肠梗阻易进一步发展，大量肠系膜或肠管疝入孔隙不能自行复位而并发肠绞窄、肠坏死，此时肠腔内容物的通过及肠壁血液循环均发生障碍，患者肠胀气明显，水电解质代谢紊乱及酸碱平衡失调，严重者并发腹膜炎和脓毒症，出现肠坏死时中毒性休克更为明显。

六、治疗

老年腹内疝治疗原则为早诊早治。我国腹内疝以假性疝多见，假性疝因缺乏疝囊包裹，极易疝入大量肠管并导致肠绞窄和肠坏死。对疑似腹内疝者，应积极手术治疗，具备条件的单位，可适当选用腹腔镜探查。手术中若疝内容物还纳困难，可考虑行肠减压以降低疝入肠管张力。先天性腹内疝如十二指肠旁疝，其疝环处多有重要血管走行，分离时注意切勿损伤。已经出现肠坏死者，应仔细甄别交界处肠管活性，尽量避免短肠综合征的发生。针对不同腹内疝的具体病因，进行相应的操作以避免或减少腹内疝复发，如封闭乙状结肠造口与侧腹壁之间的间隙等。

（一）术前准备

胃肠减压，充分补液，纠正水、电解质和酸碱平衡紊乱。

（二）手术要点

1.开腹手术

（1）找到内疝后先设法将嵌顿的肠袢复位，然后缝闭疝环口，缝闭疝环口时注意勿伤及重要的血管。若疝入的肠管发生坏死则须予以切除。

（2）已找到内疝后，若疝囊颈部过紧不易复位，则应先设法将疝口或裂孔予以扩大，或将疝入的小肠在严密保护下进行穿刺减压，使小肠萎陷以利复位。疝囊颈部往往含有重要血管，不宜全部切开，可在疝囊前壁无血管区切开疝囊。

（3）若麻醉下进入腹腔后发现疝入的小肠已自行复位，应在内疝好发部位仔细寻找有无小的疝环口，设法将异常的裂孔或隐窝口予以缝闭，以防内疝复发。

2.腹腔镜手术

施行腹腔镜手术时，需注意以下几点。

（1）尽量采用开放法建立气腹，减少肠管损伤的机会，如患者有腹部手术史，观察孔应尽量远离原手术切口。

（2）完成复位后应全面探查，排除合并其他病变的可能。探查小肠可以从屈氏韧带或回盲部开始，探查过程中注意变换体位有利于探查的顺利进行。因梗阻段的肠管扩张、水肿，操作切记应轻柔，避免损伤肠管及系膜血管。

（3）对粘连的松解应尽量采用超声刀松解。超声刀具有精确的切割作用，产热少，波及范围一般为 2 mm，不会传导损伤周围组织，因此导致肠管损伤的机会比电刀少。

（4）探查复位后的肠管如不能确定生机，可在肠系膜血管根部注射 1%普鲁卡因或苄胺唑啉以缓解血管痉挛，观察 15～30 分钟，如仍无法判断可再重复一次，如确认无生机后予以切除。

（5）为防止再次出现肠粘连或腹内疝，除关闭异常裂孔或隐窝、切除粘连带外，应尽量不留置或少留置引流管，可应用医用几丁糖减少粘连的发生。

腹腔镜手术和传统的开腹手术相比，具有以下优点：切口小，视野开阔，操作范围大，能避免不必要的损伤；降低切口感染等并发症的发生率，缩短住院时间；减少粘连以及梗阻发生等。手术过程中需注意：①进行腹腔镜手术时，尽可能采取开放法建立气腹，降低对肠管的损伤；②在完成复位的基础上，利用腹腔镜从屈氏韧带开始，全面进行探查，排除其他病变的可能；③超声刀产热少，且具备了较强的切割功能，不会对周围组织造成损伤，术中尽可能利用超声刀对粘连部位做分离处理。

老年腹内疝多并发肠梗阻，以腹痛为主，梗阻扩张肠段不长的情况下，适宜腹腔镜探查手术。

如老年腹内疝并发肠梗阻部位较低，大段肠管扩张，腹腔镜操作空间狭小，则难以完成腹腔镜探查；存在复杂、广泛致密粘连时，腹腔镜下手术较困难。

七、预防与护理

医源性创伤形成的异常解剖是老年腹内疝形成的重要因素，且易导致肠梗阻的发生。因此应有针对性地采取有效措施：手术部位的创面、脏器不宜长时间暴露于腹腔外，要以湿棉垫保护覆盖；创面要缝闭光滑，且不留孔隙；各种吻合口要符合生理要求，无张力；完善腹部术前的准备和术后有效的各种处理，保证胃肠减压通畅；胃肠术后短时间内严禁暴饮暴食和负重；避免长时间卧床，应及早下地活动等。

患者与医师的积极配合，可保证措施的有效落实，对避免老年腹内疝的形成有重要作用。

八、结论

随着人口老龄化，老年腹内疝发病率呈上升趋势。老年腹内疝早期症状不典型，早期诊断困难，肠梗阻为其主要并发症，诊断延迟会并发肠绞窄、肠坏死、肠穿孔、脓毒症并危及生命。早期手术治疗十分重要，条件允许选择腹腔镜手术。减少医源性创伤能降低老年腹内疝发生。

（王　勇）

第六节　药物性肠病

老年人的药物性肠病主要包括非甾体抗炎药(Nonsteroidal Antiinflammatory Drugs，NSAIDs)相关性肠病、抗生素相关性腹泻、蒽醌类通便药致老年药物性肠病等，近年来发病率呈明显上升趋势，但很少引起临床医师注意。有些肠道损害与炎症性肠病容易造成混淆，但随着结肠镜的广泛应用，对药物性肠病的认识和诊断水平有了很大提高。

一、NSAIDs 致老年药物性肠病

(一)发病率

据报道，长期口服 NSAIDs 的患者，小肠黏膜受损率在 70%以上。相关研究显示：使用 NSAIDs 的老年患者，更易出现消化性溃疡、肠道黏膜损伤、出血等并发症。年龄是 NSAIDs 相关性肠病的危险因素之一。这可能与老年患者血管弹性差、自主功能恢复差、同时合并基础疾病多、用药概率大且对药物的代谢、排泄较慢相关，因此老年 NSAIDs 相关性肠病较其他年龄段发病率高。

(二)临床与内镜表现

老年患者可无明显临床症状，或以消化道出血为首发症状。可能与老年患者对疼痛敏感性下降及 NSAIDs 药物止痛作用有关，其他症状有消化不良、恶心、呕吐、腹痛、腹泻，严重者可出现肠穿孔、不完全性肠梗阻等表现，NSAIDs 肠病也可诱发或加重原有炎症性肠病。内镜下可表现为黏膜充血水肿、红斑、瘀点、糜烂、溃疡、环形狭窄等。

(三)诊断

符合以下几点者可考虑诊断:NSAIDs 药物服用史;下消化道损伤的临床表现和体征;内镜等辅助检查提示肠道损伤;排除其他原因。

(四)治疗

对于大多数轻型病变,病程具有自限性。只需停用致病药物,采用一般的支持治疗就会使病情迅速停止进展而趋于痊愈。治疗以对症治疗为主,如腹泻、腹痛时予以止泻、止痛处理;溃疡时予以抑酸、保护肠黏膜治疗;出血时使用止血药物及支持疗法;肠梗阻、穿孔致局限性腹膜炎,给予禁食、胃肠减压、抗感染及支持治疗;肠道菌群失调时可以选用生态制剂以恢复肠道正常菌群;针对下消化道出血,补充血容量尤为重要。老年患者独特的生理特点,决定其对缺血耐受性差,老年患者发生较大量出血时,应该积极补充血容量,防止发生休克。然而老年患者常同时患多种疾病,对症治疗同时更应该关注全身状况及治疗,避免出现心、脑血管等全身并发症。

(五)结论

随着 NSAIDs 的广泛应用,胃肠道不良反应日渐突出,特别是 NSAIDs 肠道损害。由于部分医师对其缺乏足够认识,常因漏诊或误诊延误病情。因此,临床医师应关注 NSAIDs 对胃肠道的不良反应,特别是老年患者和需长期服药的患者。另外,应加强对 NSAIDs 肠病的药物治疗研究,以期获得更好的治疗效果。NSAIDs 肠病的确诊需结合相关 NSAIDs 用药史,对于诊断明确的患者,停用 NSAIDs 后症状一般可明显改善,对于无法停用 NSAIDs 药物的老年患者,需密切监测,防止发生消化道出血等严重症状。

二、老年抗生素相关性腹泻

(一)发病率

随着抗生素的广泛应用,抗生素相关性腹泻(antibiotic-associated diarrhea,AAD)的发生率呈逐年升高的趋势。研究显示,住院患者 AAD 的罹患率为 24.0%,老年患者的 AAD 罹患率显著高于中青年患者,提示老年患者是 AAD 高发人群,老年病区是 AAD 的好发场所。其他如免疫抑制状态、术后、应用胃肠动力药物及质子泵抑制剂亦是 AAD 发病的危险因素。合理选择抗生素可以减少内源性梭状芽孢杆菌的筛选概率,有效地避免 AAD。

(二)临床表现

AAD 的潜伏期为数小时至 1 个月,老年 AAD 患者较中青年患者的潜伏期短,多发生于应用抗生素初期至停用抗生素 2～6 周。

患者除腹泻外,可伴有发热、腹痛、腹胀、呕吐、低清蛋白血症、血白细胞增高等。老年患者体质弱,器官功能处于代偿状态,严重腹泻者可并发休克、低钾血症、肾功能不全、中毒性巨结肠、结肠穿孔等,甚至发展至多器官功能障碍综合征及死亡。假膜性肠炎除以上肠道局部症状及全身表现外,肠黏膜上可发现黄色或绿色突起样假膜;产酸克雷伯杆菌引起的 AAD 患者可有血水样便、腹部痉挛,结肠镜检可见右半结肠为主的纵行溃疡;金黄色葡萄球菌致 AAD 患者常排绿色稀水便,可伴有其他部位金黄色葡萄球菌感染或菌血症,多数患者腹部影像学检查可见小肠扩张且内有大量液体积聚。

(三)诊断与鉴别诊断

ADD 是伴随抗生素使用而发生,且无法用其他原因解释的腹泻,实验室检查粪便标本中可培养出产毒素艰难梭菌等致病菌,肠镜检查可发现非特异性肠炎、散在浅表糜烂、黄白色或黄绿色假膜等表现。ADD需与炎症性肠病、非特异性结肠炎等其他引起腹泻的疾病相鉴别。

(四)治疗

老年人AAD的治疗主要包括：停用或换用抗生素，多数患者停用抗生素后即可痊愈；应用止泻剂；肠道菌群调节治疗；支持治疗；外科治疗。具体治疗方法如下。

1.停用或更换抗生素

怀疑为AAD的老年患者首先应停用抗生素，或更换应用致老年AAD风险较低的抗生素，如喹诺酮等，多数非感染性AAD患者停用当前抗生素后腹泻症状会逐渐好转。

2.应用止泻剂

感染性AAD应慎用或禁用抑制胃肠道蠕动的止泻剂，如洛哌丁胺等阿片受体激动剂。应用止泻剂虽能缓解AAD的临床症状，但影响肠腔内病原体及毒素排出，导致AAD临床症状加重。如临床必须应用止泻剂，须同时联用抗生素治疗。

3.抗生素治疗

艰难梭菌是AAD的常见致病菌，常规治疗方案首先是停用可能诱发感染的抗菌药物。不能停用抗菌药物或感染严重的患者，首选治疗为口服甲硝唑或万古霉素。万古霉素为糖肽类抗生素，艰难梭菌及其他梭状芽孢杆菌对其高度敏感。为了防止诱导出耐万古霉素的肠球菌，万古霉素仅用于甲硝唑治疗无效者。对于轻症患者，二者疗效相当。

4.肠道菌群调节治疗

肠道内正常菌群被破坏导致肠道代谢功能及抗病原菌能力下降，恢复肠道内环境是AAD的重要治疗措施。粪便移植是将健康供者粪便经鼻管、保留灌肠或结肠镜移植到患者体内，其优点在于简单、便宜和高效。文献报道，采用粪便移植疗法治疗反复艰难梭菌感染患者，可显著改善艰难梭菌感染的临床症状，重建肠道微生态。且少有不良反应，但由于患者难以接受且存在传播疾病的可能，因此目前尚未得到广泛应用。

5.外科治疗

合并中毒性巨结肠及肠道穿孔等急腹症时须早期进行外科干预，如全结肠切除、回肠造口等。

6.支持治疗

包括对症补液、纠正水电解质紊乱及酸碱失衡、多器官功能支持等。

(五)预防

1.规范应用抗生素

严格遵循老年肺炎抗生素使用原则，提高合理应用抗生素水平，促进抗生素的合理应用。

2.提高感染性疾病的微生物检出率

老年患者年龄大、基础疾病多，反复使用抗生素可导致病原体多样化，混合感染比例增高，部分患者会出现多重耐药菌。老年患者留取标本困难，即使获取标本也可能被定植菌污染，难以明确病原体，依赖经验选择抗生素的不确定性高。因此提高病原微生物送检率及检出率可为老年患者合理选择抗生素提供有效参考。

3.预防性应用微生态制剂

微生态调节剂根据微生态学原理，形成稳定的生物化学屏障，从而达到抑制、杀灭病原体的目的，改善肠道内环境，减少长期应用抗生素导致的不良反应，去除导致腹泻的病因。

4.避免发生 AAD 的危险因素

导致 AAD 的危险因素多种多样，如禁食、侵袭性操作、低蛋白血症等。通过减少 AAD 的高危因素，及时询问和观察有 AAD 高危因素的患者使用抗生素后的情况等可及早发现 AAD 的先兆，通过采取有效救治措施可降低 AAD 的发生率。

(六)预后

老年患者为 AAD 的高危人群，老年 AAD 影响因素复杂，多为长期应用广谱抗生素的并发症，可延长老年患者的住院时间，加重其医疗经济负担，影响其生活质量。因此，老年 AAD 的发生及预防应引起医务工作者的重视。临床中多数医师仅关注引起重度 AAD 的艰难梭菌感染，但其仅为 AAD 的很少一部分，多数 AAD 实为非感染因素所致。对于感染性 AAD，目前除艰难梭菌外其他病原菌的研究较少，病原学诊断困难，且不同病原体导致的感染性 AAD 可能并不具有典型的临床表现。对于怀疑为感染性 AAD 的老年患者，如艰难梭菌检测为阴性，应考虑其他可能引起 AAD 的病原体感染，如金黄色葡萄球菌、念珠菌等，甚至有时要考虑其他常见的肠道致病菌，如沙门菌属、志贺菌属等。对于存在 AAD 的老年患者，应予以经验性治疗，特别是应用简单有效的手段，如调整抗生素及微生态制剂等。老年 AAD 患者若无法获得病原学结果，可经验性治疗艰难梭菌感染。除关注老年 AAD 的治疗外，临床工作中更应关注老年 AAD 的预防，特别应重视抗生素的品种选择、治疗疗程及微生态制剂的预防性应用时机。

老年患者因其身体基础状况较差，常合并多种疾病，其预后较中青年及幼儿患者差，部分患者腹泻难以得到控制，可因并发症导致死亡。

三、蒽醌类通便药致老年性肠病

(一)发病率

长期服用蒽醌类通便药可导致结、直肠黑变病(melanosis coli，MC)。西方国家报道总人群中约有 10%，老年人群中约 20%患有本病，显著高于国内 0.06%～5.9%的发病率。MC 的发病率在我国呈明显上升趋势，国内肠镜 MC 的检出率约为 2%，长期服用泻药的 60 岁以上老年便秘患者本病的检出率高达 48.3%。MC 患者中男性多于女性，60 岁以上老年患者占多数，随着年龄增加而明显上升。病变部位以近端结肠多见，严重者可累及全结肠，包括阑尾，一般不超过回盲部。MC 常见与结肠癌、腺瘤和息肉伴发，但是否有因果关系尚无定论。国外曾有炎症性肠病合并 MC 的报道，国内有报道肠镜检查中确诊为溃疡性结肠炎病例中合并 MC 者占 0.4%，均无服泻药史。MC 是否由炎症性肠病所导致尚待研究。

(二)临床与内镜表现

1.临床表现

(1)老年人多见。便秘是主要症状，其次有腹痛、腹胀、肛门坠胀、便血或大便隐血、排便习惯改变、食欲欠佳等。

(2)少数患者可出现电解质紊乱，可能与黑变病侵犯结肠神经丛，使黏膜内神经丛产生退行性改变，导致肠功能失调及电解质紊乱有关。

(3)偶见水肿性结肠狭窄。

2.内镜表现

(1)内镜下典型表现为结肠黏膜内见褐色或黑色颗粒状色素沉着，黏膜呈浅褐色、棕褐色、黑褐色，其间可见乳白色线状、条索状或网状黏膜，整个肠黏膜呈虎皮样、龟背样、豹纹样、鱼鳞样或网状条索样外观。病变累及一个或几个肠段，甚至全大肠。

(2)组织学检查显示为固有层内大量含色素的单核巨噬细胞浸润及黑色素沉着而肠壁其他层均正常，还可见浆细胞、淋巴细胞、嗜酸性粒细胞浸润，但少有中性粒细胞浸润。有便血或排便习惯改变应警惕本病合并有肠腺瘤病或肠癌的可能。

(三)诊断与鉴别诊断

1.诊断

(1)患者有长期服用泻药史，特别是含有番泻叶、大黄成分的泻药。

(2)MC 本身无特殊表现，常表现为伴发疾病的症状，如便秘、腹泻、腹痛、腹胀、肛门坠胀等类似肠易激综合征症状，如伴有息肉或肿瘤可表现黏液脓血便、肛门下坠感等，多无特异性，不能作为诊断依据。

(3)确诊依赖肠镜检查及病理。主要根据肠镜下肠黏膜有不同程度的色素沉着，病理组织学检查发现黏膜固有层内有大量含有色素颗粒的巨噬细胞，黑色素染色阳性，而铁染色阴性。

2.鉴别诊断

MC 应与棕色肠道综合征相鉴别。此病主要见于脂肪泻的患者，本质是脂褐素沉积于肠道平滑肌细胞核周围，使结肠壁呈棕褐色，而结肠黏膜无色素沉着。MC 患者还应与出血性结肠炎及肠黏膜下片状出血鉴别，后两种病变多较局限，且病变黏膜呈紫红色或黏膜表面有血迹，而 MC 则是肠黏膜的褐色或黑色色素沉着。个别结肠癌患者同时有结肠黏膜色素沉着，如果患者无便秘和长期服泻药的病史，而结肠黏膜有色素沉着时，应高度警惕结肠癌。

(四)预防与治疗

MC 是一种良性可逆性的非炎症性肠道黏膜病变，预后是否良好尚存在争议，随着便秘症状的改善和泻药的停用，大量脂褐素被溶酶体消化、分解，色素沉着可逐步减少甚至消失。对慢性便秘应查明原因，给予针对性治疗。应用泻药尽量选用促动力药、微生态制剂及非蒽醌类泻药。禁止滥用泻药尤其是含蒽醌类的药物是预防 MC 最有效的方法。对于老年顽固性便秘患者应改用润滑性泻剂、胃肠道动力药、微生态制剂配合中药调理等调整排便。加强随访，定期复查肠镜非常必要。建议多食蔬菜、水果及纤维丰富的饮食以及多喝水、多锻炼，以减少便秘或排便困难，养成良好的排便习惯。对于已经确诊为 MC 的患者，要定期随访肠镜，及时发现伴发的结肠息肉、腺瘤及结肠癌，早期内镜下进行高频电切或手术根除治疗。

(五)预后

对长期服用蒽醌类泻药的患者进行结肠镜检查时，如发现 MC 时须警惕息肉和结肠癌的存在。停用二羟蒽醌后黏膜浅层及深层中色素巨噬细胞数量依次减少，说明黑变病可逆转。有研究认为 MC 是大肠癌的一项危险因素，但因缺乏长期的临床证据目前尚不能明确。因缺乏相关的流行病学资料，尚无法明确 MC 的中青年患者预后与老年患者的预后间是否存在差异。

(王　勇)

第九章

消化系统疾病的中医治疗

第一节 呃 逆

一、概念

呃逆即打嗝，指胃失和降，气逆动膈，上冲喉间，呃呃连声，声短而频，不能自制的疾病，是一个生理上常见的现象，由横膈膜痉挛收缩引起的。发作中胸部透视可判断膈肌痉挛为一侧性或两侧性，必要时做胸部 CT，排除膈神经受刺激的疾病，做心电图判断有无心包炎和心肌梗死。疑中枢神经病变时可做头部 CT、MRI、脑电图等。疑有消化系统病变时，进行腹部 X 线透视、B 超、胃肠造影，必要时做腹部 CT 和肝胰功能检查，为排除中毒与代谢性疾病可做临床生化检查。

二、病因病机

(一)病因

呃逆发生的常见原因有饮食不当、情志不和、正气亏虚等。

1.饮食不当

如过食生冷或寒冷药物致寒气蕴蓄于胃，胃气失于和降，气逆而上动膈，故呃呃声短而频，不能自制。若过食辛热煎炒之品，或过用温补之剂、燥热之剂，阳明腑实，气不顺行，亦可动膈而发生呃逆。

2.情志不和

恼怒抑郁，气机不利，肝木犯土，胃失和降，气逆动膈。也有肝气郁结导致津液失布而滋生痰浊，忧思伤脾，脾失健运，滋生痰浊，或气郁化火，灼津成痰，亦能逆气夹痰浊上逆动膈而发生呃逆。

3.正气亏虚

素体不足，脾胃虚弱，或久病大病后，或劳倦过度，导致脾肾阳虚不能温养胃阳，清气不升，浊气不降，气逆动膈成为呃逆。

(二)病机

1.病机关键

本病病机关键在胃失和降、胃气上逆动膈。

2.病位

本病病位在胃，与肺、肾、肝有关，肺气失宣在发病过程中起到了重要作用，呃逆与肺关系密切。阴液亏虚，筋脉失养，则变生内风。膈肌失于阴液濡养，也会发生痉挛，而引起呃逆。肾气失于摄纳，引动冲气上乘夹胃气上逆动膈，发为呃逆。

3.病理因素及病理性质

(1)呃逆的主要病理因素不外气郁、食滞、痰饮等。

(2)呃逆的病理性质不外虚实两方面，凡寒积于胃、燥热内盛、气逆痰阻等皆属实证。而脾胃虚弱，或胃阴不足者则属虚证。本病之初以实证为主，日久则为虚实夹杂证或纯为虚证。寒邪为病者，胃中寒冷损伤阳气，日久可致脾胃虚寒之证。热邪为病者，如胃中积热或肝郁日久化火，易于损阴耗液而转化为胃阴亏虚。气郁、食滞、痰饮为病者，皆能伤及脾胃转化为脾胃虚弱证。急危重症及年老正虚患者可致脾胃阳虚与胃阴亏虚，后期可致元气衰败，出现呃逆持续，呃声低微，气不得续的危候。

三、诊断与病证鉴别

(一)诊断

1.诊断依据

(1)呃逆以气逆上冲，喉间呃呃连声，声短而频，不能自制为主症，其呃声或高或低，或疏或密，间歇时间不定。

(2)本病常伴有胸膈痞闷，脘中不适，情绪不安等症状。

(3)本病多有受凉、饮食、情志等诱发因素，起病多较急。

(4)X 线钡餐、胃镜检查、肝肾功能检查、B 超有助于诊断。

2.辅助检查

发作中胸部透视可判断膈肌痉挛为一侧性或两侧性，必要时做胸部 CT，排除膈神经受刺激的疾病，做心电图判断有无心包炎和心肌梗死。疑中枢神经病变时可做头部 CT、磁共振、脑电图等。疑有消化系统病变时，进行腹部 X 线透视、B 超、胃肠造影，必要时做腹部 CT 和肝胰功能检查，为排除中毒与代谢性疾病可做临床生化检查。

(二)病证鉴别

1.呃逆与干呕

干呕与呃逆同属胃气上逆的表现，干呕属于有声无物的呕吐，乃胃气上逆，冲咽而出，发出呕吐之声。呃逆则为气从膈间上逆，气冲喉间，呃呃连声，声短而频，不能自制。

2.呃逆与嗳气

嗳气与呃逆同属胃气上逆，有声无物之证。但嗳气多见于饱餐之后或肝失疏泄，因胃气阻郁，气逆于上，冲咽而出，其特点是声长而沉缓；因饱食而致者，多伴酸腐气味，食后好发，因肝气犯胃者，多随情志而增减，可自行减轻或控制。而呃逆为胃气上逆动膈，上冲喉间，其特点为声短而频，不能自制。

四、辨证论治

(一)辨证思路

呃逆的辨证应着重围绕其发病、病程、呃声有力与否及其他伴随症状来进行。

1.辨病情轻重

呃逆辨证，首先应了解病情轻重，若属一时性气逆而致，无反复发作史，呃声响亮，无明显兼证者，则病情较轻，往往采用转移注意力或简易治疗即可痊愈；若呃逆反复发作，持续时间较长，呃声低微，伴有乏力，纳呆等虚弱证候，或出现在其他急慢性疾病过程中，简易治疗不能取效者，病情较重。若年老体虚，重病后期及急危病中，出现呃逆时断时续，呃声低微，气不得续，饮食难进，脉细沉弱者，则属元气衰败、胃气将绝之危重证。

2.辨虚实寒热

(1)实证：呃逆初起，呃声响亮有力，连续发作，脉多弦滑。若兼食滞者，则呃而脘闷嗳腐；若属气滞者，则呃而胸胁胀满；若属痰饮内停者，则呃而胸闷痰多，或心悸、目眩。

(2)虚证：呃逆时间较长，呃声时断时续，气怯声低无力。若属阳虚者，可兼畏寒，食少便溏，腰膝酸软，手足欠温，甚至四肢厥冷；若为阴虚者，可见心烦不安，口舌干燥，脉细数等证。

(3)寒证：呃声沉缓有力，胃脘不舒，得热则减，遇寒则甚，面青肢冷便溏，舌苔白润。

(4)热证：呃声响亮，声音短促，胃脘灼热，口臭烦渴，面色红赤，便秘溲赤，舌苔黄厚。

3.辨证结合临床辅助检查

如属持续时间较长，难以控制的呃逆，应在呃止后，做胸部X线摄片、胃肠钡剂X线摄片或内镜检查以排除肺部炎症、肿瘤、胃炎、胃扩张、胃癌等疾病；如兼有黄疸、神昏及鼓胀、呕血、便血者，须做肝功能及肝脏B超或CT检查，以排除肝硬化、消化道肿瘤；如兼有尿少水肿者，须做尿常规、内生肌酐清除率、肾功能、肾脏B超检查排除肾脏病变；若兼有中风失语表现者须做头颅CT检查以排除脑血管意外等疾病。

(二)治疗原则

呃逆一证，总由胃气上逆动膈而成，故应以和胃降逆平呃为基本治则，并在分清寒热虚实的基础上，分别施以祛寒、清热、补虚、泻实之法。对于重危病证中出现的呃逆，急当救护胃气。

1.调整气机，和降为顺

气机调整应以和胃降气为基本原则，结合宣降肺气、摄纳肾气。和胃之法应辨寒热虚实之不同，分别施以祛寒、清热、补虚、泻实之法，同时在此基础上，酌加降逆平呃之品。

2.辨别病机，依证变法

一般来说，实证中寒呃治宜温中祛寒，热呃宜清降泄热，饮食停滞者宜消食导滞，气机郁滞者宜顺气降逆，痰饮内停者则宜化痰蠲饮。虚证中脾胃阳虚者宜温补脾胃，降逆和胃；胃阴不足者则宜养胃生津，同时各证均可酌加平降气逆之品。对于在重病中出现的呃逆，为元气衰败之证，应急予温补脾肾，扶持元气或用益气养阴等法以顾其本。

(三)分证论治

1.胃中寒冷证

症状：呃声沉缓有力，胸膈及胃脘不舒，得热则减，遇寒则甚，口淡不渴，食少，舌苔白润，脉迟缓。

病机分析：寒邪阻遏，肺胃之气失于和降，故呃声沉缓有力，膈间及胃脘不舒。寒邪遇热则易于消散，遇寒则更增邪势，故得热则减，遇寒则甚。胃中寒冷，中阳被遏，运化迟缓，故食欲减少，口不渴。舌脉均属胃中有寒之象。

治法：温中祛寒，降逆止呃。

代表方药：丁香散。方中丁香暖胃降逆、柿蒂温中下气，二药均为祛寒降逆止呃之常用要药，高良姜温中祛寒，甘草和胃。

加减：若寒重者，加吴茱萸、肉桂以温阳散寒降逆；若夹寒滞不化，脘闷嗳腐者，可加厚朴、枳实、陈皮、半夏、茯苓等以行气化痰消滞。

2.胃火上逆证

症状：呃声洪亮，冲逆而出，口臭烦渴，喜冷饮，小便短赤，大便秘结，舌苔黄，脉滑数。

病机分析：胃火上冲，故呃声洪亮。胃热伤津，肠间燥结，则口臭烦渴而喜冷饮，便结尿赤。苔黄、脉象滑数，为胃热内盛之象。

治法：清热养胃，生津止呃。

代表方药：竹叶石膏汤加竹茹、柿蒂。方中竹叶、生石膏清泻胃火，人参可改沙参，合麦冬养胃生津，半夏、柿蒂化痰降逆，粳米、甘草调养胃气。

加减：若大便秘结，脘腹痞满，可合用小承气汤通腑泄热，使腑气通，胃气降，呃逆自止。

3.气机郁滞证

症状：呃逆连声，常因情志不畅而诱发或加重，伴胸闷纳减，脘胁胀闷，肠鸣矢气，苔薄白，脉弦。

病机分析：肝强乘胃，胃气上冲，故呃声连续。病由情志而起，故疾病发作与情志关系密切。肝脉挟胃布胸胁，肝郁气滞，故胸胁胀闷不舒。痰气交阻，胃失和降，故恶心嗳气，肠鸣矢气，胸闷。舌脉亦为气机郁滞之象。

治法：顺气解郁，降逆止呃。

代表方药：五磨饮子加减。方中木香、乌药解郁顺气，枳壳、沉香、槟榔宽中降气，可加丁香、代赭石降逆止呃，川楝子、郁金疏肝解郁。

加减：若气郁化火，心烦，便秘，口苦，舌红脉弦数者，可加山栀、黄连等泄肝和胃；若气逆痰阻，头目昏眩，时有恶心，舌苔薄腻者，可合旋覆代赭汤、二陈汤化裁，以顺气降逆，化痰和胃。

4.脾胃阳虚证

症状：呃声低缓无力，气不得续，面色㿠白，手足不温，食少困倦，泛吐清水，脘腹不舒，喜温喜按，乏力，大便溏薄，舌淡苔白，脉沉细弱。

病机分析：脾胃虚弱，虚气上逆，则呃声低弱无力，气不得续，食少困倦；甚者生化之源不足，可见面色苍白无华。阳气不布，故手足不温。舌脉为脾胃阳虚之象。

治法：温补脾胃，和中降逆。

代表方药：理中汤加吴茱萸、丁香。方中人参、白术、甘草甘温益气，干姜温中祛寒，吴茱萸、丁香温胃透膈以平呃逆，另可加刀豆子温中止呃。

加减：若呃逆不止，心下痞硬，可合用旋覆代赭汤以重镇和中降逆。如肾阳亦虚，见形寒肢冷，腰膝酸软，舌质胖嫩，脉沉迟者，可加附子、肉桂以温肾助阳；如夹有食滞，可稍佐陈皮、麦芽之类以理气化滞；若中气大亏，呃声低弱难续，食少便溏，体倦乏力，脉虚者，宜用补中益气汤。

5.胃阴不足证

症状：呃声短促而不连续，口干舌燥，烦躁不安，不思饮食，或食后饱胀，大便干结，舌红而干或有裂纹，脉细数。

病机分析：胃阴不足，失于濡润，气机不得顺降，故呃声短促而不连续。津液损伤，内有虚热，故口干舌燥，烦躁不安，口渴，大便干结。舌脉亦为胃阴不足之象。

治法：生津养胃，降逆止呃。

代表方药：益胃汤加枇杷叶、石斛、柿蒂。方中沙参、麦冬、玉竹、生地甘寒生津，滋养胃阴。

加减：加石斛以加强养阴之力，又加枇杷叶、柿蒂以和降肺胃而平呃逆。若胃气大虚，不思饮食，则合用橘皮竹茹汤以益气和中。

(四)其他疗法

1.单方验方

(1)艾条点燃放置患者床头 3～5 分钟；若点燃 10 分钟，可治疗顽固性呃逆。

(2)五味子 5 粒，慢慢咀嚼，3 分钟可止呃。

(3)生山楂 5～10 个，煮熟，细嚼慢咽，并饮少量温开水，一般 3～5 次可止呃逆，或山楂 30 g 水煎代茶饮。

(4)砂仁 2 g，细嚼慢咽，每天 3 次。

(5)炒韭菜籽 30 g，加水 300 mL，煎至 100 mL，每天 1 次；或韭菜籽炒黄研末，每次 9 g，每天 3 次，温开水送服。

2.常用中成药

(1)药品名称：达立通颗粒。

(2)功用主治：清热解郁，和胃降逆，通利消滞，用于肝胃郁热所致痞满证，症见胃脘胀满、嗳气、食欲缺乏、胃中灼热、嘈杂泛酸、脘腹疼痛、口干口苦，以及运动障碍型功能性消化不良见上述症状者。

(3)用法用量：温开水冲服，1 次 1 袋，1 天 3 次。于饭前服用。

3.针灸疗法

(1)基本治疗。

治则：胃寒积滞、脾胃阳虚者温中散寒、通降腑气，针灸并用，虚补泻实；肝郁气滞、胃火上逆者疏肝理气、和胃降逆，只针不灸，泻法；胃阴不足者养阴清热、降逆止呃，只针不灸，平补平泻。

处方：以任脉腧穴为主。膈俞、内关、中脘、天突、膻中、足三里。

方义：本病病位在膈，故不论何种呃逆，均可用膈俞利膈止呃；内关穴通阴维脉，且为手厥阴心包经络穴，可宽胸利膈，畅通三焦气机，为降逆要穴；中脘、足三里和胃降逆，不论胃腑寒热虚实所致胃气上逆动膈者用之均宜；天突位于咽喉，可利咽止呃；膻中穴位近膈，又为气会穴，功擅理气降逆，使气调则呃止。

加减：胃寒积滞、胃火上逆、胃阴不足者加胃俞和胃止呃，脾胃阳虚者加脾俞、胃俞温补脾胃，肝郁气滞者加期门、太冲疏肝理气。

操作：诸穴常规针刺；膈俞、期门等穴不可深刺，以免伤及内脏；胃寒积滞、脾胃阳虚者，诸穴可用艾条灸或隔姜灸；中脘、内关、足三里、胃俞亦可用温针灸，并可加拔火罐。

(2)其他针法。

指针：翳风、攒竹、鱼腰、天突。任取一穴，用拇指或中指重力按压，以患者能耐受为度，连续按揉 1～3 分钟，同时令患者深吸气后屏住呼吸，常能立即止呃。

耳针：取膈、胃、神门、相应病变脏腑(肺、脾、肝、肾)。毫针强刺激；也可耳针埋藏或用王不留行贴压。

(3)穴位贴敷：麝香粉 0.5 g，放入神阙穴内，伤湿止痛膏固定，适用于实证呃逆，尤其以肝郁气滞者取效更捷；吴茱萸 10 g，研细末，用醋调成膏状，敷于双侧涌泉穴，胶布或伤湿止痛膏固定，可引气火下行。适用于各种呃逆，对肝、肾气逆引起的呃逆尤为适宜。

(4)穴位注射:常用穴分2组。①天突、内关。②中脘、足三里。治法:阿托品、1%普鲁卡因注射液、维生素B_1注射液、维生素B_6注射液。每次取1组穴,亦可仅取内关或足三里。1%普鲁卡因注射液每穴0.5 mL;维生素B_1注射液、维生素B_6注射液各2 mL,予以混合,每穴2 mL;阿托品每次仅取一侧穴,每穴0.5 mg。如3小时后无效再注入另一侧穴。其余药物每天1次。

4.简易疗法

(1)分散注意力,消除紧张情绪及不良刺激。

(2)先深吸一口气,然后憋住,尽量憋长一些时间,然后呼出,反复进行几次。

(3)喝开水,特别是喝稍热的开水,喝一大口,分次咽下。

(4)洗干净手,将食指插入口内,轻轻刺激咽部。

(5)将含90%氧气和10%的二氧化碳的混合气体装入塑料袋中吸入。

(6)嚼服生姜片。

五、临证参考

(一)和降则上逆之胃气可平

呃逆病因虽有不同,但"致呃之由,总由气逆"。胃气上逆动膈即见呃逆,故治疗呃逆的基本原则是和胃、降逆、平呃。针对其病位则宜和胃,针对其病势则宜降逆平呃,这一基本原则贯穿于呃逆证治的始终。然而和降之法,各有不同,有的用丁香、吴茱萸、高良姜、生姜汁等散寒以降逆,有的用柿蒂、竹茹等辛凉以降逆,有的用旋覆花、陈皮、厚朴、沉香等顺气以降逆,有的用代赭石重镇以降逆,凡此种种,皆立意于和胃降逆之中,气逆平仄呃逆可止。

和胃降气之法,应根据兼证不同而分别施治,《证治汇补·呃逆》谓本证"治当降气化痰和胃为主,随其所感而用药。气逆者,疏导之;食停者,消化之;痰滞者,涌吐之;热郁者,清下之;血瘀者,破导之。若汗吐下后,服凉药过多者,当温补;阴火上冲者,当平补;虚而夹热者,当凉补"。系统论述了本证以和降为主的治疗大法。

张兴斌认为丁香与郁金同用,组成呃畏一二汤(丁香、郁金、柿蒂、旋覆花、赭石、法半夏、陈皮),其和降胃气的作用增强。姚庆云常用加味芍药甘草汤(白芍、炙甘草、灵仙、厚朴、木香)。认为方中芍药、甘草舒挛缓急有助于胃气的和降。

(二)活血则难愈之久呃可止

呃逆日久不愈,诸药罔效,此即《医林改错·呃逆》所谓"血府血瘀",宜用血府逐瘀汤,并谓"一见呃逆,速用此方,无论轻重,一付即效"。

印会河认为本病来去匆匆,即"数变"之病,例属"风"之为病,宜用血府逐瘀汤加地龙、䗪虫,血行则风自灭。崔金才亦用血府逐瘀汤治疗中风并发呃逆。刘光汉用暖胃活血降逆汤(炮姜、木香、枳壳、郁金、苏子、当归、桃仁、白芍、赤芍、红花、丹参、赭石、磁石、厚朴、牛膝、麦芽)治疗流行性出血热、肝硬化、肝癌等所致本病,均取得了较好疗效。

六、预防调护

(1)寒温适宜,注意避免外邪侵袭犯胃。

(2)饮食有节,不要过食生冷及辛辣煎炸之品,患热病时不过服寒凉之药,患寒证时不妄投温燥之剂。

(3)调畅情志,以免肝气逆乘肺胃。

(4)若呃逆出现于某些急慢性疾病的过程中，则要积极治疗原发病证，这是十分重要的预防措施。

(5)呃逆的轻症，多能逐渐自愈。取嚏、饮水、转移注意力可加速痊愈。

(6)若呃逆发作频频，则饮食中要进易消化的食物，粥面中可加姜汁少许以温宣胃阳，降逆止呃。

(7)一些虚弱患者，如因服食补气药过多而呃逆频作者，可用橘皮、竹茹煎汤温服。

(魏　宁)

第二节　吐　血

一、概念

吐血是血从胃中经口吐出或呕出，血色多黯红，多夹有食物残渣，并常伴脘胁胀闷疼痛的病证。本病主要涵盖了西医学中的导致上消化道出血的疾病，其中以胃十二指肠溃疡出血及肝硬化所致的食管、胃底静脉曲张破裂最多见，其次亦见于食管炎、急性胃炎、慢性胃炎、胃黏膜脱垂症等疾病。因某些全身性疾病如血液病、尿毒症、应激性溃疡等引起的吐血等，也可以参考本节辨证论治。

二、病因病机

吐血主要属胃的病变。胃为水谷之海，乃多气多血之腑，若因饮食不节，劳倦内伤，或其他脏腑影响，均可使胃络损伤引起吐血。

(一)病因

1.饮食不节，热伤胃络

平素饮食不节，嗜食辛辣炙煿之品，致燥热蕴结于胃；或嗜食肥甘，饮酒过度，致湿热郁结于胃，燥热、湿热均可化火，灼伤胃络，血随胃气上逆而成吐血之症。若因暴饮暴食，使脾胃升降失司，运化失健，食滞内结，化火损伤阳络，亦可致吐血。

2.情志内伤，肝火犯胃

郁怒伤肝，或情志抑郁，肝气郁结，郁而化火，肝火犯胃，损伤胃络，迫血上行，或素有胃热，复因肝火扰动，气逆血奔而上逆以致吐血。

3.劳倦内伤，脾胃虚弱

劳倦过度，损伤脾胃，或久病脾虚，脾气虚弱，统血无权，血液外溢上逆而为吐血；或脾胃素虚，复因饮冷，致寒郁中宫，脾胃虚寒，不能摄血，血溢脉外而致吐血。

4.肝胃久病，胃络瘀阻

胃痛或肝病日久不愈致气滞血瘀，或久病入络，脉络瘀阻，血脉血络阻滞，血行不畅可致血不循经，外溢上逆而为吐血。

5.热病久病，阴虚火旺

热病之后或久病阴津耗伤，或气火内郁日久阴津耗伤，阴血不足，虚火内生，阴虚火旺，灼伤胃络，血溢上逆而为吐血。

总之，引起吐血之因，总由胃热、脾虚，火热灼伤胃络，或气虚血失统摄而妄溢于外。

(二)病机

1.发病

火热灼伤胃络所致之吐血，一般发病较急骤；而由久病入络，气滞血瘀或脾气虚弱，血不循经引起者则发病多较缓慢。

2.病位

本病病位主要在胃，与肝、脾关系密切。

3.病性

本病病性有实有虚。实者以火热、瘀阻为多，虚者以气虚、阴虚常见。

4.病势

吐血日久，无论何种证型均可致气血亏耗，甚而出现气随血脱之证。

5.病机转化

吐血以火热、脾虚、瘀阻为主要病机，新病吐血，一般以火热实证为多见。日久可耗阴伤气，而转化为阴虚火旺或气阴两虚的吐血，若出血量多，血失气伤，可致气亏血耗，甚则气随血脱之证。因火热、脾虚所致之吐血，血溢脉外，离经之血可停而为瘀，或久病入络，均可导致瘀阻胃络，从而出现虚实相因，虚实夹杂，吐血缠绵难愈的情况。

三、诊断与病证鉴别

(一)诊断

1.诊断依据

(1)发病较缓，吐血前多有恶心、胃脘不适、头晕等先兆症状。血从胃或食管而来，随呕吐而出，常夹有食物残渣等胃内容物，血多呈紫红、紫黯色，也可以呈鲜红色，大便常色黑如漆或呈黯红色。

(2)有胃痛、胁痛、黄疸、癥积等宿疾。

(3)脘腹有压痛，肠鸣音活跃。出血量多者心率增快，血压下降，面色苍白。

2.辅助检查

实验室检查呕吐物、大便潜血试验、上消化道钡餐造影、纤维胃镜和B超检查等有助于明确诊断。

(二)病证鉴别

1.吐血与咯血

咯血的病位在肺与气道，而吐血的病位在胃与食管。咯血之血色鲜红，常伴泡沫痰液；吐血之血色紫黯，常混有食物残渣。咯血之前多伴有喉痒、胸闷之兆，血常随咳嗽而出；而吐血常伴胃脘不适、恶心等症状，血随呕吐而出。咯血的患者常有咳嗽、肺痨、喘证或心悸等旧疾，而呕血则往往有胃痛、胁痛、黄疸、臌胀等既往史。

2.吐血与鼻腔、口腔及咽喉出血

吐血经呕吐而出，血色紫黯，夹有食物残渣，常有胃病史。鼻腔、口腔及咽喉出血，血色鲜红，不夹食物残渣，在五官科做有关检查即可明确具体部位。

四、辨证论治

血得热则妄行，故吐血一证，初起大多由热迫血上行，虽有胃热和肝火之别，但两者均属实证。吐血量多或日久不愈者，每易由实证转为虚证，而出现中气虚弱、气虚血亏，以致脾肾两虚等虚损证候。亦有出血量多，正气已虚而热邪未清，或脉络瘀滞等虚实夹杂的证候。临床辨证时应当详查证情，分清虚实，结合病情标本缓急。然后确立治则，进行治疗。

（一）辨证思路

1.辨有火无火

火盛破血妄行或火热灼伤胃络而致的吐血，一般多见心烦、面红、血色较红、脉数等症。有火者大多属实，或虚中夹实。无火者即气虚，多有中气虚弱或气血亏虚的症状。实证者一般多为初起，久病则多虚证。而有火者，当辨实火虚火，实火如热伤营血，胃火内炽，湿热伤胃，肝火犯胃等证；虚火引起的吐血，主要为阴虚火旺。

2.辨虚实

辨别吐血的虚实，主要是根据病程、临床证候及血色。新病吐血，大多属实；久病多虚。实者症见胃脘部疼痛，胀满不舒，出血量多，血色较红或紫黯，夹有血块，苔黄脉数；虚者症见脘痛绵绵或不痛，吐血色淡或紫黯不鲜，舌淡脉虚等。

（二）治疗原则

吐血一证，病情较急，尤其是出血多者，往往危及生命。所以根据证候的不同，审证求因，辨证施治，具有十分重要的意义。针对其主要病机，吐血的治疗以清火降逆、凉血止血、活血化瘀、益气摄血为主要治则。吐血初起，以热盛所致者为多，故当清火降逆，但应注意治胃治肝之别。吐血量多时，容易导致气随血脱，当急用益气固脱之法。气虚不摄者，则当大剂健脾益气，以复统摄之权。吐血之后及日久不止者，则需补养心脾，益气生血。

（三）分证论治

1.胃热壅盛证

症状：脘腹胀满，甚则作痛，吐血色红或紫黯，或夹食物残渣，口臭便秘，舌红，苔黄腻，脉滑数。

病机分析：嗜食辛辣或炙煿之品，燥热蕴积于胃，热伤胃络，迫血上溢，而致吐血色红，若有瘀结则色紫黯；热结于胃，胃失和降，饮食不化，故脘腹胀闷，甚则作痛；胃热熏蒸则口臭，便秘；苔黄腻，脉滑数亦为胃热之征。

治法：清胃泻火，化瘀止血。

代表方药：泻心汤合十灰散加减。泻心汤清胃泻火，十灰散凉血止血，兼能化瘀。方中黄连、黄芩清热泻火；大黄泄热通腑，降火消瘀；大小蓟、侧柏叶、茜草根、白茅根清热凉血止血；牡丹皮、栀子清热凉血。诸药效专力宏，清降之中使胃火去而血络和，吐衄得止。

加减：如恶心呕吐，加代赭石、竹茹、旋覆花；胃痛者，加三七末、白及末；泛酸者，加乌贼骨；热伤胃阴者，加石斛、天花粉；积滞者症见嗳腐吞酸夹不消化食物，加山楂、神曲、莱菔子消食导滞，降气消痰；饮酒过多，积热动血者，可加葛黄丸以泻火止血。

2.肝火犯胃证

症状：吐血色红或带紫，口苦胁痛，寐少梦多，烦躁易怒，舌质红绛，脉象弦数。

病机分析：暴怒伤肝，肝火横逆犯胃，损伤阳络，则吐血色红或带紫；肝胆之火上逆，则口苦胁痛;肝火扰乱心神,则出现心烦易怒,多梦少寐;舌质红绛,脉弦数,为肝火上逆耗伤胃阴之象。

治法:泻肝清胃,凉血止血。

代表方药:龙胆泻肝汤加减。方中龙胆草泻肝经之实火,黄芩、山栀苦寒泻火止血,柴胡、甘草疏肝调中,木通、泽泻、车前草清利湿热,当归、生地黄滋阴养血,还可加白茅根、藕节、墨旱莲、茜草凉血止血。

加减:如吐血不止,兼见胸脘满闷,口渴不欲饮者为有瘀血,可合花蕊石散或加三七末调服以化瘀止血;吐酸者,合左金丸;嗳气频作者,加沉香;胁痛者,加郁金。

3.瘀阻胃络证

症状:胃脘疼痛,痛有定处而拒按,痛如针刺或刀割,吐血紫黯,舌质紫,脉涩。

病机分析:气滞日久或久病伤络,而致瘀血凝滞,瘀阻胃络故胃脘疼痛,痛有定处而拒按;瘀阻之处,脉络受伤,胃气失和,升降失司,血随胃气上逆则吐血紫黯;舌质紫,脉涩为血行不畅之征。

治法:活血化瘀,理气止痛。

代表方药:血府逐瘀汤加减。本方由四逆散与桃红四物汤加味而成,桃红四物汤活血祛瘀,四逆散疏肝解郁,配以桔梗开胸膈之气,牛膝引血下行,一升一降,使气机升降调和。可加茜草、小蓟或参三七以增强止血散瘀的功效。

加减:胃脘刺痛者,加延胡索、乳香、没药;兼寒者,加艾叶炭、炮姜炭;兼热者,加大黄、虎杖;兼气虚者,加党参、黄芪;兼血虚者,加当归、鸡血藤。

4.脾虚不摄证

症状:吐血缠绵不止,时轻时重,血色淡,或伴胃痛隐隐喜温喜按,神疲乏力,心悸气短,面色苍白,舌质淡,脉细弱。

病机分析:劳倦过度或饮食不节,饥饱失调,损伤脾胃,脾气虚弱,统摄无权,血无所主而妄行于外,故吐血缠绵不止,血色黯淡;中气虚弱,气血运行不畅,则胃脘隐痛,喜温喜按;气随血去,气血亏虚,心失所养则心悸气短;气虚血亏不能上荣于面,则面色苍白;舌质淡,脉细弱为气血双亏之象。

治法:健脾益气,摄血止血。

代表方药:归脾汤加味。方中人参、茯苓、白术、甘草健脾益气,黄芪、当归益气生血,龙眼肉、酸枣仁、远志补血养心,木香理气醒脾。加炮姜温阳止血,阿胶养血止血。

加减:偏于脾阳虚者,加炮姜、炮附子、灶心黄土,或用黄土汤加减;兼有肝郁者,加佛手、郁金、柴胡等。

5.阴虚火旺证

症状:胃痛隐隐,吐血量多、色红,面色潮红,盗汗,口渴引饮,烦躁不安,头晕心悸,耳鸣,少寐,大便黑或干黑,舌红少苔,脉细数。

病机分析:热病之后或因气郁化火,津液耗伤,以致胃失濡养,故胃痛隐隐;阴虚火旺,灼伤胃络则吐血色红;津少上承则口渴引饮;虚火扰动则潮热盗汗、耳鸣、少寐、烦躁不安;肠道失润则大便干燥;舌质红,脉细数为阴虚火旺之象。

治法:滋阴清热,凉血止血。

代表方药:玉女煎加味。方中石膏、知母清胃热;地黄滋肾阴;麦冬清热养阴;牛膝导热下行,助降上炎之火而止上溢之血。酌加牡丹皮、侧柏叶、茅根、墨旱莲、藕节、紫珠草以凉血止血。

加减：兼气虚者加党参，或合生脉散；阴虚甚者，加龟甲、玄参；潮热者，选加地骨皮、青蒿、鳖甲、白薇；盗汗者，加五味子、牡蛎、浮小麦等；烦躁难眠者，加酸枣仁、知母。

上述五种证候的吐血，若吐血量多，出现面色青白，心慌气短，汗出肢冷，舌质淡，脉细数无力等症，为气随血脱之重危证候。当急用独参汤益气固脱，或参附汤益气回阳固脱，并可加三七粉、云南白药、阿胶等止血。

(四)其他疗法

1.单方验方

(1)生地黄 12 g，大黄粉 3 g，水煎服。滋阴止血，可用于各种证候的轻症吐血。

(2)藕节、大蓟各 15 g，水煎服。凉血止血，可用于各种证候的轻症吐血。

(3)白及、侧柏叶(或乌贼骨)各 30 g 共研细末，每天 2 次，每次 3～6 g，用温开水调服。收敛止血，可用于各种证候的轻症吐血。

(4)白及粉，每次 3～6 g，每天 2～4 次。收敛止血，可用于各种证候的轻症吐血。

(5)生地黄、地榆、白及各 15 g，水煎服。收敛止血，可用于各种证候的轻症吐血。

2.常用中成药

(1)云南白药。

功用主治：化瘀止血，活血止痛。适用于瘀阻胃络所致的吐血及黑便。

用法用量：每次 0.25～0.50 g，每天 4 次。

(2)紫地宁血散。

功用主治：清热凉血，收敛止血。适用于胃中积热所致吐血、便血。

用法用量：每次 8 g，每天 3～4 次。

(3)胃血宁口服液。

功用主治：收敛止血。适用于各种原因导致的轻症吐血、便血。

用法用量：每次 20 mL，每天 2 次。

(4)溃平宁颗粒。

功用主治：止血止痛，收敛生肌。适用于郁热所致的胃痛、吐血及黑便。

用法用量：每次 4 g，每天 3～4 次。

(5)止血宝颗粒。

功用主治：凉血止血，祛瘀消肿。适用于郁热所致的咯血、吐血。

用法用量：每次 1 袋，每天 2～3 次。

3.针灸疗法

(1)体针：以取足阳明、足太阴经穴为主。

处方：足三里、公孙、膈俞、内关。

配穴：胃热者，加内庭；肝火者，加行间；久病体虚者，加关元、气海、隐白。

操作：足三里、公孙用补法，膈俞、内关用泻法。配穴按虚补实泻法操作。隐白可用灸法。

(2)耳针或耳穴贴压法：取耳穴心、肺、肾、神门、肝、脾、肾上腺及出血相应部位(如胃出血用胃区)。

(3)穴位注射：取血海、足三里穴，用卡巴克络(安络血)或血凝酶(立止血)做穴位注射。

4.外治疗法

(1)贴敷疗法：①生栀子 15 g，生大黄 15 g，陈米醋适量。生药研极细末，醋调成膏状，敷脐。

每天1次，待脐发痒，吐血止时可去掉，2天为1个疗程。适用于胃热炽盛之吐血。②生地黄15 g，咸附子15 g。将药烘干，共研细末，过筛，用醋或盐水调成膏，敷双足涌泉穴。每天1次，3天为1个疗程。适用于肝火犯胃之吐血。

(2)推拿按摩疗法：①因热迫血行出血者，让患者取坐位，医者以双手拇指点按郄门，以清营凉血；施用提拿足三阴法，点按血海、内庭、上巨虚，以清阳明胃热，通腑下气，泻肠胃火，清营凉血止血，适合于胃热壅盛者。②肝火犯胃者，可让患者坐位，医者以双手拇指点按肝俞、膈俞，以调理肝经，调和气血；施用揉拿手三阴法，点按内关、大陵，以和胃宽胸、清营凉血；复取仰卧位，点按中脘，以和胃降逆；以双手拇指点按期门，以疏泄肝气，降逆；施用提足三阴法，点按太冲、行间，以泻肝经之热，共达泻肝清热、凉血止血之效。③气虚血溢者，可让患者取坐位，医者以双手拇指点按脾俞，以健脾。再取仰卧位，施用点鸠掐里法，加点中脘、气海，以扶助元气，培补中土，健脾和胃，培元补气，共达健脾益气、摄血止血；施用提足三阴法，提拿足三阳法，点按阴陵泉、公孙，以健脾和胃，补脾统血。

五、临证参考

(一)灵活运用血证治疗法则

中医药治疗对于治疗吐血病，唐荣川提出的“止血、消瘀、宁血、补虚”的四大法则，确有其指导意义。这四大法则，既分阶段性，又有其统一性。治疗出血，止血当然为第一大法则。出血期的止血法则可再辨证基础上灵活选用。清热止血法，药用仙鹤草、茜草根、侧柏叶、紫珠草、生地黄、玄参等；祛瘀止血法多选用三七、炒蒲黄、五灵脂、花蕊石；温中止血法用炮干姜、伏龙肝、艾叶等。而针对脉络损伤这一出血的主要病理结果，临床上常加用收敛止血药如白及、地榆，同时适当选择炭类药、收敛止血药。在出血期，其他三法则可灵活运用，但需辨证准确，药物配伍得当。特别应该指出的是静止期的治疗非常重要，因此期治疗不当容易再度出血。静止期运用宁血大法首推清热地黄汤，在此基础上，还应适当加用少量止血药物，也可根据出血后的虚证表现，适度选用益气补血药，初期可用太子参、西洋参益气养阴，何首乌、阿胶养血补血，避免在余热未清时过早运用峻补药物助火动血，这对防止再出血，平稳进入恢复期大有帮助。恢复期采用益气活血、益气补血等法以防复发。四法也可在出血时同时采用。在治血过程中不忘治气，以平肝泄胃为主，使肝气不逆，胃气顺畅。但在出血过程中选用理气药不宜过多，应避免用过于温燥的药物治疗血热妄行的出血，因温燥药易燥火动血；理气药宜选用枳壳、川楝子、延胡索、郁金为宜。

(二)出血诱因多，止血非上策

诱发出血的原因是多种多样的，诸凡影响气血运行的一切因素，都可以引起出血，而瘀血滞留，阻隔脉络，又是出血的病理实质。所以在治疗时，应当审证求因，针对引起出血的原因，使瘀血消散，气血调和，血证才能真正治愈。对于行气(活血)而止血的治疗方法，并非局限于单纯使用活血的药物，而是泛指消除一切引起气血运行不畅的法则，也就是广义的行血(活血)概念，比如血热壅结而致瘀血者，则用凉血活血剂，气虚血滞而致瘀血者，则用益气升阳剂等；针对病因，谨守病机，疏通气血，令其条达，使瘀血消散，经络疏浚，血归循经，并根据具体情况和需要，佐以凉血止血的药物以治其标，标本兼顾，则出血可止。另外，中医药在治疗吐血时，中药剂型方面应多样化，服药方法可1天多次，给药途径可同时采用多种，目的只有一个，就是尽快止血。

(三)治疗当以补脾健胃为主

虚证吐血的根本原因是脾胃虚弱，其脉象多见涩细而弱，右脉尤弱，脾为气血生化之源，又主统血，人体血液运行的正常生理是由脾胃气健维持的。若是脾胃气虚，血液传布失常，则就会发生血液停蓄，可由劳倦、饮食、情志等因素而致血液涌动，发生吐血。故治疗上应以补脾健胃为主，一则温补脾气可以使后天之本充足，全身脏腑得到温养，使龙雷之火不上越，达到预防吐血的作用；一则补脾健胃可以消除血液停蓄这个状态，从而使血液运行恢复正常，不致在情志等因素引动下发生吐血；一则补脾健胃可以使饮食运化正常，气血生化有源，使机体及时补生新血，恢复健康。

(四)分清标本缓急，灵活施治

本病的主要病机为火热、脾虚及瘀阻，如出血量大可出现气随血脱之证；临证要重视标本变化，权衡标本轻重缓急；根据病情的矛盾变化，详析病机，明确病因，辨清病位，知常达变，灵活施治；急则治其标，予以止血为先，重视清热降气，待出血停止，以缓则治其本图之，灵活运用消瘀、宁血、补虚法则，防止再次出血至为重要。

六、预防调护

增强体质，避免情志刺激，调摄生活起居、饮食适宜，防止暴饮暴食，忌辛辣刺激之品及过量饮酒，是预防吐血发生和反复发作的重要方面。

在吐血发生时，应使患者情绪安定，卧床休息，并给予精神安慰，消除恐惧及忧虑。大吐血时宜禁食。血止后，给予流质和半流质饮食，并宜少吃多餐，以防伤络出血。饮食不宜过热，以免血热妄行，更使吐血不止。多食蔬菜、豆类等清淡而富有营养食物及藕、梨、橘子等水果，对防止出血和早日恢复健康有一定帮助。

(唐丙喜)

第三节 呕　吐

一、概念

呕吐是指胃失和降，气逆于上，迫使胃内容物从口中吐出或仅有干呕恶心为主症的一种病证。有声有物谓之呕，有物无声谓之吐，有声无物谓之干呕。呕与吐常同时发生，故一般合称为呕吐。本病涵盖了西医学的胃肠道、肝胆胰疾病等引起的反射性呕吐。其他如因精神心理因素引起的神经性呕吐，梅尼埃病、晕动症等前庭障碍性疾病所导致的呕吐，脑血管疾病等引起的中枢性呕吐，某些全身性疾病引起的呕吐如心力衰竭、糖尿病酮症酸中毒、急性肾盂肾炎、尿毒症、肿瘤及肿瘤化疗引发的呕吐，霍乱、药物中毒等引起的呕吐，妊娠呕吐，均不在此证范畴。

二、病因病机

呕吐的发生多因外邪侵袭、饮食不节、情志失调和脾胃虚弱等因素导致胃失和降，胃气上逆。

(一)病因

1.外邪侵袭

感受六淫之邪，或秽浊之气，内扰胃腑，浊气上逆，胃失和降而致呕吐。

2.饮食不节

食入不洁之品，或暴饮暴食，温凉失宜，食积胃脘，损伤脾胃；恣食生冷油腻或辛辣刺激之品，食滞内阻，均可使脾胃升降失司、浊气上逆而致呕吐。

3.情志失调

因七情不和，郁怒伤肝，肝气郁结，横逆犯胃，胃失和降；或因忧思过度，脾运失常，食停难化，胃气壅滞，均可致胃气上逆而致呕吐。

4.脾胃虚弱

脾胃素虚，正气不足，或因后天饮食不当、情志失调、劳倦过度、病后体虚等诱因，致脾胃受损，积聚胃中；或因药食不当，长期服用苦寒败胃之品，中阳不足，虚寒内生，胃失温养濡润；或因久服辛辣温燥之品或久呕不愈，胃阴不足，胃失濡润，胃失和降，胃气上逆所致。

（二）病机

1.病机关键为胃失和降，气逆于上

胃居中焦，主受纳腐熟水谷，其气以降为顺，以通为用。外邪、食滞、痰饮、气郁等邪气犯胃，干于胃腑；或因脾胃虚弱，正气不足，使胃失温养濡润致胃失和降，胃气上逆而发为呕吐。

初病多实，日久损伤脾胃，可由实转虚；或脾胃素虚，复因饮食等外邪所伤，或脾虚生痰饮，因虚致实，出现虚实并见的证候。无论邪气犯胃，或脾胃虚弱，发生呕吐的病机关键均为胃失和降，胃气上逆。

2.病位在胃，与肝脾密切相关，可涉及胆、肾

呕吐病位在胃，与肝脾相关。脾胃为水谷之海，气血生化之源，脾升胃降，同处中焦，对立统一，共司纳化之职，从而使气血充盈，营卫调和。若脾失健运，则胃气失和，升降失职；或脾阳不足，虚寒内生，胃失温润，均可上逆致呕。肝与胃一升一降，肝宜升，胃宜降，肝木条达，中土疏利，五脏安和。若肝气郁结，木抑土壅，或肝气太过，木旺乘土，横逆犯胃，均使胃失和降，气逆于上致呕。足少阳胆，秉肝之气，主持枢机，性喜疏泄。阳气内外通达，气机上下升降，若邪犯少阳，枢机不利，疏泄失常，胆气犯胃，致胃气不降，则逆而作呕。肾为“先天之本”，脾胃为“后天之本”，肾与脾胃在生理功能上互存互助。肾气亏虚，失于化气行水，水聚于内，上攻于胃，冲逆于上，则发为呕吐。

3.病性有虚实之分，且可相互转化，兼杂致病

呕吐的病理性质无外乎虚实两类，实者由外邪、饮食、痰饮、气郁等邪气犯胃，致胃失和降，胃气上逆而发；虚者由气虚、阳虚、阴虚等正气不足，使胃失温养濡润，不得润降，胃气上逆所致。一般来说，初病暴病多实，若呕吐日久，损伤脾胃，中气不足，可由实转虚；亦有脾胃素虚，复因饮食、情志所伤，或成痰生饮，则又可因虚致实，出现虚实夹杂的复杂病机。

4.病程有新久之分，治疗有难易之别

暴病呕吐，多属邪实，常由外邪、饮食、情志所致，病位较浅，正气未虚，治疗较易；久病呕吐，多属正虚或虚实夹杂，病程较长，病位较深，易反复发作，较为难治。

5.病延日久，易生变证

呕吐病久，或失治误治，日久不愈，多耗气伤津，引起气随津脱等变证。如久病、大病之中见呕吐而食不得入，面色㿠白，肢厥不温，脉微细欲绝，为阴损及阳，脾胃之气衰败，真阳欲脱之危证。

三、诊断与病证鉴别

(一)诊断

1.诊断依据

(1)以呕吐食物、痰涎、水液诸物,或干呕无物为主症,1 天数次不等,持续或反复发作。

(2)常伴有恶心,纳谷减少,胸脘痞胀,泛酸嘈杂、或胁肋疼痛等症。

(3)起病或急或缓,常先有恶心欲吐之感,多由气味、饮食、情志、冷热等因素而诱发。

(4)上消化道 X 线检查及内镜检查、腹部 B 超、头颅 CT、妊娠试验等常有助于诊断及鉴别诊断。

2.辅助检查

电子胃镜、上消化道钡餐可作出急、慢性胃炎,胃十二指肠溃疡,胃黏膜脱垂等的诊断,并可与胃癌作鉴别诊断;肝功能、淀粉酶化验和 B 超、CT、MRI 等检查,可与肝、胆、胰疾病作鉴别诊断;血常规、腹部 X 线检查,可与肠梗阻、肠穿孔等作鉴别诊断;心肌酶谱、肌钙蛋白、心电图检查,可与心绞痛、心肌梗死作鉴别诊断。育龄妇女应化验小便,查妊娠试验。如患者暴吐,呈喷射状,应做头部 CT 或 MRI,以排除颅脑占位性病变;肾功能检查以排除肾衰竭和尿毒症所致呕吐。

(二)病证鉴别

1.呕吐与反胃

反胃亦属胃部病变,是胃失和降、气逆于上而成,也有呕吐的临床表现,所以可属呕吐范畴,但因又有其特殊的表现和病机,因此又当与呕吐相区别。反胃多是由脾胃虚寒,胃中无火,难于腐熟,食入不化所致。表现为食饮入胃,滞停胃中,良久尽吐而出,吐后转舒。古人称“朝食暮吐,暮食朝吐”。而呕吐是以有声有物为特征,病机为邪气干扰,胃失和降所致,实者食入即吐,或不食亦吐,并无规律,虚者时吐时止,或干呕恶心,但多吐出当天之食。

2.呕吐与噎膈

噎膈虽有呕吐症状,但以进食梗阻不畅,或食不得入,或食入即吐为主要表现,食入即吐是指咽食不能入胃,随即吐出。呕吐病在胃,噎膈病在食管。呕吐病程较短,病情较轻,多能治愈,预后良好。噎膈伴有食入即吐,则病情较重,病程较长,治疗困难。

3.呕吐与呃逆

两者均因胃气上逆所致,尤其注意与有声无物之干呕相鉴别。呃逆指喉间呃呃连声,声短而频,令人不能自止的病症,多为胃气上逆动膈,膈间气机不利,上冲于喉间所致,一般无物吐出。呕吐的病位在胃,多伴有呕吐物。干呕虽无物吐出,多伴有恶心,冲逆之气从咽而出,其声长而浊。

四、辨证论治

(一)辨证思路

1.辨虚实

实证呕吐,多因外邪、饮食、情志因素,病邪犯胃所致,发病急骤,病程较短,呕吐量多。因外感者,突发呕吐多伴有表证,脉实有力;因食滞者,呕吐物多酸腐臭秽,脘腹满闷,吐后得舒;因气逆者,呕吐吞酸,嗳气频频,胸胁胀痛,与情志刺激有关;因痰饮者,呕吐清水痰涎,脘闷不适,不思饮食。虚证呕吐,常为脾胃虚寒、胃阴不足而成,起病缓慢,病程较长,呕而无力,时作时止,吐物不多，酸臭不甚。若脾胃气虚者，常伴有精神萎靡，倦怠乏力，脉弱无力；若胃阴不足者，可有时作干呕，口干咽燥，舌红苔少，脉细数。

2.辨寒热

外感寒邪，过食生冷，寒邪客胃，损伤胃气，胃气痞塞，气逆于上，突发呕吐，兼发热恶寒，头身疼痛；日久可致脾阳不足，寒从内生，寒凝气滞，无力行使和降之职，可见泛吐清水，腹痛喜温喜按。伤寒伏热不解，过食辛辣之物，热邪犯胃，胃火上逆致呕，呕吐苦水、酸水，舌红苔黄；热病日久，胃阴不足，胃失濡养，不得润降，上逆致呕，见呕吐量少，或时作干呕，饥不欲食，舌红少苔，脉细数。

3.辨脏腑

呕吐病位在胃，与肝胆、脾、肾相关，辨证时要注意辨别病变脏腑的不同。如肝气犯胃的呕吐多与情志因素有关，嗳气频频，胸胁胀痛；若伴有口苦、咽干，胸胁苦满等少阳枢机不利的症状，多为胆气犯胃；脾胃虚弱，中焦虚寒所致呕吐，常伴腹痛喜按，完谷不化，面色少华，精神不振，舌淡脉弱等征象；长期呕吐，伴有肢冷，小便清长，腰膝酸软者，多为久病及肾。

4.辨呕吐物

呕吐物的性质常反映病变的寒热虚实、病变脏腑等，所以临证时应仔细询问，甚至亲自观察。如呕吐酸腐量多，气味难闻，多为饮食停滞，食积内腐；呕吐黄水味苦，多为胆热犯胃；呕吐酸水绿水，多为肝气犯胃；呕吐痰浊涎沫，多为痰饮中阻；泛吐清水，多属胃中虚寒，呕吐黏沫量少，多属胃阴不足。

5.辨可吐与止呕

呕吐一证，要注意原发病因，不可见呕止呕，本病既是病态，又是祛除胃中之邪的一种反应。一般病理反应的呕吐可用降逆止呕之剂，祛除病因，和胃止呕，以达收邪止呕之效。若胃中有痈脓、痰饮、食滞、毒物等有害之物时，不可妄用止呕之法，因为这类呕吐是机体的保护性反应，是邪之去路，邪去则呕吐自止。若呕吐不畅时，尚可选用探吐之法，因势利导，使邪去病除。

6.辨可下与禁下

呕吐病需灵活辨证，审因论治，正确处理可下与禁下的原则。病在胃不宜攻肠（禁下），以免引邪内陷，且呕吐尚能排出积食、败脓等，若属虚者更不宜下，兼表者下之亦误。但若确属胃肠实热，大便秘结，腑气不通，而致浊气上逆，气逆作呕者，可用下法，通其便，折其逆，使浊气下行，呕吐自止。

呕吐辨证应根据病史、病程、呕吐特点及伴随症状，以分清寒热、虚实、食积、气郁、外感、内伤等。呕吐经正确治疗，邪去正复，此为顺证。若失治误治，或感新邪，可使本病反复发作，虚实寒热之间，相兼为病。若实证失于调治，可转化为虚证；虚证复受外邪、食积、气郁等所伤又可致虚实夹杂。寒吐日久化热，可变为热吐；热吐久不愈也可伤阳，而形成寒热错杂之证。

（二）治疗原则

呕吐基本治疗原则为“和胃降逆止呕”。根据虚实进行辨证论治，实者重在祛邪，分别施以解表、消食、化痰、理气之法，辅以和胃降逆之品以求邪去胃安呕止之效；虚者重在扶正，分别施以益气、温阳、养阴之法，辅以降逆止呕之药，以求正复胃和呕止之功；虚实并见者，则予攻补兼施。

（三）分证论治

1.实证

(1)外邪犯胃证。

症状：突然呕吐，吐出有力，起病较急，如感受风寒，常伴有发热恶寒，头身疼痛，舌苔薄白，脉浮紧；如感受夏秋暑湿之邪，呕吐频繁，胸脘痞满，不思饮食或腹痛泄泻，或头昏如蒙，舌质红，苔黄腻，脉濡数。

病机分析：外邪犯胃，胃失和降，上逆为病。感受风寒或暑湿，秽浊之气，内扰胃腑，胃失和降，浊气上逆，故呕吐势急；恶寒发热、头痛，苔白，脉浮，为感受外邪的征象。

治法：解表祛邪，降逆和胃。

代表方药：藿香正气散加减。方中藿香、紫苏、厚朴疏邪化浊，制半夏、陈皮、茯苓、大腹皮和胃降逆。

加减：若风寒重者，恶寒无汗，头痛者，可加防风、羌活、荆芥、生姜等散寒解表；若胸闷腹胀兼宿食者，去白术、大枣、甘草，加神曲、鸡内金、麦芽消积导滞；积滞较甚、腹满便秘者，可加制大黄、枳实之类；心烦口渴者，去香燥甘温之品，加黄连、佩兰、荷叶清暑解热。

(2)饮食停滞证。

症状：呕吐酸腐，脘腹满闷拒按，得食更甚，吐后反舒，嗳气厌食，大便臭秽，或溏或结，舌苔厚腻，脉滑实。

病机分析：饮食不节，食滞内阻，脾胃受损，气机升降失司，胃气壅滞，浊气上逆致呕吐酸腐；食积湿热，阻于胃肠，中焦气机受阻，传导失司，故脘腹胀满拒按，大便不调；舌苔厚腻，脉滑实，为食滞内停的征象。

治法：消食导滞，和胃降逆。

代表方药：保和丸加减。方中神曲、山楂、莱菔子消食化滞，陈皮、半夏、茯苓和胃降逆，连翘清散积热。

加减：若食积较重，可加谷芽、麦芽、鸡内金等加强消食和胃之功；若积滞化热，腹胀便秘，可用小承气汤通腑泄热，使浊气下行，呕吐自止；若食已即吐，口臭而渴，胃中积热上冲，可用竹茹汤清胃降逆，多再加黄连、栀子清热泻火；若饮食停滞兼有脾胃虚弱者，可用枳术丸消食健脾；若食滞兼湿热内阻胃肠者，可选用枳实导滞丸；若误食不洁、酸腐败物，而见腹中疼痛，欲吐不得者，可因势利导，用烧盐方或瓜蒂散探吐祛邪。

(3)痰饮内阻证。

症状：呕吐多为清水痰涎，胸脘痞闷，不思饮食，头昏目眩，或心悸，或呕而肠鸣有声，苔白腻，脉滑。

病机分析：饮食不节，或素体脾虚，脾失健运，聚而生痰饮，停于胃中，胃失和降，故呕吐清水痰涎，脘闷食少；痰饮上干清阳，故头晕心悸；苔白腻，脉滑，为痰饮停滞的征象。

治法：温化痰饮，和胃降逆。

代表方药：小半夏汤合苓桂术甘汤加减。前者半夏、生姜和胃降逆；后者茯苓、桂枝、白术、甘草健脾燥湿，温化痰饮。

加减：若脾气受困，脘闷不食，可加砂仁、白豆蔻、苍术开胃醒脾；若气滞腹痛者，可加厚朴、枳壳行气除满；兼有心下痞、头眩心悸、先渴后呕等，用小半夏加茯苓汤降逆止呕，行水消痞；若兼有口苦胸闷，舌苔黄腻，脉滑实有力者，用黄连温胆汤和胃降逆，清热化痰。

(4)肝气犯胃证。

症状：呕吐吞酸，嗳气频作，胃脘不适，胸胁胀满，烦闷不舒，每因情志不遂而病情加剧，舌边红，苔薄白，脉弦。

病机分析：肝失疏泄，郁结横行，肝气犯胃，胃失和降，气逆于上，故呕吐吞酸，嗳气；肝性条达，布胁肋，情志不遂，肝气不舒则见胸胁胀痛，病情加剧；苔薄白，脉弦，为气滞肝旺的征象。

治法：疏肝和胃，降逆止呕。

代表方药：四逆散合半夏厚朴汤加减。前方疏肝解郁和脾，适用于肝脾不和，阳气内郁者；后方行气散结，降逆化痰，用于气郁痰阻，情志不畅者。方中柴胡、枳壳、白芍疏肝理气，厚朴、紫苏行气开郁，半夏、茯苓、生姜、甘草和胃降逆止呕。

加减：若气郁化火，心烦口苦咽干，可合左金丸清热止呕；若肝郁化火兼脾胃气滞，蕴湿生痰者，可用越鞠丸行气解郁，宽中除胀；若胸胁胀痛明显，可用柴胡疏肝散疏肝解郁；若兼腹气不通，大便秘结，可用大柴胡汤清热通腑；若气滞血瘀，胁肋刺痛，可用膈下逐瘀汤活血化瘀。

(5)胃肠积热证。

症状：呕吐酸苦，吐势急，胸中烦热，口渴喜冷饮，小便黄，大便干燥，舌红苔黄，脉滑实。

病机分析：实热积于胃肠，气机升降失常，在上胃气不降，且火性炎上，故呕吐势急，在下肠传导失司，且热伤津亏，肠失濡润，故大便干燥；胃络上通于心，热随胃的经脉逆走于上，故胸中烦热；热灼胃津，故口渴，舌红苔黄；热积胃中，阳气有余，故脉洪数。

治法：通腑泄热，和胃降逆。

代表方药：大黄甘草汤加减。方中大黄荡涤肠胃实热，甘草缓急和胃，使攻下而不伤正。

加减：若胃中积热明显者，可加竹茹、生姜、半夏、葛根等清热和胃降逆；若食积湿热明显者，可加枳实、黄连、黄芩、山楂、麦芽、莱菔子等消食导滞，清热化湿；若余热未尽，留扰胸膈兼有呕吐者，可用栀子生姜豉汤以清宣郁热，降逆止呕。

(6)胆热犯胃证。

症状：呕吐苦水，寒热往来，胸胁苦满，纳少，心烦口苦，咽干不适，舌质红，苔薄白，脉弦。

病机分析：邪犯少阳，少阳相火内郁，胆气横逆，胆热犯胃，胃失和降，胆味为苦，胆气上逆，故呕吐苦水；少阳枢机不利，疏泄失司，胆热内郁，故有寒热往来，胸胁苦满，咽干等邪犯少阳病症。

治法：和解少阳，降逆止呕。

代表方药：小柴胡汤加减。方中柴胡、黄芩解少阳胆经郁热，半夏、生姜和胃降逆止呕，人参、甘草、大枣健脾益气和胃。

加减：若兼呕吐嗳气，胸胁胀满，可用柴胡疏肝散疏肝和胃，降逆止呕；若兼阳明里实，见呕吐心下急，用大柴胡汤和解少阳、通里攻下；若兼邪热炽盛，见呕吐下利，用黄芩加半夏生姜汤；因寒热互结中焦，脾胃升降失调，所致呕而肠鸣下利、心下痞满，用半夏泻心汤辛开苦降，调中寒热。

2.虚证

(1)脾胃气虚证。

症状：饮食稍多即易呕吐，时作时止，面色萎黄，倦怠乏力，大便溏薄，舌质淡，薄白，脉细弱。

病机分析：病后或饮食不节，内伤脾胃，脾虚不运，胃气上逆致呕；脾胃为气血生化之源，脾胃虚弱，故面色少华，倦怠乏力；舌质淡，薄白，脉细弱均为脾气虚气血不足的征象。

治法：补气健脾，和胃降逆。

代表方药：香砂六君子汤加减。方中党参、白术、茯苓、炙甘草共奏补中健脾，益气养胃之功，陈皮、半夏降逆和胃止呕，砂仁、木香理气和中。

加减：若食滞不化，嗳腐酸臭，可加麦芽、神曲、鸡内金等消食和胃；若胃虚气逆，心下痞硬，干噫食臭，可用旋覆代赭汤降逆止呕；若脾虚湿盛泄泻，可加泽泻、薏苡仁、白扁豆等健脾化湿；若中气大亏，少气乏力，可用补中益气汤补中益气；若病久及肾，肾阳不足，腰膝酸软，肢冷汗出，可用附子理中汤加肉桂、吴茱萸等温补脾肾。

(2)脾胃阳虚证。

症状:呕吐频频,口泛清水,腹中冷痛,喜温喜按,纳少,面色无华,精神不振,四肢不温,完谷不化,舌质淡,苔白,脉沉迟无力。

病机分析:恣食生冷,或素体脾虚,损伤脾阳,脾胃虚寒,致脾阳虚不能温暖胃肠,寒气自内而生,胃失濡降,故呕吐频;脾阳不足,运化失健,则纳食减少;阳虚阴盛,寒从中生,寒凝气滞,故腹痛喜温喜按;阴寒之气内盛,水湿不化,见口泛清水,大便溏泄,甚则完谷不化。

治法:温中健脾,祛寒降逆。

代表方药:理中汤加减。方中干姜温中散寒,人参、甘草补中益气,助干姜温运中焦,振奋脾阳;白术健脾燥湿。

加减:若脾阳不振,畏寒肢冷,可加附子、干姜,或用附子理中丸或桂附理中丸温中健脾;若巅顶头痛,干呕吐涎沫或食谷欲呕,或呕而胸满,少阴吐利,手足逆冷,烦躁者,可用吴茱萸汤温肝暖胃,降逆止呕。

(3)胃阴不足证。

症状:呕吐反复发作,呕吐量少,或仅唾涎沫,时作干呕,口燥咽干,胃中嘈杂,似饥而不欲食,舌红少津,脉细数。

病机分析:热病,或过食辛辣温燥之品等,耗伤胃阴,胃阴不足,津亏失于润降,故呕吐或干呕;津不上润,则口燥咽干;胃阴不足,胃失濡养,故饥不欲食;舌红少津,脉细数为胃阴不足的征象。

治法:滋养胃阴,降逆止呕。

代表方药:麦门冬汤加减。方中人参、麦冬、粳米、甘草滋养胃阴,半夏降逆止呕。

加减:若阴虚甚,五心烦热者,可加麦冬、石斛、知母养阴清热;若倦怠乏力,烦热口渴,可用益胃汤以益胃生津;若呕吐较甚,可加橘皮、竹茹、枇杷叶;若阴虚便秘,可加火麻仁、瓜蒌仁润肠通便。若虚弱少气,呕逆烦渴,或虚烦不得眠,发热多汗,可用竹叶石膏汤清热生津,益气和胃。

(四)其他疗法

1.单方验方

(1)藿香 12 g,半夏 9 g,水煎服,用于治疗外邪犯胃的呕吐。

(2)饭锅巴如掌大 1 块,焙焦研细末,用生姜汤送下,适用于饮食停滞之呕吐。

(3)黄连 3 g,苏叶 3 g,水煎服,可用于治疗胃热呕吐者。

(4)干姜 6 g,炙甘草 3 g,水煎服,治疗胃虚寒呕吐。

(5)百合 75 g,用清水浸一夜,洗净后加水煮熟,再取蛋黄入百合汤中,兑少量冰糖,温服,适用于胃阳不足呕吐。

(6)乌梅肉 120 g,蜂蜜 120 g,熬膏。每天 3 服,每服 30 mL,适用于胃阴不足之呕吐。

2.常用中成药

(1)藿香正气胶囊。

功用主治:解表化湿,理气和中。用于外感风寒,内伤湿滞,头痛昏重,胸膈痞闷,呕吐腹泻等症。

用法用量:每次 1.2 g,每天 2 次。

(2)保和丸。

功用主治:消食和胃。用于食积停滞,脘腹胀满,嗳腐吞酸,嘈杂不适。

用法用量:每次 8 丸,每天 3 次。

(3)戊己丸。

功用主治:泻肝和胃,降逆止呕。用于肝火犯胃、肝胃不和所致的胃脘灼痛,呕吐吞酸、口苦嘈杂等症。

用法用量:每次 3～6 g,每天 2 次。

(4)木香顺气丸。

功用主治:健脾和胃,行气化湿。用于湿浊中阻,脾胃不和所致的胸膈痞闷、脘腹胀痛、呕吐恶心、嗳气纳呆。

用法用量:每次 6～9 g,每天 3 次。

(5)平胃丸。

功用主治:健脾燥湿,宽胸消胀。用于脾胃湿盛,不思饮食,脘腹胀满,恶心呕吐,吞酸嗳气等症。

用法用量:每次 6 g,每天 2 次。

(6)香砂养胃丸。

功用主治:温中和胃。用于不思饮食、胃脘满闷、泛吐清水等症。

用法用量:每次 8 丸,每天 3 次。

3.针灸疗法

(1)体针:以胃之募穴、背俞穴,足阳明经穴,手厥阴经穴为主。

处方:中脘、胃俞、内关、足三里。

配穴:外邪犯胃加外关、合谷解表散邪,饮食停滞加梁门、天枢消食和胃,肝气犯胃加太冲、期门疏肝理气,胆热犯胃加阳陵泉、足临泣,脾胃气虚加脾俞、气海,脾胃阳虚加脾俞、关元,胃阴不足加脾俞、三阴交。

操作:毫针法,各穴均常规针刺;脾胃气虚、阳虚者可行艾条灸、温针灸;每天 1 次,呕吐甚者每天可治疗 2 次。

(2)耳针:根据病变部位取胃、贲门、幽门、十二指肠、肝、胆、脾、神门、交感,每次选用 2～4 穴,毫针浅刺,亦可埋针或用王不留行贴压。

(3)穴位注射:取足三里、至阳、灵台等穴。每穴注射生理盐水 1～2 mL。

(4)穴位敷贴:取神阙、中脘、内关、足三里等穴。切 2～3 mm 厚生姜片如硬币大,贴于穴上,用伤湿止痛膏固定。

4.外治疗法

(1)外敷法:①大蒜适量,捣烂,敷于足心。②炒吴茱萸 30 g,葱、姜各少许,共捣烂,敷脐眼,外用纱布覆盖。③蓖麻仁 30 g,捣烂,敷于涌泉穴。④棉花子适量,炒焦研末,先将桐油煮沸,把棉花子末放入调匀,布包热敷于脐上。

(2)推拿疗法:以降逆止呕为治疗原则,主要手法有一指禅推法、点按法、摩法、指揉法等。

取穴及部位:中脘、天枢、神阙、脘腹部、脾俞、胃俞、膈俞、背部两侧膀胱经、内关、足三里。

操作:腹部,患者屈膝仰卧位,用轻快的一指禅推法沿腹部任脉从上而下往返治疗,尤其在中脘穴,时间约 5 分钟;用掌摩法在上腹部做顺时针方向治疗,时间约 3 分钟;点按中脘、天枢、神阙穴，每穴 2～3 分钟。背部，患者俯卧位，用一指禅推法沿背部两侧膀胱经，往返操作 5～8 遍；用指揉法在脾俞、胃俞、膈俞穴治疗，以有酸胀感为度。四肢，用指揉法在内关、足三里穴治疗，每穴 1～2 分钟。

加减：实证呕吐者，可用指揉、点按背俞穴上的压痛敏感点，并根据病邪性质，选不同的穴位治疗。外邪犯胃者，可重手法按压、指揉内关、合谷和胃止呕，掌揉膀胱经并拿捏肩井疏散表邪；饮食积滞者，点按内关，揉摩腹部消食导滞；肝气犯胃者，配合肝俞、胆俞至症状缓解，点按期门、内关、太冲等穴；虚证呕吐者，掌揉膀胱经，以脾俞、胃俞为主，一指禅推天枢、关元，指揉足三里、上巨虚、下巨虚、三阴交，得气为度。脾胃虚寒者，可配以擦法，使热透胃脘为佳。

五、临证参考

（一）分析临床特点，审证求因

1.详查虚实，明确诊断

呕吐辨证不外乎虚实，通过虚实辨证，可以了解病体的邪正盛衰，为治疗提供依据。病变初期，多因外邪、饮食、情志等伤人致病，此时正气多不虚，可抗邪于外，治疗上遵循“实邪宜除”的原则，针对不同病因予以疏解表邪、消食通利、疏肝和胃等治法，同时注重开结和降。若先天禀赋不足或疾病失治误治，引起人体正气亏虚者，治疗上应遵循“虚呕宜补”，针对气血阴阳不足，给予相应治疗，同时注重温通柔润。对于虚实夹杂者，治应“攻补兼施”，并以补虚为主，泻实为辅。临床用药需明辨虚实，并结合胃的生理病理特点适当运用芳香降逆之品，以达悦脾和胃之效。

2.不同疾病呕吐特点不同

在临床治疗过程中通过辨析外在的表现，通过内外相袭整体性规律，探求疾病的实质。呕吐因胃气上逆所致，胃中之物多随上逆之气吐出，不同病因病机所致的呕吐不尽相同。因此，可根据呕吐物的性质、形态等来辨胃腑的寒热虚实；根据呕吐的呕势观察邪气的进退出入，病邪的深浅轻重。外邪、食滞或胃肠有热等所致的实证之呕吐，吐势多急；脾胃虚弱等致纳运不化，食积气滞之虚证呕吐，吐势多缓。从西医学角度看，结合呕吐的特点、呕吐物的性质和相应的实验室检查，对疾病的诊断也具有重要的提示意义。如喷射状呕吐为颅内高压性呕吐的特点，反射性或周围性呕吐常伴有恶心，呕吐为非喷射性；呕吐物带发酵、腐败气味，多提示胃潴留；带粪臭味多提示低位小肠梗阻；含大量胆汁者提示梗阻平面多在十二指肠乳头以下，含大量酸性液体者多有胃泌素瘤或十二指肠溃疡。

3.根据病情特点，审因论治

呕吐相关的疾病病情轻重不一，急性胃肠炎导致的呕吐，诊治较易，预后佳。但幽门梗阻、肠梗阻等导致的呕吐，如不解除梗阻，单纯止吐反可加重病情，这两者均为腑气不通所致，中医辨证属实热积滞于肠胃，腑气不通，气逆于上，选用大黄甘草汤加减通腑泄热。急性胰腺炎所致呕吐，西医学研究认为该病主要治疗手段为禁食水，抑制胰酶活性，临床研究发现早期口服柴芩承气汤或留置胃管减压并注入柴芩承气汤，可显著缩短住院时间。由于呕吐病因繁杂，可涉及西医学的多种疾病，在临床上应详细询问病史，仔细检查，总结呕吐特点。在降逆止呕的基础上，根据不同病情进行相应治疗。

（二）明确可吐与止呕，可下与禁下

临证见呕吐患者，应区别不同情况，予以正确处理，不可一味止呕。一般来说，呕吐一证，多为病理反应，可用降逆止呕之剂，在祛除病因的同时，和胃止呕，以达祛邪止呕之效。但若属人体

自身祛除有害物质的一种保护性反应，如胃中有食积、痰饮、痈脓而致呕吐者，不应止呕，待有害物质排出，再辨证治疗；若属误食毒物所致的呕吐，应按中毒治疗，这类呕吐应予解毒，并使邪有出路，邪去毒解则呕吐自止，止呕则留邪，于机体有害。

仲景有"患者欲吐者，不可下之"之戒，呕吐一般不宜用下法。兼表邪者，下之则邪陷入里；脾胃虚者，下之则伤脾胃；若胃中无有形实邪，下之则伤胃气；呕吐排痈脓等有害物质时，可涌吐，而不宜下。但临床上应辨证论治，若确属胃肠实热，大便秘结，腑气不通，而致浊气上逆作呕者，可用下法，通其便，折其逆，使浊气下降，呕吐自止。

(三)从整体出发，调整脏腑平衡

1.胃以通为用，以降为顺

胃主受纳水谷，以通为用，以降为顺。降则和，不降则滞，反升则逆，通降是胃的生理特点的集中体现。治疗上重在调运气机，不宜壅塞脾胃升降之气。呕吐皆因胃失和降所致，治疗上应承胃腑下降之性，疏塞通滞，引浊下行。若肝气犯胃，应理气通降，可用香附、陈皮、枳壳、佛手、柴胡等；若饮食积滞停胃，应消食化滞通降，可用山楂、莱菔子、厚朴等；若胃肠积热，应通腑泄热，用大黄、枳实、瓜蒌、大腹皮等；若脾胃虚寒者，应辛甘通阳，可用黄芪、生姜、桂枝、甘草等，若胃阴不足者，应滋阴通降，可用麦冬、石斛、沙参、白芍等。虽有温、清、补、泻的不同，但均寓有通降的法则。

2.肝失疏泄，胃腑受邪

肝与胃，脏腑功能相关，一主疏泄藏血，性喜条达，一为多气多血之腑主受纳运化，通降为顺；五行之理相系，肝属木，胃属土，木能疏土；肝胃经络相连，肝足厥阴之脉，"挟胃属肝络胆"，肝脉通畅，胃气和降。若七情所伤，肝气被郁，肝失于条达疏泄，最易侵及胃腑，使胃失和降，上逆为呕。故在治疗上疏泄厥阴以和肝，调理阳明以降胃气。临床应用时应注意用药升降之别，柔润之宜，肝气当升，胃气须降，又因肝体阴而用阳，胃为阳脏，喜润恶燥，调理肝胃用药柔润相宜。

3.胆胃同为阳腑，同气相求

胆胃同居中焦，相与为邻，均有以降为顺，以通为用的六腑特性，同主水谷之运化。若胆经受热，失于转枢，横逆克伐胃土，使胃失和降，出现一系列呕吐苦水，口苦，脘胁疼痛等症状，治疗上应通顺阳明胃腑，清泄少阳胆热，同时注意"胆随胃降"的特点，适量加用沉降和胃之品。

4.肾气通于胃，久病及肾

肾阳为胃纳之动力，肾阴为胃阴之化源。胃气以降为顺，这种通降作用既依赖肺之肃降功能，还须肾气的摄纳和温煦作用。若呕吐日久，肾气虚衰，使肾失摄纳，浊气上逆，胃失和降，则致呕吐。故在治疗呕吐时，适当应用滋补肾阴或温补肾阳之品。

(四)呕吐服药时的注意事项

(1)服中药汤剂要注意药温适度，可采用小量频服法，即先让患者服一小口试探，若吐就让其吐出，如此两三次后，一般就可适应，然后再一次服下，就不会再吐。

(2)服药前可先饮一小口生姜汁，或在服用的中药汤剂中加入适量的生姜汁(生姜 10～15 g 洗净切碎捣拦，加少量白开水泡 10 分钟应用)。生姜有良好的止呕功能，能明显减轻呕吐症状。

(3)因高热或肝胃火盛而呕逆者，若采用凉药温服法，以顺应疾病之性，便可减轻呕吐现象。

(4)去滓再煎首见于《伤寒论》《金匮要略》，其适应证均有呕吐症状或得药则剧吐的临床表现。临床报道认为，再煎可减轻药物异常气味或毒副作用，从而减少对咽、胃等得不良刺激，且通过再煎还可使药液浓缩，减少服用量，便于服用。

(五)呕吐日久易生变证

顽固性呕吐日久,多伤津耗气,引起气随津脱等变证。需结合临床实际,可进行补充液体,或静脉注射生脉注射液,或口服淡盐水等治疗。

(六)用药经验

(1)治呕半夏、生姜为首选之药:治疗呕吐当以降逆为主。止呕者当首推半夏、生姜。《伤寒论》《金匮要略》中,仲景止呕方必用半夏,而且以之为君,不用生姜者仅大半夏汤一方。而《医宗金鉴》则明谓"呕吐,半姜为圣药"。临床亦证实,半夏止呕之功效非他药所能及,近代实验研究证明生姜有协同半夏止呕的功效,二药相伍(即小半夏汤)可谓相得益彰。

(2)不辨寒热,用大黄甘草汤。"食已即吐者,大黄甘草汤主之"出自《金匮要略·呕吐哕下利病脉证治》,历代医家多以方测证,从火、热立论。据临床疗效分析,大黄甘草汤的辨证要点,应为食已即吐,临床不必拘于阳明胃热腑实证,无论寒热虚实,内伤外感、宿食痰饮,均可服用此方。

(3)寒热错杂者,黄萸干姜茶频服(黄芩 3 g,酒大黄 3 g,吴茱萸 3 g,干姜 3 g):方中黄芩、酒大黄清热通腑、降胃气,吴茱萸、干姜温中止呕。

六、预防调护

(1)避免风寒暑湿之邪或秽浊之气的侵袭,生活有节,适量进行锻炼。

(2)注意饮食卫生,不可暴饮暴食,忌食生冷油腻、酸腐不洁之品,不宜食用辛辣刺激之品,不宜抽烟、喝酒,可适量服用一些有营养的流质饮食,如稀粥、山药粥、薏米粥等。

(3)注重精神情志调养,避免过度精神刺激,保持心情舒畅。

(4)对于呕吐剧烈者,应卧床休息,并密切观察病情变化。在选药方面,尽量选用芳香悦胃之品。服药方法,应少量频服,或在药中加入少量姜汁,以助药力。对于神昏及年老体弱,呕吐频繁者,应注意防止呕吐物误吸,必要时可插入胃管。

(刘晓慧)

第四节　反　　胃

一、概念

反胃是指饮食入胃,宿谷不化,经过良久,由胃反出的病证。反胃一证,古称"翻胃",亦名"胃反",以朝食暮吐、暮食朝吐、吐出不消化食物为其特点。本病主要涵盖了西医学中的以反胃为主要临床表现的胃十二指肠疾病,如幽门痉挛、幽门梗阻等疾病。由于胆囊疾病、颈椎病等疾病引起的反胃不在本病症范围。

二、病因病机

反胃多因饮食不节,或嗜食生冷,或忧思劳倦太过,或服寒凉药太多中阳受损,导致脾胃受伤,饮食入胃,停而不化,逆而吐出,发为本证。本病日久可致气滞、血瘀、痰凝而成,继而导致症状加重。

(一)病因

1.酷饮无度,伤于酒食

饮酒过度或多食辛香燥热之品,胃内积热,热久伤阴,以致郁热停聚胃脘,发为本病。

2.纵食生冷,败其中阳

嗜食生冷,饮食不节,损伤脾胃,失其运化功能,气血无以化生,而致气血两亏;久则阳气亦衰,而见脾胃虚寒的表现。脾胃既伤,病延旷日致中焦虚寒不能消化谷食。又脾运不旺,痰饮谷食阻于下脘,宿食不化不能下导终致尽吐而出。

3.七情忧郁,痰瘀互结

思伤脾,脾伤则气结,气结则津液不能输布,聚而成痰;怒伤肝,肝伤则气郁,气郁则血液不能畅行,积而为瘀,痰瘀互结,阻隔胃气,而引起食入良久反吐而出。

(二)病机

反胃的基本病机是肝失疏泄,气机郁滞,脾不健运致气滞痰瘀阻于胃脘,胃失通降,气逆而上,反胃而出。

1.病机关键在于脾伤

本病病位于胃,本乃脾伤。脾伤指脾主运化水谷精微功能减退,脾运正常饮食水谷无以停聚,反胃者往往畏惧纳谷,精微摄入减少,导致肾精亏、肾气衰、肾阳虚,见下焦火衰。

2.病位在胃,与肝脾肾密切相关

饮食物的受纳与运化无不与肝气疏利息息相关,肝气条达则脾气健旺,脾气升清,胃气降浊。若肝气郁结甚而横逆犯胃,可致脾胃产生脾运失健、胃失和降现象。又脾与胃相连以膜,其性一湿一燥,气机一升一降,功能一运一纳,协调配合共同完成饮食水谷在体内的代谢。肝脾二脏的生理功能正常与否决定着胃腑能否执行“传化物而不藏”的生理功能。反胃长久,脾胃失其后天之本,使肾精乏源肾阳虚亏,下焦无火以腐熟水谷,促使病情加剧。

3.当辨其新久及所致之因

治反胃之法,当辨其新久及所致之因,或以酷饮无度,伤于酒湿,或以纵食生冷,败其真阳;或因七情忧郁,竭其中气,总之,无非内伤之甚,致损胃气而然。若寒在上焦,则多为恶心,或泛泛欲吐者,此胃脘之阳虚也。若寒在中焦,则食入不化,每食至中脘,或少顷或半日复出者,此胃中之阳虚也。若寒在下焦,则朝食暮吐,或暮食朝吐,乃以食入幽门,丙火不能传化,故久而复出,此命门之阳虚也。故凡治此者,必宜以扶助正气,健脾养胃为主。但新病者胃气犹未尽坏,若果饮食未消,则当兼去其滞;若有逆气未调,则当兼解其郁;若病稍久,或素体禀弱之辈,则当专用温补,不可标本杂进,妄行峻利,开导,消食,化痰等剂,以致重伤胃气,必致不起也。

三、诊断与病证鉴别

(一)诊断

1.诊断依据

(1)脘腹胀满,朝食暮吐,暮食朝吐,或一两时而吐,或积至 1 天 1 夜,吐出不消化食物。

(2)常伴食欲缺乏、腹胀、嘈杂、泛酸、嗳气等上消化道症状,振摇腹部,可听到辘辘的水声。

(3)多有反复发作病史,发病前多有明显的诱因,如情志不畅、劳累、饮食不当等。

(4)胃镜、上消化道钡餐等理化检查有明确的胃十二指肠疾病,并排除其他引起反胃的疾病。

2.辅助检查

电子胃镜、上消化道钡餐可做急、慢性胃炎,胃十二指肠溃疡,幽门水肿、梗阻,胃癌等诊断;肝功能、淀粉酶化验和B超、CT、MRI等检查可与肝、胆、胰疾病作鉴别诊断;血常规、腹部X线检查可与肠梗阻等作鉴别诊断;颈椎摄片或MRI等检查可与颈椎病作鉴别诊断。

(二)病证鉴别

1.反胃与噎膈

反胃与噎膈皆有"食入及吐"的症状,但噎膈的特征是"食噎不下,故反而上出",反胃则是"朝食暮吐,暮食朝吐,宿谷不化"。

2.反胃与呕吐

反胃与呕吐都有呕吐的症状,但呕吐以"有声有物,吐无定时"为其特征,而反胃以饮食入胃,宿谷不化,经过良久,由胃反出为特征。

四、辨证论治

(一)辨证思路

临证辨治应肝、脾、胃三者结合,以疏肝健脾治其本,通降和胃治其标。做到疏而不伤正气,补而不碍运气,降而不伐胃气。急性反胃多是邪盛,辨治较易。慢性反胃多因正虚,更须详察细辨。用药须轻灵,固护胃气,不悖"慢性病有方有守"之古训。如因肿瘤毒瘀等致病,宜合清热解毒化瘀散结和络之品。

(二)治疗原则

治疗各种因素所致的反胃,总的治则离不开和胃降逆。

(三)分证论治

1.肝胃不和证

症状:反胃发作频繁,逢恼怒或抑郁则复发或加重,伴两胁隐痛,攻窜不定,时有太息,舌淡苔薄,脉弦或弦滑。

病机分析:土虚木贼,肝气横逆犯胃,每致胃失和降,故反胃频作;肝性条达,布两胁,情志不遂,肝气不疏则见两胁隐痛,攻窜不定,时有太息,病情加剧;苔薄白,脉弦或弦滑,为气滞肝旺的征象。

治法:疏肝理气,和胃降逆。

代表方药:柴胡疏肝散合香苏饮。前方疏肝理气,解郁散结适用于肝气郁滞者;后方疏肝解郁,降逆止呕适用于肝胃不和者。方中柴胡疏肝解郁,制香附理气疏肝,陈皮、枳壳理气行滞,苏梗开胸顺气、降逆止呕,芍药、甘草养血柔肝,缓急止痛。

加减:若兼见脾胃气滞,加半夏、黄连、木香,辛开苦降,宽中除胀;若肝郁化火,心烦口苦咽干,加黄连、吴茱萸、焦山栀清泻肝火和胃;若兼腹气不通,大便秘结,加大黄、枳实、厚朴清热通腑;若气滞血瘀,胁肋刺痛,可加延胡索、当归、赤芍行气活血。

2.脾胃虚寒证

症状:食后脘腹胀满,朝食暮吐,暮食朝吐,吐出宿食不化,吐后即觉舒适,神疲乏力,面色少华,舌淡、苔薄,脉细缓无力。若兼见面色㿠白,四肢清冷,舌淡白,脉沉细,为久吐累及肾阳。

病机分析:饮食失调,或过食生冷,损伤脾阳,脾胃虚寒,致脾胃不能消谷,饮食不化,停滞胃中,故食后脘腹胀满,朝食暮吐,暮食朝吐,吐出宿食不化;脾阳不足,脾阳不能实四肢,故神疲乏力；脾阳不运，气血不能上呈，故面色少华；若久病及肾，肾阳不足，不能温养脏腑，则出现面色㿠白，四肢清冷。

治法：温中健脾，和胃降逆。

代表方药：丁蔻理中汤。方中丁香、肉豆蔻温中降逆，干姜温中祛寒，白术健脾燥湿，人参补气益脾，甘草和中补土。诸药合用，具有温中健脾、降逆止呕之功。

加减：若肾阳不足，畏寒肢冷，可加附子、肉桂补火助阳；若兼胃虚气逆，呕吐甚者，加旋覆花、代赭石降逆止呕；兼见吐甚而气阴耗伤者，酌加沙参、麦冬养胃润燥。

3.胃中积热证

症状：食后脘腹胀满，朝食暮吐，暮食朝吐，吐出宿食不化及酸腐稠液，面红，心烦口渴，便秘尿赤，舌干红，苔黄厚腻，脉滑数。

病机分析：邪热壅滞胃府，不降则滞，反升为逆，胃气上逆，故见脘腹胀满，朝食暮吐，暮食朝吐，吐出宿食不化及酸腐稠液；且火性炎上，热灼胃津，故面红、心烦口渴；热伤津亏，肠失濡润，故便秘尿赤；实热积于胃中，故舌干红，苔黄厚腻；热积胃中，阳气有余，故脉滑数。

治法：清胃泄热，降逆止吐。

代表方药：竹茹汤。方中葛根清泻胃火，生津止渴；半夏降逆止呕；竹茹善清胃热，止呕吐；生姜和胃止呕，与半夏、竹茹合用，增其降逆止呕之力。

加减：若兼大便秘结者，加大黄、枳实、厚朴清热通腑；热甚伤阴者，加生地黄、玄参、石斛滋阴润燥；兼气阴两伤者，可加麦冬、茯苓、玉竹以养阴和胃。

4.痰浊阻胃证

症状：脘腹胀满，食后尤甚，上腹或有积块，朝食暮吐，暮食朝吐，吐出宿食不化，或为痰涎水饮，眩晕，心悸，苔白滑，脉滑数。

病机分析：脾失健运，水湿内停而为痰为饮，痰饮之邪停于中焦则脘腹胀满，食后尤甚；痰浊阻滞胃脘，胃气不和，故见上腹积块，朝食暮吐，暮食朝吐，吐出宿食不化，或痰涎水饮；津液布散失常，脑窍失养则眩晕，痰阻心气则心悸；苔白滑，脉滑数为痰浊内蕴的征象。

治法：涤痰化浊，和胃降逆。

代表方药：导痰汤。方中天南星燥湿化痰，祛风散结；枳实下气行痰；半夏燥湿祛痰；橘红消痰顺气；茯苓渗湿，甘草和中。全方共奏燥湿化痰、行气开郁之功。

加减：若口苦口腻，舌苔黄腻，痰郁化热者，加黄连、黄芩清热燥湿，藿香、佩兰芳香化浊；兼见胸脘痞闷者，可加枳壳、瓜蒌宽胸理气化痰。

5.瘀血内结证

症状：脘腹胀满，食后尤甚，上腹有积块，坚硬且推之不移，朝食暮吐，暮食朝吐，吐出宿食不化，或吐血便血，或上腹胀满刺痛拒按，舌质黯红或有瘀点，脉弦涩。

病机分析：瘀血内结于胃，故上腹有积块，坚硬且推之不移；胃口梗阻不畅，故见脘腹胀满，食后尤甚，朝食暮吐，暮食朝吐，吐出宿食不化；瘀血阻络，血溢脉外，可见吐血便血；舌黯红或有瘀点，脉弦涩为血亏瘀结的征象。

治法：活血化瘀，和胃降逆。

代表方药：膈下逐瘀汤。方中川芎、当归、赤芍活血；桃仁、红花、五灵脂化瘀；牡丹皮清血热；香附、乌药、枳壳、延胡索理气止痛，和胃降逆。

加减：若呕吐甚者，可加旋覆花、代赭石、半夏、竹茹降逆止呕；脘腹有积块者，可加三棱、莪术、鳖甲、夏枯草祛瘀软坚；若呕吐物夹有血丝或血块者，可加三七、仙鹤草等止血凉血之品。

(四)其他疗法

1.单方验方

(1)将麦门冬洗净绞汁1盏、生地煮绞汁100 g，和生姜汁半盏，三样汁一起下到薏苡仁、白米中，煮成稀粥来食用。

(2)新鲜韭汁1匙和牛奶1杯煮沸，口服。

(3)用牛奶6份，韭汁、生姜汁、藕汁、梨汁各1份，混合煮食。

(4)刺猬皮砂炒，研成细末，与高良姜等分，研和成为蜜丸，每次服6 g，1天2次，饭前服。

(5)蒲公英(干品)5～7 g，切细，水煎服。

(6)半夏6 g，生姜6 g，水煎服。

(7)制大黄6 g，甘草12 g，水煎服。

(8)芦根12 g，白茅根12 g，水煎服。

2.常用中成药

附子理中丸，每次1丸，每天2次。

3.针灸疗法

(1)针刺疗法：取脾俞、胃俞、中脘、章门、关元、足三里等穴，针刺可用平补平泻法。

(2)灸法：主穴取脾俞、胃俞、中脘。用艾条温和灸，各灸5～10分钟，每天灸1次，10次为1个疗程。

五、临证参考

(一)辨证与辨病相参

治疗上应注意辨证辨病相结合，辨证时必须注意辨别病情的轻重缓急，病性的寒热虚实，审察阴阳气血，观察整个病程中的证情转化，做到随证化裁。同时采用相应的理化检查以明确疾病诊断，病证结合，进一步判断疾病的特点，既不延误病情，又能有针对性地指导治疗。

(二)注意祛除病因，辨证施治用药

针对胃腑蕴热，当以清热泻火、理气平冲之法。如唐·孙思邈《备急千金要方·胃腑方》云："治胃反，食即吐，上气方：芦根、茅根，各二两，细切。"寒气凝滞当以温通，如明·皇甫中《明医指掌·翻胃证》云："下焦有寒者，其脉沉而迟，其症朝食暮吐、暮食朝吐，小便清，大便闭而不通，治法当以通其闭塞，温其寒气。"脾胃气虚当健脾和胃，如清·陈念祖《医学从众录·膈症反胃》云："食入反出，脾失其消谷之能，胃失其容受之能，宜理中汤温脾，加麦芽以畅达一阳之气，与参术消补同行，土木不害，而脾得尽其所能。"癌毒瘀结当予活血化瘀、消痰散结，如清·张锡纯《医学衷中参西录·论胃病噎嗝治法及反胃治法》载："于变质化瘀丸中加生水蛭细末八钱。"较早地创制了活血化瘀法治疗反胃。

(三)治血治气，以平为要

胃为多气多血之腑，初病在经，久病入络，气滞血瘀、痰凝为患。应根据病情，或调气以和血，调血以和气，或气血同治。戴原礼曰："翻胃证，血虚者，脉必数而无力。气虚者，脉必缓而无力。气血俱虚者，则口中多出沫，但见沫大出者，必死。有热者脉数而有力，有痰者脉滑数，两者可治。血虚者，四物为主。气虚者，四君子为主。热以解毒为主，痰以二陈为主。"

六、预防调护

(1)少吃多餐,细嚼慢咽,饮食宜清淡流质,避免进食过烫、过冷的食物和辛辣刺激性食品,避免进食不易消化的食物,如坚硬、粗糙、油腻及粗纤维的食品,戒烟酒等。

(2)保持心情舒畅,保持正常的生活作息规律,劳逸结合,可适当参加健身活动。

(刘晓慧)

第五节 吐　酸

一、概念

吐酸是指胃中酸水上泛,随即吐出的病证,历代尚有“醋心”“噫醋”之称。本病主要涵盖了西医学中的以吐酸为主要临床表现的食管、胃十二指肠疾病,如胃食管反流病、急性胃炎、慢性胃炎、功能性消化不良、胃及十二指肠球部溃疡等疾病。

二、病因病机

吐酸的病因主要与饮食、情志有关。“肝失疏泄、胃失和降、胃气上逆,酸水泛溢”是本病主要病机。

(一)病因

1.外感风寒

寒邪犯胃,胃阳被遏,湿浊内停,郁而化热为酸。

2.情志因素

郁怒伤肝,肝木疏泄失常,气机阻滞,横逆犯胃,肝郁化热;或思虑过度,损伤脾胃,脾阳不足,痰浊内聚,酿而成酸。

3.内伤饮食

饮食不洁,或过食肥甘厚味醇酒煎炸食物,损伤脾胃,食不消化,湿热内生;或过食生冷,中阳受伤,致胸膈痞塞,胃气不和而致本症。

4.脾胃虚弱

先天不足或劳倦内伤,脾胃受损,中焦失运,谷不消化,酿而为酸。

(二)病机

1.病位

病位在脾胃,与肝胆关系密切。《灵枢·四时气》云:“邪在胆,逆在胃。”张景岳在《景岳全书·吞酸》曰:“腹满少食,吐涎呕恶,吞酸嗳气,谵语多思者,病在脾胃。”刘完素在《素问玄机原病式·六气为病·吐酸》中说:“酸者,肝木之味也。由火盛制金,不能平木,则肝木自甚,故为酸也。”《四明心传》云:“凡为吞酸,尽属肝木,曲直作酸也。”明·秦景明《症因脉治、外感吐酸水、内伤吐酸水》论及的“呕吐酸水之因,恼怒忧郁,伤肝胆之气,木能生火,乘克脾胃则饮食不能消化遂成酸水浸淫之患矣”。

2.病机关键

肝气郁结，横逆犯胃，胃失和降是本病病机的关键。《症因脉治》认为："呕吐酸水之因，平时郁结，水饮不化，外被风寒所束，上升之气，郁而成积，积之既久，湿能生热，湿盛木荣，肝气太盛，遂成木火之化，因吞酸、吐酸之症作矣"，而"恼怒忧郁，伤肝胆之气，木能生火，乘胃克脾，则饮食不能消化，停积于胃，遂成酸水浸淫之患矣"。

3.病理因素

郁热与痰阻是本病的重要病理因素。《素问·至真要大论》指出："诸呕吐酸，暴注下迫，皆属于热""少阳之胜，热客于胃，烦心心痛，目赤欲呕，呕酸善饥"。《医宗金鉴》云："干呕吐酸苦，胃中热也。"《诸病源候论·噫醋候》认为"噫醋"是"上焦有停痰，脾胃有宿冷，故不能消谷，谷不消则胀满而气逆，所以好噫而吞酸，气息醋臭"。明·龚信在《古今医鉴·梅核气》中将其病机描述为："始因喜怒太过，积热蕴隆，乃成厉痰郁结，致斯疾耳"。

三、诊断与病证鉴别

(一)诊断

1.诊断依据

(1)吐酸以酸水由胃中上泛，从口吐出为主要诊断依据。

(2)常伴有胃痛，嗳气，腹胀，嘈杂易饥等上消化道症状。

(3)多有反复发作病史，发病前多有明显的诱因，如外感风寒、饮食不当，情志不畅等。

(4)胃镜、上消化道钡餐等理化检查有明确的胃十二指肠疾病，并排除其他引起吐酸的疾病。

2.辅助检查

电子胃镜、上消化道钡餐可对急、慢性胃炎，胃十二指肠溃疡病，上消化道肿瘤等作出诊断；肝功能、淀粉酶化验和B超、CT、MRI等检查可与肝、胆、胰疾病作鉴别诊断。

(二)病证鉴别

1.吐酸与嘈杂

吐酸与嘈杂在病因病机上有许多相同之处，但临床表现不一致。吐酸是胃中不适，口吐酸水为主要临床表现的病证。嘈杂是胃中空虚，似饥非饥，似辣非辣，似痛非痛，胸膈懊憹，不可名状，或得食而暂止，或食已而复嘈为主要临床表现的病证。

2.吐酸与呕吐

吐酸与呕吐同属胃部疾病，吐酸即是呕吐酸水的临床表现，可属呕吐的范畴，但因其又有特殊的表现和病机，因此又当与呕吐相区别。呕吐是胃失和降，气逆于上，胃中之物从口吐出的病证，以有物有声为特征，病机为邪气干扰，胃虚失和所致。吐酸多由肝气郁结，胃气不和而发，属于热者，多由肝郁化热而致；属于寒者，可由寒邪犯胃，或素体脾胃虚寒而成；饮食停滞者嗳腐吞酸，是由食伤脾胃之故。

四、辨证论治

(一)辨证思路

本病多由肝气郁结，胃气不和而发，其中有偏寒、偏热之差异。属于热者，多由肝郁化热而致；属于寒者，可由寒邪犯胃，或素体脾胃虚寒而成。饮食停滞之泛酸噫腐者，是由食伤脾胃之故。临床首当辨寒热，次辨病在肝在胃，再辨是否兼夹食滞或痰湿。

(二)治疗原则

吐酸的临床治疗,常以调肝为其根本,但必须根据寒热证型,或泄肝和胃,辛开苦降,或温中散寒,和胃制酸,夹食加消导和中,兼痰配化痰祛湿,并可适当加入海螵蛸、煅瓦楞子等制酸药。病位均不离脾、胃、肝三者,基本病机在于中焦升降失常,胃气上逆而致病。正是基于这种认识,“疏肝理气,和胃降逆”乃是治疗本病的基本原则。

(三)分证论治

1.肝胃郁热证

症状:吐酸时作,胃脘灼热,口苦而臭,心烦易怒,两胁胀闷,舌红,脉弦数。

病机分析:肝郁化火,横逆犯胃,胃失和降,浊气上泛,故见吐酸时作;肝脉布胁肋,故两胁胀闷;肝火上炎则口苦、心烦易怒;胃火炽盛则口臭、胃脘灼热;舌红苔黄,脉象弦数乃肝胃火郁的征象。

治法:疏肝泄热,降逆和胃。

代表方药:逍遥散合左金丸。前方疏肝解郁,健脾和营适用于肝气不疏者;后方清泻肝火,降逆止呕适用于肝火犯胃者。方中柴胡疏肝解郁;当归、白芍养血柔肝;白术、茯苓健脾去湿;生姜、炙甘草温中益气;薄荷少许,助柴胡疏肝清热;黄连清肝火,泻胃热;吴茱萸疏肝解郁,和胃降逆。

加减:热甚者,可加黄芩、焦山栀;泛酸甚者,加煅瓦楞子、海螵蛸;大便秘结者,加虎杖、全瓜蒌;不寐者,加珍珠母、夏枯草。

2.脾胃虚寒证

症状:吐酸时作,兼吐清水,口淡喜暖,脘闷食少,少气懒言,肢倦不温,大便时溏,舌淡苔白,脉沉弱或迟缓。

病机分析:脾胃虚寒,胃气不和,浊阴上逆故见吐酸时作、兼吐清水;脾阳不足,运化失健,则脘闷食少;脾胃气虚,纳运乏力,则少气懒言;阳虚阴盛,寒从中生,故口淡喜暖,肢倦不温;阴寒之气内盛,水湿不化,见大便溏泄。

治法:温中散寒,和胃制酸。

代表方药:吴茱萸汤合香砂六君子汤。前方温中补虚,降逆止呕适用于肝胃虚寒,浊阴上逆者;后方益气健脾,行气化痰适用于脾胃气虚,痰阻气滞者。方中人参致冲和之气,白术培中宫,茯苓清治节,甘草调五脏,陈皮以利肺金之逆气,半夏以疏脾土之湿气,木香以行三焦之滞气,砂仁以通脾肾之元气,吴茱萸温胃暖肝、和胃降逆,生姜温胃散寒、降逆止呕。

加减:胃气上逆者加旋覆花、代赭石;嗳气频繁者,加白蔻、佛手;若病久及肾,肾阳不足,腰膝酸软,肢冷汗出,可加附子、肉桂温补脾肾。

3.湿阻脾胃证

症状:吐酸时作,喜唾涎沫,时时欲吐,胸脘痞闷,嗳气则舒,不思饮食,舌淡红,苔白滑,脉弦细或濡滑。

病机分析:湿浊中阻,脾胃不和,升降失常,胃气上逆,故吐酸时作、时时欲吐;湿阻气滞,则胸脘痞闷、嗳气则舒;湿邪伤脾,脾运失健,则不思饮食;津液布散失常则喜唾涎沫;舌淡红,苔白滑,脉弦细或濡滑为脾虚湿滞的征象。

治法:化湿和胃,理气解郁。

代表方药:藿香正气散。方中藿香和中止呕;半夏曲、陈皮理气燥湿,和胃降逆以止呕;白术、茯苓健脾运湿;大腹皮、厚朴行气化湿;紫苏、白芷醒脾宽中,行气止呕;桔梗宣肺利膈,又助化湿;

生姜、甘草、大枣，调和脾胃。

加减：湿浊留恋，苔腻不化者，可加苍术、佩兰化湿醒脾；湿郁化热，舌苔黄腻者，可加黄连、黄芩清热化湿；大便稀溏者，加山药、白扁豆健脾止泻。

4.食滞胃腑证

症状：胃脘饱胀，嗳腐吞酸，甚至呕恶，宿食上泛，纳谷乏味或不思饮食，舌苔黄腻，脉滑实。

病机分析：暴饮暴食，损伤脾胃，脾胃纳化失常，中焦气机受阻。食浊内阻则胃脘饱胀、纳谷乏味或不思饮食；胃失和降，胃气上逆，胃中腐败谷物上泛，故嗳腐吞酸、甚至呕恶，宿食上泛；舌苔黄腻，脉滑实是食滞内停的征象。

治法：宽中行滞，健脾助消。

代表方药：保和丸。方中山楂消油腻肉积；神曲消酒食陈腐之积；莱菔子消面食痰浊之积；陈皮、半夏、茯苓理气和胃，燥湿化痰；连翘散结清热。诸药合用，有消食导滞、理气和胃之功。

加减：若积滞化热，腹胀便秘，可用小承气汤通腑泄热；胃中积热上冲，可用竹茹汤清胃降逆；若饮食停滞兼有脾胃虚弱者，可用枳术丸消食健脾；若饮食停滞兼有湿热内阻者，可用枳实导滞丸消积导滞，清利湿热。

(四)其他疗法

1.单方验方

(1)煅牡蛎、煅鸡蛋壳，研末口服，每次 4.5 g，每天 3 次，治胃酸过多。

(2)海螵蛸 120 g，砂仁 30 g，共研末，每次 3 g，每天 2 次，开水送服，治胃寒、吐酸。

(3)吴茱萸 9 g(开水泡去苦水)，生姜 3 g，水煎服，治恶心吐酸。

2.常用中成药

(1)胃苏冲剂，每次 1 包，每天 3 次，口服。

(2)健胃愈疡片，每次 4 粒，每天 3 次，口服。

(3)舒肝片，每次 4 粒，每天 2 次，口服。

(4)温胃舒胶囊，每次 3 粒，每天 2 次，口服。

3.针灸疗法

针刺中脘、内关、足三里。热证加刺阳陵泉，用泻法；寒证用补法，并加艾灸。

五、临证参考

(一)辨属寒属热

本病属肝失条达，横逆犯胃，致胃气上逆为患，临床应首辨寒热。如《素问·至真要大论》云："诸呕吐酸，暴注下迫，皆属于热。"明代《医灯续焰·吞酸吐酸》云："吞酸与吐酸，是皆形寒胃冷……故统宜温中散寒，令郁滞开而病自愈矣。"提出以温中散寒为主治疗该病。《证治汇补·吐酸》云："初因标寒，宜暂与辛温反佐以开发之；久成郁热，宜以寒凉清解，或分利之；结散热去，则气自通和，酸亦自已也。"指出本病应分阶段治疗。

(二)辨属虚属实

临床上应根据虚实的不同合理用药。如张璐《张氏医通》言："嘈杂与吐酸一类……肝木摇动中土。故中土扰扰不宁……盖土虚不禁木所摇，故治法必当补脾运痰，土厚载物，则风木自安，不必用伐肝之剂，六君子汤为专药，火盛作酸，加吴茱萸、川黄连。"提出以六君子汤补脾运痰为主治疗本病。俞根初《重订通俗伤寒论·清凉剂》载："或吐黏涎，或呕酸汁，或吐苦水，或饥不欲食，食即胃满不舒，甚则胀痛，或嘈杂心烦。故以芩、连、橘、半，苦降辛通，调和肝胃为君；臣以竹茹、枳实，通络降气；佐以赤苓、碧玉，使胃中积聚之浊饮从小便而泄；使以姜、沥二汁，辛润涤痰，以复其调畅之性。此为清肝和胃，蠲痰泄饮之良方。”提到应用清肝和胃法治疗该病。

六、预防调护

(1)进食应细嚼慢咽，避免吃刺激性及促进胃液分泌的食物，如多纤维的芹菜、韭菜、黄豆芽、海带和浓缩果汁等。辣椒、芥末、烈性酒、咖喱、胡椒粉、蒜、薄荷等也不宜食用。此外，甜食、红薯在胃内易产酸，也要尽量少食。

(2)避免吃生冷及不易消化的食物。饭菜要软、烂、容易消化，以减轻胃的负担。

(3)减少脂肪摄入，脂肪可延缓胃排空，刺激胆囊收缩与分泌，降低食管括约肌压力，烹调以煮、炖、烩为主，不用油煎、炸。

(4)日常膳食中应有足够的营养素，如蛋白质和易消化的食物。因为蛋白质能中和胃酸，有利于减少胃酸和修复病灶。

(刘晓慧)

第六节 胃 痛

一、概念

胃痛又称胃脘痛，是以上腹胃脘部疼痛为主症的病证。本病主要涵盖了西医学中的胃十二指肠以上腹痛为主要临床表现的疾病，如急性胃炎、慢性胃炎、消化性溃疡、功能性消化不良、胃食管反流病、胃下垂、胃黏膜脱垂等。因胃癌、肝炎、胆囊炎、胰腺炎、肺炎、心肌梗死等疾病引起的上腹部疼痛不在本病证范围。

二、病因病机

胃痛主要由外邪犯胃、饮食伤胃、情志内伤和脾胃虚弱等因素导致胃气阻滞、胃失通降，不通则痛。

(一)病因

1.外邪犯胃

外感寒、热、湿诸邪，内客于胃，皆可致胃气阻滞，不通则痛。其中尤以寒邪最为多见，寒主收引，致胃脘气血凝滞不通而痛。

2.饮食伤胃

饮食不节，暴饮暴食，饥饱无常，损伤脾胃；或五味过极，辛辣无度，肥甘厚腻，过嗜烟酒，蕴湿生热，伤脾碍胃。两者皆可胃气壅滞，不通则痛。

3.情志内伤

恼怒伤肝，肝失疏泄，横逆犯胃，胃气郁滞，或气郁化火；忧思过度，脾气郁结，损伤胃气，均可引起胃痛。

4.脾胃虚弱

素体脾虚或后天饮食、劳倦、久病等原因损伤脾胃，脾胃虚弱，气血运化无力，或中阳不足，虚寒内生，胃失温养，或因热病伤阴，或因胃热火郁，灼伤胃阴，或久服香燥之品，耗伤胃阴，胃阴受损，胃失濡润，皆可发为胃痛。

（二）病机

1.病机关键

病机关键为胃气郁滞，失于和降，不通则痛。胃属六腑之一，属阳土，喜润恶燥，宜通而不宜滞，其气以和降为顺，胃痛初起多由情志郁结，肝气犯胃，气机阻滞而痛；或外感寒邪，寒凝气血，不通而痛；或饮食不节，胃腑失于和降而痛。病程日久，气郁化火，或湿而化热，热灼胃腑而痛；或久病入络，胃腑络脉瘀阻而痛。由于以上各种原因造成胃的气机阻滞，胃失和降，不通则痛，因而产生胃痛。

2.病位

病位在胃，与肝、脾密切相关，可涉及胆、肾。本病病位在胃，与肝、脾相关。脾胃同居中焦，互为表里，共为后天之本。生理上两者纳运互用，升降协调，燥湿相济，阴阳相合，病理上也相互影响，若脾气虚弱，运化失职，可致胃虚气滞而痛；若脾阳不足，寒自内生，可致虚寒胃痛；若脾润不及，胃失濡润，可致阴虚胃痛。肝与胃是木土乘克的关系，若肝气郁滞，势必克脾犯胃，致气机郁滞，胃失通降而痛；肝气久郁，或化火伤阴，或成瘀入络，或伤脾生痰，每使胃痛缠绵难愈。肝失疏泄还可累及胆腑，使胆汁通降失职，逆行入胃，灼伤胃腑。肾为胃之关，脾胃运化腐熟，全赖肾阳之温煦，若肾阳不足，可致脾肾阳虚，中焦虚寒，胃失温养而虚寒胃痛；若肾阴亏虚不能上济于胃，则胃失于濡养而阴虚胃痛。

3.病理性质

病理性质有虚实寒热之异，且可相互转化、兼夹。胃痛病理性质有虚有实，实者多属不通而痛，可由气滞、寒凝、食积、热郁、湿阻、血瘀引起；虚者多属不荣而痛，如脾胃阳虚或久病阴伤者所致。同时，虚实中又有寒热的不同，如饮食寒凉所致者，属于实寒证；中焦阳虚所致者，属于虚寒证。气郁化火或湿热内侵所致者，属于实热证，阴虚内热者属虚热证。本病主要的病理因素气滞、寒凝、食积、湿阻、热郁、血瘀等，可单一致病，常又可相兼为病，亦可相互转化，出现如气病及血、虚实夹杂等复杂情况。

4.病程

病程有新久之分，在气在血之别。胃痛初起，常由外邪、饮食、情志所致，以气机郁滞为主，病位较浅，多在气分；日久由经入络，气郁血瘀，病位较深，多为气血同病。

5.变证

病延日久，变证衍生。胃痛病延日久，可衍生变证，如胃热炽盛，迫血妄行；或瘀血阻滞，血不循经；或脾气虚弱，不能统血，均可导致胃络受损而发生出血，若出血量大，气随血脱则可发为厥脱。湿郁化热，火热内结，腑气不通，可出现腹痛剧烈拒按，大汗淋漓，四肢厥逆的厥脱危证。胃痛日久，浊痰聚瘀，结于胃脘，阳明失于和降，发为反胃，或酿毒生变，转为胃癌。

三、诊断与病证鉴别

（一）诊断

1.诊断依据

(1)上腹胃脘部近心窝处发生疼痛，有胀痛、刺痛、隐痛、剧痛等不同疼痛性质，可伴有上腹部压痛。

(2)常伴食欲缺乏、腹胀、恶心呕吐、嘈杂、泛酸、嗳气等上消化道症状。

(3)多有反复发作病史,发病前多有明显诱因,如天气变化、情志不畅、劳累、饮食不当等。

(4)胃镜、上消化道钡餐等理化检查有明确的胃十二指肠疾病,并排除其他引起上腹部疼痛的疾病。

2.辅助检查

电子胃镜、上消化道钡餐可对急、慢性胃炎,胃十二指肠溃疡,胃黏膜脱垂等作出诊断,并可与胃癌做鉴别诊断;幽门螺杆菌检测、血清促胃液素含量测定、血清壁细胞抗体测定、胃蛋白酶原测定及内因子等检查有利于慢性胃炎的诊断;肝功能、淀粉酶化验和B超、CT、MRI等检查可与肝、胆、胰疾病做鉴别诊断;血常规、腹部X线检查可与肠梗阻、肠穿孔等做鉴别诊断;心肌酶谱、肌钙蛋白、心电图检查可与心绞痛、心肌梗死做鉴别诊断。

(二)病证鉴别

1.胃痛与真心痛

真心痛是心经病变所引起的心痛证,相当于西医学的急性冠脉综合征。真心痛多见于中老年人,有时可出现上腹痛,但多有高血压、糖尿病等病史,主要表现起病较急,当胸而痛,且多刺痛,有压榨感,动辄加重,痛引肩背,常伴心悸气短、汗出肢冷,病情危急。其病变部位、疼痛程度与特征、伴随症状及其预后等方面与胃痛有明显区别。

2.胃痛与胁痛

胁痛是以胁部疼痛为主证,可伴发热恶寒、或目黄肤黄,或胸闷太息,极少伴嘈杂泛酸,嗳气吐腐,多相当于西医学的急慢性胆囊炎、胆管炎等胆道系统感染疾病。肝气犯胃之胃痛可有攻痛连胁,但以胃脘部疼痛为主症。

3.胃痛与腹痛

腹痛是以胃脘以下,耻骨毛际以上部位疼痛为主症,多相当于西医学的急、慢性胰腺炎及外科急腹症(包括肠梗阻、腹膜炎、肠穿孔、宫外孕等),胃痛以上腹胃脘处疼痛为主症。胃处腹中,与肠相连因而在个别特殊病证中,胃痛可以影响及腹,而腹痛亦可牵连于胃,这就要从其疼痛的主要部位和如何起病来加以辨别。

4.胃痛与肠痈

肠痈(急性阑尾炎)病变初起,多表现为突发性胃脘部疼痛,随着病情的变化,很快由胃脘部转移至右下腹部疼痛为主,且痛处拒按,腹皮拘急,右腿屈曲不伸,转侧牵引则疼痛加剧,多可伴有恶寒、发热等症。胃痛患者始终局限于胃脘,一般无发热。

5.胃痛与胃癌

胃癌多以胃痛为主要症状,可伴呕血、黑便、消瘦等。若胃痛日久,反复发作,伴消瘦、呕血、黑便等症者,更需详细询问病史,注意体格检查(包括左锁骨上淋巴结的触诊),同时及时行上消化道钡餐造影和电子胃镜等检查以明确诊断。

四、辨证论治

(一)辨证思路

1.辨虚实

新病体壮,痛势急剧,痛处拒按,固定不移,食后痛甚,脉盛者多属实证,并有气滞、寒凝、食滞、火郁、湿热、血瘀之别。气滞者，痛无定处，时发时止，胃痛且胀，多由情志诱发；寒凝者，曾感受寒邪，或嗜食冷饮，得温则减，喜热饮，脉紧弦；食滞者，多有饮食不节史，可伴嗳腐泛酸，大便秘结；湿阻者，苔厚而腻，脉滑；热郁者，舌红苔黄，口臭泛酸，得热则甚，脉数；血瘀者，病久痛有定处，痛如针刺，入夜尤甚，舌紫黯或有瘀斑，脉涩。久病体虚，痛势和缓，隐隐作痛，痛处喜按，部位不定，饥而痛甚，脉虚者多属虚证，有脾胃气虚、脾胃虚寒、胃阴不足之分。脾胃气虚者，痛势绵绵，多伴有食欲欠振，纳后脘胀，神疲乏力，舌淡胖有齿印，脉弱；脾胃虚寒者，胃脘疼痛，空腹易作，得食则缓，畏寒怕冷，大便易溏，脉沉细或细弦；胃阴不足者，胃脘隐隐灼痛，饥不欲食，口干咽燥，大便干结，舌红少苔，脉细。此外，服药后的反应也可以作为虚实辨证的依据，如服用黄芪、党参、白术等补益药后，症状缓解者多为虚证，症状加重者多为实证。

2.辨寒热

寒性凝滞收引，寒者多为冷痛，又有虚实不同，实寒多有受寒或饮食寒凉史，疼痛剧烈而拒按，虚寒疼痛多病程较久，隐隐而痛，喜温喜按，伴泛吐清水，遇寒痛甚，得温痛减，饮食喜温，舌苔白滑，脉象弦紧或舌淡苔薄，脉弱等特点，虚寒者容易感受外寒，形成内外俱寒；热者多为灼痛，实证痛势急迫，虚证疼痛隐隐，伴泛酸嘈杂，遇热痛甚，得寒痛减，饮食喜冷，舌红苔黄，脉弦数或舌红有裂纹苔少，脉细弱等特点。

3.辨气血

初病在气，久病在血。初痛、胃痛且胀，痛无定处者在气，在气者有气滞气虚之分。气滞者，多为阵发，与情志相关，胀甚于痛，攻窜不定，嗳气频频，苔薄白，脉弦；气虚者，多为隐痛，空腹痛，饮食减少，大便溏薄，食后腹胀，舌淡，脉弱。久痛入络，形成血瘀证，表现为痛有定处，痛如针刺，呈持续性，入夜尤甚，舌质紫黯或有瘀斑，脉涩。又有出血病史者，常有留瘀和血虚之候，临证应注意鉴别。

4.辨脏腑

胃痛病位主要在胃，但与肝、脾密切相关，可涉及胆、肾，辨证时要注意辨别病变脏腑的不同。如肝郁气滞、肝胃郁热等致病多发病与情志因素有关，痛及两胁，心烦易怒、嗳气频频；脾气虚弱，中阳不振所致胃痛，常伴食欲缺乏、便溏，面色少华，舌淡脉弱等脾胃虚寒之征象；口苦、泛酸，食油腻后加重者，多为胆胃不和；肢冷、畏寒，小便清长，腰膝酸软者，多为久病及肾。

5.辨食滞、湿浊、痰饮

食滞、湿浊、痰饮既是胃痛的常见原因，又常发生于胃痛的演变过程中，临证应注意辨别。食滞者多有饮食不节史，因饮食不当而诱发或加重胃痛，伴脘腹胀满，按之不适，厌食，舌苔垢腻；湿困中焦多表现为胃脘疼痛伴胸脘痞闷，口黏、口甜，食欲欠振，大便溏薄，以腻苔为辨证要点；痰饮主要表现为胃中辘辘有声，或泛吐涎沫，或口吐清水，按之胃脘有振水声。

6.辨病势缓急轻重顺逆

凡胃痛起病急骤者，病程较短，多由外邪犯胃，饮食不节，过食生冷，暴饮暴食，饮酒恼怒、情绪激动诱发，致寒伤中阳，食滞不化，肝气郁结，胃失和降，不通而痛。凡胃痛起病缓慢，疼痛渐发，病程较长，多由脾胃虚弱、关系他脏，脏腑功能失调所致。

胃痛经过正确的治疗，病邪祛除，正气未衰，胃痛可很快好转，疼痛持续时间缩短，复发减少，多为顺象。若治疗不能坚持，或延误诊治，或复感新病邪，急性胃痛发展为慢性胃痛，经常复发，间隔时间缩短，胃痛时间可长达数年。胃痛反复发作，久治不愈，或未及时治疗，疼痛加重，出现消瘦、黑便，甚至呕血，病势加重，应及时诊治，谨防恶变可能。

(二)治疗原则

胃痛治疗，以“通”为关键，治则以“和胃止痛”为要，立足于一个“通”字。清·高士宗说：“通之之法，各有不同，调气以和血，调血以和气，通也；上逆者使之下行，中结者，使之旁达，亦通也；虚者使之助通，寒者使之温通……”故治疗不能局限于狭义的通法，应审证求因，辨证施治。邪盛以祛邪为急，正虚以扶正为先，虚实夹杂者，则当祛邪扶正并举。胃寒者，散寒即所谓通；食积者，消食即所谓通；气滞者，理气即所谓通；湿阻者，化湿即所谓通；热郁者，泄热即所谓通；血瘀者，化瘀即所谓通；阴虚者，养阴益胃即所谓通；阳虚者，温运脾阳即所谓通。

(三)分证论治

1.寒邪客胃证

(1)症状：胃痛暴作，恶寒喜暖，得温痛减，遇寒加重，口淡不渴，或喜热饮，舌淡苔薄白，脉弦紧。

(2)病机分析：寒邪客胃或饮食生冷，寒凝胃脘，阳气被遏，气机郁滞，故胃痛暴作；胃无热邪，故不渴；热能盛寒，故喜热饮；弦脉主痛，紧脉主寒。

(3)治法：温胃散寒，行气止痛。

(4)代表方药：香苏散合良附丸加减。前方理气散寒，适用于外感风寒，胃气郁滞；后方温胃散寒，理气止痛，适用于寒邪客胃之胃痛证。香附、苏梗、木香、陈皮、白芷、乌药行气止痛，高良姜、桂枝、干姜温胃散寒。

(5)加减：伴风寒表证者，可加苏叶、藿香、生姜、葱白等疏散风寒；伴胸脘痞闷、纳呆者，可加枳实、鸡内金、法半夏、神曲等消食导滞。

2.饮食伤胃证

(1)症状：胃胀痛拒按，不思饮食，嗳腐吞酸，甚则呕吐不消化食物，其味腐臭，吐后痛减。大便不爽，苔厚腻，脉滑。

(2)病机分析：暴饮暴食，饮食停滞，阻塞胃气，故胀痛；宿食不化，浊气上逆，故嗳腐吞酸，甚则呕吐宿食；食积阻滞，胃失通降，致肠腑传导失司，故便不爽；苔厚腻、脉滑为宿食停滞之象。

(3)治法：消食导滞，和胃止痛。

(4)代表方药：保和丸加减。神曲、山楂、莱菔子消食导滞，茯苓、半夏、陈皮化湿和胃。

(5)加减：米面食滞者，可加谷芽、麦芽以消食化滞；肉食积滞者，重用山楂，可加鸡内金以消食化积；伴脘腹胀甚者，加枳实、木香、青皮、槟榔等行气消滞；胃脘胀痛而便秘者，可合用小承气汤或改用枳实导滞丸以通腑行气；胃痛急剧拒按、伴苔黄腻而便秘者，为食积化热成燥，可合用大承气汤以泄热通腑。

3.肝气犯胃证

(1)症状：胃痛胀闷，攻撑连胁，遇情志不疏则痛作或痛甚，嗳气、矢气则舒，善太息，大便不畅，苔多薄白，脉弦。

(2)病机分析：肝气郁结，横逆犯胃，胃气阻滞，不通则痛；情志怫郁，气郁加重，故痛作或加重；嗳气、矢气则气郁暂得缓解；气滞肠腑传导不利，则大便不畅；善太息，脉弦为肝郁气滞之象。

(3)治法：疏肝理气，和胃止痛。

(4)代表方药：柴胡疏肝散加减。柴胡、白芍、川芎、香附疏肝解郁，陈皮、佛手、枳壳、甘草理气和中。

(5)加减：痛甚者，可加川楝子、延胡索加强理气止痛；胁痛明显者，可加橘络、丝瓜络、郁金以通络止痛;嗳气频频者,可加沉香、刀豆壳、旋覆花以降气;泛酸者,可加乌贼骨、煅瓦楞子中和胃酸。

4.湿热中阻证

(1)症状:胃痛急迫,脘闷灼热,嘈杂泛酸,渴不欲饮,纳呆恶心,口干口臭,小便色黄,大便不畅,舌红苔黄腻,脉滑数。

(2)病机分析:邪热犯胃,故胃痛急迫、灼热;热结湿阻,胃气上逆,故泛酸嘈杂,纳呆恶心;舌红、苔黄、脉数为里热之象,苔腻、脉滑为湿浊阻滞之象。

(3)治法:清热化湿,理气和胃。

(4)代表方药:黄连平胃散加减。黄连、黄芩清热燥湿,苍术、藿香、厚朴、陈皮运脾化湿,茯苓、薏苡仁、泽泻、车前子淡渗利湿。

(5)加减:胃热炽甚者,可加栀子、蒲公英等清泄胃热;气滞腹胀者,可加枳实、木香、佛手等理气消胀;大便不畅者,可加冬瓜子利湿导滞;恶心呕吐者,可加竹茹、旋覆花等和胃降逆;纳呆者,可加神曲、山楂、谷麦芽等消食健胃;泛酸者,可加乌贼骨、浙贝母、煅瓦楞等中和胃酸。

5.瘀血停胃证

(1)症状:痛有定处,如针刺、刀割,痛时持久,食后或入夜尤甚,或见吐血黑便,舌质紫黯,有瘀斑,脉涩。

(2)病机分析:瘀血内阻,胃络壅滞,不通则痛;瘀血有形,故痛有定处、痛时持久;进食则动其瘀,故食后痛甚;血属阴,故夜间瘀血加重;瘀血内阻,血不循经,故见吐血黑便;舌质紫黯,有瘀斑,脉涩为血瘀之象。

(3)治法:化瘀通络,理气和胃。

(4)代表方药:丹参饮合失笑散加减。前方理气化瘀,后方化瘀止痛,两方合用加强活血化瘀作用,适用于胃痛如针刺、痛有定处及久病不愈的患者。丹参、五灵脂、蒲黄活血止痛,檀香、砂仁行气和胃。

(5)加减:痛且胀者,可加陈皮、青皮、木香、枳壳、莪术等行气消胀止痛;伴胁痛者,可加川楝子、延胡索、香附、郁金等疏肝理气、活血止痛;久病正虚者,可加党参、黄芪、太子参、仙鹤草等益气活血;黑便者,可加三七、白及以化瘀止血生肌;若呕血黑便,面色萎黄,四肢不温,舌淡脉弱无力者,可加用黄土汤以温脾摄血。

6.胃阴亏虚证

(1)症状:胃脘隐隐灼痛,饥不欲食,或嘈杂、或脘痞不舒、或干呕呃逆,口干咽燥,消瘦乏力,大便干结,舌红少津,脉细数。

(2)病机分析:阴虚则生内热,虚火消谷则似饥,胃虚不能消磨水谷则不欲食;胃阴不足,胃失濡养,则嘈杂;胃虚不运,通降失施,故脘痞不舒、或干呕呃逆;津不上承,则口干;津不下行,则便干;舌红少津,脉细数为阴虚火旺之象。

(3)治法:养阴益胃,和中止痛。

(4)代表方药:一贯煎合芍药甘草汤加减。前方养阴益胃,后方缓急止痛,两方合用适用于隐隐作痛、口干咽燥、舌红少津的胃痛。沙参、麦冬、生地黄、枸杞子养阴益胃,当归养血活血,川楝子、生麦芽疏肝理气,芍药、甘草缓急止痛。

(5)加减:胃脘胀痛者,可加厚朴花、玫瑰花、佛手、绿萼梅、香橼等理气止痛;食后堵闷者,可加鸡内金、谷麦芽以消食健胃;大便干燥者,加瓜蒌仁、火麻仁、郁李仁等润肠通便;阴虚胃热者,可加石斛、知母、黄连等清泻胃火;胃脘灼痛、嘈杂泛酸者,可加煅瓦楞子或配用左金丸以制酸。

7.脾胃虚寒证

(1)症状:胃脘绵绵冷痛,喜温喜按,空腹痛甚,得食痛减,劳累或受凉后发作或加重,时呕清水或夹不消化食物,食少脘痞,口淡不渴,倦怠乏力,手足不温,大便溏薄,舌淡胖,脉沉弱。

(2)病机分析:虚则喜按,寒则喜暖,胃络借饮食之暖,以温通血脉;劳则气耗,受寒则虚寒加重;脾运迟缓,水饮停留,胃虚通降无权,故泛呕清水、宿食;脾阳不达四肢,则手足不温;大便溏薄,舌淡胖,脉沉弱,为中虚有寒,脾阳虚弱之象。

(3)治法:温中健脾,和胃止痛。

(4)代表方药:黄芪建中汤加减。本方温中散寒,和胃止痛,适用于喜温喜按之胃脘隐痛。黄芪、桂枝甘温补中,辛甘化阳;白芍、甘草缓急和营止痛;生姜、大枣温胃和中补虚。

(5)加减:泛吐清水,加干姜、半夏、茯苓、陈皮;泛酸,加左金丸、乌贼骨、煅瓦楞子;胃脘冷痛,虚寒较甚,呕吐,肢冷者,可合附子理中汤;无泛吐清水或手足不温者,可改用香砂六君子汤。

(四)其他疗法

1.单方验方

(1)乌贼骨、贝母等份研细末,每次 3 g,用于胃痛泛酸明显者。

(2)香附 6 g、高良姜 3 g,水煎服,用于胃痛寒凝者。

(3)百合 30 g、乌药 10 g,水煎服,用于阴虚胃痛。

(4)蒲公英 15~30 g,水煎服,用于热性胃痛。

(5)红花 3 g,大枣 10 枚,水煎服,用于血瘀胃痛。

(6)桃仁、五灵脂各 15 g,微炒为末,米醋为丸如小豆粒大,每服 15~20 粒,开水送服,孕妇忌服,用于血瘀胃痛。

2.常用中成药

(1)香砂养胃丸。

功用主治:温中和胃。用于不思饮食,胃脘满闷或泛吐酸水。

用法用量:每次 3 g,每天 3 次。

(2)气滞胃痛颗粒。

功用主治:疏肝理气,和胃止痛。用于情志不畅,肝气犯胃所引起的胃痛连胁,嘈杂恶心等症。

用法用量:每次 1~2 包,每天 3 次。

(3)胃苏冲剂。

功用主治:理气消胀,和胃止痛。用于胃脘胀痛。

用法用量:每次 15 g,每天 3 次。

(4)三九胃泰。

功用主治:清热化湿,理气和胃。用于湿热交阻,脾胃不和之胃痛。

用法用量:每次 1~2 袋,每天 3 次。

(5)摩罗丹浓缩丸。

功用主治:和胃降逆,健脾消胀,通络定痛。用于胃痛、胀满、痞闷、纳呆、嗳气、胃灼热等症。

用法用量:每次 8~16 丸,每天 3 次。

3.针灸疗法

(1)体针:以取足阳明、手厥阴、足太阴经、任脉穴为主。

处方：足三里、梁丘、公孙、内关、中脘。配穴：胃寒者加梁门，胃热者加内庭，肝郁者加期门、太冲，脾胃虚寒者加气海、脾俞，胃阴不足者加三阴交、太溪，血瘀者加血海、膈俞。

操作：毫针刺，实证用泻法，虚证用补法，胃寒及脾胃虚寒宜加灸。

(2)耳针：取胃、肝、脾、神门、交感。毫针中等强度刺激，或用王不留行贴压或埋针。

(3)穴位注射：取中脘、脾俞、胃俞、足三里，每次选 2 穴，用黄芪、丹参或当归注射液，每穴注射药液1 mL，每天 1 次。

4.外治疗法

(1)外敷法：①取肉桂 30 g、丁香 15 g，研为细末，用纱布包扎，外敷中脘穴，每次 10～20 分钟。②取吴茱萸 75 g，用白酒适量拌匀，用绢布包成数包，蒸 20 分钟左右，趁热以药包熨脘腹、脐下、足心，药包冷则更换，每天 2 次，每次 30 分钟或以疼痛缓解为度。

(2)推拿疗法：以行气止痛为治疗大法，用一指禅推、按、揉、摩、拿、搓、擦等法。

取穴及部位：中脘、天枢、肝俞、脾俞、胃俞、三焦俞、肩中俞、手三里、内关、合谷、足三里、气海、胃脘部、背部、肩及胁部。

操作：①患者仰卧位，医者站于一侧。用轻快的一指禅推法在中脘、天枢、气海施术，每穴 2 分钟，四指摩胃脘部 1～2 分钟，按揉足三里 2 分钟。②患者俯卧位，用一指禅推法自肝俞至三焦俞，往返施术 5～10 遍，再用较重的按揉法在肝俞至三焦俞施术，时间约为 5 分钟。最后施以擦法，以透热为度。③患者坐位，拿肩井或点按肩井，较重力按揉手三里、内关、合谷，搓肩臂和两胁，往返 10～20 遍。

加减：①病邪阻滞。用较重的点按法在大肠俞、八髎施术，时间约为 2 分钟；用擦法在左侧背部施术，以透热为度。②脏腑功能失调。用一指禅推法自天突至中脘施术，重点在膻中，按揉章门、期门，擦肾俞、命门，以透热为度。

五、临证参考

(一)辨证与辨病相参

1.明确诊断，掌握预后

明确诊断是采取正确治疗的前提。胃痛所对应的相关疾病整体预后较好，但萎缩性胃炎、反流性食管炎、胃溃疡等疾病有潜在恶变的可能性，应根据病变的轻重程度，及时复查，明确病情的转归，及时更改治疗方案。慢性胃炎伴重度异型增生患者需及时行内镜或手术治疗；消化性溃疡注意有无合并出血、穿孔、幽门梗阻或癌变者，如出血量大者应以中西医结合治疗为主。

2.判断病情的特点，注意急则治其标，缓则治其本

胃痛治疗上应注意辨证辨病相结合，辨证时必须注意辨别病情的轻重缓急，病性的寒热虚实，审察气血阴阳，观察整个病程中的症情转化，做到随证化裁。同时，采用理化检查以明确疾病诊断，病证结合，进一步判断疾病的特点，既不延误病情，又能针对性地指导治疗。如对于消化性溃疡，考虑到其致病因素主要为胃酸，在辨证施治的基础上可配合使用制酸护膜、生肌愈疡的药物，如白及、乌贼骨、瓦楞子、浙贝母等；对于萎缩性胃炎，应注意濡润柔养，兼以活血通络，切勿刚燥太过；对于胃食管反流病，则应注意泄肝和胃降逆。

同时，治疗应遵循急则治其标，缓则治其本的原则。风寒犯胃、饮食积滞、情志所伤者，病势多急，应急则治标，予温胃散寒、消食导滞、疏肝理气；素体脾虚、久病伤正、气阴两伤者，病势多缓，应缓则治本，予健脾助运、益气扶正、养阴益胃等法。若疼痛剧烈的患者(主要是胃十二指肠

溃疡），出现发热、腹肌紧张、腹部压痛、反跳痛等症状体征，应注意胃肠穿孔，应及时转外科治疗。

3.结合胃镜病理特点选用药物

胃镜病理检查为中医辨证施治提供了更客观、更丰富的临床资料，治疗时应不忘结合胃镜病理特点治疗。如伴有幽门螺杆菌感染患者，特别是根除失败的患者，在西医标准根除 *Hp* 治疗方案的基础上，我们可以积极配合中药治疗，一般可采取扶正祛邪的方法，如黄连、黄芩和党参、干姜同用，以提高幽门螺杆菌的根除率；对于慢性萎缩性胃炎伴有肠化或异性增生者，在辨证论治的基础上，注意益气活血，并适当选用生薏苡仁、莪术、白花蛇舌草、半枝莲、仙鹤草等药物，并告知患者注意饮食的调护，避免食用腌制品；伴有食管、胃黏膜糜烂者，在配伍乌贼骨、白及等制酸护膜的基础上，酌情选用地榆、仙鹤草、炒薏苡仁、参三七等药物。

（二）注意祛除病因，用药以止痛为先

导致胃痛的病因很多，祛除致病因素是缓解疼痛的有效方法，所以在胃痛的辨治过程中要详辨病因，注意祛除病因和止痛为先的有机结合。胃痛的发病一般有诱因可寻，要详细了解以利于审因论治。如寒凝气滞，治当散寒止痛；饮食停滞，治当消食导滞；情志不畅，治当疏和气机；湿邪阻滞，治当化湿和中；中焦郁热，治当清热和中；因虚致痛，治当补虚止痛，注意气虚、阳虚和阴虚之别。又不论病因如何，中焦气机的郁滞，不通则痛，是胃痛的病机关键，故在辨证用药基础上，适当参入理气和胃、缓急止痛之品，如延胡索、炒白芍等，有助于症状的缓解。

（三）脏腑相关，治胃勿忘整体观念

1.治胃宜照顾到胃的体用特征

胃为阳明燥土，体阳而用阴，喜润恶燥，以通为用，宜降则和。胃病日久，病机虚实错杂，或寒热兼夹，治疗时应注意用药刚柔，兼筹并顾，不可过偏一端，注意忌刚用柔、忌柔用刚和刚柔并济的合理运用，从而恢复胃的正常通降功能。如胃阳虚弱，易为寒邪、饮食生冷所伤，当用辛温散寒之品，以恢复胃的和降功能；胃阴不足者，多为久病不复，肝火劫伤胃阴或过用辛燥等，治宜养阴益胃，和中止痛，多以甘凉濡润之品以滋养胃阴，如麦冬、沙参、石斛、玉竹等，使津液复而胃得润降，则胃痛自愈。如为肝火所伤，又当结合酸甘合化，如芍药、甘草等，既能柔肝平木，又可酸甘化阴，一举两得。

2.结合脏腑辨证，注意从他脏论治

（1）肝为起病之源，胃为传病之所：肝与胃是木土乘克的关系，病理上也密切相关，“肝为起病之源，胃为传病之所”，肝胃不和是胃痛最常见的证型之一，故从肝论治胃痛最为重要。叶天士提出“醒胃必先制肝”“培土必先制木”的用药原则。在具体用药中，又当区分肝气郁滞、肝郁化火、肝阴不足等不同的病理机制，给予疏肝、清肝、泻肝、柔肝和平肝等治疗。如有学者提出了疏肝解郁和胃、滋阴疏肝和胃、益气疏肝健脾、抑肝扶脾止痛、疏肝理气化痰、清肝散瘀和胃、疏肝除湿散满、化瘀疏肝和络等方法，可资临证参考。

（2）邪在胆，逆在胃，胆胃相关：胆胃在生理上相互关联，共居中焦，同属六腑，泻而不藏；病理上，可因情志内伤，肝胆失疏，或因饮食不节，损伤脾胃，导致气机不畅，肝胆疏泄失常而致病。《灵枢·四时气》曰：“邪在胆，逆在胃，胆液泄则口苦，胃气逆则呕苦。”多见口苦、泛酸，食油腻后加重者等胆胃同病之象，多见于胆汁反流性胃炎。治疗时注意“通降为顺”，以疏肝利胆、和胃降逆为基本大法，配伍柴胡、黄芩之品，或合以温胆汤加减。

（3）脾胃以膜相连，互为表里，为气机升降之枢纽，治疗过程中应注意调理脾胃的升降：在生理上，脾胃同居中焦，脾体阴而用阳，以升为健；胃体阳而用阴，以降为和，两者阴阳相合，升降相因，为气机升降之枢纽。病理情况下，脾胃气机升降失常，脾气不能升清，则胃气不能降浊；胃气失于和降，则脾的运化功能失常，表现为气机不利，不通则痛。治疗时注意调畅中焦气机，恢复脾胃受纳运化之职，以合"治中焦如衡，非平不安"的用药原则，常用的方法有补中益气法、益胃养阴法、辛开苦降法，和胃降逆法，升降相合法（如配伍桔梗、枳壳）等。由于脾胃的升降和肺气的宣肃有关，故用药时亦可适当参入宣调肺气之品，如枇杷叶、杏仁、桔梗等，以助胃气的和降。

（4）肾为胃之关，脾胃运化腐熟，全赖肾阳之温煦，若肾阳不足，可致脾肾阳虚，中焦虚寒，胃失温养而虚寒胃痛；若肾阴亏虚不能上济于胃，则胃失于濡养而阴虚胃痛。治疗胃痛时注意治肾，适当参以补肾之品。

（四）治血治气，以平为要

胃为多气多血之腑，初病在经，久病入络，气滞血瘀，证见胃痛久发，痛处固定，舌有紫气，脉弦或涩，应根据病情，或调气以和血，调血以和气，或气血同治。然症有轻重，瘀有深浅，治亦当有所区别，活血药有养血活血、活血散瘀、破瘀散结和搜剔通络的不同，应当根据证候的虚实和病情的轻重不同选择应用。

（五）证多兼杂易变，临证宜加详察

临床上多以复合性证候为主，很少见到单一证候者，且可因体质、药物、饮食、天气等多种因素而发生寒热虚实的转化，因此疾病发展过程中多易出现虚实寒热夹杂等证候，治疗应善于抓主症，解决主要矛盾，因虚致实者当以补虚为主，佐以祛邪，因实致虚者当以祛邪为主，佐以补虚。注重"观其脉症，知犯何逆，随证治之"。

六、预防调护

（1）注意在气候变化的季节里及时添加衣被，保持室内温暖、空气流通，防止受寒。

（2）一日三餐定时定量，细嚼慢咽，可少吃多餐，平常尽量不吃零食，避免进食过烫、过冷的食物和辛辣刺激性食品，避免进食不易消化的食物，如坚硬、粗糙、油腻及粗纤维的食品，戒烟酒等。

（3）慎用对胃黏膜有损伤的药物，如阿司匹林、水杨酸类、保泰松、吲哚美辛、激素、碘胺、红霉素、四环素、利血平等。

（4）保持心情舒畅，保持正常的生活作息规律，避免劳累过度。

（刘晓慧）

第七节　胃　　缓

一、概念

胃缓是由于长期饮食失调，或劳倦过度等，使中气亏虚，脾气下陷、肌肉瘦削不坚，固护升举无力，以致胃体下坠。以脘腹坠胀作痛，食后或站立时加重为主症的病证。本病主要指西医学中的胃下垂。各种慢性病中出现的胃肠功能障碍等类似病症者不在本病证范围。

二、病因病机

胃缓主要由饮食不节，内伤七情，劳倦过度，或先天禀赋薄弱等因素导致脾胃虚弱，中气下陷，升降失和，使形体瘦削，肌肉不坚所引起。

(一)病因

1.病机关键

饮食不节，损伤脾胃。饮食不节，暴饮暴食，饥饱无常，损伤脾胃；或五味过极，辛辣无度，肥甘厚腻，过嗜烟酒，蕴湿生热，伤脾碍胃；或嗜食寒凉生冷，损伤脾阳，水谷不能化生精微，停痰留饮。均可因脾胃失和而致胃缓。

2.病位

情志拂逆，木郁不达，横逆犯胃，以致肝胃不和；忧思伤脾，脾失健运，胃失和降，升降失和致胃缓。

3.病理性质

禀赋不足，脾胃虚弱。素体禀赋不足，或劳倦内伤、或久病产后等原因损伤脾胃，脾胃虚弱，中阳不足，虚寒内生，胃失温养；或因热病伤阴，或因胃热火郁，灼伤胃阴，或久服香燥之品，耗伤胃阴，或汗吐下太过，胃阴受损，胃失濡养；纳食减少，味不能归于形，形体瘦削，肌肉不坚而形成胃缓。

(二)病机

1.病机关键

病机关键为脾胃失和，升降失常。脾主升，胃主降；脾主运化，胃主受纳，脾胃失和即表现为脾胃这一对矛盾的功能紊乱，或为脾气下陷，或为胃气上逆，或脾不运化，或胃不受纳。饮食不节，损伤脾胃，湿热痰饮内生；或情志失调，内伤脾胃；或禀赋不足，劳倦内伤、久病产后损伤脾胃，胃失温养或濡养，导致脾胃虚弱，中气下陷，升降失和而形成胃缓。

2.病位

本病病位在胃，与肝、脾、肾相关。脾胃同居中焦，互为表里，共为后天之本。生理上两者纳运互用，升降协调，燥湿相济，阴阳相合，病理上也相互影响。肝与胃是木土乘克的关系，若肝气郁滞，势必克脾犯胃，致气机郁滞，胃失通降；肝气久郁，或化火伤阴，或成瘀入络，或伤脾生痰，使胃缓缠绵难愈。肾为胃之关，脾胃运化腐熟，全赖肾阳之温煦，若肾阳不足，可致脾肾阳虚，中焦虚寒，胃失温养；若肾阴亏虚不能上济于胃，则胃失于濡养。

3.病理性质

病理性质有虚实寒热之异，且可相互兼夹。胃缓，本为虚证，脾胃气虚，脾肾阳虚或脾胃阴虚，脾胃脏腑功能失调，常导致气滞、热郁、血瘀、食积、湿阻、饮停，临床多见虚实夹杂。本病主要的病理因素气滞、热郁、血瘀、食积、湿阻、饮停等，可单一致病，又可相兼为病，亦可相互转化，出现如气病及血等情况。

三、诊断与病证鉴别

(一)诊断

1.诊断依据

(1)不同程度的上腹部饱胀感，食后尤甚，腹胀可于餐后、站立过久和劳累后加重，平卧时减轻，腹部疼痛呈隐痛或胀痛，无周期性及节律性。

(2)常伴有厌食、嗳气、便秘、腹痛、消瘦、头晕、乏力等胃肠功能失调的症状及全身虚弱表现。

(3)起病缓慢，多发生于瘦长体形，经产妇及消耗性疾病进行性消瘦等。饮食不节、情志不畅、劳累等均为诱发因素。

(4)上消化道X线钡餐造影检查可见胃小弯角切迹、胃幽门管低于髂嵴连线水平；胃呈长钩形或无张力型，上窄下宽，胃体与胃窦靠近，胃角变锐。胃的位置及张力均低，整个胃几乎位于腹腔左侧。

根据站立位胃角切迹与两侧髂嵴连线的位置，将胃下垂分为3度：轻度角切迹的位置低于髂嵴连线下1～5 cm，中度角切迹的位置位于髂嵴连线下5.1～10 cm，重度角切迹的位置低于髂嵴连线下10.1 cm以上。

2.辅助检查

上消化道钡餐是目前诊断的主要方法，饮水B超检查也具有辅助诊断作用。电子胃镜、上消化道钡餐，可排除胃黏膜糜烂，胃十二指肠溃疡，胃癌等病变并明确诊断；肝功能、淀粉酶化验和B超、CT、MRI等检查可与肝、胆、胰疾病作鉴别诊断；血常规、腹部X线检查可与肠梗阻、肠穿孔等作鉴别诊断；血糖、甲状腺功能检查可与糖尿病、甲状腺疾病作鉴别诊断。

(二)病证鉴别

1.胃缓与胃痞

胃缓与胃痞均以脘腹痞满为主症，但胃缓的脘腹痞满多见于饭后，同时可兼见胀急疼痛，或胃脘部常有形可见，与一般的痞满不同。

2.胃缓与胃痛

胃缓可见脘腹痞满及疼痛，但胃缓之胃脘疼痛多为坠痛，餐后、站立过久和劳累后加重，平卧时减轻，呈隐痛或胀痛，无周期性及节律性，与一般胃痛不难鉴别。

四、辨证论治

(一)辨证思路

1.辨虚实

脾胃气虚者，病势绵绵，多伴有食欲不振，纳后脘胀，神疲乏力，舌淡胖有齿印，脉弱；脾虚气陷者，脘腹重坠作胀，食后益甚，或便意频数，肛门重坠，或脱肛，或小便混浊，或久泄不止；脾肾阳虚者，脘腹胀满，食后更甚，喜温喜按，食少便溏，畏冷肢凉，胃中振水，呕吐清水，腰酸，舌淡胖，苔白滑，脉沉弱。脾虚阴损者，胃脘痞满，食后更显，神疲乏力，气短懒言，咽干口燥，烦渴欲饮，午后颧红，小便短少，大便干结，舌体瘦薄，苔少而干，脉虚数。脾胃脏腑功能失调，常导致气滞、热郁、血瘀、食积、湿阻、饮停；气滞者，痛无定处，时发时止，胃痛且胀，多由情志诱发；热郁者，舌红苔黄，口臭泛酸，得热则甚，脉数；血瘀者，病久痛有定处，痛如针刺，入夜尤甚，舌紫黯或有瘀斑，脉涩。食积者，多有饮食不节史，可伴嗳腐泛酸，大便秘结；湿阻者，苔厚而腻，脉滑；饮停者，胃中振水，泛吐涎沫或呕吐清水，舌淡胖，苔白滑；临床多见虚实夹杂，相兼为病。

2.辨寒热

脾虚气陷，脾肾阳虚多见虚寒征象，表现为病程较久，脘腹痞满，隐隐而痛，喜温喜按，伴泛吐清水，遇寒痛甚，得温痛减，饮食喜温，舌苔白滑，脉象弦紧或舌淡苔薄，脉弱等特点；气滞郁而化热，湿阻或食积久而化热，阴液不足等均可见热之征象，如脘腹胀满，按之不适，口苦，厌食，舌苔黄腻或咽干口燥,午后颧红,小便短少,大便干结,舌体瘦薄,苔少而干,脉虚数。

3.辨脏腑

胃缓病位主要在胃,但与肝、脾、肾密切相关,辨证时要注意辨别病变脏腑的不同。脾胃虚弱,中气下陷所致胃缓,常见脘腹重坠作胀,食后益甚,或便意频数,肛门重坠,或脱肛;脾肾阳虚胃缓,常伴喜温喜按,食少便溏,畏冷肢凉,胃中振水,呕吐清水,腰膝酸软;肝郁气滞、肝胃郁热等致病多与情志因素有关,脘腹胀满,胸胁满闷,心烦易怒,嗳气频频。

(二)治疗原则

根据胃缓的病机,其治疗原则以益气升阳,行气降逆为主。凡脾气虚弱,治以健脾益气;脾气不升或中气下陷,宜益气升阳;胃失和降,气机不利,上逆为呕、为哕,则宜行气降逆;胃缓多为虚中夹实,因脾阳不足而痰饮内停,治以温化痰饮;因气机阻滞,久而入络有瘀血者,治以活血化瘀;因脾胃升降失调,寒热夹杂或湿热蕴结者,治宜辛开苦泄。

(三)分证论治

1.脾虚气陷证

(1)症状:脘腹重坠作胀,食后益甚,或便意频数,肛门重坠,或脱肛,或小便混浊,或久泄不止,神疲乏力,食少,消瘦,便溏,眩晕,舌淡,脉弱。

(2)病机分析:脾胃气虚,升降失司,中气下陷,故脘腹重坠作胀,食后益甚,或便意频数,肛门重坠,或脱肛,或久泄不止;脾虚运化无力,故食少便溏;脾胃为气血生化之源,脾主四肢,脾失健运,清阳不升,生化不足,故神疲乏力,消瘦,眩晕;舌淡,脉弱亦为脾虚之征。

(3)治法:补气升陷。

(4)代表方药:补中益气汤合升陷汤加减。黄芪、党参、白术、当归、炙甘草益气健脾生血,柴胡、升麻、桔梗升举清阳,枳壳、陈皮理气和胃降逆。

(5)加减:兼肝郁气滞,加柴胡、香附、厚朴、槟榔;泛酸,加左金丸、乌贼骨、煅瓦楞;瘀血阻滞,加丹参、蒲黄、五灵脂、三七;湿热中阻,加茵陈、佩兰、豆蔻、黄连;食积纳呆,加焦山楂、麦芽、谷芽、神曲;泄泻便溏,加仙鹤草、炒山药、芡实、莲子。

2.脾肾阳虚证

(1)症状:脘腹胀满,食后更甚,喜温喜按,食少便溏,畏冷肢凉,胃中振水,呕吐清水,腰酸,舌淡胖,苔白滑,脉沉弱。

(2)病机分析:脾主运化,脾主四肢,脾肾阳虚,运化失司,故脘腹胀满,食后更甚,喜温喜按,食少便溏;四肢失于温煦,故畏冷肢凉;脾胃虚寒,痰饮内生,胃失和降故胃中振水,呕吐清水;腰为肾之府,肾阳虚衰故腰酸;舌淡胖,苔白滑,脉沉弱亦为脾肾阳虚,痰饮内停之征。

(3)治法:温补脾肾。

(4)代表方药:附子理中汤合苓桂术甘汤加减。干姜、附子、党参温补脾肾,桂枝、白术、炙甘草、茯苓以温化水饮。

(5)加减:腰酸明显,加杜仲、牛膝、淫羊藿、续断;呕吐清水,加陈皮、半夏;久泄不止,加石榴皮(壳)、煨诃子、罂粟壳、芡实、莲子。

3.脾虚阴损证

(1)症状:胃脘痞满,食后更显,神疲乏力,气短懒言,咽干口燥,午后颧红,小便短少,大便干结,舌体瘦薄,苔少而干,脉虚数。

(2)病机分析:脾胃气阴两虚,脾胃气虚,健运失常,故胃脘痞满,食后更显,神疲乏力,气短懒言；胃津不足，津液不能上承，故咽干口燥；阴虚内热，故午后颧红；阴液亏虚，化源不足，大肠失于濡润，故小便短少，大便干结；舌体瘦薄，苔少而干，脉虚数均为气阴亏虚，虚中有热之征。

(3)治法：补脾益胃。

(4)代表方药：参苓白术散合益胃汤加减。太子参、生黄芪、炙甘草、山药补脾益气，玉竹、麦冬、石斛益胃生津，佛手、桔梗理气和胃。

(5)加减：失眠多梦，加夜交藤、酸枣仁、柏子仁、茯神；大便干结，加火麻仁、冬瓜仁、瓜蒌、杏仁。

(四)其他疗法

1.单方验方

(1)苍术 15 g，加水武火煮沸 3 分钟，改用文火缓煎 20 分钟，亦可直接用沸水浸泡，少量频饮，用于脾虚湿阻者。

(2)枳实 12 g，水煎服，用于脾虚气滞者。

(3)黄芪 30 g，砂仁 10 g(布包)，乌鸡半只，共煲至烂熟，去砂仁，加盐调味，饮汤吃肉，用于脾虚气陷者。

(4)黄芪 30 g，陈皮 9 g，猪肚 1 只，猪肚洗净，将黄芪、陈皮用纱布包好放入猪肚中，麻线扎紧，加水文火炖煮，熟后去掉药包，趁热食肚饮汤，用于中气不足、脾胃虚弱者。

(5)桂圆肉 30 g，加水煮沸后备用，将鸡蛋 1 个打入碗内，用煮好的桂圆肉水冲入蛋中搅匀，煮熟食用，每天早、晚各 1 次，用于脾胃阳虚者。

(6)乌龟肉 250 g、炒枳壳 15 g，共煲汤，加盐调味，吃肉饮汤，用于胃阴亏虚者。

2.常用中成药

(1)补中益气丸。

功用主治：补中益气，升阳举陷，用于脾胃虚弱、中气下陷所致的体倦乏力、食少腹胀、便溏久泻、肛门下坠。

用法用量：每次 6 g，每天 3 次。

(2)枳术宽中胶囊。

功用主治：健脾和胃，理气消痞，用于脾虚气滞引起的脘胀、呕吐、反胃、纳呆、反酸等。

用法用量：饭后服用。每次 3 粒，每天 3 次。

(3)香砂养胃丸。

功用主治：温中和胃，用于不思饮食，胃脘满闷或泛吐酸水。

用法用量：每次 3 g，每天 3 次。

(4)胃苏颗粒。

功用主治：理气消胀，和胃止痛，用于胃脘胀痛。

用法用量：每次 15 g，每天 3 次。

(5)保和丸。

功用主治：消食，导滞，和胃，用于食积停滞，脘腹胀满，嗳腐吞酸，不欲饮食。

用法用量：每次 8 粒，每天 2 次。

(6)理中丸。

功用主治：温中祛寒，补气健脾，用于胃下垂属脾胃虚寒者。

用法用量：每次 9 g，每天 2～3 次。

(7)金匮肾气丸。

功用主治:温补肾阳,化气行水,用于肾阳虚损引起的脘腹胀满,腰膝酸软,小便不利,畏寒肢冷。

用法用量:每次 6 g,每天 2 次。

(8)胃乐宁。

功用主治:养阴和胃,用于胃阴亏虚引起的痞满,腹胀。

用法用量:每次 1 片,每天 3 次。

(9)达立通颗粒。

功用主治:清热解郁,和胃降逆,通利消滞,用于肝胃郁热所致痞满证,症见胃脘胀满、嗳气、食欲缺乏、胃中灼热、嘈杂泛酸、脘腹疼痛、口干口苦,运动障碍型功能性消化不良见上述症状者。

用法用量:温开水冲服,1 次 1 袋,1 天 3 次。于饭前服用。

3.针灸疗法

(1)针刺:针足三里、中脘、关元、中极、梁门、解溪、脾俞、胃俞等穴。

(2)灸法:灸足三里、天枢、气海、关元等穴。

(3)耳针:用毫针柄在耳郭的胃肠区按压,寻找敏感点,然后在此点上加压 2～3 分钟,每天 1 次。

4.外治疗法

(1)外敷法:①取升麻研粉与石榴皮适量捣烂,制成 1 枚直径 1 cm 的药球,置于患者神阙穴,胶布固定。患者取水平卧位,将水温 60 ℃的热水袋熨敷肚脐,每次半小时以上,每天 3 次。②用蓖麻子仁 98%、五倍子末 2%,按此比例打成烂糊,制成每颗约 10 g,直径 1.5 cm 的药饼备用。用时在百会穴剃去与药饼等大头发 1 块,将药饼紧贴百会穴上,纱布绷带固定,每天早、中、晚各 1 次,每次 10 分钟左右,以感觉温热而不烫痛皮肤为度。

(2)推拿疗法:患者先取俯卧位,医师双手由患者之第三胸椎至第五腰椎两侧揉捏 2～3 遍,用右肘尖分别在脊柱两旁按压肝俞、胆俞、脾俞、胃俞等穴 2～3 遍,双手掌根同时由腰部向背部弹性快速推按 4～5 遍。转仰卧位,医师双手掌自下而上反复波形揉压腹部 2～3 遍,然后用拇指点压中脘、天枢、气海、关元、气冲、足三里、内关各 1 分钟,每次约按摩 30 分钟,每天 1 次,2 个月为 1 个疗程。

五、临证参考

(一)以虚为主,虚中兼实

临床上胃缓多以虚为主,脾胃气虚是其发病的根本,临床常见脾虚气陷、脾肾阳虚、脾虚阴损等证型。但可因体质、药物、饮食、情志、气候等多种因素,在疾病发展过程中易出现痰饮、食积、气滞、血瘀等证候,治疗应善于抓主症,解决主要矛盾,因虚致实者当以补虚为主,佐以祛邪;以实为著者当以祛邪为主,佐以补虚。

(二)病在脾胃,涉及肝肾

生理上,脾胃同居中焦,脾以升为健;胃以降为和,两者升降相因,为气机升降之枢纽。病理情况下,脾胃气机升降失常,脾气不能升清,则胃气不能降浊;胃气失于和降,则脾的运化功能失常。治疗时注意调畅中焦气机,恢复脾胃受纳运化之职,以合“治中焦如衡,非平不安”的用药原则,常用方法有补中益气法、益胃养阴法、辛开苦降法等。肝属木,脾胃属土,土壅木郁,土虚木乘，临床上常见肝脾不和及肝胃不和，故从肝论治胃缓也十分重要。叶天士提出“醒胃必先制肝”“培土必先制木”的用药原则。在具体用药中，又当区分肝气郁滞、肝郁化火、肝阴不足等不同的病理机制，给予疏肝、清肝、泄肝、柔肝和平肝等治疗。肾为胃之关，脾胃运化腐熟，全赖肾阳之温煦，若肾阳不足，可致脾肾阳虚，中焦虚寒；若肾阴亏虚不能上济于胃，则胃失于濡养而脾虚阴损。胃缓久病勿忘补肾，适当参以补肾之品。

(三)内外兼治，综合治疗

胃缓多病程较长，以虚为主，患者餐后脘腹坠胀、食欲缺乏、消瘦，若单纯以汤药长期调养，患者的依从性较差。因此，治疗胃缓应内服与外治结合，内服以汤药浓煎，多次频服，或以膏散剂型；外治以敷贴、针灸、推拿，兼以自我锻炼。

(四)合理营养，增强信心

胃缓者多脘腹坠胀、食欲缺乏、消瘦，存在营养不良，久而影响康复的信心，出现焦虑或抑郁的情绪。膳食应荤素搭配，食材新鲜，营养合理，做工精细，忌肥甘厚腻、粗糙不易消化之物。也要注意调节患者的情绪，并得到患者家庭的支持，以增强康复的信心。

六、预防调护

(1)加强体育锻炼，如仰卧起坐、俯卧撑等可增加肌力，有助于防治本病。

(2)饮食营养丰富，烹调以蒸、煮、炖为主，宜少吃多餐，餐后宜平卧少许时间；进餐定时，细嚼慢咽，禁止暴饮暴食，避免进食不易消化的食物，如坚硬、粗糙、油腻及粗纤维的食品。

(3)经产多胎易致腹壁松弛，应计划生育，少生优生。

(4)保持心情舒畅，生活作息规律，避免过度劳累。

(刘晓慧)

参考文献

[1] 吴开春,金美玲.内科学[M].北京:中国医药科技出版社,2023.
[2] 孙颖哲.实用临床中医治疗精粹与护理技术[M].北京:中国纺织出版社,2021.
[3] 李玉民,黄晓俊.上消化道早癌病理图谱[M].北京:科学出版社,2020.
[4] 王青霞,宋文,颜春英.消化内镜专科护理[M].北京:化学工业出版社,2022.
[5] 马立兴,张诒凤,王超颖,等.消化内科诊疗常规[M].哈尔滨:黑龙江科学技术出版社,2022.
[6] 陈晓庆.临床内科诊治技术[M].长春:吉林科学技术出版社,2020.
[7] 周晓玲,梁谊深.常见脾胃病中医外治法[M].长沙:湖南科学技术出版社,2022.
[8] 张丽军.实用临床中医内科学[M].天津:天津科学技术出版社,2020.
[9] 张红,刘友兵,蔡静,等.实用内科诊疗学[M].长春:吉林科学技术出版社,2022.
[10] 张超.消化系统疾病诊治[M].北京:科学技术文献出版社,2020.
[11] 刘幼硕.现代临床内科学[M].长春:吉林大学出版社,2020.
[12] 孙雪茜,梁松岚,孙责,等.内科常见病治疗精要[M].北京:中国纺织出版社,2022.
[13] 李卿.现代消化内科疾病诊疗精要[M].北京:科学技术文献出版社,2020.
[14] 姚礼庆,周平红,钟芸诗.下消化道疾病内镜综合诊治[M].北京:人民卫生出版社,2021.
[15] 马秀芬,王婧.内科护理[M].北京:人民卫生出版社,2020.
[16] 张敬芝.内科疾病诊治与护理[M].北京:科学技术文献出版社,2020.
[17] 厉有名,韩英,陈亮安,等.普通内科学[M].北京:人民卫生出版社,2022.
[18] 李忠娥,丁玉红,王宁,等.内科常见病鉴别与治疗[M].哈尔滨:黑龙江科学技术出版社,2021.
[19] 李春媚.临床疾病内科处置精要[M].北京:中国纺织出版社,2020.
[20] 叶蕊,吕以静,王敏,等.临床内科学与诊治实践[M].哈尔滨:黑龙江科学技术出版社,2023.
[21] 刘延涛.内科学[M].长春:吉林大学出版社,2020.
[22] 刘玮.现代内科学诊疗要点[M].北京:中国纺织出版社,2022.
[23] 刘晓艳.实用内科学疾病理论与治疗[M].哈尔滨:黑龙江科学技术出版社,2021.
[24] 王晓彦.内科常见病诊治指南[M].济南:山东大学出版社,2022.
[25] 王岩.实用消化系统疾病诊断与治疗[M].沈阳:沈阳出版社,2020.
[26] 王丽云.实用内科疾病诊治与护理[M].长春:吉林科学技术出版社,2022.
[27] 赵锋.实用临床消化病学[M].天津:天津科学技术出版社,2020.

[28] 苗传燕.临床内科疾病诊疗与护理[M].沈阳:沈阳出版社,2020.
[29] 孙轸,薛文婷,林梵.常见消化内科疾病诊疗方法[M].武汉:湖北科学技术出版社,2023.
[30] 孙圆满.消化系统疾病临床诊疗学[M].哈尔滨:黑龙江科学技术出版社,2020.
[31] 曾广伟.临床内科学指南[M].天津:天津科学技术出版社,2020.
[32] 刘丹,吕鸥,张兰.临床常见内科疾病与用药规范[M].北京:中国纺织出版社,2021.
[33] 文仁英.现代临床内科诊疗学[M].北京:金盾出版社,2020.
[34] 李明,张秀荣,张会晓,等.现代护理学基础与实践[M].青岛:中国海洋大学出版社,2021.
[35] 王秋娜.内科常见疾病诊断与规范治疗[M].上海:上海交通大学出版社,2020.
[36] 陈洁娜,李园,丁霞.基于中医脾胃生理功能探讨肿瘤免疫调控[J].北京中医药大学学报,2023,46(1):32-36.
[37] 曹月梅.乙肝防治与健康[J].科技视界,2023(4):26-27.
[38] 冉文军,苏中娅,叶红.顽固性呃逆的中医针灸治疗临床效果[J].中文科技期刊数据库(全文版)医药卫生,2023(1):167-169.
[39] 高福生,张川,展玉涛.经内镜逆行性胰胆管造影术后并发症相关影响因素分析及防治进展[J].临床荟萃,2023,38(6):550-553.
[40] 郑又侨,王钢,杨彦伟,等.腹腔镜与开腹胆囊癌根治术治疗早期胆囊癌的临床疗效比较[J].癌症进展,2023,21(23):2588-2590.